见病中西医诊断及
理用药·药店专用版

（修订版）

张守明　编著

中国健康传媒集团
中国医药科技出版社

# 修订版前言

PREFACE

《常见病中西医诊断及合理用药·药店专用版》面世1周年之际，适逢2016年中国药店迎来精益化与专业化两大旗帜并举的形势，本书修订版即将与广大读者见面。1年以来，在近5000位医药行业读者的鼓舞与宝贵建议下，编者在第1版的基础上对部分内容予以增删及优化。

修订版继续保持了第1版的编写思路：连锁药店的中西医常见疾病—疾病基础知识—常见病的病因—常见病的临床表现（中医辨证分型）—诊断与鉴别—中西药物使用—常见病的联合用药或关联搭配—试题及参考答案。为了紧跟医药学、营养学的发展，满足广大药店从业者对实战、实用综合专业知识的迫切需求，编者在具体内容编排与篇幅上做了较大地调整，具体改编与调整如下。

**①充实了相关的专业知识内容** 例如第1版对肥胖病、高脂血症、颈椎病、腰椎间盘突出症、白内障、鼻窦炎、慢性鼻炎、过敏性鼻炎、阳痿、中医胁痛（相当于西医学急慢性肝炎与胆囊炎等）、中医不寐（相当于西医学神经衰弱、失眠等）等均未涉及，修订版对该部分内容予以编录。同时，还增加了中医学基础知识，如心、肝、脾、肺、肾的基本功能以及出现病变后一般的临床症状，便于没有中医基础者更好地学习各篇疾病，以合理用药。本书涉及西医疾病140余种，中医疾病40余种。同时，增加了保健品的基本知识与保健品销售的基本技术以及药店专业化内训师如何开展企业内部专业培训等内容。

**②让专业知识变得通俗易懂** 很多非专业出身的药店工作者，在使用第1版后，在微信或邮箱留言，感觉中医部分词汇晦涩难懂，例如中医术语攻撑作痛、痞满、蠲痹除湿、怔忡、不荣则痛、营血、封藏失司、中气下陷等。修订版对一些不容易理解的术语用白话特别标注与解释。

**③增加了线上与线下测试模板及参考答案** 第1版只有部分章节有学习测试模板，而修订版在每一篇后都附有测试题模板及参考标准答案，而且会对本书使用企业通过微信传送电子版的测试题模板并协助建立企业内部“一药、一病、一案例”知识学习分享群。

**④增加了一些慢性病的健康教育内容、慢性病精细化的专业知识及部分新处方药物的录入与注解** 在中国，DTC药房是未来医药连锁经营的一个方向与突破口，尽管它不

是新鲜事物，而 DTC 药房离不开药店从业人员对慢性疾病知识的掌握及顾客预后、疾病预防等方面的爱心提示。本书高血压、糖尿病、颈椎病、前列腺增生、失眠等章节增设了相关内容，同时增加介绍了一些便于与顾客、会员在健康讲座时进行深入沟通与互动的健康状况测评工具，如睡眠测评工具、颈椎病预防米字操与测评工具、前列腺测评工具等。

**⑤体现关联使用意识** 各篇章凡是可以涉及营养素、器械、消杀类等药品以外商品使用的部分，都会提示学习者关注其顾客适用群体，合理推荐使用。

总之，修订版在专业疾病的编录及药物治疗、专业知识易懂通俗化、精细实用实战化、社区教育等方面都比第 1 版有较大的提高。

同时，编者再次郑重提醒各位使用本书的广大朋友，凡是文中涉及处方药物的使用，一定要以临床医生的处方以及执业药师开具的药物及药量为准。

尽管本书修订版比第 1 版有较大的提高，但仍有不足之处，欢迎广大药店从业者提出宝贵建议。

编　者

2016 年 6 月

# 第 1 版前言

PREFACE

笔者从事药店工作多年发现广大药店一线员工经常苦恼于不能够对来到药店的患者科学合理地推荐药品。究其原因，许多一线员工包括部分执业药师对患者疾病认识不深刻，对药品药理、药性把握不准确，即使在获知顾客疾病明确诊断的前提下，也不能科学合理地推荐药物，更毋论联合用药。而联合用药对于顾客而言，可以最大化解决疾病痛苦，快速恢复健康；对药店经营者而言，能多向合理提高客单价，而联合用药最大前提是需要药店从业人员对销售的药品有详尽了解（认识药品，简称“识货”），需要对疾病从中医学和西医学的角度有正确的把握（认识疾病，简称“识病”），才能够做到科学合理用药，才能够建立起顾客的信任，才能够提高顾客忠诚度和回头率。笔者在各省市分享课程之余，有幸与药店的一线从业者交流，大家都很渴望有一本系统而通俗易懂的、有关常见病的中西医科学合理问病售药的书籍。经过两年的时间，结合各地药店常见病的实际情况，笔者专门编写了本书，相信读者一定会从中有所收获。当然在本书编写的过程中征求了全国各省市药店一线优秀员工的意见，在此表示由衷感谢！

本书有如下几个特点：①尽量从中西医的角度来阐述药店的常见病；②尽可能地指导一线销售员工对常见病合理中西药联合使用；③本书很多地方采用列表、归纳、总结、填空等方式，最大化地激发学习者归纳总结及举一反三；④本书多数篇幅最后都配有学习考核试题模板，以对学习者的学习情况进行基本测试；⑤本书有专门章节结合药品或疾病阐述了药店实用的商品关联销售技术。

本书编写思路：药店商圈的常见病—常见疾病的基础解剖结构—常见病的病因—常见病的临床表现（中医的辨证分型）——常见病诊断与鉴别诊断—常见病的中西药物使用。

由于时间有限，本书尚存在某些不足，敬请广大学习者批评指正。

编　者

2015 年 5 月

# 目　　录

第一章　常见妇科疾病 …… 1
第一节　女性内生殖器基础解剖及生理知识 …… 1
第二节　滴虫性阴道炎 …… 2
第三节　念珠菌性阴道炎 …… 4
第四节　细菌性阴道病 …… 7
第五节　萎缩性阴道炎 …… 8
第六节　慢性宫颈炎 …… 10
第七节　盆腔炎性疾病 …… 11
第八节　子宫内膜异位症 …… 14
第九节　子宫腺肌病 …… 15
第十节　子宫肌瘤 …… 16
第十一节　月经病 …… 17
第十二节　带下病 …… 42
第十三节　癥瘕 …… 47
第十四节　女性日常保健与避孕药物的使用 …… 47
附录：妇女常见乳腺疾病 …… 53
第十五节　妇科疾病问诊及联合用药思维 …… 61
第十六节　妇科常见疾病测试题及参考答案 …… 63
第二章　常见呼吸系统疾病 …… 67
第一节　呼吸系统基本解剖知识 …… 67
第二节　急性上呼吸道感染 …… 68
第三节　呼吸系统其他疾病 …… 73
第四节　感冒 …… 81
第五节　咳嗽 …… 83
第六节　鼻窒 …… 86
第七节　鼻鼽 …… 87
第八节　喉痹 …… 88

第九节 常见呼吸系统疾病测试题及参考答案 …… 91
**第三章 常见消化系统疾病** …… 94
第一节 消化系统基础解剖知识 …… 94
第二节 功能性消化不良 …… 95
第三节 肠易激综合征 …… 97
第四节 胃食管反流病 …… 100
第五节 慢性胃炎 …… 102
第六节 消化性溃疡 …… 104
第七节 腹泻及急性肠炎 …… 106
第八节 痔疮 …… 108
第九节 脂肪性肝病 …… 109
第十节 慢性乙型肝炎 …… 113
第十一节 胆囊炎及胆结石 …… 116
第十二节 便秘 …… 120
第十三节 胃痛与泄泻 …… 122
第十四节 胁痛 …… 126
第十五节 常见消化系统疾病测试题及参考答案 …… 128
**第四章 常见循环系统疾病** …… 132
第一节 循环系统的基本组成及常见疾病症状 …… 132
第二节 原发性高血压 …… 134
附录：社区高血压健康知识普及 …… 145
第三节 低血压 …… 151
第四节 血脂异常和异常脂蛋白血症 …… 154
第五节 动脉粥样硬化和冠状动脉粥样硬化性心脏病 …… 158
第六节 脂浊 …… 166
第七节 眩晕 …… 168
第八节 胸痹 …… 170
第九节 常见循环系统疾病测试题及参考答案 …… 173
**第五章 常见神经系统疾病** …… 177
第一节 脑血管疾病 …… 177
第二节 头痛 …… 180
第三节 失眠及神经衰弱 …… 184
附录：社区健康讲座睡眠情况自我诊断表 …… 188
第四节 中风 …… 191
第五节 头痛 …… 193

第六节 不寐及健忘 …… 196
第七节 常见神经系统疾病测试题及答案 …… 199
**第六章 常见血液系统疾病** …… 202
第一节 贫血 …… 202
第二节 血劳 …… 205
第三节 常见血液系统测试题及参考答案 …… 207
**第七章 常见代谢与营养性疾病** …… 209
第一节 糖尿病 …… 209
附录：2 型糖尿病防治指南 …… 222
第二节 低血糖症 …… 230
第三节 代谢综合征及肥胖症 …… 230
第四节 骨质疏松症 …… 236
附录：正确认识补钙 …… 238
第五节 高尿酸血症和痛风 …… 240
第六节 消渴 …… 243
第七节 常见代谢及营养性疾病试题及参考答案 …… 245
**第八章 常见泌尿系统疾病** …… 250
第一节 泌尿系统的知识点概要 …… 250
第二节 尿路感染 …… 251
第三节 淋菌性尿道炎 …… 253
第四节 尿石症 …… 254
第五节 前列腺疾病 …… 259
附录：社区健康教育或公益活动 …… 269
第六节 阳痿 …… 270
第七节 常见泌尿系统疾病测试题及参考答案 …… 272
**第九章 常见风湿性疾病及骨关节等疾病** …… 276
第一节 风湿性疾病概述 …… 276
第二节 类风湿关节炎 …… 278
第三节 原发性骨关节炎 …… 281
第四节 肩周炎 …… 290
第五节 腰肌劳损 …… 291
第六节 扭伤 …… 292
第七节 痹症 …… 292
第八节 腰痛 …… 295
第九节 常见风湿骨病测试题及参考答案 …… 296

**第十章　常见皮肤疾病** …… 300
第一节　真菌性皮肤病 …… 301
第二节　细菌性皮肤病 …… 304
第三节　病毒性皮肤病 …… 305
第四节　皮炎与湿疹 …… 310
第五节　皮肤附属器疾病 …… 315
第六节　荨麻疹与药疹 …… 323
第七节　物理性皮肤病 …… 328
第八节　银屑病 …… 332
第九节　瘙痒性皮肤病 …… 334
第十节　色素障碍性皮肤病 …… 336
第十一节　毛周角化病 …… 337
第十二节　常见皮肤疾病测试题及参考答案 …… 338
**第十一章　常见耳鼻喉疾病** …… 343
第一节　分泌性中耳炎 …… 344
第二节　急性化脓性中耳炎 …… 345
第三节　梅尼埃病 …… 346
第四节　耳聋 …… 348
第五节　鼻部常见症状 …… 350
第六节　鼻窦炎及急性鼻炎与过敏性（变应）鼻炎 …… 350
第七节　酒渣鼻 …… 354
**第十二章　常见口腔疾病** …… 356
第一节　口角炎、唇炎及舌炎 …… 356
第二节　口腔念珠菌病 …… 357
第三节　复发性口腔溃疡 …… 358
第四节　急性化脓性腮腺炎 …… 359
第五节　牙体牙髓病及牙周疾病 …… 360
**第十三章　常见眼科疾病** …… 363
第一节　眼的解剖基础知识及眼部疾病常见症状 …… 363
第二节　眼睑病 …… 364
第三节　结膜疾病 …… 366
第四节　屈光不正 …… 369
第五节　白内障 …… 369
第六节　其他眼病 …… 371
第七节　常见五官科疾病测试题及参考答案 …… 373

**第十四章 常见儿科疾病** …… 376
第一节 鹅口疮 …… 376
第二节 疱疹性口腔炎 …… 376
第三节 手足口病 …… 377
第四节 小儿腹泻 …… 377
第五节 小儿细菌性痢疾 …… 378
第六节 小儿急性上呼吸道感染 …… 379
第七节 急性支气管炎 …… 379
第八节 小儿缺铁性贫血 …… 380
第九节 儿童多动症 …… 381
第十节 水痘 …… 381
第十一节 流行性腮腺炎 …… 382
第十二节 肠蛔虫病 …… 382
第十三节 蛲虫病 …… 383
第十四节 小儿消化不良 …… 383
附录：儿科用药须知 …… 384
**第十五章 药店商品销售技术** …… 386
第一节 利用组方成分的差异化来认识和销售药品 …… 386
第二节 利用剂型的差异化来认识和销售药品 …… 389
第三节 药品销售资源挖掘与整合 …… 391
第四节 药品卖点提炼及“一句话”销售技术 …… 396
第五节 药店关联销售技术 …… 400
第六节 药店常见疾病的保健品关联销售技术 …… 405
**第十六章 连锁药店的五效管理之人效管理** …… 412
**第十七章 连锁药店的精益化管理** …… 415
附录：张守明连锁药店原创公开课程介绍 …… 420
**参考文献** …… 425

# 第一章

# 常见妇科疾病

## 第一节　女性内生殖器基础解剖及生理知识

了解阴道正常生理内环境的特点：①偏酸性；②正常情况下，阴道内菌群以乳酸杆菌为主，其他如厌氧菌等为辅。因为偏酸性的特点，使阴道具有自洁功能，正常情况下，可以不用药物或保健性洗液等灌洗，用凉白开水或生理盐水即可。

阴道的特殊生理结构：①阴道穹指的是子宫颈与阴道间的圆周状隐窝，按位置可分为前、后、左、右四部分；②阴道穹与阴道壁皱褶都属于治疗阴道炎症等疾病时外用药的用药盲区（用药盲区指的是阴道内给药后，外用药物不能最大化抵达与接触的地方），因此在使用阴道外用药物的时候要考虑剂型，才可以保证药物最大化地发挥疗效，具体内容见疾病章节阐述（图1－1）。

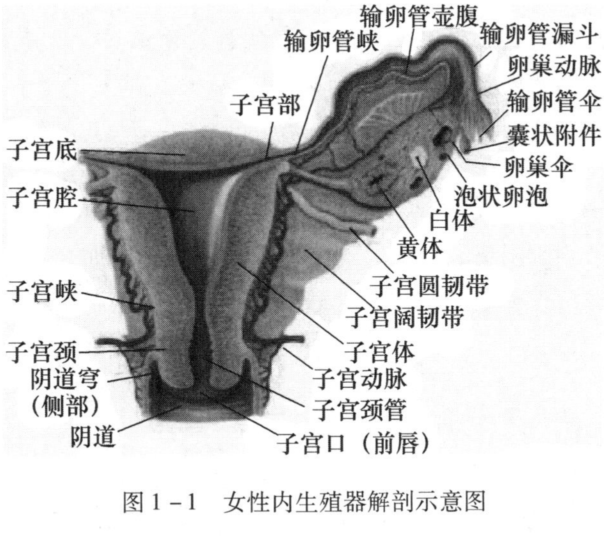


图1－1　女性内生殖器解剖示意图

## 第二节　滴虫性阴道炎

**【病因】**

由阴道毛滴虫感染引起。滴虫属厌氧寄生原虫，对环境适应能力很强（在25～42℃中生长繁殖，在3～5℃中仍能活21天），因此极易传播。尤其在女性妊娠期和月经前后，阴道pH升高，可使阴道毛滴虫繁殖，从而导致疾病感染率上升，疾病发病率升高。

**销售提示**

正常女性阴道内环境为弱酸性，如果为健康女性选用护理性质的洗液，就应该从洗液的酸碱性是否更适合女性的阴道内生理环境角度进行选择。

**【滴虫寄生部位】**

阴道毛滴虫主要寄生在女性阴道内，也可存在于尿道、尿道旁腺、膀胱和前庭大腺。对男性而言，则存在于尿道、前列腺、附睾和包皮皱褶中。

**【滴虫传播方式】**

直接传播（异性性交途径）和间接传播（如公共浴池、浴具、游泳池、坐便器、衣物、洗衣机等）。

**销售提示**

在药店销售中，为防止男女异性之间的传播，要针对此类患者考虑避孕套的销售，并提醒此类顾客注意内衣裤、浴盆、浴巾、坐便器、坐便套、洗衣机等日常清洁消毒，可考虑药店消杀类商品的销售。

**【临床表现】**

主要症状是白带量多，呈稀薄泡沫状、灰黄色或黄绿色，有臭味。若伴有细菌感染，则呈脓性。白带刺激阴道、外阴，产生瘙痒及烧灼感。如合并尿道感染，可有尿频和尿痛。滴虫能吞噬精子，阻碍阴道内乳酸形成，阴道分泌物可妨碍精子的存活，导致不孕。

**销售提示**

不孕不育是该疾病给已婚未孕者带来的一个重要危害。在药店问病售药中，员工要提醒患者疾病的危害或者并发症，或称之为疾病远期发展，建议顾客科学合理按疗程用药。

**【治疗】**

**1. 全身用药**

该疾病必须有全身用药，因为局部用药不易根治，而且易反复发作。

甲硝唑（又称灭滴灵）200mg，3次/日；或甲硝唑（或奥硝唑、替硝唑）2g，一次性投药；一次大剂量无效者，可改用0.4～1g，2次/日，共7日（有效率可达90%～95%）。

**学习提示**

替硝唑与甲硝唑相比，疗效好，疗程短，耐受性好；儿童需要慎用甲硝唑，而替硝唑的儿童用量0.05g/日，单次口服使用；奥硝唑生物利用度相比以上二者更高，可达90%。

培养药店员工掌握一药多用的技能，意思就是员工要掌握一种药物可以治疗多种疾病，从而让员工拿过来一种药可以说出用于哪些病；反过来说出一种病知道可以使用哪些药物。以甲硝唑使用的“一药多用”为例：滴虫性阴道炎、细菌性阴道病、老年性阴道炎、急性附件炎或盆腔炎，每次200～400mg，1日3次，7～10日；阿米巴痢疾，每次400～600mg，1日3次，5～7日为1疗程；牙周炎、消化性溃疡中根治Hp（Hp指的是幽门螺杆菌），口服400mg，1日2～3次，7～14日；酒渣鼻，口服200mg，1日2～3次，配合外涂甲硝唑霜，3次/日，3周1疗程；鼻窦炎及破伤风等。

**2. 局部治疗**

针对不耐受口服用药或不宜全身用药者，单独局部用药不如全身用药。局部用药治愈率≤50%。

甲硝唑阴道泡腾片200～400mg或栓剂0.5g放入阴道，每晚1次，7天为1疗程。为预防复发，可于第2～3次月经干净后重复用药1周。同时，停药后3日取阴道分泌物检查，连续3次检查均阴性者为治愈。

**学习提示**

①在阴道放药物前，应该用偏酸性洗液清洗阴道；目的是清除阴道内白带，确保投放的药物最大化地发挥药效。②阴道泡腾片崩解速度更快，起效相对更迅速；妇科阴道给药要求尽量接近或放入阴道后穹窿部，因为穹窿部是病原微生物较容易积聚的地方，也是很多通过阴道给药的用药盲区，而泡腾片相对可以解决穹窿盲区给药的问题。③栓剂的好处在于药物不受胃肠pH的破坏而失去活性，不会像口服药物受肝脏首过效应破坏。相对于口服给药，栓剂给药的干扰因素少，栓剂作用比一般口服作用时间长，胃肠道反应大的患者可以选此剂型。栓剂相对于阴道片或阴道泡腾片作用时间更长一些，对于阴道壁皱褶内病原微生物更有效；阴道皱褶内是病原微生物易隐藏的地方，部分药效持续时间短的剂型，则不能最大化处理该地方病原体。④药师与店员要向顾客讲清这个病需要服药多长时间1疗程，而少说多少盒1疗程。

**3. 特殊人群用药**

（1）合并滴虫性阴道炎的孕妇　如没有症状，等到早孕期（指的是妊娠期的前3

个月）之后，才使用甲硝唑。因甲硝唑有导致胎儿畸形的可能性，对于症状严重者，以局部用药为宜，并且需取得患者家属同意。对于哺乳期妇女，在使用期间以及用药后24小时内不哺乳。

（2）复发者的治疗　对于反复发作者，应令其性伴侣同时治疗，口服甲硝唑。

**销售提示**

提示性伴侣同时接受治疗。

**4. 保健食品与器械等使用**

①维生素C片口服：用于提高机体抗病能力。②84消毒液：用于浴盆、坐便器、坐便套、污染内裤等消毒处理。③冲洗器：用于洗液冲洗阴道。③避孕套：用于预防男女交叉感染。

**5. 爱心提示**

治疗期间注意卫生，避免性交或使用避孕套，每天换内裤。为避免重复交叉感染，对用过的内衣裤等需用开水烫洗或消毒处理。服用甲硝唑或替硝唑的部分患者口中会有金属味，服药期间及停药1周内不得饮酒或含有酒精成分的制品，因其可以减少酒精排泄，给身体带来伤害。不可同服西咪替丁、雷尼替丁、苯巴比妥等，可降低自身药物疗效。服用甲硝唑、替硝唑可导致尿液呈现深红色。

## 第三节　念珠菌性阴道炎

该病又称为霉菌性阴道炎，现在临床称之为外阴阴道假丝酵母菌病。

**【病因及易发人群】**

念珠菌性阴道炎由白色念珠菌感染引起。孕妇、糖尿病妇女、长期应用广谱抗生素、糖皮质激素和雌激素的妇女易发生念珠菌感染，穿紧身化纤内裤及肥胖女性也属于易患人群。75%的妇女一生中至少患过一次念珠菌性阴道炎，45%的妇女则有2次以上。

**学习提示**

①正常情况下，阴道内细菌保持一种彼此抑制的平衡，如果大量或长期使用广谱抗生素，就会导致阴道内菌群平衡被打乱，从而引起阴道炎，这也是我们需对部分女性顾客做出的爱心提示。广谱抗生素指的是药物抗菌谱广泛，例如头孢菌素类、四环素类、酰胺醇类如氯霉素、人工合成的磺胺类药物如磺胺甲恶唑等。

②糖皮质激素指的是氢化可的松、泼尼松、地塞米松、倍他米松、曲安奈德等；一般长期应用糖皮质激素的疾病多指的是系统性红斑狼疮、类风湿性关节炎、肾病综合征、顽固性的支气管哮喘等。这些疾病使用糖皮质激素的时间大多需要半年至一年，甚

至更长。使用糖皮质激素疗效比较好的几种皮肤病是：神经性皮炎、脂溢性皮炎、肛门瘙痒、过敏性皮炎、接触性皮炎后期、银屑病（牛皮癣）、干燥综合征等。

③长期应用糖皮质激素类药物者，如出现胃酸过多，则应给予加服抗酸药物。长期大量用药还应增加蛋白饮食，以补偿蛋白质的分解，并适当加服钙制剂，以防钙流失及抽搐。停用该类药物时，应该逐渐减量停用，不可骤停。长期或大剂量应用糖皮质激素类药物，可引起肥胖、多毛、痤疮、血糖升高、高血压、水肿、血钾降低、消化性溃疡、骨质疏松、伤口愈合不良等。

④雌激素的应用：A. 功能失调性子宫出血；B. 更年期综合征；C. 回奶；D. 绝经期老年性骨质疏松；E. 老年性阴道炎；F. 用于因化疗或放疗导致白细胞减少的患者。

**【传播方式】**

口腔、阴道、肠道的念珠菌可自身相互传染，为此病主要传播方式；其次为直接传播（异性性交）和间接传播（衣物、坐便器、毛巾、洗衣机等）。

**【临床表现】**

主要是外阴瘙痒和白带增多。瘙痒程度可从轻微的瘙痒到难以忍受的奇痒。伴有烧灼感、尿频、尿急、尿痛及性交痛。典型的白带呈凝乳状或豆腐渣样，有细菌混合感染时可呈脓性白带。

**【治疗】**

**1. 消除诱因**

若有糖尿病，给予积极治疗，及时停用广谱抗生素、糖皮质激素及雌激素。

勤换内裤，用过的内裤、盆及毛巾均应用开水烫洗。

**销售提示**

从药店销售角度，要考虑可以使用的消杀类商品，对内裤、坐便套、洗衣机等进行消毒处理，从而达到关联销售的目的。

**2. 全身用药**

对于不能耐受局部用药者、未婚妇女、不愿采用局部用药者或顽固反复发作者，应予以全身用药。

**销售提示**

对于复发者一定要考虑性伴侣同治。

处方：

①伊曲康唑 200mg，1 次/日，连用 3～5 日；或 200mg，2 次/日，连用 2 日。

②氟康唑 150mg，顿服。

③制霉菌素 50 万 U/次，3 次/日，连用 7～10 日。

**3. 局部用药**

2%～4%小苏打溶液冲洗阴道与外阴后：①硝酸咪康唑栓200mg，连用7日，同时硝酸咪康唑霜涂外阴止痒；②制霉菌素或克霉唑片或栓1片，7～14日；外阴涂3%克霉唑膏止痒。

**学习提示**

①小苏打溶液用于改变阴道内局部酸碱度，以提高其他阴道外用药物的疗效。②碳酸氢钠还可以用于中和胃酸，口服0.25～2g/次，每日3次。③痛风慢性期患者在服用丙磺舒或磺吡酮期间，应该加服碳酸氢钠，碱化尿液，以防止肾结石的形成。

**4. 复发性念珠菌性阴道炎治疗**

一年内发作4次以上为顽固性念珠菌性阴道炎。在原有治疗基础上，维持治疗用氟康唑150mg，每周1次，共6个月；或伊曲康唑400mg，每月1次，连用6个月；或克霉唑栓500mg，每周1次，连用6个月。同时，性伴侣同治。

**5. 孕妇治疗**

选用外用咪康唑或克霉唑（无论孕妇有无症状，在孕期使用安全），以7日疗法效果最好，禁口服给药。

**6. 保健品及器械等使用**

使用以上药物治疗的同时可以加用：①蜂胶胶囊或大蒜精油胶囊；②避孕套及冲洗器等使用；③消毒净、新洁尔灭（苯扎溴铵）：用于皮肤、内衣裤、坐便器、浴盆等消毒杀菌。

**销售提示**

上述保健品具有抑制真菌繁殖及减缓炎症等作用，最大化缩短疾病病程，降低疾病复发率等。

**7. 爱心提示**

对用过的内衣裤等进行开水烫洗或消毒处理；伊曲康唑饭后口服药物利用更好；口服特比萘芬，再进食高脂食物可以使其利用度增高40%；肝肾功能不全者慎用伊曲康唑与氟康唑。

**学习提示**

特比萘芬对念珠菌多起到抑菌作用，主要作用于浅部真菌，如皮肤真菌感染的体癣、股癣、甲癣等。而伊曲康唑及氟康唑可用于深部、浅部真菌感染；深部真菌感染指的是发生在皮肤深层、黏膜、内脏等部位的真菌感染性疾病。

## 第四节　细菌性阴道病

**【病因】**

细菌性阴道病是阴道内正常菌群失调所致的一种混合感染（厌氧菌、阴道加德纳菌大量繁殖，乳酸杆菌减少的情况）。但临床表现及病理特征无炎症改变，因此称之为细菌性阴道病。细菌性阴道病菌群失调与频繁混乱的性生活、多个性伴侣、经常冲洗阴道导致阴道内环境碱化等有关系。

**【临床表现】**

白带增多，灰白色，稀薄，外阴瘙痒并有灼痛感，阴部鱼腥臭味（尤其性交时或性交后，经期时或经期后臭味加重，鱼腥臭味是因为厌氧菌繁殖同时产生胺类物质所致）。该病可引起子宫内膜炎、盆腔炎。

**销售提示**

店员在问病售药过程中，一定要提醒顾客，该疾病可能引起子宫内膜炎或盆腔炎等继发性疾病，以建议顾客做到及时、最大化地按疗程用药。

**【治疗】**

**1. 全身用药**

处方：①甲硝唑400mg，2次/日，共7日；或替硝唑2.0g，单剂量疗法，1次/日，连续3天。②克林霉素适合于甲硝唑治疗失败者，或甲硝唑过敏、不能耐受者，特别适用于妊娠妇女。口服300mg，每日2次，共7日。

**2. 局部用药**

处方：①甲硝唑阴道泡腾片200mg，每晚1次，睡前置入阴道，共7日；或甲硝唑凝胶，每日2次，共5天；或克林霉素阴道栓，每晚1次，共7天，或每天2次，共5天。②聚甲酚磺醛栓，每日1次，共7～10日。

应用处方①或②的同时，使用酸性洗液冲洗阴道（此类型阴道炎阴道内环境偏碱性，因此选用偏酸性洗液，用以改变阴道酸碱度，有利于疾病恢复），每日1次，共7日。

**学习提示**

①甲硝唑抑制厌氧菌生长，但是不会抑制乳酸菌生长，对支原体效果不佳。该病无论选用口服或外用形式给药，其效果接近。

②凝胶剂型的好处在于向阴道内投放该剂型药物的时候，可以更接近阴道穹窿部，相对可达到最大化解决阴道用药盲区给药的问题。凝胶剂型药物还可以外阴部涂抹使用，所谓“一药二用”。从性价比的角度来看，等于花了一种药物的价钱买了两种药物

的治疗，适用于一些对价格敏感或有性价比要求的顾客。

**3. 特殊人群的药物使用**

（1）孕妇局部使用甲硝唑或克林霉素，也可口服克林霉素或氨苄西林，但妊娠3个月内慎服甲硝唑。

（2）对于反复发作或难治患者，其男性性伴侣应接受治疗。

**4. 保健品器械等使用及爱心提示**

提醒顾客，该疾病可能引起子宫内膜炎或盆腔炎等继发性疾病，以建议顾客做到及时、最大化地按疗程用药。阴道冲洗器、维生素B族、维生素C、大蒜精油软胶囊等，有利于预防阴道炎进一步发展成宫颈炎等疾病。

## 第五节　萎缩性阴道炎

**【病因】**

曾称为老年性阴道炎。它的易发人群大多是绝经后妇女（双侧卵巢切除或哺乳期妇女，或为药物治疗导致的假绝经妇女）。该疾病是女性卵巢功能衰退，雌激素水平低落，阴道黏膜变薄，阴道内缺少糖原致酸度降低，阴道内pH增高；局部抵抗力减弱，使致病菌易繁殖而引起的炎症。另外，个人卫生习惯不当，营养缺乏，尤其维生素B族的缺乏，亦与本病有关。

**【临床表现】**

主要症状为白带增多，常为稀薄、黄色水样，感染重者可呈脓性血性白带。外阴有瘙痒感、烧灼感，可伴有尿频、尿痛、性交痛等表现。依据绝经、卵巢手术、药物性闭经及上述表现很容易诊断。

**【治疗】**

加强锻炼，增加全身以及局部阴道抵抗力，抑制细菌的生长。保持局部清洁以及酸性环境。

**1. 全身用药**

激素替代疗法，年轻者可口服尼尔雌醇，首次4mg，以后每2~4周1次，每次2mg，维持2~3个月。

**学习提示**

此用药方法属于该病主要治疗方法，费用低，剂量小，作用时间长，对子宫内膜影响小，较安全。

**2. 局部给药**

（1）改善阴道酸碱度　每日1次，1%乳酸或1∶5000的高锰酸钾溶液冲洗阴道，

5～7日。

（2）阴道局部消炎　甲硝唑200mg或氧氟沙星100mg，每日1次，7～10日1疗程。

（3）症状严重者　每晚阴道放己烯雌酚片0.125～0.25mg，每日1次，共7日；或己烯雌酚软膏涂布。

**3. 其他方法**

（1）目前临床发现，老年性阴道炎患者平时补充一定的天然雌激素（大豆异黄酮、蜂王浆、葛根粉等）及蜂胶、维生素B族、维生素A（对于缓解及预防老年性阴道炎性疾病具有一定的作用）。如果经济条件良好，还可以考虑补充适量的蛋白质粉。

（2）使用阴道冲洗器及阴道润滑剂（对于阴道干涩者）。

## 学习提示

维生素A还用于：①日常补充，成人4000IU/日，哺乳妇女4000IU/日，婴儿600～1200IU/日，儿童2000～3000IU/日，妊娠妇女不超过600IU/日；②夜盲症、干眼症、皮肤粗糙者，1～2万IU/日，服用1～2个月。

**4. 爱心提示**

保持愉快心情，多吃新鲜蔬菜与水果等。

## 学习拓展

药店常见维生素的应用（表1－1）

**表1－1　药店常见维生素**

| 类　别 | 应　　用 |
|---|---|
| 维生素 $B_1$ | 脚气病、神经炎、心肌炎、消化不良、糖尿病、慢性腹泻、慢性发热、肿瘤患者放化疗及长期服用避孕药、长期服用含鞣质中药者 |
| 维生素 $B_2$ | 结膜炎、角膜炎、睑缘炎、口角炎、舌炎、阴囊炎、脂溢性皮炎等 |
| 维生素 $B_6$ | 用于抗癌药引起的恶心、呕吐，或妊娠呕吐、婴儿惊厥、白细胞减少、痤疮（局部涂抹）、脂溢性皮炎、酒渣鼻、高胆固醇血症等 |
| 维生素 $B_{12}$ | 神经炎、贫血等 |
| 维生素C | 过敏性疾病、铁剂吸收、促凝血、高脂血症、感染性疾病、提高机体抗病能力等 |
| 维生素D | 促进钙吸收 |
| 维生素E | 动脉硬化、心绞痛、习惯性流产、更年期、月经过多、男女不孕不育、免疫力低下者等 |

## 归纳总结

**阴道炎知识点及用药归纳**

根据上述学习内容，结合本企业商品以及药店商圈顾客疾病情况，请按照下表做归纳总结（我们要善于对看似相对复杂的疾病表现进行梳理归纳，以便于记忆）。

| 分类 | 白带表现 | | | | 自觉症状 | 药物治疗 | 用药疗程 | 关联商品（除药品以外） |
|---|---|---|---|---|---|---|---|---|
| | 色 | 质 | 量 | 味 | | | | |
| 滴虫性 | | | | | | | | |
| 霉菌性 | | | | | | | | |
| 细菌性 | | | | | | | | |
| 萎缩性 | | | | | | | | |

## 第六节　慢性宫颈炎

慢性宫颈炎可以由急性宫颈炎迁延而来，也可由于急性宫颈炎病原体持续感染导致。

**【病因】**

**1. 机械性刺激或损伤**

宫颈炎的发生与性生活有关系，自然或人工流产、诊断性刮宫以及分娩都可造成子宫颈损伤而导致炎症。

**2. 病原体感染**

部分细菌、病毒、滴虫等都可引起子宫颈炎，部分性传播疾病高危人群，如感染淋病奈瑟菌及沙眼衣原体。

**3. 化学物质刺激**

用某种酸性或碱性溶液冲洗阴道，或将栓剂放入阴道，都可引起宫颈炎。

**销售提示**

上边病因之三可帮助店员科学指导顾客使用洗液或栓剂，从而达到科学推荐部分顾客的目标商品，以达到合理用药之目的。

**【临床表现】**

急性期大部分患者无症状，有表现者则出现白带增多，呈黏液脓性，外阴瘙痒及灼热感，如合并尿路感染，则出现尿急、尿频、尿痛。

慢性期表现如下：①白带增多是主要症状，呈乳白色黏液状或黄色脓性白带；②妇检发现伴有宫颈糜烂（最常见伴发表现，一般分3级，即轻度、中度、重度）和宫颈息肉，此类患者会有血性白带和接触性出血；③部分可伴有下腹坠痛和腰骶部酸痛感，每与经期、排便或性生活时加重。

**学习提示**

疼痛加重是因为经期宫颈扩张；宫颈与直肠解剖毗邻，排便时挤压宫颈；性生活时抵触宫颈造成的。

【治疗】

**1. 急性期治疗**

（1）对于年龄小于25岁，有多个性伴侣，并且无保护性性交，在未作病原体具体检验之前，可经验性选用针对衣原体的阿奇霉素，1g/次，单次顿服。或多西环素100mg，2次/日，7日。

（2）检测为淋病奈瑟菌感染者，可口服头孢克肟400mg，顿服；如为沙眼衣原体，可选用阿奇霉素1g，顿服，或红霉素500mg，4次/日，连续7日；或氧氟沙星300mg，2次/日，连续7日；或左氧氟沙星500mg，1次/日，连续7日。

**销售提示**

性伴侣必须同治。

**2. 慢性期治疗**

（1）全身用药　口服抗宫炎片或宫炎康颗粒+虫草粉（使用提示：使用虫草粉有利于炎症快速恢复及提高机体抗病能力，预防急性转化为慢性）；对于持续性炎症者，考虑确定病原体后按照急性期使用抗生素，同时性伴侣接受治疗。

（2）局部用药　聚甲酚磺醛阴道栓，隔日1枚，15日1疗程；或抗生素（氯霉素500mg）+糖皮质激素（可的松250mg）联合阴道给药12日，或重组人干扰素a栓剂1粒，隔日1次，连用6日为1疗程，一般需用药3个疗程。

**3. 保健品及器械等销售**

（1）蜂胶　消炎止痛，促进糜烂面及炎症快速愈合，缩短疾病病程等（尤其适合伴有宫颈糜烂者）。

（2）螺旋藻　含丰富蛋白质及维生素等，增强人体细胞免疫功能。

（3）足浴盆　促进局部血液循环，加速受损黏膜愈合（类似于临床上微波治疗，但并不等同）。

（4）新洁尔灭　对内衣等受污染物进行处理。

**4. 爱心提示**

注意个人卫生，污染内衣裤及洗浴相关用品消毒处理，治疗要做到足疗程。确定病原体后做到男女同治。

## 第七节　盆腔炎性疾病

盆腔炎性疾病指的是女性上生殖道（子宫内膜、输卵管、卵巢等）的一组感染性疾病，主要包括子宫内膜炎、附件炎（指卵巢、输卵管的炎症）、输卵管卵巢脓肿、盆腔腹膜炎等，其中以附件炎最为常见。盆腔炎性疾病多发生在性活跃期、有月经的妇女，初潮、无性生活、绝经妇女很少发生。盆腔炎性疾病如未得到及时彻底治疗，可导致不孕、输卵管妊娠、慢性盆腔痛，炎症反复发作会给患者本人带来痛苦，给家庭带来经济负担。

**销售提示**

确保彻底治疗的前提是正确、足疗程地用药。

**【病因】**

当生殖系统自然防御功能（指的是阴道内弱酸性环境、宫颈管平时有黏液附着、育龄妇女的月经可消除宫内感染等）遭到破坏，机体免疫力下降，内分泌发生改变或外界病原微生物（指的是如滴虫、淋菌、沙眼衣原体、支原体等）侵入，炎症即可发生。

病原微生物分为外源性（指的是从外界进入的，如沙眼衣原体、支原体等）与内源性（指的是寄生于阴道的微生物群，如需氧菌、厌氧菌；70% ~80% 的盆腔炎症造成的脓肿都与厌氧菌有关，从而可见，凡是遇到有脓肿表现的盆腔炎症，一般应多考虑抗厌氧抗生素，例如甲硝唑、替硝唑等联合使用。）

**【感染途径】**

（1）阴道炎及宫颈炎的病原体上行至子宫内膜、输卵管、卵巢等引起扩散感染。

（2）病原体接触伤口（如器械流产后感染、宫内节育器感染）。

（3）性生活频繁、有多个性伴侣、有性病、经期性交、经期使用不洁护垫、经常性阴道冲洗、机体免疫力低下者属于该类疾病的易发人群。

**【临床表现】**

因炎症轻重、范围大小、发病部位不同而表现各异。常见的共性表现有下腹痛、白带增多，持续性腹痛，活动或性交后加重。病情重者可出现高烧、寒战，可导致月经增多，经期延长；如伴有尿路感染，则出现尿频尿急；如有脓肿形成，则下腹有包块及局部压迫表现。临床上，该疾病的诊断准确性不高。

**1. 急性盆腔炎**

常见表现为下腹痛、阴道分泌物增多，可有臭味。腹痛具有持续性，活动或性交后加重。严重者发烧、食欲差、寒战；如有泌尿系统感染，则伴有尿频、尿急、尿痛的表现。如伴有输卵管炎，妇科检查可触及条索状增粗输卵管，而且压痛明显。易发人群多为性活跃期年轻女性。

**2. 慢性盆腔炎**

（1）全身症状　多不明显，有时有低热，易疲乏感。病程长者，病人可有神经衰弱症状。大多数患者盆腔炎性疾病会在机体抵抗力低下的情况下反复发作。

**学习提示**

保持良好的机体抵抗力有利于患者降低疾病复发几率，此时帮助提高机体免疫力的商品对顾客尤为重要。

（2）局部症状　慢性炎症使盆腔淤血，可引起白带增多，下腹部坠胀、疼痛以及腰骶部酸痛，常站立久、劳累、性交及月经期加剧的慢性盆腔痛。慢性盆腔痛常发生在急性炎症的4～8周后。

（3）盆腔炎的危害　盆腔淤血还可使月经量增多、经期延长和继发性痛经，以及输卵管积水或输卵管卵巢囊肿。输卵管粘连阻塞时可造成不孕，检查可发现一侧或双侧附件呈条索状增厚或有包块，并有压痛。大约20%的患者急性发作后会有慢性盆腔痛后遗症，30%左右的患者或伴有不孕不育。

**【治疗】**

**1. 急性期治疗**

症状轻者主要为口服抗生素治疗。处方：①头孢克肟50mg，2次/日，甲硝唑400mg，3次/日，口服14日；②氧氟沙星400mg，2次/日或左氧氟沙星500mg，1次/日，同时加服甲硝唑400mg，3次/日，连用14日；③莫西沙星400mg，1次/日，连用14日。

辅助治疗：①治疗期间同时服用高蛋白、高维生素饮食；②高热时采用物理降温；③中成药使用：银翘解毒丸或安宫牛黄丸（急性期发热时等使用，具体使用见后第五章第四节中医中风中安宫牛黄丸的合理应用）等；④性伴侣必须同治；⑤治疗期间避免无保护性性交。

**2. 慢性期治疗**

（1）一般治疗　增加营养，加强锻炼，提高免疫力，避免重体力劳动。

**销售提示**

在增加营养方面，要考虑蛋白质粉、氨基酸口服液、螺旋藻、维生素等保健食品的销售推荐。

（2）药物治疗　应以中药为主，按照带下病、癥瘕辨证论治。例如，湿热下注者用抗宫炎片，气滞血瘀者用桂枝茯苓片。

**3. 保健品器械等销售使用**

（1）保健品　复合维生素（针对急性期及易疲劳或伴有神经衰弱者）、蜂胶、氨基酸口服液、蛋白质粉（针对急性期及病程长者或易疲劳者）、螺旋藻（针对神经衰弱及伴有低热者）、虫草类（针对病程长或易疲劳者及急性发作者）产品。

（2）器械　温度计及酒精等（急性期发热者出现高热应采用物理降温）、避孕套（治疗期间禁止无保护性性交）、足浴盆及红外贴剂（治疗下腹坠胀、腰骶酸痛者、腰腹怕凉者，属于物理疗法，通过温热刺激，促进盆腔血液循环，改善局部组织营养，对促进炎症吸收消退效果良好）等。

**4. 爱心提示**

注意性生活卫生，减少性疾病；及时治疗阴道炎、宫颈炎；及时治疗盆腔炎，减少后遗症。

**知识补充**

**关于妇科疾病的药店社区健康教育**

这是今后药店满足妇科顾客需求，打造女性会员忠诚度的重要措施之一，今后在药店营销中将成为“新常态”（表1－2）。

**表1－2　社区健康教育事宜简表**

| 类　别 | 具体实施内容 |
| --- | --- |
| 教育目的 | 提高商圈内女性对生殖道感染及预防感染重要性的认识，打造商圈内妇科品类顾客忠诚度，提高商圈内妇科品类渗透率等 |
| 教育前期准备 | 商圈社区选择，商圈内社区顾客数据评估，讲座内容及讲座人确定，社区听众通知（微信、电话、社区居委会协助），赞助商及参与员工确定，讲座前员工内训 |
| 教育流程及具体内容 | 讲座前暖场（小互动、免费检测、赠送礼品及代金券、问题收集等），讲座开展（时间掌控），现场讲课后互动及抽奖、调查表等 |
| 教育活动总结 | 后期代金券回收情况，老会员受众反馈情况，预估与事实，改进点以及措施 |

## 第八节　子宫内膜异位症

**【病因】**

具有生长功能的子宫内膜组织在子宫腔被覆黏膜以外的身体其他部位出现、生长、浸润。常见于生育年龄的妇女，以25～45岁居多，占76%，约有20%的人无症状。病因至今不清楚。

**【临床表现】**

**1. 痛经和下腹痛**

疼痛是该病的主要症状。典型症状为继发性痛经、进行性加重。疼痛多位于下腹、腰骶部、盆腔中部，有时候可放射至会阴、肛门及大腿处，常在月经来潮出现，并持续整个月经周期。35%左右的病人不伴有痛经。

**2. 不孕**

原发性不孕者中，有25%～40%患有子宫内膜异位症；在子宫内膜异位症中，有42%发生不孕。

**3. 月经失调**

30%会有月经失调，表现为月经量增多、经期延长或经前点滴出血或淋漓不尽。

**4. 性交不适**

部分患者表现深部性交痛，月经来潮前性交痛最明显。

**【诊断】**

B超与腹腔镜检查。

**【治疗】**

治疗原则为采取个体化方案治疗。

**1. 孕激素疗法**

适用于有慢性盆腔痛、经期痛经症状明显、有生育要求及无卵巢囊肿形成的患者。甲地孕酮4~8mg，1次/日，持续3~6个月；或炔诺酮2.5~5mg，1次/日，持续3~6个月；或炔雌醇5μg，1次/日，持续3~6个月；或孕三烯酮2.5mg，每周2次，6个月1疗程；或米非司酮25~100mg，1次/日，持续3~6个月（该药物疗法副作用轻，不会造成骨质流失）。

**2. 抑制疼痛的对症治疗**

吲哚美辛、萘普生、布洛芬等。

**3. 中成药**

中成药有桂枝茯苓胶囊、散结镇痛胶囊、宫瘤消胶囊等。根据中医辨证选取其中1种，3次/日，持续3个月。

**4. 保健食品及器械等销售**

（1）阿胶、花旗参茶、血尔口服液等（以上保健品主要用于平素月经量过多，而且身体乏力者）。

（2）外用调经止痛贴剂等。

**5. 爱心提示**

少摄入生冷、寒凉、油腻饮食，宜食用补虚益气的食物。

## 第九节　子宫腺肌病

子宫腺肌病指的是子宫内膜腺体及间质侵入子宫肌层。大多发生于30~50岁的经产妇，其中，20%的患者合并子宫内膜异位症，大约50%合并子宫肌瘤，所有病患中有35%无临床表现。

**【病因】**

目前认为高水平雌孕激素刺激、多次妊娠及分娩、人工流产、慢性子宫内膜炎均与腺肌病发病有关。

【临床表现】

主要表现是经量过多、经期延长和逐渐加重的进行性痛经，疼痛位于下腹正中，常常在经前7天开始，一直到月经结束，35%的患者无表现。该病患者中，月经过多的发生率为45%左右，表现数个月经周期中月经出血量多，一般大于80ml，影响女性日常生活。伴发痛经的比例约在25%。

【治疗】

目前西医没有根治性的有效药物。对于症状轻、有生育要求及近绝经期患者可以使用达那唑、孕三烯酮等。对于出血量多者考虑补充铁制剂、叶酸以及益气补血药等。中成药物的使用参照子宫内膜异位症及子宫肌瘤部分。

## 第十节　子宫肌瘤

子宫肌瘤是女性生殖器中最常见的良性肿瘤。育龄期妇女子宫肌瘤发病率有20%～30%，常见于30～50岁妇女，30岁以上约有20%患子宫肌瘤。根据肌瘤发展过程中与子宫肌壁的关系，分为浆膜下、肌壁间、黏膜下肌瘤三种。按照肌瘤生长部位，可以分为子宫体肌瘤（占90%）和子宫颈肌瘤（占10%）。

【临床表现】

该疾病多无明显症状，仅在体检时偶然发现。

**1. 月经异常**

这是最常见最重要的表现，表现为月经量过多、月经频发或经期延长，或不规则阴道出血。长期经量过多病人会伴有贫血症。

**2. 下腹包块**

当肌瘤增大使子宫超过3个月妊娠大小时，可从腹部触及。

**3. 白带增多及压迫表现**

可有阴道分泌物增多及压迫症状，压迫会引起排尿困难或尿潴留等。

**4. 其他表现**

有下腹坠胀，腰酸背痛，经期加重。也有少部分患者发生下腹疼痛及恶心、呕吐。明确诊断常通过B超检查。

【治疗】

无症状者一般不需治疗，特别是临近绝经期妇女。药物治疗适用于肌瘤在2.5个月妊娠子宫大小以内，症状不明显，或近绝经年龄，或全身情况不能耐受手术者。

**1. 药物治疗**

（1）甲睾酮5mg，舌下含服，3次/日，每月20日，连用3个月。

（2）他莫昔芬10mg，2次/日，3～6个月或米非司酮10mg，1次/日，3个月。

（3）中成药治疗：桂枝茯苓胶囊（使用提示：该药主要用于子宫肌瘤、卵巢囊肿、慢性盆腔炎、输卵管炎、慢性宫颈炎、产后胎盘残留、乳腺小叶增生伴有月经量多、下腹肿块、血色紫暗或有血块、腹痛拒按等者。)，3次/日，持续3个月；宫瘤清，3次/日，持续3个月；止痛化癥胶囊，3次/日，持续3个月。

（4）辅助用药（用于月经过多、频发或经期延长者）：麦角浸膏，每次5ml，3次/日；有贫血者可以口服铁制剂及叶酸或铁质叶酸片等。

**2. 保健品、器械及其他等**

氨基酸口服液、蛋白质粉（适合身体虚弱及营养不良者）、铁质叶酸片等。

# 第十一节　月经病

## 一、认识月经

月经是伴随卵巢周期性变化而出现的子宫内膜周期性脱落及出血，月经初潮年龄多在13～14岁之间。

**1. 月经周期**

月经来潮第1日为月经周期的开始，到下次月经来潮的第1日的这段时间称为1个月经周期。月经周期一般为28±7天。

**2. 经期时间**

每次月经持续的时间一般为2～8天，平均4～6天。

**3. 经量**

一次月经总的失血量一般为20～80ml，平均50ml，超过80ml为月经过多。

**4. 经血颜色及性质**

色暗红，呈碱性。不含有血块。

## 二、经前期综合征

经前期综合征指的是反复在黄体期（黄体期指的是卵巢排卵后的一段时间，也可理解成下次月经来潮前14日左右的时间段）出现周期性的以情感、行为和躯体障碍为特征的综合征。月经来潮后，症状自然消失。

**【病因】**

经前期综合征与月经密切相关，周期性发作，涉及精神和躯体两方面的症候群，月经来潮后自然消失。目前认为内分泌、神经、社会精神因素相互作用导致了经前期综合征的发生。

**【临床表现】**

多见于25～45岁妇女，症状出现月经前1～2周，月经来潮后迅速减轻直至消失。

主要表现为周期性反复发作的经前期易怒、烦躁、抑郁、疲劳，伴有腹部及四肢水肿、乳胀、头痛等身体和精神症状。思想不集中，工作效率低，易有犯罪行为与自杀倾向。易怒、周期性反复发作是其特点。

【治疗】

**1. 宣传教育与指导**

建议患者多参加活动，指导饮食，增加饮食中碳水化合物比例，限制盐和红色肉类，控制烟酒咖啡，少量补充维生素 $B_6$（每天 <200mg）。

**学习提示**

药店的顾客教育决不能仅仅停留于慢性病的顾客身上，这是目前药店管理的一个典型误区。我们要学会开拓思维，应该和学校联合起来在适当的时间段对学校的男女学生，例如初中生开展公益性青春期教育，这也是对企业口碑宣传的一种重要手段，同时也为提前培养企业未来潜在准顾客打下重要基础。

**2. 药物**

（1）镇静剂使用　艾司唑仑从月经前数天开始服用，月经期剂量减半，到月经第2～3天停药。对于神经系统表现症状明显的，如易怒、抑郁、情绪不稳定等可以考虑加服维生素 $B_6$。

（2）利尿剂用于月经前体重增加明显者，螺内酯20mg，3次/日（除有利尿作用外，还可以改变精神症状）。

（3）孕激素疗法　甲羟孕酮6mg，1次/日，自月经第16日开始，共10日；雌二醇贴剂，每周期用7天，对头痛有效。

（4）口服避孕药　一部分可缓解，少部分可加重。

（5）溴隐亭　仅适用于乳房胀痛者，从月经周期后半期开始服用，从小剂量到2.5mg，2次/日，餐中服用。

**3. 保健品的使用**

复合维生素、螺旋藻（适用于情绪不稳定者）、褪黑素（适合睡眠不良者）。

**4. 爱心提示**

保持好心情，适度锻炼，限烟酒，多食蔬菜水果。

## 三、中医月经病（Ⅰ）

### （一）经行头痛

每值经期或行经前后，出现以头痛为主的病症，称为经行头痛。西医学中，经前期综合征出现的头痛按此辨证论治。

**1. 气血虚弱证**

病因：平时身体虚弱，或大病久病，耗伤气血，或劳倦伤脾，气血化源不足。本来平时气血不足，来月经时气血更加不足，导致气血不能很好上行滋养头部，而致头痛。

表现：经期或经后，头痛头晕，月经量少，色淡质稀，心悸气短，神疲体倦，面色苍白，舌淡，苔薄，脉细弱。

治法：益气养血，活络止痛。

药物：八珍丸。

**销售提示**

慢性萎缩性胃炎、习惯性流产、神经衰弱亦可选用该药物。

**2. 阴虚阳亢证**

病因：平时身体阴虚，或房事过度，耗伤精血以致肾阴亏损。月经时，经血下行胞宫，肾阴更虚，肝阳亢进生风（肝阳生风的机制可理解成火大而导致气体流动变化成风），风上行扰头部，而致头痛。

表现：经前或经期头痛，或巅顶痛，头晕目眩，经量少，色鲜红，口干咽燥，烦躁易怒，腰酸腿软，手足心热，舌红苔少，脉细数。

治法：滋阴潜阳，疏风止痛。

药物：杞菊地黄丸。

**销售提示**

原发性高血压、老年性白内障、神经萎缩、干眼症等可选用该药物。

**3. 瘀血阻滞证**

病因：情志不畅或经期产后受寒热外邪，余血内留，导致瘀血阻滞。月经时气血下注胞宫，冲脉气盛，冲气携瘀血上逆，阻滞头部脑络，不通则痛，导致头痛。

表现：经前或经期头痛如锥刺，经色紫暗有块，伴小腹疼痛拒按，胸闷不舒，舌紫暗，边尖有瘀点，脉细涩或弦涩。

治法：活血化瘀，通窍止痛。

药物：妇女痛经丸或调经活血片 + 大川芎口服液或头痛安胶囊。

**4. 痰湿中阻证**

病因：平素身体肥胖，属痰湿体质；或饮食肥甘厚腻伤脾，而致痰湿内生，痰湿阻滞冲任。来月经时，冲脉气盛，冲气携带痰湿上行脑部，阻滞脑络，不通则痛。

表现：经前或经期头痛，头晕目眩，形体肥胖，平日带下量多质稠黏，月经量少色淡，胸闷泛恶，面色白，舌淡胖，苔白腻，脉滑。

治法：燥湿化痰，通络止痛。

药物：半夏天麻丸、眩晕宁颗粒或天麻眩宁口服液。

## 中医基础学习

### 任脉与冲脉

中医学中经脉分为十二正经和奇经八脉。冲脉、任脉属于奇经之列，出入于十二经脉之间，调节正经气血。在正经中，如果气血充盈，则藏蓄在奇经中；如果正经中气血不足，奇经中的气血，则适时进行调节。因此，古人把正经比作江河，奇经比作湖海。

**1. 任脉解读**

“任”有两个意思，一是担任，即担任一身阴脉之经气，因此称之为“阴脉之海”；另外是妊养之意，因为任脉起源于胞宫，因此与妊养胎儿有关，故有任脉主胞宫的说法。

任脉起于胞宫，出会阴，沿着胸腹正中线上行，至下口唇内，然后分左、右二支，上行至眼部。（男性是脐下，神阙穴3寸，即是关元穴；令患者食指、中指、无名指、小指并拢，以中指横纹处为准，四指横呈作为3寸。）任脉主要有调节阴经气血、调节月经的作用。它的主要病症包括疝气、带下、少腹肿块、不孕等。

**2. 冲脉解读**

“冲”是要冲的意思。冲脉上至于头，下至于足，总领诸经的气血，能调节十二经的气血，因此有“十二经之海”和“血海”之称。冲脉是五脏六腑、十二经脉之海，五脏六腑都禀受它的气血的濡养。冲脉起于胞宫，出于会阴，沿着腹腔前壁，夹肚脐上行于脊柱内。主要病症包括月经不调、经闭、崩漏、乳少。

## （二）经行眩晕

每值经期或行经前后，出现头晕目眩、视物昏花为主的病证，称为经期眩晕。本病以月经时头晕目眩，视物昏花，伴随月经周期而发作为临床特征，多与肾虚、血虚的月经后期、月经过少等病同时。西医学经前期综合征出现的眩晕可参照本病辨证论治。

**1. 气血虚弱型**

病因：平时身体虚弱，或大病久病，耗伤气血，或劳倦伤脾，而致气血化源不足，来月经时气血更虚，脑络失养，而发眩晕。

表现：经期或经后，头晕目眩，月经量少，色淡质稀，少腹绵绵作痛，神疲肢倦，怔忡心悸（怔忡为病名，中医学指心悸。心脏剧烈跳动，感到很不舒服，见于心律失常、器质性心脏病等），舌淡苔薄，脉细弱。

治法：益气养血，调经止晕。

药物：补中益气丸。

## 销售提示

慢性肠炎、慢性结肠炎、手术后胃肠功能紊乱、子宫脱垂、阴道脱垂、胃下垂可选用该药物。

**2. 阴虚阳亢证**

病因：素体肝肾亏损，精血不足；或产多乳众，或久病大病，精血耗伤，以致肾阴亏损。月经时，经血下行胞宫，肾阴更虚，肝阳亢进生风，风上行扰头部，而致眩晕。

表现：经前或经期，头晕目眩，月经量少，色鲜红，心烦易怒，腰酸腿软，口燥咽干，颧红唇赤，大便干结，舌红，苔少，脉弦细数。

治法：育阴潜阳，息风止晕。

药物：杞菊地黄丸酌情加钩藤、白芍药、石决明。

**3. 痰浊上扰证**

病因：素体痰湿内盛，或脾虚运化失职，痰湿内生，痰湿滞于冲任。来月经时，冲脉气盛，冲气携带痰湿上行脑部，阻滞脑络，而发眩晕。

表现：经前或经期，头重眩晕，平时带下量多，色白质黏，月经量少，色淡，胸闷泛恶，纳呆腹胀，大便不爽，舌淡胖，苔厚腻，脉濡滑。

治法：燥湿化痰，息风止晕。

药物：半夏天麻丸或眩晕宁颗粒。

### （三）经行身痛

每到经期或行经前后，出现以身体疼痛为主的病症，称之为经行身痛。西医学经前期综合征出现的身痛可参照本病辨证论治。

**1. 气血虚弱证**

病因：平时身体虚弱，或大病久病，耗伤气血，导致气血虚弱。来月经时气血更虚，全身肢体失于濡养，导致身痛。

表现：经行或经后肢体酸痛或麻木，月经量少，色淡质稀，神倦乏力，心悸气短，舌淡红，苔薄白，脉细弱。

治法：补气养血，通痹止痛。

药物：抑眩宁颗粒、养血清脑颗粒或丹黄颗粒。

**销售提示**

养血清脑颗粒还可用于治疗原发性高血压、血管神经性头痛。

**2. 瘀血阻滞证**

病因：经期产后，余血未尽，感受寒湿外邪，血结成瘀或七情所伤，气滞血瘀，以致瘀血阻滞经络。月经时，气血下注冲任，冲脉气盛，瘀血阻滞经络更甚，以致不通则痛。

表现：经行肢体胀痛或刺痛，屈伸不利，小腹疼痛拒按，经血色暗有块，块下痛减，舌紫暗，或有瘀点，脉弦涩。

治法：活血化瘀，通络止痛。

药物：正天丸、都梁丸或大川芎口服液。

**销售提示**

正天丸也可用于治疗神经性头痛、颈椎病性头痛以及经行头痛。

## （四）经行浮肿

每到经前或经期，头面四肢浮肿，称之为经行浮肿。本病以经前或经期开始出现眼睑、颜面浮肿或四肢肿胀不适为特点。若不治疗，月经后也可逐渐自行消退。西医学经前期综合征出现的浮肿可参照本病辨证论治。

**1. 脾肾阳虚证**

病因：平时或先天脾肾虚弱，或劳倦过度，思虑伤脾，或多产房劳，久病伤肾，月经之时，脾肾更虚，而致运化失职，水湿内停；或气化不利，而致浮肿。

表现：经前或经期面浮肢肿，腰膝冷痛，疲倦乏力，脘闷纳呆，大便溏薄，或经量多，色淡质薄，舌淡苔白，脉沉弱。

治法：温肾健脾，化气行水。

药物：济生肾气丸或调经促孕丸＋参苓白术散。

**销售提示**

济生肾气丸还可用于慢性肾炎、慢性肾盂肾炎、肾功能不全、前列腺炎及肥大、尿潴留、糖尿病、内分泌失调、甲状腺功能减退、心源性水肿、营养不良性水肿、慢性支气管炎、支气管哮喘、口腔溃疡、神经衰弱、腰椎间盘突出等见肾阳虚、气化不利者。

**2. 气滞湿郁证**

病因：平时抑郁或暴躁易怒，而致气机不畅。月经之时，气血下注，冲任血壅气滞，气机升降失常，水湿宣泄不利，致浮肿。

表现：经前或经期面浮肢肿，脘闷胁胀，乳房胀痛，经前小腹胀满，月经量少，色暗红，或夹小血块，苔白腻，脉弦滑。

治法：理气行滞，化湿消肿。

药物：四物颗粒加延胡索、川楝子、木香、槟榔、茯苓皮、泽兰。

## （五）经行乳房胀痛

每到经前或经期乳房胀，甚则胀满疼痛，或伴有乳头痒者，称之为经行乳房胀痛。本病特点是以经前2周之内出现乳房胀痛为主要症状，严重者可出现乳房胀满似有结块，症状呈周期性反复发作。西医学中乳腺囊性增生亦可参照本病辨证施治。

**1. 肝郁气滞证**

病因：平时抑郁或暴躁易怒，导致肝经瘀滞。月经前或行经时冲脉气血充盛，肝司冲脉，冲脉过乳，乳络气血瘀滞不畅，导致乳痛或痒。

表现：经前乳房胀痛或乳头痒痛，痛甚不可触衣，疼痛拒按，经前或经期小腹胀痛，胸胁胀满，烦躁易怒，经行不畅，色暗红，舌红苔薄，脉弦。

治法：疏肝理气，通络止痛。

药物：柴胡疏肝散加王不留行、川楝子。

如在上述辨证基础上，月经先期，量多，色红，质稠，有血块，伴心烦口苦，尿黄便结者可用。

治法：疏肝清热，凉血散瘀。

药物：血府逐瘀丸＋金银花颗粒或丹栀逍遥丸。

**销售提示**

丹栀逍遥丸还可用于神经官能症、更年期综合征、功能性低热；血府逐瘀丸还可用于冠心病心绞痛、脑血管病等。

**2. 胃虚痰滞证**

病因：平时脾胃虚弱，或饮食不节制，或劳倦思虑过度损伤脾胃；或平时郁怒伤肝，乘脾犯胃，导致脾虚湿滞，胃虚痰滞，经前或月经时冲气偏盛，胃、冲二脉过乳，冲气带痰湿阻于乳络，乳络不畅，导致乳痛。

表现：经前或经期乳房胀痛，痛甚不可触衣，胸闷痰多，食少纳呆，平时带下量多，色白黏稠，月经量少，色淡，舌淡胖，苔薄腻，脉缓滑。

治法：健胃祛痰，活血止痛。

药物：四物合剂＋二陈丸。

### （六）经行情志异常

每到经前或经期，烦躁易怒，或情绪抑郁，悲伤欲哭，或坐卧不宁，月经后又如常人者，称之为经行情志异常。本病以经前情绪易于失控，无端悲伤、易怒，而月经周期其他时间精神情绪又完全正常为特点。西医学经前期综合征出现的精神症状可参照本病辨证论治。

**1. 心血不足证**

病因：先天不足，平时怯弱而心血偏虚；或忧思劳倦伤脾，脾虚则化源不足而血少，经期气血下注冲任，心血更不足，神失所养，而情志异常。（中医学中心的功能见第四章第八节中医胸痹中心的功能。）

表现：经前或经期精神恍惚，心神不宁，无故悲伤，心悸失眠，月经量少。色淡，舌淡，苔薄白，脉细。

治法：补血养心，安神定志。

药物：安神补心丸、夜宁颗粒、养心安神片或天王补心丸。

**销售提示**

天王补心丸还可用于治疗病毒性心肌炎、冠心病、原发性高血压、室性期前收缩、甲状腺功能亢进症、神经官能症、更年期综合征等以上具有阴虚血少、心神失养所致的心悸、失眠多梦、健忘、气短、舌红少苔、脉细数等症。

**2. 肝经郁热证**

病因：平时抑郁或暴躁易怒，而致肝气郁结，郁而化热，经期气血下注冲任，冲脉气盛，冲气夹肝热上逆，扰犯神明（神明指神志或精神）而情志异常。

表现：经前或经期，烦躁易怒，或抑郁不舒，头晕目眩，口苦咽干，胸胁胀满，不思饮食，月经量多，色深红，舌红，苔黄，脉弦数。

治法：清肝泄热，解郁安神。

药物：丹栀逍遥丸+夏枯草、郁金、牡蛎。

**3. 痰火上扰证**

病因：平时痰湿内盛或情志所伤，肝木乘（乘是乘机侵袭的意思）脾，脾虚生湿，湿聚成痰，痰积日久化热，痰火内盛，经期气血下注冲任，冲气偏盛，冲气夹痰火上逆，上蒙心窍，扰动心神而致情志异常。

表现：经前或经期精神狂躁，烦乱不安，或语无伦次，头痛失眠，或面红目赤，尿黄便结，或心胸烦闷，不思饮食，或经量偏少，色红或深红，质黏稠，或夹有小血块，舌质红，苔黄腻，脉滑数有力。

治法：化痰开窍，清热安神。

药物：二陈丸加姜片、大枣。

## 四、西医痛经

月经前后及行经期间，可伴有下腹疼痛、坠胀、腰酸、乳房胀痛及乏力等感觉，可影响生活及工作。痛经多见于青年未婚妇女，分为原发与继发性两种。原发性痛经指生殖器官无明显的器质性病变，常发生在月经初潮及初潮后不久，见于未婚或未孕妇女，占痛经的90%以上。继发性痛经指的是生殖器官有器质性病变，如子宫内膜异位症、盆腔炎症引起的痛经。在此，我们主要讲述原发性痛经。

**【病因】**

认为与子宫内膜中的前列腺素（该物质可造成子宫平滑肌过强收缩，血管痉挛，造成子宫缺氧、缺血而出现痛经）含量增高有关，部分还与精神、子宫屈曲程度等有关。

**【临床表现】**

原发性痛经在青春期常见，多在初潮后6~12个月发病，疼痛多在月经来潮后开始，最早出现在经前12小时。经期第1天最重，呈痉挛性疼痛，通常位于下腹部耻骨上，可放射到腰骶部和大腿内侧，可伴发恶心、呕吐、出冷汗、头晕、乏力等。妇科检查无异常，持续月经期下腹疼痛。妇检可排除其他引起痛经的疾病，与继发性痛经鉴别，继发性痛经经常在初潮后数年方出现症状，多有妇科器质性疾病史或宫内节育器放置史等。

## 【治疗】

**1. 药物治疗**

（1）解热镇痛药使用　阿司匹林0.3～0.6g，3次/日；吲哚美辛25～50mg，3次/日；布洛芬200～400mg，3次/日。

（2）解痉剂使用　阿托品0.3mg，3次/日。

（3）激素类药物

①有避孕要求者，可采用短效口服避孕药（复方18—甲基炔诺酮）1粒，1次/日。

②孕激素：醋酸甲羟孕酮每日5～10mg，炔诺酮2.5～5mg，或甲地孕酮4～8mg，每日1次，月经第5日开始服用，连服20～22天，共3个周期。

③雌激素：子宫发育欠佳者，每晚服用己烯雌酚1mg，月经周期第5天开始服用，连服20天，重复3个周期。

（4）钙离子通道阻滞剂　硝苯地平10mg，每日3次，痛时可舌下含服。

**2. 物理治疗**

采用脊柱推拿术，患者侧卧，下面腿伸直，上面腿屈曲，在胸10至骶1之间，及髂关节处，反复快速按摩。

**学习提示**

对于有中医馆的药店可以建议顾客做理疗推拿。

（5）中药制剂

**学习提示**

要根据中医痛经辨证分型，采用相适应的中药，见后边“中医痛经”部分。

**3. 保健食品与器械等销售使用**

维生素B族（缓解疼痛与稳定情绪）、足浴盆（针对遇寒加重痛经者）、铁质叶酸片（对于出血多者）、痛经贴。

**4. 爱心提示**

消除紧张与顾虑，保证足够休息与睡眠，适度锻炼，戒烟等。

**销售提示**

肢体语言式销售：我们在药店销售工作接待顾客时学会利用肢体语言销售法来促成销售成交。所谓的肢体语言销售就是利用我们的动手能力给顾客做触诊诊断等方式，以诊断顾客病情或减轻顾客痛楚而增加信任以达成销售的办法。

在现实门店销售中很多优秀的店员都会在销售风湿类外用擦剂或喷剂采用这一办法，现场给顾客的病患部位涂抹药物，同时用手在喷涂部位适当揉搓，不但让顾客感觉亲切，而且更能突显药物疗效。诸如颈椎病、腰椎病、膝关节骨质增生、头痛、高血压、风湿性关节炎、胃炎等，给予顾客以适当的肢体语言都会相应提高销售达成率。同时，我们在日常工作中要善于总结哪些疾病可以利用肢体语言式办法诊断并销售产品。

## 五、中医痛经

妇女正值经期或行经前后，出现周期性小腹疼痛，或痛引腰骶，甚至剧痛晕厥者，称为痛经。本病以经行小腹疼痛，伴随月经周期而发作为其主要特征。该病是由于气血不畅、气滞血瘀、气血虚弱、寒湿凝滞胞中、湿热下注、肝肾虚损，使经行涩滞，不通则痛。西医学中的原发性痛经、子宫内膜异位症、子宫腺肌症及盆腔炎疾病引起的继发性痛经均以此病论治。具体辨证分型如下：

**1. 气滞血瘀型**

病因：平素抑郁，或暴躁易怒而伤肝，肝郁气滞，气滞血瘀；或经期产后，余血内留，感受外邪，邪与血搏，血瘀气滞。经前、经期气血下行胞脉，则胞脉气血更阻滞，不通则痛而发痛经。

局部症状：经行前或经行时，血色紫黑，夹有血块，块下痛减，月经量少，淋漓不畅。

全身症状：小腹胀痛拒按压，胸胁，乳房作胀，舌紫暗或有瘀点，脉弦涩等症。

治法：行气活血，祛瘀止痛。

药物：血府逐瘀丸＋逍遥丸（元胡止痛片、大黄䗪虫丸、云南白药胶囊、独一味胶囊、七制香附丸）。

**销售提示**

元胡止痛片还可用于胃炎、消化性溃疡、肝病、血管神经性头痛、外伤头痛属于气滞血瘀者；独一味胶囊还可用于术后伤口疼痛、出血；外伤骨折、筋骨扭伤、风湿痹痛、崩漏、牙龈肿痛、出血等。

**2. 寒凝血瘀型**

病因：经期产后，感受寒邪或过食寒凉生冷，寒与血互搏，以致瘀阻冲任，气血凝滞不畅，经前、经期气血下行胞脉，则胞脉气血更阻滞，不通则痛。

局部症状：经前或经行时，月经量少，或周期后延，经血色泽不鲜或如黑豆汁，色暗有血块。

全身症状：小腹冷痛或绞痛拒按，扪之痛甚，得热痛减，形寒怕冷，面色青白，舌暗苔白，脉沉紧。

治法：温经散寒，祛瘀止痛。

药物：田七痛经胶囊、痛经宝颗粒、妇科再造丸、少腹逐瘀颗粒，桂附紫金膏。（使用提示：顾客忌食生冷、寒凉食物。）

若行经期间，小腹绵绵而痛，喜暖喜按，月经量少，色淡质稀，畏寒肢冷，腰骶冷痛，面色淡白，舌淡苔白，脉沉细而迟或细涩，则为虚寒所致痛经。

治疗：温经养血止痛。

药物：温经颗粒、艾附暖宫丸、龟龄集。

**3. 气血虚弱型**

病因：素体虚弱，气血不足，或大病久病，耗伤气血，或脾胃虚弱，化源不足，而致气血虚弱；月经后冲任脉气血更虚，胞脉充灌不足而失濡养；再加上冲任气弱，无力流通血气，则血行迟滞，而发痛经。

局部症状：行经期或行经后，月经色淡量少而质清稀。

全身症状：小腹隐痛，喜按压，得按则痛减，面色苍白，头晕心悸，精神倦怠，气短懒言，乏力，失眠多梦。

治法：补气养血，和中止痛。

药物：妇康宁片、八珍益母口服液、十全大补丸（当归片）或乌鸡白凤丸。

**销售提示**

乌鸡白凤丸还可用于妇女围绝经期综合征、少女青春期月经紊乱、功能失调性子宫出血、卵巢功能低下、慢性盆腔炎、附件炎、女子不孕、念珠菌性阴道炎、男子性功能衰退辨证使用。

**4. 肾气亏损型**

病因：先天肾虚，或房劳多产，或久病虚损，伤及肾气，肾虚则精亏血少，冲任血虚。经后精血更虚，胞脉失于濡养，不荣则痛，发为痛经。

局部症状：月经量少，色淡质稀。

全身症状：行经或行经后小腹隐隐作痛，喜按压，头晕耳鸣，腰骶酸痛腿软，小便清长，面色晦暗，舌淡、苔薄，脉沉细。

治法：补肾填精，养血止痛。

药物：六味地黄丸＋当归调经片。

**5. 湿热蕴结型**

病因：素有湿热内蕴，或经期产后余血未尽，感受湿热之邪，湿热与血搏结，以致瘀血冲任，气血凝滞不畅。经前、经期气血下注冲任，胞脉气血更加壅滞，不通则痛，故发痛经。

局部症状：经量多或经期长，经色紫红，质稠或有血块，平素带下量多，黄稠臭秽。

全身症状：经前或经期，小腹灼痛拒按，痛连腰骶，或平时小腹痛，至经前疼痛加剧，或伴有低热，小便黄赤，舌红苔黄腻，脉滑数。

治法：清热除湿，化瘀止痛。

药物：四物颗粒＋花红片。

## 中医基础知识

### "不荣则痛"与"不通则痛"

"不通则痛"与"不荣则痛"是从中医病理上概括了中医疼痛虚、实的两个方面。

中医学认为，劳倦过度、饮食所伤、情志失调、房事不节、久病不愈，以上诸因皆可使脏腑功能失调（低下）进而造成化源（可理解成营养）不足，气血衰耗，气虚则清阳不能充达、上升，或不能载血以濡养（濡养可理解成滋养），血虚则不能滋养脏腑、脉络。

人体在气（气滞）、血（血瘀）、经络（寒、湿、热邪入侵）等阻滞不通时，身体机能不能正常发挥，就会出现各种疾病并且伴有疼痛。

## 学习小结

### 中医痛经知识点及药店用药思考归纳

1. 根据下表提示，结合学习的专业知识与门店用于痛经病的中成药，列表归纳（表1-3）

**表1-3　中医痛经分型及用药特点**

| 中医痛经分型 | 门店中成药 | 共性特点 | 个性特点 | 价格带分布 | 毛利带分布 |
|---|---|---|---|---|---|
| 气滞血瘀型 | | | | | |
| 寒凝血瘀型 | | | | | |
| 气血虚弱型 | | | | | |
| 湿热蕴结型 | | | | | |
| 肾气亏损型 | | | | | |

2. 中医痛经虚实鉴别（表1-4）

**表1-4　中医痛经虚实鉴别**

| 分　型 | 病　因 | 疼痛表现 | 经血表现（色、质等） |
|---|---|---|---|
| 实型痛经 | 与寒、血瘀、气滞、热滞有关 | 疼痛多发生在月经来之前，月经后痛减，痛经时小腹拒按揉 | |
| 虚型痛经 | 与血虚、气虚有关 | 疼痛在月经后疼痛不减轻甚至加重，痛经时小腹可按揉 | |

## 六、围绝经期综合征

围绝经期综合征指的是妇女绝经前后出现性激素波动或减少所致的一系列身体及精神、心理上的症状。绝经分为人工绝经与自然绝经。人工绝经指的是两侧卵巢经手术切除或放射线照射等所致的绝经。单纯切除子宫保留一侧或双侧卵巢，不能定为绝经期，需根据临床表现及内分泌测定结果确定绝经时间。西医学重新将绝经前后各期分类定义如下：

①围绝经期：指围绝经的一段时间，包括从接近绝经出现与绝经有关的内分泌生物学和临床特征起至最后一次月经后一年，即绝经过渡期到最后一次月经后一年。围绝经期的特征指妇女绝经前后由于性激素减少出现卵巢功能衰退、内分泌改变及临床症状。

②绝经过渡期：月经开始改变，从规律变得不规律，到最末月经前的时间。此期平均过程为 4 年多。临床表现为周期延长，经量减少，经前淋漓出血等，伴有或不伴有其他症状，此期称为更年期。

③绝经后期：指的是最终月经以后的时间，自然绝经后一年即为绝经。

④老年期：我国规定 60 岁以后为老年期。

⑤早绝经：40 岁以前月经终止为早绝经，意即卵巢早衰。

【病因】

卵巢功能衰退是引起围绝经期代谢变化和临床症状的主要因素。

【临床表现】

不是所有妇女在围绝经期都出现症状，大约有 10% ~30% 的妇女有症状而需要治疗。一般绝经早、雌激素减退快及平时精神状态不够稳定的，较容易出现症状，并且程度较重。

**1. 月经及泌尿、生殖器官改变**

绝经前月经周期开始紊乱，经期延长，经血增多；有的周期延长，经血逐渐减少，直到停止；也有少数月经骤然停止。性器官及第二性征逐渐萎缩，出现因膀胱萎缩引起的尿频、尿失禁等。

**2. 心血管方面**

阵发性的潮红及潮热，即突然感到胸颈面部发热及片状潮红；而后出汗、畏寒，有时可扩散到脊背及全身，历时数秒到数分钟；有时可出现短暂性高血压，同时伴有心悸、胸闷、气短、眩晕等症状，冠心病、高血压、糖尿病的发病风险增高。

**3. 精神神经症状**

忧郁、抑郁、易激动、失眠好哭、记忆力减退、思想不集中、有时喜怒无常，类似精神病发作。一般在围绝经期发生这些症状与过去精神状态不稳定有关。阿尔茨海默病发病风险增高。

**4. 骨及关节症状**

更年期妇女会有关节痛的表现，一般多累及膝关节。由于雌激素下降，骨质开始疏松，开始有腰背痛、牙齿松动及脱落的表现。50 岁以上的妇女，50% 会发生骨质疏松，最常发生在椎体。

**销售提示**

从年龄上，针对50岁以上的绝经妇女推荐预防骨质疏松的商品。

**5. 皮肤变化**

皮肤变薄、干燥、色素增加，形成老年斑，易发生绝经期皮炎、皮肤瘙痒。

**【治疗】**

**1. 心理治疗**

同情安慰鼓励，使其乐观顺利度过。

**2. 药物治疗**

主要是对因、对症治疗。

（1）用于补充雌激素　尼尔雌醇2mg，每2周1次。

（2）用于调节自主神经功能紊乱　谷维素及复合维生素。

**销售提示**

谷维素还可用于自主神经功能失调，如胃肠、心血管神经症；周围性精神病、精神分裂症周期型、月经前期紧张症、高脂血症等。

（3）用于失眠较严重者艾司唑仑、地西泮、佐匹克隆。

**销售提示**

佐匹克隆用药时间不宜过长，一般不超过4周，可间断使用。长期服用佐匹克隆会产生一些不良反应和副作用，例如不良反应有白天瞌睡、口苦、口干、肌张力减低、酒醉感等。佐匹克隆还会对人体的生殖和性功能产生不良影响，例如女性长期使用可能会引起月经不调，并影响排卵等。

（4）用于或预防骨质疏松：乳酸钙、碳酸钙等。

**销售提示**

有关服用何种钙剂更适合，详见后边第七章第四节附录关于钙制剂的部分。

（5）中成药使用：见经断前后诸症辨证用药。

**3. 保健食品**

葛根粉、蜂王浆、大豆异黄酮（上述商品含有天然的雌激素）及钙制剂（预防钙流失及骨质疏松）、维生素A（提高机体抗病能力）、维生素B（缓解情绪等）、维生素E（预防动脉硬化、冠心病等）、胡萝卜素及大豆卵磷脂、鱼油胶囊（以上2种预防动脉硬化等）、螺旋藻、蜂胶等（以上2种提高机体抗病能力）。

**4. 爱心提示及健康教育**

（1）饮食宜清淡，补充适量蛋白质及多种维生素及含钙高的食物；保持良好心情，适当体育锻炼。

（2）药店企业应根据商圈顾客实际情况，开展有关绝经期的健康教育（涵盖预防、平稳过渡、饮食建议、药物及保健品建议、相关会员联谊等内容）。

### 学习小结

围绝经期症状列表（根据表1－5提示，结合本企业商品及顾客情况进行细化整理）。

**表1－5　围绝经期症状及治疗**

| 症　状 | | 具体表现 | 治疗及辅助预防 |
|---|---|---|---|
| 近期 | 月经紊乱 | 月经不调 | 按照中医月经不调辨证施治 |
| | 血管舒缩症状 | 面部潮热、出汗等 | 雌激素＋知柏地黄丸等 |
| | 自主神经失调症状 | 心悸眩晕、头痛失眠、耳鸣等 | 谷维素＋助眠药物如艾司唑仑等＋补益肾气药物如六味地黄胶囊（中医辨证使用） |
| | 精神及神经表现 | 烦躁易怒、焦虑、不能控制情绪、抑郁等 | 谷维素＋维生素B、维生素E、胡萝卜素等＋逍遥丸（中医辨证使用） |
| 远期 | 泌尿生殖道 | 生殖道感染等 | 天然或药物雌激素等 |
| | 骨质疏松 | 钙流失 | 各种有机钙剂＋维生素D |
| | 阿尔茨海默病 | 老年痴呆 | 大豆异黄酮、葛根粉、蜂王浆、卵磷脂等 |
| | 心血管病变 | 动脉硬化、冠心病、高血脂、高血压、高血糖等 | 卵磷脂、蜂胶、银杏叶、葡萄籽胶囊等 |

## 七、中医经断前后诸症

妇女在绝经前后，出现烘然而热，面赤汗出，烦躁易怒，失眠健忘，精神倦怠，头晕目眩，耳鸣心悸，腰背酸痛，手足心热或伴有月经紊乱等与绝经有关的症状，称之为经断前后诸症。西医学的围绝经期综合征，或双侧卵巢切除后、放疗后双侧卵巢功能衰竭出现绝经综合征者均可参照本病辨证论治。

**1. 肾阴虚型**

病因：肾阴素虚，精血亏少或忧思已久，阴血暗耗；或房事不节，精血耗伤，肾阴更亏，导致冲任衰少，脏腑失养，导致经断前后诸症。

表现：经断前后，头晕耳鸣，腰腿酸软，烘热汗出，五心烦热（五心指的是手心、脚心、心口窝），失眠多梦，口燥咽干，或皮肤瘙痒，月经周期紊乱，量少或多，经色鲜红，舌红苔少，脉细数。

治法：滋肾益阴，育阴潜阳。

药物：六味地黄丸。

### 销售提示

六味地黄丸还可以用于过敏性鼻炎，其胶囊剂型用于糖尿病、围绝经期女性等具有相应肾阴虚表现的患者。

（1）若肾水不足，不能上济心火，以致心肾不交，表现为心烦失眠，心悸易惊，甚至情志失常，头晕健忘，腰酸乏力。治则滋阴补血，养血安神。药物选用：天王补心丸。

（2）若情志不遂，以致肝郁化热。表现：头晕目眩，口苦咽干，心胸烦闷，口渴饮冷，便秘溲赤（指小便短赤，常见于热象）。治疗应疏肝解郁清热。药物选用：丹栀逍遥丸。

**2. 肾阳虚型**

病因：肾阳素虚或房事不节，损伤肾气，命门火衰，冲任失调，脏腑失去温煦，导致经断前后诸症。

表现：经断前后，头晕耳鸣，腰痛如折，腹冷阴坠，形寒肢冷，甚至冷汗淋漓，小便频数或失禁，带下量多，月经不调，量或多或少，色淡质稀，精神萎靡，面色晦暗。舌淡苔薄白，脉沉细而迟。

治法：温肾壮阳，填精养血。

药物：右归丸或桂附地黄丸。

（1）若出现腰膝酸痛，食少腹胀，四肢倦怠，或四肢浮肿，大便溏薄。舌淡胖，苔薄白，脉沉细缓，则脾肾阳虚，治疗则温肾健脾。用药：右归丸＋理中丸。

（2）若出现时而畏寒恶风，时而潮热汗出，腰酸乏力，头晕耳鸣，五心烦热，舌淡苔薄脉沉细。治疗则补肾扶阳，滋肾养血。用药：二仙口服液。

### 学习提示

#### 右归丸与桂附地黄丸的选择与使用

桂附地黄丸主治温补肾阳，用于肾阳不足导致的腰膝酸冷、肢体浮肿、小便不利反多、痰饮喘咳，或少腹拘急、下半身常有冷感、消渴等。另外，对因肾虚阳衰引起的慢性支气管哮喘、慢性支气管炎水肿、老年性阴道炎、白内障、慢性腰腿痛、老年性尿失禁、慢性尿路感染、慢性肾小球肾炎、神经衰弱、前列腺肥大、不孕症等疾病有治疗和改善症状的作用。右归丸主治肾阳不足，命门火衰，兼有阴寒内盛之证，症见腰膝酸冷、面色灰白、精神不振、怯寒畏冷、阳痿遗精、大便溏薄、尿频而清，或水泛浮肿，按之皮肤凹陷不起。性功能障碍、慢性腰肌劳损见上述症状者可用之。

右归丸是桂附地黄丸减去丹皮、泽泻、茯苓，又添加鹿角胶、菟丝子、枸杞子、当归、杜仲构成。从组方可看出泄热中药剔除后，又增添了滋补性相对比较强的药材，加强了右归丸填补肾精温阳的功效。临床中，若腰腿膝冷痛、脑髓空痛、小便频数、女性宫寒不孕、男性精子活力低下等可选用右归丸。如果出现轻微的阳虚症状，若微冷、手脚冰冷、大便不成形等可选择桂附地黄丸。

## 八、功能失调性子宫出血

功能失调性子宫出血指的是异常的子宫出血，经检查后未发现有全身及生殖器官器质性病变，而由于神经内分泌系统功能失调所致。根据排卵与否，又将其分为无排卵型和排卵型两大类。前者约占85%左右，主要发生在青春期及围绝经期；后者多见于生育期妇女。本节主要论述无排卵型功血。

### （一）无排卵型功能失调性子宫出血

**【病因】**

机体受内、外部因素（精神紧张、代谢紊乱、营养不良、慢性疾病、环境及气候变化、饮食紊乱、酗酒及药物等）影响时，可通过中枢神经系统引起神经—卵巢分泌调节功能异常导致。

**【临床表现】**

闭经一段时间后发生出血，出血亦可无规律，量的多少与持续及间隔时间均不定，有的仅表现经量增多，经期延长。大量出血时，可造成严重贫血。

根据出血特点可分为：①月经过多：周期规则，经期延长（>7日）或经量增多（>80ml）；②子宫不规则出血过多：周期不规则，经期延长，经量过多；③子宫不规则出血：周期不规则，经期延长而经量正常；④月经过频：月经频发，周期缩短，<21日。在排除器质性疾病后采用刮宫术诊断。

**【治疗】**

对青春期妇女以止血、调整月经周期为主，促使卵巢功能恢复及排卵。对围绝经期妇女主要是在止血后，设法调整月经周期，防止出血过多过频，防止子宫内膜病变，使之顺利过渡到绝经期。(对青春期和生育年龄的止血、调整周期、促排卵；对更年期病人以止血、促绝经、防止子宫内膜病变为主。)

**1. 止血**

（1）对出血时间不长、失血不多者，可每天肌内注射黄体酮10～20mg，连用3～5天；也可试服人工合成的炔诺酮5～10mg，甲地孕酮8～12mg或醋酸甲羟孕酮10～16mg，连服5天，均可止血。停药后3～5天形成撤药性出血，5～7天干净。

（2）出血时间长、出血量多者，口服炔诺酮5～7.5mg，甲地孕酮8mg或醋酸甲羟孕酮8～10mg。用药4～6次后流血减少，待血止后减少用量，约每3天减少原用量的1/3，直至维持量（炔诺酮每天约2.5mg，甲地孕酮4mg，或醋酸甲羟孕酮4～6mg），维持到血止后15～20天。在服用上述药物时，应同时服用己烯雌酚0.25～0.5mg，每晚1次。

（3）出血时间较长，量少和体内雌激素水平不足，使用已烯雌酚 1～2mg，每日2～3 次，血止或出血明显减少后，每 3 天约减少原用量的 1/3。当减少到 0.5mg 时，可继续服用8 天后停药。在停药前5 天，每天肌内注射黄体酮 10～20mg，共5 天。口服上述大剂量已烯雌酚，可同时加服维生素 $B_6$、维生素 $B_1$ 以减少呕吐反应。

（4）还可用口服避孕药1 或2 号，每天4 次，每次 1 片，常能在 2 天内止血。血止后，将剂量减至每天1 片，总疗程 20～22 天。

（5）辅助用药及保健品包括维生素 K（辅助止血）、铁剂 + 叶酸（对于中重度贫血者）。出血时间长、贫血严重、抵抗力差的，甚至有感染表现的可以考虑使用维生素 C、复合维生素 B 族、阿胶、蛋白质粉、氨基酸口服液、铁质叶酸片等。（排卵型功血亦同。）

**2. 调整月经周期**

应用性激素止血后，必须调整月经周期。

（1）雌孕激素序贯法（人工周期法） 适用于生育期及生育年龄无排卵性功血内源性雌激素水平低的患者。从上述撤药性出血第 5 日开始，妊马雌酮 1.25mg 或戊酸雌二醇 2mg，每晚 1 次，连服 21 日，服雌激素 11 日起加用醋酸甲羟孕酮，每日 10mg，连用10 日。连续 3 个周期为 1 疗程。若人为建立正常周期，应重复上述疗法。

（2）雌、孕激素联合法 适用于有避孕需求的患者。从撤药性出血第 5 日开始，口服避孕药每日 1 片，连服 21 日，1 周为撤药性出血间隔，连续 3 个周期为 1 个疗程。病情反复延长到 6 个周期。

（3）孕激素法 适用于青春期或活组织检查为增生期内膜功血。于月经周期后半期（撤药性出血第 16～25 日）服用醋酸甲羟孕酮片 10mg，1 次/日；或地屈孕酮 10～20mg，每日 1 次或肌内注射黄体酮 20mg，每日 1 次，连用 10～14 日。

## （二）排卵型功能失调性子宫出血

排卵型功血多发生在生育年龄妇女，有时也出现在围绝经期；分为月经过多（指的是周期规则、经期正常、经量增多）和月经周期间出血。月经周期间出血又分为黄体功能异常和围排卵期出血（指的是在两次月经中间，即排卵期发生出血）。

**学习提示**

黄体是卵巢中的一种物质，在卵巢排卵之后形成的含有大量黄色脂质颗粒，并能够分泌孕激素和雌激素。雌激素作用促进子宫内膜增生及修复；孕激素则限制子宫内膜增生，并使增生的子宫内膜转化为分泌期，为受精卵着床做准备，如果无着床，则内膜开始脱落，形成月经。二者既协同又相互拮抗。

**1. 月经过多**

该类型病因不确定，认为与子宫内膜分泌的一些酶及某些物质因子有关。一般表现为周期规则、经期正常，但是经量增多 >80ml。药物治疗：①止血药物，如维生素 K。

②孕激素疗法（药物刮宫法）：如炔诺酮，首次 5mg，每 8 小时 1 次，2～3 日止血后每隔 3 日递减 1/3 量，直至维持量每日 2.5～5.0g，持续用药到 21 日停药，停药后 3～7 日发生撤药性出血。也可用左炔诺孕酮 1.5～2.25mg/日，血止后按照同样原则减量。

**2. 月经周期间出血之黄体功能不全类型**

由于黄体孕激素分泌不全或黄体过早衰退，导致子宫内膜分泌反应不良。一般表现为月经周期缩短，患者不易受孕或在妊娠早期流产。门店药物治疗：①对因治疗，针对病因促使卵泡发育与排卵。月经第 5 日起每日口服妊马雌酮 0.625mg 或戊酸雌二醇 1mg，连续 5～7 日。也可月经第 3～5 日口服氯米芬 50mg，连服 5 日。②口服避孕药，尤其对于有避孕需求的。一般周期性使用口服避孕药 3 个周期，病情反复者可延长到 6 个周期。

**3. 月经周期间出血之子宫内膜不规则脱落类型**

临床认为该病由于神经系统调节卵巢机制功能紊乱等引起黄体萎缩不全，子宫内膜持续受孕激素影响，以致不能如期完整脱落。一般表现为月经周期正常，但是经期延长，长达 9～10 日，而且出血量多。药物治疗：下次月经前 10～14 日，每日开始口服甲羟孕酮 10mg，连服 10 日。对于无生育要求者，也可口服单向避孕药，自月经周期第 5 日开始，每日 1 片，连续 21 日为 1 疗程。

**4. 围排卵期出血类型**

该病认为与排卵前后雌激素水平波动有关。出血期≤7 日，多数 1～3 日，血停数日后又出血，量少，时有时无。药物治疗：可口服复方短效口服避孕药（具体见本章第十四节）。

## 九、中医月经病（Ⅱ）

凡是月经的周期、经期、经量、经色、经质等方面发生异常现象者称为“月经病”。中医临床常见月经病如下：月经先期、月经后期、月经先后无定期、月经过少、月经过多、经期延长、经间期出血、崩漏、闭经等。本书重点论述前三种。

### （一）月经先期

月经周期提前 7～10 天，甚或一月两潮，经期正常，连续 2 个月经周期以上者，称为“月经先期”，亦称“经行先期”“经早”等。本病主要特点是月经先期伴有月经过多者，有可能发展为崩漏。月经先期常见证型主要是气虚型和血热型；气虚型又分为脾气虚和肾气虚；血热型又分为阳盛血热型、阴虚血热型、肝郁化热型。西医学中有排卵性黄体功能不全的功能失调性子宫出血和盆腔炎性所致的经期提前可参照本病辨证论治。

**【气虚型】**

**1. 脾气虚型**

病因：素体脾虚，或久病伤气，或劳倦过度，思虑不解，饮食失节，损伤脾气，中气虚弱，失于统摄，冲任不固，不能制约经血，故月经提前而至。

局部症状：经行提前，量多，色淡质清稀。

全身症状：神疲肢倦，气短懒言，纳少便溏，小腹空坠，舌淡红，苔薄白，脉弱缓。

治法：补脾益气，固冲调经。

药物：补中益气合剂。

**销售提示**

若在出现上述症状的同时还伴有失眠多梦，心悸怔忡，则属于心脾两虚，可用归脾丸。

**2. 肾气虚型**

病因：先天禀赋不足，肾气虚衰，或房劳多产，或久病伤肾，耗伤肾气，则冲任不固，不能制约经血，导致月经提前。

局部表现：经期提前，量少，色暗淡，质清稀。

全身表现：腰腿酸软，头晕耳鸣，小便频数，面色晦暗或有暗斑，舌淡暗，苔薄白，脉沉细。

治法：补肾益气，固冲调经。

药物：海马补肾丸或二仙口服液。

**【血热型】**

**1. 阳盛血热型**

病因：素体阳盛，或过食温燥辛辣之品，或感受热邪，蕴而化热，热伤冲任，扰动血海，迫血妄行，月经提前至。

局部症状：月经提前，量多，色深红或紫红，质稠。

全身症状：心胸烦闷，面红口干，渴喜冷饮，尿黄便结，舌红，苔黄，脉滑数。

治法：清热凉血调经。

药物：清经颗粒。

**2. 阴虚血热型**

病因：素体阴虚，或失血伤阴，或多产房劳，耗损精血，或思虑过度，阴血耗伤，阴虚生内热，热扰冲任，冲任不固，经血失于制约，提前而至。

局部症状：经期提前，量少，色红质稠。

全身症状：颧赤唇红，手足心热，咽干口燥，舌红少苔，脉细数。

治法：养阴清热，凉血调经。

药物：丹贞颗粒或六味地黄胶囊。

**3. 肝郁化热型**

病因：平时抑郁，或情志内伤，抑郁不舒，肝气郁结，郁久化热，热伤冲任，扰及血海，月经提前而至。

局部症状：经行先期，量或多或少，经色紫红，质稠有块，经行不畅。

全身症状：经前乳房、胸胁、小腹胀痛，心烦易怒，口苦咽干，舌红苔黄，脉弦数。

治法：疏肝解郁，凉血调经。

药物：丹栀逍遥丸+妇科调经片。

## （二）月经后期

月经周期错后7天以上，甚至3~5个月一行，经期正常者连续2个月经周期以上，称为“月经后期”，亦称“经期错后”“经迟”。本病特点是月经周期超过35天，在6个月以内，关键是经期正常。临床常见证型有血虚、血寒（本型又分为实寒型与虚寒型）、气滞、肾虚、痰湿五型。西医学中的月经稀发可参照本病辨证论治。

**【血虚型】**

病因：数伤于血，或产多乳众，病后体虚，饮食减少；化源不足，营血衰少，导致冲任不足，血海不能按时满溢，致月经错后。

局部症状：经期错后，量少，色淡，质稀。

全身症状：小腹空痛，头晕眼花，心悸失眠，皮肤不润，面色苍白或萎黄，舌淡，苔薄，脉细无力。

治法：补血养营，益气调经。

药物：人参养荣丸。

### 销售提示

人参养荣丸对于贫血、神经衰弱出现形瘦神疲、面色无华、食少便溏、病后虚弱、头晕目眩、毛发脱落等。

### 中医基础学习

营血，其实应为营气与血的简称，中医学里的营气有两个方面的意思，一是营运，二是营养。营气是由脾胃水谷精微所化生，是水谷之气中比较富有营养的物质；这种物质由脾胃转运输到肺，然后进入脉道之中，成为血液而营养全身。由于营气与血同行于脉中，二者关系极为密切，可分而不可离，因此常以“营血”并称。

**【血寒型】**

**1. 实寒型**

病因：经产之时，感受寒邪，或过服寒凉，寒邪搏于冲任，血为寒凝，胞脉不畅，血行迟滞，血海不能按时满溢，遂致月经错后。

局部症状：经期错后，量少，经色紫暗有块。

全身症状：小腹冷痛拒按，得热痛减，畏寒肢冷，舌暗苔白，脉沉紧或沉迟。

治法：温经散寒，活血调经。

药物：温经颗粒或少腹逐瘀丸。

**2. 虚寒型**

病因：素体阳虚，或久病伤阳，阳虚内寒，脏腑失于温养，生化失期，气虚血少，冲任不足，血海不能按时溢满，致经行错后。

局部症状：经期错后，量少，色淡质稀。

全身症状：小腹隐痛喜按，喜温痛减，腰酸无力，小便清长，面色白，舌淡苔白，脉沉迟无力。

治法：温经扶阳，养血调经。

药物：鹿胎胶囊、归附丸或艾附暖宫丸。

**3. 气滞型**

病因：素性抑郁，情志不遂，气不畅达，血为气滞，冲任失畅，气血运行迟滞，血海不能按时溢满，致经行错后。

局部症状：经期错后，量少，经色暗红或有血块。

全身症状：小腹胀满，精神抑郁，胸闷不舒，舌正常，脉弦。

治法：理气行滞，活血调经。

药物：妇科调经片、舒尔经颗粒、调经活血片、调经丸、气血和胶囊、妇科得生丸或得生丸。

**4. 肾虚型**

病因：先天禀赋不足，肾气亏虚，或房事不节，或早婚多产，损伤肾气，肾虚则冲任不足，血海不能按时溢满，致月经错后。

局部症状：经期错后，量少，色暗淡质清稀。

全身症状：头晕耳鸣，腰腿酸软，面色晦暗，或面部暗斑，舌淡暗，苔薄白，脉细。

治法：补肾益气，补血调经。

药物：大补元煎丸、调经促孕丸或复方鸡血藤膏。

**5. 痰湿型**

病因：素体肥胖，痰湿内盛，或劳逸过度，饮食不节，损伤脾气，脾失健运，痰湿内生，痰湿下注冲任，壅滞胞脉，气血运行缓慢，血海不能按时溢满，致经期错后。

局部表现：经期错后，量少，色淡，质黏，带下量多。

全身表现：头晕体胖，心悸气短，脘闷恶心，舌淡胖，苔白腻，脉滑。

治法：燥湿化痰，活血调经。

药物：二陈丸、四物颗粒。

## （三）月经先后无定期

月经周期或前或后1~2周者，经期正常，连续3个月经周期以上者，称为“月经先后无定期”，又称为“经水先后无定期”“经乱”。青春期月经初潮后 1 年内及绝经前期，月经先后无定期者，不作疾病论。临床常见证型有肾虚、肝郁、脾虚型。西医学中排卵型功能失调性子宫出血的月经不规律，可参照本病辨证论治。

**1. 肾虚型**

病因：素体肾气不足，房劳多产，或少年肾气未充，更年期肾气渐衰，或久病大病，肾精亏耗，肾气不守，封藏失司（指肾贮藏精气及司大小便的功能失调。主要证候有遗精、滑精、早泄、小便失禁、夜尿频多、黎明泄泻等），冲任失调，血海蓄溢失常而致。

局部症状：经行或先或后，量少色淡质稀。

全身症状：头晕耳鸣，视物昏花，腰酸腿软，夜尿频数，舌淡苔薄，脉沉细。

治法：补肾益气，养血调经。

药物：海马补肾丸、二仙口服液。

**2. 脾虚型**

病因：素体脾虚，饮食失节，或思虑过度，损伤脾气，脾虚生化不足，统摄无权，冲任失调，血海蓄溢失常，以致经行先后无定期。

局部症状：经行或先或后，量多，色淡质稀。

全身症状：神倦乏力，脘腹胀满，纳呆食少，舌淡，苔薄，脉缓。

治法：补脾益气，养血调经。

药物：归脾丸。

**销售提示**

归脾丸还可用于消化性溃疡出血、血小板减少性紫癜、慢性疲劳综合征等符合该药功能主治之辨证。

**3. 肝郁型**

病因：素性抑郁，或忿怒过度，肝气逆乱，气乱则血乱，冲任失司，血海蓄溢失常，遂致月经先后无定期。

局部症状：经行或先或后，经量或多或少，色暗红，有血块，或经行不畅。

全身症状：胸胁、乳房、少腹胀痛，精神抑郁，胸闷不舒，时欲太息（时时都要叹息出长气的意思），嗳气食少，舌质正常，苔薄，脉弦。

治法：疏肝解郁，和血调经。

药物：逍遥丸、柴胡疏肝丸、调经活血片、妇科调经颗粒。

## （四）崩漏

经血非时而下，或阴道突然大量出血，或淋漓下血不断者，称之为崩漏。前者称为崩中，后者称为漏下。若经期延长达 2 周以上，应属崩漏范畴。一般突然出血，来势急，血量多叫作崩；淋漓下血，来势缓，血量少叫作漏。尽管叫法不同但是发病机制一样，而且可以相互转化。

西医学中的无排卵型功能失调性子宫出血、盆腔炎性疾病及其后遗症和某些生殖器良性肿瘤（如子宫肌瘤）引起的非经期不规则阴道出血，可以参照本病辨证论治。该病中医临床上分为肾虚、脾虚、血热、血瘀四种类型。

**1. 肾虚型**

病因：先天肾气不足，青春期少女肾气稚弱，更年期肾气渐衰，或早婚多产，房事不节，损伤肾气。如耗伤精血，则肾阴虚损，阴虚内热，热伏冲任，迫血妄行，以致经血非时而下；或命门（命门可理解成肾脏）火衰，肾阳虚损，封藏失职，冲任不固，不能制约经血，导致经血非时而下，变成崩漏。因此，肾虚型崩漏又分为肾阴虚与肾阳虚两种。

（1）肾阴虚型

表现：经血非时而下，出血量或多，淋漓不断，血色鲜红，质稠，头晕耳鸣，腰膝酸软，手足心热，颧赤唇红，舌红，苔少，脉细数。

治法：滋肾益阴，固冲止血。

药物：左归丸，葆宫止血颗粒+炔诺酮，或崩漏丸。

（2）肾阳虚型

表现：经血非时而下，出血量多，淋漓不尽，色淡质稀，腰痛如折，畏寒肢冷，小便清长，大便溏薄，面色晦暗，舌淡暗，苔薄白，脉沉弱。

治法：温肾助阳，固冲止血。

药物：大补元煎丸加鹿角胶颗粒，或右归丸加党参、黄芪、田七，或全鹿丸。

**2. 脾虚型**

病因：素体脾虚，饮食失节，忧思不解，或劳倦过度，损伤脾气，中气下陷，冲任不固，血失统摄，非时而下，产生崩漏。

表现：经血非时而下，量多如崩，或淋漓不断，色淡质稀，神疲体倦，气短懒言，不思饮食，四肢不温，或面浮肢肿，面色淡黄，舌淡胖，脉缓弱。

治法：健脾益气，固冲止血。

药物：补中益气丸；如有心悸怔忡，失眠多梦，可选用人参归脾丸。

**中医基础知识**

### 中气下陷

脾气是中焦之气，又称为中气，因此中气下陷其实就是脾气下陷。本病证是由于脾气虚弱，不能上升反而下陷，以至于不能提摄，多见于内脏下垂（例如子宫脱垂、脱肛、胃下垂等）以及慢性腹泻、慢性痢疾、小便失禁等。上文中所提中焦，也就是现在常用的上焦、中焦、下焦的概念，今日已经与原来中医六腑之一的三焦意义有所不同。现在常用人体部位划分，也就是横膈膜以上为上焦，包括心、肺两脏；横膈膜以下到肚脐为中焦，包括脾、胃两脏；肚脐以下为下焦，包括肝、肾、大小肠、膀胱等。

**3. 血热型**

病因：素体阳虚，或情志不遂，肝郁化火，或感受热邪，或过食辛辣助阳之品，火热内盛，热伤冲任，迫血妄行，非时而下，导致崩漏。

表现：经血非时而下，量多如崩，或淋漓不断，血色深红，质稠，心烦少寐，渴喜冷饮，头晕面赤，舌红，苔黄，脉滑数。

治法：清热凉血，固冲止血。

药物：断血流片、宫血宁胶囊、荷叶丸、止血宝颗粒、四红丸或十灰散。如伴有肝郁化火，兼有胸胁、乳房胀痛，心烦易怒，时欲叹息，脉弦数等，则平肝清热止血，药物用丹栀逍遥丸。

**4. 血瘀型**

病因：经期产后，余血未尽，过食生冷，或感受寒、热之邪，寒凝或热灼滞瘀，或七情内伤，气滞血瘀；瘀阻冲任，血不循经，非时而下，变为崩漏。

表现：经血非时而下，量多或少，淋漓不净，面色紫暗有块，小腹疼痛拒按，舌紫暗或有瘀点，脉涩或弦涩有力。

治法：活血祛瘀，固冲止血。

药物：益母草浸膏或复方益母口服液。

## 学习小结

### 中医月经不调知识点、药店用药及品类基础知识思考归纳

1. 根据下表1－6提示，结合专业知识与门店用于月经病的中成药，列表归纳

**表1－6　月经不调分型及用药**

| 类　别 | 辨证分型 | 门店药物 | 个　性 | 共　性 | 毛利区间及价格带 |
|---|---|---|---|---|---|
| 月经先期 | 气虚 | | | | |
| | 血热 | | | | |
| 月经后期 | 血虚 | | | | |
| | 血寒 | | | | |
| | 气滞 | | | | |
| | 肾虚 | | | | |
| | 痰湿 | | | | |
| 月经先后不定期 | 肾虚 | | | | |
| | 脾虚 | | | | |
| | 肝郁 | | | | |

2. 中医月经病（月经不调及痛经等）问诊总结（表1－7）

表1－7　中医月经病问诊及致病原因

| 问诊项目 | 情形类别 | 致病原因 |
|---|---|---|
| 问经期 | 先期（提前8～9天） | ①热迫血妄行，多见于阴虚火旺；<br>②气虚不能摄血，血行无制约，多见于脾气虚证；<br>③肝气郁结，气郁化火，火迫血行 |
| | 后期（错后8～9天） | ①寒凝气滞，血行不畅；<br>②血少任脉不能按时充盈；<br>③肝郁气滞，其不能引导血行；<br>④痰湿内阻，气滞血瘀 |
| | 先后不定期（或前或后） | 多因为肝气郁滞，或因脾肾虚损，或瘀血积滞 |
| 问经量 | 月经过多 | 多因为血热，冲任受损，或气虚不能摄血 |
| | 月经过少 | 多因为血虚生化不足，或因寒凝、血瘀、痰湿阻滞等 |
| | 闭经（停经3月以上） | ①因生化不足，气血虚少属于虚证；<br>②因血瘀不通或血寒凝滞属于实证 |
| 问经色、质 | 色淡红质稀 | 血少不荣，属虚证 |
| | 色深红质稠 | 血热内炽，属实证 |
| | 色紫暗有块 | 寒凝血滞，或为瘀血 |
| 问行经腹痛 | 痛经 | 行经前或经期间，腰腹作痛，甚则不能忍受，经后即止，多属于寒凝或气滞或瘀血 |
| | 小腹胀痛 | 多属于气滞血瘀 |
| | 小腹冷痛 | 遇暖则缓，多属于寒凝 |
| | 经后小腹隐痛、腰酸 | 为血气亏损，脉络失养 |

# 第十二节　带下病

带下病是指带下的期、量、色、质、气味发生异常，并伴有局部或全身症状。带下病包括带下过多、带下过少。本章重点讲述带下过多。西医学中的阴道炎、宫颈炎、盆腔炎、盆腔炎性疾病及生殖器良性肿瘤引起的带下过多，均可参照本病进行辨证施治。

### 学习提示

带下病分为广义与狭义两种。通俗地说，广义带下病指的是所有的妇科疾病，狭义的带下病指的是与白带异常有关的疾病。这里阐述的就是狭义的带下病。之所以称为带下，为了记忆理解方便，可以理解成是腰带以下的疾病，而事实上带下病指的是中医所说的带脉（大约在腰带位置环腰部，有健脾利湿、调经止带的功能；带脉与痛经、月经不调、赤白带下、经闭、疝气、腰痛、子宫脱垂、盆腔炎等有关）以下位置的疾病。学习带下病，一定要了解正常带下的表现，也就是生理性白带的表现。生理性白带一般无色，部分呈白色，无味，在两次月经中间的时候白带的量最多。

## 【带下过多】

带下过多，中医临床上分为脾阳虚型、肾虚型（阳虚及阴虚）、湿热下注型、湿毒蕴结型。

**1. 脾虚型**

病因：平时饮食不节制或不规律，或忧思（中医学认为七情可致病，七情指的是喜、怒、忧、思、悲、恐、惊七种情志变化；中医学把七情又分属于五脏，如果情志太过就会影响五脏——喜伤心，怒伤肝，忧思伤脾，悲伤肺，惊恐伤肾；按照此逻辑中医学认为思过度会导致气机阻滞不畅，日久则造成脾虚，产生脾胃运化无力），或疲劳过度损伤脾气。

局部症状：带下量多，色白或淡黄，质稀薄，无臭气，绵绵不断。

全身症状：面色㿠白或萎黄，四肢不温，精神疲倦，纳少便溏或足部浮肿，舌苔白腻（脾虚的表现）。

治法：健脾益气，升阳除湿。

用药：止带片合补中益气丸，或归脾丸，或乌鸡白凤丸。

### 学习提示

①止带片功能是健脾祛湿，理气疏肝；用于治疗湿阻碍脾，肝郁气滞，白带不止。类似于方剂完带汤的功效。在中医学中，脾虚型带下病首选方剂是完带汤。

②补中益气丸可补中益气，升阳举陷；用于脾胃虚弱、中气下陷之证，适用于表现为体倦乏力、食少腹胀、便溏久泻、肛门下坠或脱肛、子宫下垂者，及慢性肠炎、慢性结肠炎、手术后胃肠功能能紊乱、子宫脱垂、阴道脱垂见上述症候者。

③归脾丸可益气健脾，养血安神。用于心脾两虚导致的气短心悸、失眠多梦、头晕、血虚萎黄、肢倦乏力、食欲减退、牙龈及鼻出血。血小板减少性紫癜（是一种以血小板减少为特征的出血性疾病，主要表现为皮肤及脏器的出血性倾向以及血小板显著减少的疾病）、消化性溃疡出血等见上述表现者。

④乌鸡白凤丸是补气、养血、调经、止带、阴阳双补的成药；使用范围很广，而正因如此，乌鸡白凤丸在治疗疾病方面针对性不强，也就是说，它并非治疗妇科疾病的特效药，所以不可乱用。它还可以用于治疗慢性前列腺炎、慢性肝炎、顽固性荨麻疹、人工流产后身体恢复、男性性能力低下等，应用前提为使用者具有一定程度气血两虚的表现。

### 中医基础学习

（1）中医学中脾的功能（表1－8）

**表1－8　中医学中脾的功能**

| 功　能 | | 病理表现 |
|---|---|---|
| 主运化 | 运输营养物质 | 如脾虚，则运送能力下降，导致营养不充足，则肌肉消瘦，倦怠无力 |
| | 运输水液 | 如脾虚，则水液不能及时运走，发生停留，停在胃部则恶心呕吐腹胀；停在肠，则肠鸣腹泻；停在肌肤，则肌肤水肿 |

续表

| 功能 | | 病理表现 |
|---|---|---|
| 主统血 | 统摄血液在血管中运行 | 如脾虚，则血液不受控制，血离管道，发生出血表现，如便血、月经过多等；所以脾虚的出血，多发生在下部；脾虚出血可考虑用归脾丸 |
| 开窍于口，其华在唇 | 口味可以反映脾的病变 | 如脾虚，则口淡无味；如脾热，则口甜；如脾湿，则口腻 |

（2）治疗脾虚的用药

①参苓白术散：健脾益气，和胃渗湿。用于脾胃虚弱、脾虚生湿所致的食欲减退、脘腹胀满、大便溏泄、身体消瘦、四肢乏力、气短咳嗽、精神疲倦等症。肠易激综合征、胃肠功能紊乱、慢性结肠炎、消化不良、小儿厌食症和缺锌症等。

②人参健脾丸：健脾益气，和胃消食。用于脾胃虚弱之精神倦怠、面色萎黄、不思饮食、脘腹胀满或嘈杂（嘈杂是指胃中空虚，似饥非饥，似辣非辣，似痛非痛，具体说不清，时作时止的病证；常和胃痛、吞酸等病同时并见，亦可单独出现）、反酸、恶心呕吐、腹痛便溏等症。消化不良、慢性胃肠炎、胃肠功能紊乱、结肠炎、婴幼儿腹泻、慢性肝炎等见上述症候者。

（3）治疗脾湿热的用药

二陈丸配伍二妙丸（二陈丸燥湿健脾，二妙丸清热燥湿）。

### 学习提示

脾胃虚弱，不能正常运化水谷，水反为湿，谷反为滞，湿和滞久则化热，可形成湿热；类似于西医学中的疾病，如慢性胃炎、反流性食管炎、胃或十二指肠溃疡、胃炎、慢性乙肝、肝硬化、脂肪肝、胆石症、胆囊息肉等。

**2. 肾阳虚型**

病因：先天肾虚、受寒或房事过度导致肾阳虚损。

局部症状：白带清冷量多，质稀薄或淋漓不断。

全身症状：头晕耳鸣，面色晦暗，腰痛如折，小腹冷痛，畏寒肢冷，小便频数，夜尿多，大便溏冷，舌苔薄白。（可理解成火少，因此虚寒的突出表现。）

治法：温肾培元，固涩止带。

用药：内补丸、桂附地黄丸、固精补肾丸或右归丸。

**3. 肾阴虚型**

病因：先天阴虚或房事过度。

局部症状：带下色黄或赤白，量不是很多，质黏或气臭，阴部干涩或灼热。

全身症状：头晕目眩或面部烘热（似火烘烤），五心（指两手两足心发热，并自觉心胸烦热）烦热，腰膝酸软，失眠多梦，尿黄便结，舌苔红或黄腻。（可以理解成水少，因此虚热的突出表现。）

治法：益肾滋阴，清热止带。

用药：知柏地黄丸、六味地黄丸或左归丸。

## 中医基础学习

（1）中医学中肾的功能（表1－9）

**表1－9　中医学中肾的功能**

| 功　能 | | 病理表现 | |
|---|---|---|---|
| 藏精，主生殖发育 | 肾的精气指的是肾阴和肾阳，正常下保持动态平衡，平衡打乱则出现肾阴虚、阳虚、肾精亏的表现 | 肾阴虚（虚热） | 潮热盗汗，五心烦热，男子遗精，女子梦交等 |
| | | 肾阳虚（虚寒） | 精神疲惫，腰膝冷痛，形寒肢冷，小便频数，男子阳痿早泄，女子宫寒不孕等 |
| | | 肾精亏或肾气虚 | 腰膝酸软无力，头晕耳鸣目眩，健忘无明显寒热象 |
| 主水 | 主导人体水液代谢 | 肾的气化功能降低 | 水液代谢发生障碍，则出现水肿 |
| 主纳气 | 人体吸入之气有肾气摄纳，呼吸才通畅 | 肾虚 | 则出现喘息表现 |
| 主骨生髓，其华在发 | 骨髓由肾精化生，骨髓供给骨骼营养；头发表现反映肾的功能 | 肾虚 | 骨骼无力，发育不良，如小孩囟门闭合晚；肾虚者腰腿酸软无力，健忘思维迟钝；老年人牙齿活动脱落 |
| 开窍于耳及二阴 | 听觉与肾气盛衰有关，大小便由肾主导 | 肾虚 | 听力减退耳聋；小便频数、失禁、遗尿、尿不干净；大便溏泄 |

（2）传统补肾阴、肾阳的药物解析

右归丸用于肾阳不足、命门火衰，兼阴寒内盛之证，见腰膝酸冷、面色灰白、精神不振、怯寒畏冷、阳痿遗精、大便溏薄、尿频而清，或水泛浮肿，按之皮肤凹陷不起等。性功能障碍、慢性腰肌劳损见上述症状者。

桂附地黄丸用于肾阳不足所致的腰膝酸冷、肢体浮肿、痰饮咳喘，或下半身有冷感等症，以及消渴病。

左归丸用于真阴肾水不足或肾阴不足所致的头晕目眩耳鸣、腰膝酸软无力、遗精盗汗、骨蒸潮热；高血压、贫血、耳源性眩晕、腰肌劳损、性功能减退、神经衰弱见上述症状者。

所以左归丸用于肾亏较严重者；六味地黄丸寓泻于补，补力平和，适用于肾虚不著而兼内热之证；而左归丸补而无泻，补力较峻。

### 4. 湿热下注型

病因：平时脾虚，湿气内生，湿久化热或情志不畅，肝气犯脾，脾虚生湿或感受湿热外邪。

局部症状：带下量多，色黄或黄绿，质稠或呈泡沫状，有臭味，阴部瘙痒。

全身症状：口苦，咽干，胸闷心烦，胃口差或小腹胀痛，小便黄少，舌红，苔黄腻。（对于头晕目眩、烦躁易怒、口苦咽干、便结尿赤者则为肝经湿热下注，用龙胆泻肝片。）

治法：清热利湿止带。

用药：妇科止带片。

**5. 湿热蕴毒型**

病因：月经期或产后身体虚弱忽视卫生，或经期同房或手术损伤，导致外邪入侵。

局部症状：带下量多，黄绿如脓，或赤白相兼，状如米泔，臭秽难闻。

全身症状：口苦咽干，小腹疼痛，腰骶酸痛，小便短赤，舌红，苔黄腻。

治法：清热解毒除湿。

用药：蒲公英片、薏苡仁或金鸡片。

**【带下病知识点及用药归纳】**

根据下表提示，结合上述专业知识与本门店用于带下病的中成药，重新予以列表归纳，有利于培养自己基本的带下病中成药品类的管理意识（表1－10）。

**表1－10　药店商圈带下病分类表**

| 分型 | 门店中成药 | 功能主治 | 共性要点 | 个性要点 | 价格区间、剂型、毛利区间、ABC分类等 |
|---|---|---|---|---|---|
| 脾虚型 | 白带片 | | 带下量多，色白或淡黄，质黏稠，无臭气，绵绵不断；面色㿠白或萎黄，四肢不温，精神疲倦，纳少便溏或眼睑浮肿 | 大便溏泄为主 | |
| | 除湿白带丸 | | | 脾虚湿盛，白带量多 | |
| 肾阳虚型 | 右归丸 | | 白带清冷量多，质稀薄或淋漓不断；腰痛如折，小腹冷痛，畏寒肢冷、小便频清长，夜尿多，大便溏冷 | | |
| | 桂附地黄丸 | | | | |
| | 固精补肾丸 | | | | |
| 肾阴虚型 | 左归丸 | | 带下赤白，质黏气臭，阴部灼热；头晕目眩或面部烘热，五心烦热，失眠多梦，尿黄便结 | | |
| | 六味地黄丸 | | | | |
| | 知柏地黄丸 | | | | |
| 湿热下注型 | 消糜栓 | | 带下色黄或黄绿，质稠或呈泡沫状，有臭味，阴部瘙痒；口苦，头晕，烦躁易怒，两胁不舒，纳食差或小腹胀痛，小便黄少 | 有祛腐生新的功效 | |
| | 盆炎净胶囊 | | | 白带过多 | |
| | 洁尔阴洗液 | | | 阴部瘙痒红肿，带下量多或呈泡沫或豆渣 | |
| | 抗宫炎片 | | | 赤白带下，宫颈糜烂 | |
| | 妇炎平胶囊 | | | 赤白带下 | |
| | 妇炎净胶囊 | | | 伴有月经不调与痛经 | |
| | 杏香兔耳风胶囊 | | | 白带量多，色黄黏稠 | |
| 湿热蕴毒型 | 花红片 | | 带下量多，黄绿如脓，或赤白相兼，状如米泔（意思是淘米水），臭秽难闻；口苦咽干，小腹疼痛，腰骶酸痛，小便短赤，舌红，苔黄腻 | 胸闷心烦，口苦咽干，纳食差 | |
| | 金鸡片 | | | 小腹疼痛，有灼热感 | |
| | 千金片 | | | 纳食差，有气血虚的表现 | |
| | 妇炎康片 | | | 伴有心烦口苦 | |
| | 盆炎净颗粒 | | | 小腹痛，纳食差 | |
| | 宫炎平片 | | | 腰骶酸痛，经色紫暗有块 | |

## 第十三节　癥瘕

癥瘕指的是下腹有结块，或胀或满或痛。癥指的是腹内的结块有形，固定不移，痛有定处，多病在脏；瘕指的是腹内结块聚散不定，痛无定处，多病在腑。西医学的女性生殖系统肿瘤、盆腔炎性包块、子宫内膜异位症按照此病论治。常见证型气滞、血瘀、痰湿、热毒。病因多因脏腑不和（不和乃不协调、不一致之意思）、气机阻滞、瘀血内停、气聚为瘕、血聚为癥。本章重点论述前两种证型。

**1. 气滞证**

病因：平时心情抑郁，暴躁易怒导致肝气郁结。

表现：小腹有包块，积块不坚，推之可移，时聚时散，或上或下，时感疼痛，痛无定处，小腹胀满，胸闷不舒，精神抑郁，月经不调，舌红，苔薄，脉沉弦。

治法：疏肝解郁，行气散结。

药物：香棱丸。

**2. 血瘀证**

病因：在月经期间或产后身体未恢复时，行房事或外邪入侵；导致气血凝结；或暴躁易怒伤肝或平时多忧思伤脾导致气血凝滞。

表现：小腹有包块，坚硬，固定不移，疼痛拒按，肌肤少光泽，口干而不渴，月经延后或淋漓不断，面色晦暗，舌紫暗，苔厚而干，脉沉涩有力。

治法：活血破瘀，散结消癥。

药物：桂枝茯苓丸。若血瘀甚者，肌肤甲错（肌肤甲错指的是皮肤粗糙，干燥、角化过度如鳞状），两目暗黑，用大黄䗪虫丸。

## 第十四节　女性日常保健与避孕药物的使用

### 一、女性各期保健

针对目前国内医院实际情况，妇女保健工作绝对不是医院能够独立完成的，药店可以在一定程度上作为医院保健工作的一个重要补充，也是药店大健康发展的重要组成部分。针对妇女一生各时期生理特点，应采取不同保健措施（表 1 –11）。

**表 1 –11　各生理阶段女性保健内容及药店活动形式**

| 生理时期阶段 | 保健内容 | 药店开展形式 |
|---|---|---|
| 青春期 | 身心健康方面（营养指导、卫生指导，包括保护皮肤，预防痤疮；保护大脑，开发智力；保护眼睛、性教育包括性及认识月经） | 与学校或教育部门共同举办青少年健康讲座、论坛、联谊会、表演等形式 |

续表

| 生理时期阶段 | 保健内容 | 药店开展形式 |
|---|---|---|
| 婚前期 | 性行为保护，妇科常见疾病预防，女性皮肤分类保护与化妆品使用，避孕药物正确使用，青年女性营养 | 与企事业单位或妇联等共同举办健康讲座形式 |
| 孕前 | 避孕药物使用（如使用长效避孕药物者，改用工具避孕后半年才可以受孕），孕前营养素补充（如孕前3个月补充叶酸或含叶酸的多种维生素降低胎儿神经管畸形发生） | 讲座与店内提示 |
| 妊娠中期 | 补充营养素（如适当补充铁剂与钙剂） | 店内提示（公众微信号等） |
| 哺乳期 | 母乳喂养，哺乳期妇女营养，乳房保护与疾病预防 | 店内提示（微信等） |
| 绝经期 | 绝经期营养（如蛋白质、维生素、微量元素补充），绝经期疾病预防（高血压、骨质疏松等） | 与居委会联合健康讲座、联谊、聚会 |
| 老年期<br>（65岁以上） | 老年的营养与保健、疾病控制、预防与养生等 | 与居委会、老龄委联合开展健康讲座、联谊、广场舞等 |

## 二、女用避孕药

女用避孕药物，指的是女性使用的甾体激素，其成分是雌激素和孕激素。根据药物在体内吸收代谢的速度不同，有短效和长效避孕药之分。前者多用于短期探亲时使用，后者作用持久，可每月用药1次，较为方便。

### （一）复方短效口服避孕药（表1－12，表1－13）

**表1－12　复方短效口服避孕药成分及用法用量**

| 品　名 | 成分及含量/（mg/片） | 用法及用量 |
|---|---|---|
| 复方炔诺孕酮片<br>复方左炔诺孕酮片<br>复方炔诺酮片（避孕药1号）<br>复方去氧孕烯片<br>复方孕二烯酮片<br>复方甲地孕酮片（避孕药2号）<br>复方甲炔诺酮片 | 炔诺酮0.3mg/片，炔雌醇0.03mg/片<br>左炔诺孕酮0.15mg/片，炔雌醇0.03mg/片<br>炔诺酮0.625mg/片，炔雌醇0.035mg/片<br>去氧孕烯0.15mg/片，炔雌醇0.03mg/片<br>孕二烯酮0.075mg/片，炔雌醇0.03mg/片<br>甲地孕酮0.5mg/片，炔雌醇0.035mg/片<br>甲炔诺酮0.3mg/片，炔雌醇0.035mg/片 | 于月经第5天开始，每日1片，如漏服，在12～24小时内补服，连用22日，停药后3～7天来经；在月经第5天服下一周期药物 |
| 三相口服避孕药（左炔诺孕酮/炔雌醇三相片） | 第一相左炔诺孕酮0.05mg/片，炔雌醇0.03mg/片<br>第二相左炔诺孕酮0.075mg/片，炔雌醇0.04mg/片<br>第三相左炔诺孕酮0.125mg/片，炔雌醇0.03mg/片 | 于月经第5天开服第一相片，1片/日，共6天；第11天服用第二相片，1片/日共5天；第16天服第三相片，1片/日，共10天 |

表 1－13 第 3 代复方口服短效避孕药用法及用量

| 品 名 | 用法及用量 |
|---|---|
| 复方去氧孕烯片 | 在月经第 1 日服药，连用 21 日，停药 7 天后服用第 2 周期药物，若漏服，及早补服；若漏服 2 片，补服后加用其他避孕措施，漏服 3 片则停药，待出血后再开始下一个周期服药 |
| 复方孕二烯酮片 | |
| 屈螺酮炔雌醇片 | |
| 炔雌醇环丙孕酮片 | |

## （二）复方长效口服避孕药（表 1－14）

表 1－14 复方长效口服避孕药成分及用法用量

| 品 名 | 成分及含量/（mg/片） | 用法及用量 |
|---|---|---|
| 复方炔诺孕酮长效避孕片 | 甲基炔诺酮 12mg/片，炔雌醚 2mg/片 | 月经第 5 天服 1 片，间隔 20 天服第 2 次；以后就以第 2 次服药日为每月服药日期，每月 1 片 |
| 复方甲基炔诺酮片 | 18－甲基炔诺酮 12mg/片，炔雌醚 3mg/片 | |

注：由于口服长效避孕药物含孕激素含量高，副作用大，现在使用比较少。目前对于口服避孕药物有明显胃肠道者，一般会推荐长效避孕针，有效率 98% 以上尤其适合哺乳期妇女。

## （三）探亲避孕药（表 1－15）

表 1－15 探亲避孕药成分及用法用量

| 品 名 | 成分及含量/（mg/片） | 用法及用量 |
|---|---|---|
| 炔诺酮探亲片 | 含炔诺酮 5mg/片 | 1 片探亲当晚服，连续 14 日，超过 14 日改服短效避孕药 |
| 甲地孕酮探亲片 1 号 | 含甲地孕酮 2mg/片 | 房事前 10 小时先服 1 片，当晚加 1 片，以后每晚服 1 片，探亲结束再服 1 片，连续 12 片，服完 12 片改用短效避孕药 |
| 18－甲基炔诺酮探亲片 | 含 18－甲基炔诺酮 3mg/片 | 探亲签 1 日服 1 片，以后每晚服 1 片，连服 15 片，服完 15 片改短效避孕药 |
| 53 号避孕药 | 含双炔失碳酯 7.5mg/片，咖啡因 30mg/片，维生素 $B_6$30mg/片 | 每次性交后服 1 片，第 1 次性交后次晨加服 1 片，连服 12 片，服完 12 片后改用短效避孕药 |
| 甲醚抗孕丸 | 含甲地孕酮 0.55mg/片，醋炔醚 0.88mg/片 | 探亲当日中午服 1 片，以后每次性交后服 1 片 |

## （四）紧急避孕药

紧急避孕药是指本周期内，偶尔 1 次未采取避孕措施或避孕方法失败，为防止妊娠而采取的措施，从而起到紧急避孕作用的药物（表 1－16）。

表 1－16 紧急避孕药成分及用法用量

| 药 品 | 成分及含量/（mg/片） | 用法用量 |
|---|---|---|
| 复方左炔诺孕酮片（雌孕激素复方制剂） | 炔雌醇 30mg/片，左炔诺孕酮 150mg/片 | 在无保护性生活后 72 小时内顿服 4 片，12 小时再服 4 片 |

续表

| 药　品 | 成分及含量/（mg/片） | 用法用量 |
|---|---|---|
| 米非司酮片（抗孕激素制剂） | 米非司酮 | 在无保护性生活后120小时内顿服10mg或25mg，1片即可，有效率85%，妊娠率2% |
| 左炔诺孕酮片（单孕激素制剂） | 左炔诺孕酮0.75mg/片 | 在无保护性生活后72小时内服用1片，12小时再重复1片，妊娠率4% |

### （五）其他避孕药

缓释避孕药：①缓释阴道避孕环（甲地孕酮硅胶环），1次放置，避孕1年；②避孕贴片，贴皮肤上，每周1片，连用3周，停用1周，每月共用3片。

### （六）爱心提示

**1. 口服短效避孕药禁用、慎用情况**

（1）禁用情况　①血栓静脉炎或血栓栓塞性疾病、深部静脉炎或静脉血栓栓塞史，脑血管或心血管疾病；②高血压：血压大于160/100mmHg；③已知或可疑乳腺癌，已知或可疑雌激素依赖性肿瘤，良恶性肝脏肿瘤；④糖尿病伴肾或视网膜病及其他心血管病；⑤肝硬化，肝功能损害、病毒性肝炎活动期；⑥妊娠及哺乳期妇女；⑦原因不明的阴道异常出血；⑧吸烟每日≥20支，特别是≥35岁的女性。

（2）慎用情况　①高血压血压小于160/100mmHg，需要定期检测血压；②糖尿病无并发血管性疾病，在严密监视下可使用；③高脂血症；④良性乳腺肿块，但需要定期检查；⑤胆道疾病，在检测下使用；⑥胆汁淤积史及妊娠期胆汁淤积史；⑦年龄≥40岁，可能增加心血管风险；⑧吸烟；⑨严重偏头痛；⑩服用利福平、巴比妥类药物，因为诱导肝酶可降低避孕药效果。

**2. 口服短效避孕药副作用**

（1）类早孕反应雌激素刺激胃黏膜引起食欲不振、恶心、呕吐以致乏力头晕。轻症不需处理，历时数日可减轻或消失，重者需1~3周可消失。

（2）月经影响一般服药后月经变规则，经期缩短，经量减少，痛经减少或消失。若用药后出现闭经，应停用避孕药，改用雌激素替代治疗或加用促排卵药物，仍无效者，进一步查找闭经原因。服药期间发生不规则阴道出血，称为突破性出血，多发生在漏服药物后，少数人未漏服也可发生。如在前半期出现，为雌激素不足以维持内膜的完整性所致。每晚增服炔雌醇0.005~0.015mg，与避孕药同时服用至22日停药。如在后半期出血，多为孕激素不足所致，每晚增服避孕药0.5~1片，同时服用至22日。如出血量多如月经应停药，待出血第5日再开始下一周期服药。

（3）体重增加是由于药物中的孕激素成分的弱雄激素活性促进体内合成代谢引起，也可因雌激素导致的水钠潴留。

（4）少数色素沉着妇女颜面部出现淡褐色色素沉着如妊娠斑，停药后不一定都可消退。

（5）为避免避孕药影响，以停药6个月妊娠为妥，但短期服药者例外。

**3. 口服短效避孕药注意事项**

（1）服药妇女，定期检查乳房、血压情况等，以便发现异常。

（2）吸烟妇女服药，建议其戒烟。

（3）服药期间，如出现下肢肿胀疼痛、头痛情况，应考虑血栓栓塞性疾病或其他血管疾病。

（4）如出现视力障碍、复视、视盘水肿、视网膜血管病变等，应立即停药检查，以排除视网膜病变。

（5）服药妇女出现右上腹疼痛，应考虑与避孕药有关的肝腺瘤，应立即停药。

（6）服药期间避孕失败，一般建议中止妊娠。停药后立即妊娠的妇女，出生婴儿畸形发生率不增加。

（7）有心理抑郁的女性服药间症状加重，应停药。

（8）避孕药会引起体液潴留，可能使其抽搐，偏头痛、哮喘或心肾功能不全加重。

（9）有妊娠期黄疸的妇女，如服药间出现黄疸，应停药。

（10）服药期间应注意维生素 $B_6$、叶酸的补充。

（11）哺乳妇女不宜服用，会影响乳汁分泌。

**4. 口服长效口服避孕药的慎用、禁用情况**

关于注意事项基本与短效口服避孕药相同，除了长效避孕药使用后，停药6个月后妊娠安全外。

（1）服药方法不同，必须向服药妇女解释清楚。长效药在服药后1周左右有月经样出血，但是服药必须按规定日期，不能一见出血又从第5日开始服药。

（2）由于长效雌激素的作用，较多妇女停药后会有一个闭经阶段，平均3个月左右，待体内的外源性雌激素消除，月经可以自然恢复。

**5. 低剂量孕激素避孕药适用与禁用及注意事项**

（1）适用、禁用情况：除妊娠是绝对禁忌证外，绝大多数妇女包括不同年龄，是否吸烟，均可适用。尤其作为产后哺乳期避孕首选。其他不适用复方避孕药的情况，均可选用。

（2）注意事项：不要漏服，并坚持每日同一时间服药，以免影响避孕效果及发生月经异常。

**6. 服用紧急避孕药注意事项**

紧急避孕药只能作为无保护性交后1次有效，因其孕激素含量高，副作用大，不能将紧急避孕药作长效避孕使用。

## 三、女性黄褐斑

黄褐斑是多见于中青年女性面部的色素沉着性皮肤病。

**【病因】**

紫外线照射、化妆品、妊娠、内分泌紊乱、过度疲劳、种族及遗传因素等。妊娠引起的又称为妊娠斑，分娩后可消失。黄褐斑在一些慢性疾病，特别是妇科疾病（月经失调、痛经、附件炎、不孕症等）、肝脏病、慢性酒精中毒、甲状腺功能亢进症、结核病、内脏肿瘤的患者身上也会发生。另外，使用氯丙嗪、苯妥英钠及避孕药也可诱发黄褐斑。

**【临床表现】**

好发于中青年妇女，男性也可有。皮损常对称分布于颧部及颊部而呈蝴蝶形，亦可累及前额、鼻、口周或颏部；皮损大小不一，边缘清楚的黄褐色或深褐色斑片，受紫外线照射后颜色加深，常在春夏季加重，秋冬季减轻。无自觉症状，病程不定，可持续数月或数年。

**【治疗】**

寻找病因，避免日光照射，在春夏外出时，应在面部外用遮光剂，如5%二氧化钛霜。

**1. 外用药物**

脱色剂使用如2% ~5%氢醌霜、4%曲酸、15% ~20%壬二酸霜、0.025% ~0.1%维A酸，超氧化物歧化酶（SOD），果酸+脱色剂。

**2. 内用药物**

口服维生素E、维生素C（销售提示：抗氧化与美白作用），同时还可加服中药六味地黄丸、逍遥丸、四物颗粒等。

**3. 保健品的使用**

维生素E、维生素C、花青素复合胶囊、虾青素胶囊、番茄红素软胶囊、大豆异黄酮（补充天然雌激素）、螺旋藻（含有多种维生素）、复方芦荟胶囊（适用于伴有便秘者）。

## 四、中医肝斑

中医临床上，西医学中的黄褐斑称之为“肝斑”或“蝴蝶斑”，认为其发病与人体脏腑、气血、冲任失调有关，与肝、脾、肾三脏功能失调关系最为密切。中医临床上将其分为三种类型，气滞血郁型、肝郁脾虚型、肝肾阴虚型。

**1. 气滞血郁证**

病因：平素情志抑郁，致肝气郁结，肝失条达，瘀久化热，灼伤阴血，致使颜面气血不和，颜面失于荣养而发。

局部表现：颜面黄褐色斑片，斑色发青，尤以面颊、目周为显著，界限清楚。

全身表现：急躁易怒，胸胁胀痛；或有月经不调，经前斑色加深，乳房作胀；或伴有胸胁痞胀、纳谷不香、舌质暗等。

治法：活血化瘀。

药物：血府逐瘀丸，四物颗粒 + 逍遥丸，柴胡疏肝散。

**2. 肝郁脾虚型**

病因：情志抑郁，肝气郁结，又过劳伤脾，脾失健运，气血不能上荣于面而发病。

局部表现：面部淡黄褐色斑片，以颧部、前额、口周明显。

全身表现：伴有纳呆倦怠，或急躁易怒，或便溏，白带量多，舌红或淡红，或体胖有齿痕，苔白，脉弦或濡。

治法：健脾疏肝解郁。

药物：逍遥丸 + 参苓白术丸，越鞠丸。

**3. 肝肾阴虚证**

病因：肾水不足，阴液不能上荣，虚火上熏于面，燥结成斑。

局部表现：常见斑色暗黑。

全身表现：腰膝酸软，倦怠无力，身体瘦弱；或头晕耳鸣，五心烦热，舌红少苔，脉沉细。

治法：滋补肝肾。

药物：六味地黄丸 + 逍遥丸。

# 附录

## 妇女常见乳腺疾病

### 一、乳房自我健康检查

乳房自我健康检查主要是通过视诊及触诊来检查乳房的形态、乳房皮肤表面、乳头乳晕、乳房肿块、乳头溢液以及区域淋巴结等。乳房检查是检查乳房是否发生异变的常规检查。检查乳房的最佳时间一般是月经结束后的第 7 ~ 10 天左右。因为此时雌激素对乳腺的影响最小，乳腺处于相对静止状态，乳腺的病变或异常容易被发现。而绝经后的女性则可随意选择检查乳房的时间（图 1 – 2，图 1 – 3）。

**【检查内容】**

**1. 乳房形态**

检查内容为乳房外观、大小及位置是否对称。

**2. 乳房皮肤表面**

检查的内容为乳房皮肤的色泽及有无水肿、皮疹、溃破、浅静脉怒张、皮肤皱褶及橘皮样改变。

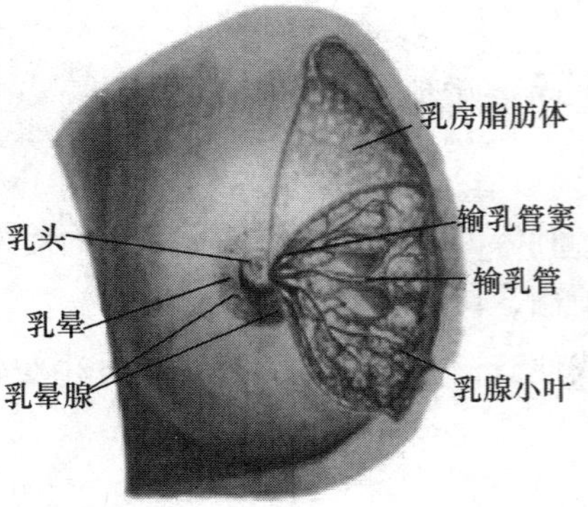


图1－2　乳房解剖结构示意图1

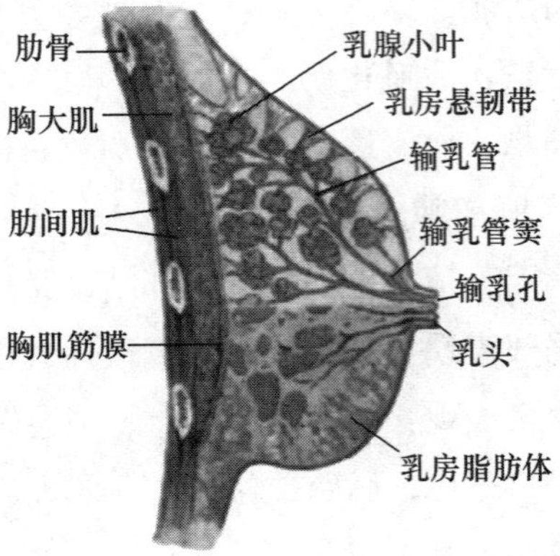


图1－3　乳房解剖结构示意图2

**3. 乳头乳晕**

检查乳头有无畸形、抬高、回缩、凹陷、糜烂及脱屑；乳晕颜色有否异常，有无湿疹样改变等。

**4. 乳房肿块**

检查乳房肿块的位置、形态、大小、数目、质地、表面光滑度、活动度及有无触痛等。主要通过触诊来检查。

**学习提示**

一般来讲，双侧多发并伴有周期性乳痛的肿块以良性病变可能性大，而单侧单发的无痛性肿块则有恶性病变的可能。

**5. 乳头溢液**

检查乳头有否溢液，并详查其是自行溢出还是挤压后而出、单侧还是双侧、溢液的性状如何等。

**6. 区域淋巴结情况及全身**

由于乳腺癌常易发生于腋下及锁骨上区淋巴结转移，故乳房部的体格检查应常规检查上述区域的淋巴结的大小、质地及活动度等。

**【检查步骤及方法】**

**1. 望**

上半身完全裸露，直立于镜前，将双手举起再放下对比观察双侧乳房，是否对称，大小有无改变，有无肿胀隆起或陷，皮肤颜色有无变化，有无溃破，两侧乳房是否在同一水平线上。

**2. 触**

检查时手指并拢，以指腹部接触乳房，并选择轻、中、重不同力度进行触诊，一般左手检查右乳房，右手检查左乳房，以手指之指腹轻压乳房，感觉是否有硬块，由乳头开始做环状顺时针方向检查，逐渐向外，约 3 ~ 4 圈，至全部乳房检查完为止。同时，轻轻挤乳头，注意有无分泌物。此外，要特别注意乳房外上 1/4 及腋窝处，摸摸是否有不寻常的皮下肿块，进行腋下淋巴结检查也就以手放平触之，不可提抓腋下组织或腋下皮肤，发现异常情况，应及时就诊。

**3. 卧**

平躺下来，在左肩后垫个小枕头，因肩部垫高，乳房重心会往内侧移，使得乳房变得平扁易于检查。右手指头并拢，将乳房看成以乳头为中心的圆，由外往内一圈圈按压检查，再轻挤乳头，注意是否有分泌物。

**【药店员工须知临床乳房检查手段】**

**1. 乳腺钼靶 X 光**

此法被公认为早期发现乳腺癌的重要检查手段。临床应用证实，它能发现小于 5mm 的癌肿，可以至少比临床手检提前 1 年发现乳腺癌。

**2. 彩色 B 超检查**

无痛苦、无损伤，不会受到致密型腺体的影响，能比较准确地鉴别囊、实性病变。乳腺 B 超检查最大的优点在于它可以观察动态的乳腺影像。不过，B 超对发现小于 5mm 肿块的能力较差。

## 二、急性乳腺炎

急性乳腺炎是指乳腺的急性化脓性感染，最常见于哺乳期妇女，尤其是初产妇。哺乳期的任何时间均可发生，而哺乳的开始时最为常见。

**【病因】**

急性乳腺炎的病因多是乳汁的淤积和细菌的侵入，致病菌多为金黄色葡萄球菌，少数为链球菌。细菌可直接经乳管或乳头小创口侵入，也可由婴儿体内的病原菌（如口腔、鼻咽部感染）在哺乳时直接沿乳腺管逆行侵入乳腺小叶，在淤积的乳汁中生长繁殖，引起乳腺感染。

### 学习提示

在实际学习中我们要善于归纳总结，例如和金黄色葡萄球菌感染有关的疾病有哪些？毛囊炎、疖、痈、脓疱疮等。和链球菌感染有关的疾病有哪些？如急性咽炎、扁桃体炎、急性肾小球肾炎、风湿热等。从而知道以上疾病可能用哪些抗生素更敏感，起到举一反三之目的。例如，对金黄色葡萄球菌敏感的抗生素首选是青霉素类，对链球菌敏感的抗生素首选是青霉素类。

**【临床表现】**

初期主要是乳房的胀痛，局部皮温高、压痛，出现边界不清的硬结，有触痛。中期出现寒战、高热、头痛、无力、脉快等全身症状。后期脓肿形成。

### 学习提示

炎症，就是平时人们所说的“发炎”，是机体对于刺激的一种防御反应。绝大多数急性炎症都具有红、肿、热、痛的四大典型表现。炎症可以是感染引起的感染性炎症，例如感染病毒、细菌、真菌、寄生虫、支原体等，所以不要一看到炎症就不一定只选用抗菌药。也可以不是由于感染引起的非感染性炎症，例如外伤、日光、化学物质、过敏原、低温等。从药店治疗角度，当我们不能够确定疾病病因的时候，我们应该考虑从改善疾病突出的不舒服表现来为顾客问病售药。

**【治疗】**

（1）患侧暂停哺乳，用吸乳器吸出乳汁。同时局部冷敷（炎症初期）或热敷（炎症发展到化脓阶段），每日3～4次，每次20分钟。

（2）药物治疗（脓肿形成之前）：罗红霉素150mg，2次/日，7～10日；或头孢拉定0.5g，3次/日或头孢羟氨苄0.5g，3次/日。

（3）若长期不愈者，则应回奶，具体办法分别如下：

①炒麦芽60g，分2次煎服（指的是药物煎汁服下）。

②已烯雌酚：5mg/次，3次/日，连用3日；产后乳汁不多者，效果更佳。

③溴隐亭：分娩后不打算哺乳的第1日服2.5mg，以后2.5mg/次，2次/天，连用14天。断奶的2.5mg/次，1次/天，3天后，改成2次/天，连用14天。

④生麦芽：60～90g，水煎当茶饮，1剂/天，连服3～5日。

⑤芒硝：外敷；200g捣碎，用纱布包裹，置于两侧乳房上，24小时取下。如1次未见效，可再敷1～2次；产后乳房不胀者，此法无效。

⑥免怀散：红花6g，赤芍药15g，当归尾15g，川牛膝20g；水煎服，连服3剂。

（4）保健食品及器械销售

蛋白质粉（需要足够蛋白质饮食并且提高机体抗病能力）、有机钙制剂（补充自己与婴儿所需要的钙）、螺旋藻（补充体内微量元素与多种维生素，提高机体抗病能力）；乙醇、脱脂棉球、棉签、吸乳器等。

（5）爱心提示

保持乳头清洁，经常用温肥皂水洗净，如有乳头内陷者更应注意清洁，次选70%乙醇擦洗。

养成良好的习惯定时哺乳，每次将乳汁吸尽，如吸不尽时要挤出，不让婴儿含乳头睡觉。

如有乳头破损，要停止哺乳，用吸乳器吸出乳汁，在伤口愈合后再行哺乳。乳母应保持精神舒畅，避免情绪激动，断乳时应逐渐减少哺乳次数，然后再行断乳。

## 三、中医乳痈症

中医乳痈症是指乳房红肿疼痛、乳汁排出不畅，以致化脓成痈的急性化脓性病证，多见于妇女产后。（与西医学的急性乳腺炎为同一病。）

**1. 肝气郁结证**

病因：哺乳期间生气或抑郁所致。

治疗：疏肝药，如逍遥丸。

**2. 湿毒蕴结证**

病因：乳汁积滞，或乳儿吸乳时损伤乳头，感染热毒。

治疗：清热解毒药物或西药抗生素。

**3. 气血双虚证**

病因：产后血虚、体虚。

治疗：选用补益气血药，如益气养血颗粒等。

## 四、中医缺乳

哺乳期内，产妇乳汁甚少，或全无，称为缺乳。西医学中的产后缺奶、泌乳过少按照本病辨证论治。

**1. 气血虚弱证**

病因：平时气血虚弱，再加上生产时失血耗气；或平时脾胃虚弱，因而气血生化不足，以致气血虚弱，导致奶汁不足。

表现：产后乳少，甚或全无，乳汁清稀，乳房柔软，无胀满感，神倦食少，面色无华，舌淡，苔少，脉细弱。

治法：补气养血，佐以通乳。

药物：通乳丹［人参 30g，生黄芪 30g，当归 60g，麦冬 15g，木通 0.9g，桔梗 0.9g，七孔猪蹄（去壳爪）2 个，水煎服］；中成药通乳颗粒、催乳片、补血生乳颗粒、乌鸡增乳胶囊、麦当乳通颗粒、益气增乳胶囊；如消化不良，大便稀软，则可加参苓白术颗粒。

**2. 肝气郁滞证**

病因：平时心情抑郁；或生产后七情所伤，气血失畅。

表现：产后乳汁涩少，浓稠或乳汁不下，乳房涨硬疼痛，情志抑郁，胸胁胀闷，食欲不振，或身有微热，舌正常，苔薄黄，脉弦细或弦数。

治法：疏肝解郁，活络通乳。

药物：下乳涌泉散。

## 中医基础学习

中医学中肝的功能（表1－17）。

**表1－17　中医学中肝的功能**

| 功　能 | | 病理表现 |
|---|---|---|
| 主疏泄 | 保证气机的舒畅通达，从而保证情志与消化正常 | 当肝气疏泄不好时，则出现抑郁 |
| | | 当肝气疏泄太过时，则出现亢奋，如急躁易怒，失眠多梦 |
| 主藏血 | 贮藏与调节血液的功能 | 如肝郁气滞，可致血瘀，气血滞于肝经，则出现胸胁刺痛；滞于子宫则出现月经不调及血块 |
| 主筋，其华在爪 | 肢体运动有力与灵活，反映在手及指甲荣枯变化 | 肝血虚，则出现运动无力，不灵活，爪甲无光泽，干枯 |
| 开窍于目 | 肝血是否充足，体现在眼睛上 | 肝血虚，则出现两眼干涩、视物不清或夜盲等表现 |

## 知识拓展

### 日常其他下乳方法

①猪蹄2只，通草24g，炖熟，去通草，食蹄饮汤，3～5天。

②鹿角粉4.5g，每日2次，温开水送服，3～5天。

③豆芽60g，生南瓜子30g，鲫鱼100g，通草20g，水煎服，3～5天。

## 五、乳腺肿瘤及增生

### （一）乳腺纤维瘤

乳腺纤维瘤是发生在乳腺小叶内纤维组织和腺上皮的混合性瘤，占乳腺良性肿瘤的首位，约占乳腺良性肿瘤的3/4，极少发生恶变。乳腺纤维腺瘤可发生于青春期后的任何年龄阶段的女性，但以18～25岁的青年女性多见。

**【病因】**

本病发生与内分泌激素失调有关，如雌激素相对或绝对升高可引起本病。

**【临床表现】**

常在无意中发现乳腺肿块，大多数肿块大小在1～3cm，少部分达10cm；大多无痛；无乳头异常分泌。肿块部位多在乳腺外上方，呈圆形、卵圆形或扁形，边界清楚，表面光滑，质地坚实，活动度大，与表皮或胸肌无粘连；大多数单发，腋窝淋巴结不肿大；月经周期对肿块无影响。部分有恶变的可能性。

**【治疗】**

1. 原则上手术切除。

2. 药物治疗：可按中医乳癖症用药。

3. 爱心提示

女性应坚持乳房自查，在每月的月经干净后进行。30 岁以上的女性每年到乳腺专科进行 1 次体检，40 岁以上的女性每半年请专科医生体检 1 次，做到早发现早治疗。

### （二）乳腺囊性增生

乳腺囊性增生病是以乳腺小叶小导管及末端导管高度扩张形成的囊肿为特征，伴有乳腺结构不良病变的疾病，又称为慢性囊性乳腺病、囊肿性脱皮性乳腺增生病、乳腺小叶增生等。本病多见于 25 ~45 岁的女性，该病恶变的危险性较正常妇女增加 2 ~4 倍。

**【病因】**

其发生与女性内分泌失调有关，主要是孕激素水平低下而雌激素分泌过量，长期作用在乳腺组织的结果。

**【临床表现】**

**1. 乳房胀痛**

常见为单侧或双侧乳房胀痛或触痛，病程为 2 个月至数年不等。大多数患者具有周期性疼痛的特点，随情绪改变（生气、抑郁）、月经周期而变化，月经前期而发生或加重，月经后减轻或消失。

**2. 乳房肿块**

常为多发性，单侧或双侧性，以外上象限多见；以左侧乳腺多；且大小、质地亦常随月经呈周期性变化。月经前期肿块增大，质地较硬，月经后肿块缩小，质韧而不硬。检查时可触及肿块呈结节状结构，大小不一，与周围组织界限不清，多有触痛，与皮肤和深部组织无粘连，可被推动，腋窝淋巴结不肿大。

**【治疗】**

（1）伴有月经不调者，用于每次月经周期末期。甲羟孕酮（安宫黄体酮）4mg，2 次/日，5 ~10 日。

（2）乳腺胀痛重者，他莫昔芬（三苯氧胺）10mg，2 次/日，连用 3 个月。

（3）保健食品销售　维生素 $B_6$、维生素 A、维生素 E（配合上述西药使用更有利于病情恢复）、螺旋藻（含丰富氨基酸及维生素）、果蔬纤维素（含膳食纤维，可以做到低脂饮食）。

（4）爱心提示　保持愉快心情；少吃油腻食物，多运动，多吃蔬菜水果，防止肥胖；禁用含激素的化妆品。

### （三）乳腺癌

乳腺癌是发生在乳腺腺上皮组织的恶性肿瘤。99% 的乳腺癌发生在女性，男性仅占 1%。

**【病因】**

病因不清，好发于40岁以上，未孕、肥胖、有乳腺癌家族史或伴有糖尿病、长期高热量饮食者。乳腺癌还易发于月经初潮早（<12岁），绝经迟（>55岁），未婚、未育、晚育、未哺乳，患乳腺良性疾病未及时诊治，经医院活检（活组织检查）证实患有乳腺非典型增生，胸部接受过高剂量放射线的照射，长期服用外源性雌激素，长期过量饮酒等人群。

**【临床表现】**

（1）乳房肿块，患者常无意中发现乳腺肿块，多为一侧乳房外上象限、单发、大小不一、形态不规则、边界不清、活动度差、表面有结节的球形肿物。

（2）乳房皮肤变化，患侧乳房皮肤会表现酒窝征或橘皮样变（癌细胞阻塞淋巴管时的表现）；乳腺癌晚期，癌细胞沿淋巴管、腺管或纤维组织浸润到皮内并生长，在主癌灶周围的皮肤形成散在分布的质硬结节，即所谓“皮肤卫星结节”。

（3）乳头溢液，非妊娠期从乳头流出血液、浆液、乳汁、脓液，或停止哺乳半年以上仍有乳汁流出者，称为乳头溢液，可表现为浆液性或血性。

（4）乳房疼痛，大约1/3的病人有患侧乳房疼痛或胀感，部分病人腋下淋巴结肿大。

（5）乳头、乳晕异常，肿瘤位于或接近乳头深部，可引起乳头回缩。肿瘤距乳头较远，乳腺内的大导管受到侵犯而短缩时，也可引起乳头回缩或抬高。

（6）腋窝等淋巴结，初期可出现同侧腋窝淋巴结肿大，肿大的淋巴结质硬、散在、可推动。随着病情发展，淋巴结逐渐融合，并与皮肤和周围组织粘连、固定。晚期可在锁骨上和对侧腋窝摸到转移的淋巴结。

**【治疗】**

1. 药物使用（略）

2. 保健食品推荐使用

蜂胶胶囊、螺旋藻、β-胡萝卜素、葡萄籽软胶囊、番茄红素软胶囊、灵芝孢子粉胶囊、辅酶Q10（适用于放化疗患者，可以减轻放化疗带来的不良反应）等。

对于肿瘤患者，以上商品均具有辅助抗肿瘤作用，但是不能替代，必须与相应药物配合使用。

## 归纳总结

**乳腺肿瘤及增生归纳总结表**

| | 肿块特点及性质 | 易发年龄 | 疼痛特点 | 治疗药物及其他 |
|---|---|---|---|---|
| 乳腺纤维瘤 | | | | |
| 乳腺囊性增生 | | | | |
| 乳腺小叶增生 | | | | |
| 乳腺癌 | | | | |

## 六、中医乳癖

乳癖是以乳房有形状大小不一的肿块、疼痛，以与月经周期相关为主要临床表现的乳腺组织的良性增生性疾病。乳癖症可见于西医学的乳腺小叶增生、乳房囊性增生、乳房纤维瘤等疾病。

**【病因】**

中医学认为本病病因有两方面：一是肝郁痰凝，二为冲任失调。若情志不畅，肝郁气滞，脾失健运，痰浊内生，气血瘀滞，易肝郁痰凝，瘀血阻于乳络，致乳房肿块；若冲任失调，易乳房痰浊凝结而发病。

**学习提示**

中医学认为人体内液体运输由气主导，当气化能力减弱或气发生停滞，则水液会凝聚成痰饮，停在乳房则成为结节。

**【辨证分型】**

**1. 肝郁气滞型**

表现：肝郁不舒，乳房胀满，结块胀痛随喜怒消长，时有刺痛，两胁胀痛，口苦烦躁，舌淡苔薄白。

治法：疏肝解郁，化痰散结。

用药：青乳消颗粒、乳宁颗粒、乳块消片、乳结康丸、散结止痛膏。

**2. 冲任失调型**

表现：乳房肿块胀痛，经前加重，经后缓减；伴腰酸乏力，神疲倦怠，头晕，月经多延后，量少色淡，甚或经闭；舌淡，苔白，脉沉细。

治法：调摄冲任。

用药：乳癖消、消核片、散结止痛膏。

# 第十五节　妇科疾病问诊及联合用药思维

## 一、妇科疾病问诊思维

**1. 问诊思维**

（1）问月经的期、量、色、质、味

（2）问白带量、颜色、有无异味及性状（质）

（3）问外阴瘙痒程度及危害提示

（4）问有无下腹坠痛及腰骶部酸痛感及乳房不舒服感觉

（5）问全身其他部位不舒服感

**2. 根据中医月经病问诊思维结合商圈疾病及门店药品等填表（表1-18）**

**表1-18　月经病问诊及病因、诊疗**

| 问诊内容 | 表　现 | 可能病因 | 具体诊断与治疗 |
| --- | --- | --- | --- |
| 经期先后 | 先期（经期提前8~9天以上） | 阴虚火旺，脾气虚弱，肝气郁结 | |
| | 后期（经期错后8~9天） | 寒气凝结，肝郁气滞，血虚，痰湿内阻证 | |
| 经量多少 | 量多 | 血热，气虚 | |
| | 量少 | 血虚，寒凝，血瘀，痰湿 | |
| 经色、经质表现 | 颜色 | 色淡多属虚证，色深红或紫暗，多属实证 | |
| | 经质 | 质稀多属虚证，质稠或有块，多属实证 | |
| 行经腹痛情况 | 经后疼痛即止，多属寒凝或气滞或血瘀；小腹胀痛多属气滞血瘀；小腹冷痛遇暖则缓，多属寒凝；月经后小腹隐痛，腰酸多属血气亏损 | | |

## 二、妇科疾病用药思维

（1）西医妇科基本用药思维（对因+对症）、（口服+外用）、足疗程用药

（2）中医妇科基本用药思维（全身+局部）、足疗程用药

### 学习提示

在实际药店销售过程中，要让员工养成针对顾客用药说，疾病药物治疗最好是对因加对症的习惯，潜移默化地来改变顾客认为一种药物就可以解决疾病的认识，从而缩短顾客的病程，增加联合用药机会，以期达到提高客单价的目的。

（3）妇科疾病联合用药思维

①a+b+c联合用药法　a代表缓解疾病中最难受症状药物，b代表防止引发疾病最危险症状药物，c代表针对该疾病的病因药物。

②a+b+c使用案例（详细使用请见第十章第五节药店关联销售技术部分）（表1-19）

**表1-19　a+b+c联合用药使用案例**

| | a | b | c |
| --- | --- | --- | --- |
| 滴虫性阴道炎 | 瘙痒 | 传染或造成不孕不育 | 滴虫感染 |
| | 洗液 | 防传染同性，则内裤、坐便套等消毒处理，销售消杀类商品；防止传染异性，则用安全套 | 用硝唑类药物 |

# 第十六节　妇科常见疾病测试题及参考答案

## 一、妇科常见疾病测试题

### （一）填空题（共计 54 分，每空 2 分）

1. 常见的阴道炎分为 4 种，分别是(　　)、(　　)、(　　)、(　　)。

2. 女性阴道炎在阴道外用药物时的用药盲区有 2 处分别是（　　）、(　　)。

3. 慢性盆腔炎的临床表现是（　　）。

4. 按照 a + b + c 药品销售思维公式在细菌性阴道炎中最难受的表现是（　　）；细菌性阴道炎首选的西药抗生素是（　　），细菌性阴道炎白带的气味是（　　）。

5. 阴道泡腾片的剂型优势在于（　　）；妇科外用药物凝胶剂型的优势在于(　　)。

6. 对于霉菌性阴道炎针对病因用药首选（　　）类西药药物，滴虫性阴道炎该病的危害是（　　）。该疾病传播方式是（　　）、(　　)。

7. 念珠菌性阴道炎的易发人群为幼儿、孕妇、（　　）、（　　）、（　　）、（　　），其白带的典型特点是（　　）；诊断阴道炎最大化的从（　　）、（　　）两大方面出发。

8. 妇科炎症中，白带异常主要是指（　　）、(　　)、(　　)、(　　）的改变。

### （二）选择题（共计 36 分，每题 2 分）

1. 属于菌群失调引起的阴道炎是（　　）。

   A. 滴虫性　B. 霉菌性　C. 细菌性　D. 老年性

2. 与雌激素水平降低有关系的阴道炎（　　）。

   A. 非特异性　B. 念珠菌性　C. 萎缩性　D. 霉菌性

3. 可以最大化使用碳酸氢钠溶液清洗的阴道炎是（　　）。

   A. 细菌性　B. 霉菌性　C. 老年性　D. 混合

4. 月经期疾病表现会发生改变的是（　　）。

   A. 慢性盆腔炎　B. 宫颈炎　C. 附件炎　D. 滴虫性阴道炎

5. 可以引起白带增多的妇科疾病是（　　）。

   A. 盆腔炎　B. 附件炎　C. 宫颈炎　D. 细菌性阴道炎

6. 正常白带的表现是（　　）。

   A. 无色　B. 有异味　C. 月经前期量多　D. 略有黄色

7. 属于慢性附件炎表现是（　　）。

   A. 小腹部牵扯痛　B. 小腹坠痛　C. 白带增多　D. 乳房胀痛

8. 附件炎症是指（　　）的炎症。

A. 卵巢　　B. 输卵管　　C. 盆腔　　D. 宫颈

9. 一名女顾客进入药店，对营业员述说阴部瘙痒、灼热痛，白带量多色黄如脓，有臭味。而且最近心烦易怒，口苦咽干，小便发黄，大便发干。依据上述情况给该顾客应该选用下列哪种药物进行治疗（　　）。

A. 知柏地黄丸　　B. 清开灵滴丸

C. 清热消炎宁胶囊　　D. 龙胆泻肝丸 + 妇炎康片

10. 一名顾客到药店，该顾客讲话声音嘶哑，并说自己咽喉部疼痛，咳嗽时疼痛加剧，量体温测得发烧，具体温度记不清了。营业员触诊该顾客颌下淋巴结，发现有肿大以及触痛。根据以上症状描述，该疾病初步诊断为（　　）。

A. 鼻炎　　B. 咽炎　　C. 喉炎　　D. 急性咽结膜炎

11. 一名中年妇女进店咨询，说自己最近白带量多，颜色淡黄，质地稀薄，无臭气，感觉淋漓不断。该顾客同时面色发黄，四肢感觉无力，没有精神头，胃口也不好，而且大便发稀。请根据上述表现诊断该顾客最有可能患上的疾病是（　　）。

A. 肾阴虚型带下病　　B. 肾阳虚型带下病

C. 肝胆湿热型带下病　　D. 脾虚型带下病

12. 根据第 11 题的疾病判断，我们应该如何有针对性地选择最佳用药组合(　　)。

A. 口服：归脾丸 + 止带片

B. 口服：内补丸或桂附地黄丸 + 止带片

C. 口服：抗宫炎片或宫炎康颗粒；外用：洁尔阴洗液

D. 口服：甲硝唑片；外用：黄苦洗液

13. 一名年轻女子来店买药，自述 2 个月前人工流产后，经常白带量多，常伴腰部酸痛，营业员进一步询问得知，该患者开始的白带颜色是还正常，后来转成淡黄色脓性，在劳累过度后上述表现会加重；有时候每天都要换几次内衣，患者很难受，请你依据上述情况判断该患者的疾病是（　　）。

A. 宫颈炎　　B. 滴虫性阴道炎

C. 急性附件炎　　D. 念珠菌性阴道炎

14. 第 13 题中的顾客，我们应该如何对症选择最佳用药组合（　　）。

A. 口服：龙胆泻肝丸 + 止带片；外用：达克宁栓

B. 口服：更年安胶囊 + 妇炎康片；复方乙烯雌酚胶囊阴道给药

C. 口服：六味地黄胶囊；外用：聚甲酚磺醛阴道栓

D. 口服：抗宫炎片 + 黄藤素片；外用：黄苦洗液 + 妇炎平阴道泡腾片

15. 下列不是带下病的诊断要点的是（　　）。

A. 带下量明显增多

B. 带下量多，伴色、质异常或异味

C. 伴有局部或全身症状

D. 乳房胀痛，出现边界不清的硬结

16. 一年轻女性进入药店，说最近一段时间乳房胀痛，有时可以摸到边界不清的硬块，碰到会疼，而且还觉得头痛、浑身发热、没劲儿。据此症状可初步诊断该疾病为（　　）。

A. 乳腺小叶增生　　B. 脾虚型带下病

C. 乳腺炎　　D. 乳癖症

17. 根据第16题的诊断，为该顾客应用的药物组方是（　　）。

A. 艾附暖宫丸＋桂附地黄丸

B. 抗生素的联合应用（急性期）＋乳安片（缓解期）

C. 逍遥丸＋当归南枣片

D. 六味地黄胶囊＋归脾丸

18. 下列哪项不符合中医妇科学中乳痈症的描述（　　）。

A. 一种急性化脓性病证　　B. 多见于妇女产后

C. 乳汁淤滞是病因之一　　D. 也称为乳腺小叶增生

**（三）问答题（共计30分）**

1. 病例描述：一位约50岁的女性顾客进店咨询，说自己最近3周以来白带量很多，伴有腰痛的表现，自己以为是累着了，不过休息之后也没有缓解，所以就来药店买些药调理一下。同时还伴有腰痛，心烦发热，晚上一睡着就会出汗，醒了就不出了，还心情烦躁。

（1）根据顾客描述以及问诊所得，该顾客最有可能是带下病中的那一种分型？（4分）

（2）根据上题中对带下病证型的判断，应该选择的用药组合是哪项？（6分）

（3）出于责任与爱心，您还应告知顾客哪些知识，从而进一步销售商品？（2分）

2. 病例描述：一位40岁妇女来门店称自己最近1个月来有低烧，有时候感觉疲劳，而且睡眠不好，通过问诊得知，该女性有白带增多，下腹坠胀疼痛感并且有腰骶部酸痛感，以前曾患有急性盆腔炎，但是已治愈。医院检查后，医生认为是慢性盆腔炎。

（1）请为该妇女推荐合适组方药物。（4分）

（2）该妇女是否需要服用保健食品以及器械类商品？如需要请为其推荐，并说出推荐理由。（4分）

3. 西医妇科疾病用药思维是什么？（4分）

4. 长期使用糖皮质激素需要加服的营养元素是什么？（2分）

5. 中医痛经有哪五种常见分型？（4分）

## 二、妇科常见疾病测试题参考答案

**（一）填空题（54 分，每空 2 分）**

1. 滴虫性　霉菌性　细菌性　萎缩性

2. 阴道穹窿部　阴道皱褶

3. 全身表现不明显，白带量多，有小腹坠胀，疼痛及腰骶部酸痛感，常在站立久、劳累、性交及月经期加重等

4. 外阴瘙痒　硝唑类　鱼腥臭味

5. 崩解快，起效迅速，解决阴道盲区给药问题；凝胶剂型一药双用，解决阴道盲区给药

6. 康唑类药物　易传染　对于已婚未孕易造成不孕不育；直接传播间接传播

7. 长期服用广谱抗生素　糖尿病妇女　长时间用雌激素　长时间用糖皮质激素

8. 色　质　量　味

**（二）选择题（36 分，每题 2 分）**

1. C　2. C　3. B　4. ABC　5. ABC　6. A　7. ABC　8. AB　9. D　10. C　11. D　12. A　13. A　14. D　15. D　16. C　17. B　18. D

**（三）问答题（共 30 分）**

1. （1）肾阴虚型带下病；（2）六味地黄丸 + 逍遥颗粒；（3）50 岁妇女在更年期阶段，推荐防骨质疏松的有机钙剂，推荐防止高血脂的卵磷脂，推荐大豆异黄酮，对雌激素有所改变，推荐维生素 B、维生素 E 等防止出现老年性阴道炎等。

2. （1）抗宫炎片 + 洁阴止痒洗液 + 甲硝唑等。

（2）保健品推荐蛋白质粉、虫草口服液或氨基酸口服液等提高机体免疫力，防止复发，还可以缓解平时易疲劳的表现；器械类商品考虑避孕套防止无保护性交；足浴盆，平时泡脚有利于炎症恢复，缩短病程。

3. 口服 + 外用。

4. 易造成钙流失，需要加服钙制剂。

5. 略。

# 第二章

# 常见呼吸系统疾病

## 第一节　呼吸系统基本解剖知识

呼吸系统由上、下呼吸道组成。上呼吸道由鼻腔、咽部、喉部组成，下呼吸道是由气管、主支气管、支气管、毛细支气管、肺组成（图2－1）。药店员工要在记住基本解剖知识的前提下，知道在本企业药店所覆盖的商圈中有哪些常见疾病，有利于后面学习掌握常见疾病发生部位及特点，能够做到说出解剖部位就能对应说出部位疾病。例如，鼻部常见药店呼吸系统疾病有急性鼻炎、慢性鼻炎、过敏性鼻炎等；药店常见咽部疾病有急性咽炎、慢性咽炎、咽扁桃体炎、咽结膜炎。

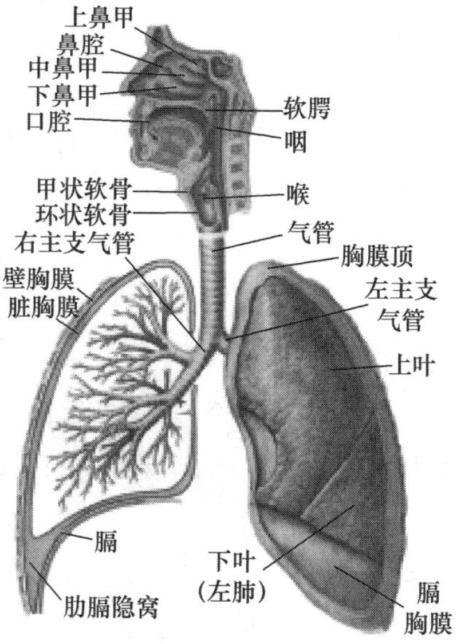


图2－1　呼吸系统解剖结构示意图

## 第二节　急性上呼吸道感染

急性上呼吸道感染，简称上感，指的是鼻腔、咽部或喉部急性炎症的概称，是人类最常见的传染病之一，多发生在冬、春季节，主要通过患者喷嚏和含有病毒的飞沫经空气传播，或经污染的手和用具接触传播。

**销售提示**

从传播及病因的角度，可以考虑销售口罩、洗衣液等商品。

**【病因】**

急性上感中70%～80%由病毒感染引起，另有20%～30%为细菌感染引起，可单纯发生或继发于病毒感染之后，其中以口腔定植菌溶血性链球菌为多见。但是接触病原体未必发病。还因淋雨、受凉、气候改变、过度劳累导致呼吸道防御功能下降，病原体繁殖而诱发本病。急性上感常见的疾病有急性鼻炎、咽炎、咽结膜炎、扁桃体炎等。

### 一、急性鼻炎

急性鼻炎又称为普通感冒，或上呼吸道卡他，俗称“伤风”。

**【病因】**

急性鼻炎病因同急性上感的病因。

**【临床表现】**

起病急，主要表现为鼻部症状，如鼻塞、鼻痒、打喷嚏、流鼻涕（初期清水样，2～3天变稠）、发热、咳嗽、咽痒等。2～3天后，可出现咽痛、轻微头痛，以前额疼痛为常见，并见味觉迟钝、呼吸不畅等，一般5～7天痊愈。

**【鉴别诊断】**

**1. 普通感冒与流行性感冒的鉴别**

普通感冒以鼻部症状为主，流行感冒以全身症状为主（畏寒、高热、头痛、头晕、全身酸痛、乏力，有的甚至有腹泻，腹痛；有的有肺炎的表现；而且是一定范围内人群集中爆发）。

**2. 普通感冒与过敏性鼻炎的鉴别**

过敏性鼻炎患者多有接触过敏因素，如接触花粉、螨虫、灰尘、动物皮毛、低温等刺激后，引起连续性的喷嚏、清水样的鼻涕，眼结膜发痒并伴有充血。如脱离过敏原，数分钟至1～2小时症状即消失。

**【治疗】**

**1. 感冒联合用药的思维原则**

对症药物（针对咳嗽、鼻塞或发烧等）＋对因药物（针对病毒或细菌）＋提高人体免疫力的药物或保健品（针对感冒反复发作者）+器械或消杀类商品（针对发烧或流行性感冒期间）。

（1）对症药物

头痛发热的表现时：解热镇痛药的使用（如对乙酰氨基酚、布洛芬等）。

鼻塞时：缓解鼻黏膜充血药使用（麻黄碱、萘甲唑啉）。

### 学习提示

含有麻黄碱药物对于前列腺肥大者慎用；含有萘甲唑啉药物滴鼻时不能长时间使用，容易造成萎缩性鼻炎，不可逆转。

咳嗽时：镇咳药或止咳化痰药物的使用（止咳化痰药物见第三节慢性支气管炎的表格）。

（2）对因药物

中、西药之抗病毒药物的使用。

### 学习提示

一般在发病2天内使用；如不发烧，平时免疫功能正常或已超过2天不需使用。

（3）中药治疗　根据中医感冒辨证选用适宜中药，见后边中医感冒章节。

**2. 保健食品及器械等销售使用**

维生素C（提高机体抗病及清除病原微生物能力）、蛋白质粉（适用于反复感冒者）、温度计、退热贴、通气鼻贴、食醋（感冒季节室内熏蒸使用，每立方米空间食醋5~10ml，加水1~2倍，加热熏蒸2小时，1日或隔日1次，空气消毒，预防传染）、口罩（出行及去人口密集场所）、洗手液等。

### 学习小结

## 抗病毒药物与上呼吸道感染抗菌药使用

**1. 药店常见西药抗病毒药物归纳总结（表2-1）**

**表2-1　常用抗病毒药物及适应证**

| 常用药物 | 适应证 |
|---|---|
| 病毒灵（吗啉胍） | 用于流感、流行性腮腺炎、水痘、疱疹等，与维生素C或抗组胺药物合用可增加疗效减少不良反应 |
| 病毒唑（利巴韦林） | 用于皮肤疱疹病毒感染，病毒性感冒、病毒性肺炎及支气管炎等 |
| 金刚烷胺 | 用于部分流感感染发热者，以及震颤麻痹 |
| 洛韦类（如阿昔洛韦） | 多用于单纯与带状疱疹等疾病 |
| 阿糖腺苷 | 用于带状疱疹及水痘等 |

**2. 上呼吸道感染抗菌药物的使用**

在鼻涕变稠或伴有咳黄痰或咽部有痰液附着时候，考虑加抗生素，可以选用口服青霉素、第1代头孢（如头孢氨苄、头孢拉定、头孢羟氨苄等）、大环内酯类（如红霉素、克拉霉素、阿奇霉素等）或喹诺酮类（如诺氟沙星、氧氟沙星等）药物。

针对上呼吸道感染，选用抗生素须知：①无青霉素过敏史，首选青霉素V钾片口服；②针对慢性支气管炎合并抽烟者，首选氨苄西林或阿莫西林或头孢克洛口服；③针对青霉素过敏者，可改用红霉素、阿奇霉素口服；④应用以上药物可以同时根据顾客体质情况加用中成药物，如清热解毒中药。

**3. 药店常见细菌感染抗菌药物总结（见表2-2）**

**表2-2　药店常见细菌感染抗菌药物归纳总结例表**

| 药物类别 | 适应证 | 联合用药 | 代表药物 |
|---|---|---|---|
| 青霉素类 | 用于敏感菌导致的呼吸道、胆道、尿道、耳鼻喉、皮肤软组织感染等 | 氯霉素、红霉素、四环素、磺胺类药物不适合联合使用，因其药性受干扰；必须联合则应分开服用 | 阿莫西林、青霉素V钾片、氨苄西林等 |
| 头孢菌素类 | 用于敏感菌导致的呼吸道、胆道、尿路、宫颈炎、淋病、耳鼻喉、皮肤及软组织感染等 | 可以与氨基糖苷类联合使用 | 头孢氨苄（1代）、头孢丙烯（2代）、头孢克肟（3代）、头孢泊肟（3代）等 |
| 氨基糖苷类 | 用于敏感菌导致的肺炎、骨和关节炎、胆道感染、尿路感染、皮肤软组织感染、败血症等 | 与头孢类与青霉素类联合使用可以获得协同作用。与红霉素、万古霉素、阿司匹林等联合使用毒性增加 | 庆大霉素、链霉素、卡那霉素等 |
| 大环内酯类 | 用于敏感菌引起的轻中度呼吸系统感染，如扁桃体炎、咽炎、鼻窦炎、支气管炎、支原体肺炎、支原体泌尿生殖系统感染、淋病等 | 不适合与氯霉素及林可霉素合用，会发生拮抗；避免与β—内酰胺类等繁殖期杀菌剂如青霉素V钾、氨苄西林等使用 | 红霉素、阿奇霉素、罗红霉素、克拉霉素、螺旋霉素等 |
| 喹诺酮类 | 用于敏感菌导致的呼吸系统感染如肺炎、支气管炎等；骨骼系统感染；皮肤软组织及五官科及外伤感染；胃肠道感染如细菌性痢疾；泌尿生殖系统感染如尿路感染、前列腺炎、淋菌性尿道炎、宫颈炎等 | 避免与利福平、氯霉素、抗酸药物、碱性药物如小苏打合用，会影响药物疗效 | 诺氟沙星、环丙沙星、左氧氟沙星等 |

备注：青霉素类、头孢菌素类等均属于β—内酰胺类药物。

## 二、病毒性咽炎和喉炎

**【病因】**

鼻病毒、腺病毒、流感病毒、副流感病毒、呼吸道合胞病毒等引起。

**【临床表现】**

急性咽炎表现为咽痒和灼热感，后期出现咽痛，吞咽时明显；全身表现不明显；咳嗽少见。无并发症者一般1周痊愈。急性咽炎变慢性之后，会有咽干、咽痒及晨呕、灼热感、异物感等表现，刺激性咳嗽；常有黏稠分泌物附着于咽后壁。慢性多见于成人，病程长，较难治愈。

急性喉炎表现为明显的嘶哑，讲话困难，可有发热、咽痛或咳嗽，咳嗽时咽喉疼痛加重。可见喉部充血、水肿，下颌淋巴结轻度肿大与触痛，有时能听到喉部喘息声。

**【血液检查】**

顾客所持血液常规检查化验单，如果白细胞计数正常或偏低，伴淋巴细胞比例升高，则多为病毒感染。如白细胞与中性粒细胞增多，并有核左移现象，则为细菌感染。

**学习提示**

关于顾客所持的医院常见检查项目的基本常识性数据，药店员工最好有一定的了解，对凸显门店及企业专业程度以及合理用药而吸引患者再次回头门店消费很有意义。

**【治疗】**

**1. 咽炎急性期**

复方硼砂、呋喃西林或硼酸液漱口+西地碘或薄荷喉片含服+咽炎片+针对病因的抗病毒药或抗生素。

**2. 咽炎慢性期**

含漱液或喷雾剂（如金喉健喷雾剂、复方一枝黄花喷雾剂）+中成药（咽炎含片、穿心莲片、玄麦甘桔含片、冬凌草片、蓝芩口服液等）+茶饮配合（双花麦冬各3～5g，胖大海2枚泡水喝，可长期用）。对于干燥性咽炎（咽部黏膜干燥，萎缩变薄；一般咽部会附着黏稠分泌物或有臭味的痂皮），可加服维生素A、维生素$B_2$、维生素C、维生素E。

**销售提示**

维生素的使用，有利于缩短病程，缓解咽炎症状。

**3. 急性喉炎治疗**

根据病因选用抗病毒药物或抗生素（如青霉素类、头孢类），喉部症状严重者可加服糖皮质激素类药物。中药可选用黄氏响声丸、清音丸、铁笛丸、苦金片、玉叶清火片、猴耳环颗粒、西瓜霜润喉片等。

## 三、急性咽结膜炎

**【病因】**

多由腺病毒、柯萨奇病毒引起。

**【临床表现】**

患者有发热表现，体温可达38℃以上，咽痛、畏光、流泪以及咽部和结膜明显充血；耳前淋巴结肿大；病程4～6天，多发生于夏季，因游泳传播，儿童多见。（该病既有咽部炎症表现，同时又有结膜炎的表现。）

**【治疗】**

（1）干扰素滴眼液或阿昔洛韦滴眼液＋清热解毒中成药＋维生素C。

（2）考虑纱布、脱脂棉、温度计等销售使用。

## 四、急性咽扁桃体炎

**【病因】**

机体免疫力下降，病原体多为溶血性链球菌，其次为流感嗜血杆菌、肺炎链球菌、金黄色葡萄球菌等大量繁殖致病。

**【临床表现】**

起病急，咽痛明显，常放射至耳部；发热，畏寒，体温可达39℃以上；食欲下降、乏力、全身不适等；咽部明显充血，扁桃体肿大。可伴有颌下淋巴结肿大，压痛。但肺部查体，无异常体征。

局部并发症：可致扁桃体脓肿、急性鼻窦炎、急性淋巴结炎等。

全身并发症：该病可诱发急性风湿热、急性关节炎、心肌炎及急性肾炎等疾病。

**学习提示**

腋窝温度分为低热型（37.5～38℃）、中热型（38.1～39℃）、高热型（39.1～40℃）、超高热型＞41℃。

当孩子体温低于38.5℃时，可以不用退热药，最好是多喝开水，同时密切注意病情变化，或者应用物理降温方法。若是体温超过38.5℃时，可以服用退热药，成人在39℃时，可以先考虑物理降温，如效果不理想，再考虑服用退烧药。

物理降温：在没有冷风直吹的情况下，脱去过多的衣服或松开衣服有利于散热，给小儿使用35%～45%的酒精或温水进行擦浴，主要是在大血管分布的地方，如前额、颈部、腋窝、腹股沟及大腿根部，这样能达到退热的效果。有条件的话，可用毛巾包裹冰块（冰棍）之类凉物敷在额头，有一定效果。

**【治疗】**

**1. 一般治疗**

因具有传染性，需适当隔离。

**2. 药物治疗**

对因＋对症处理（咽部剧痛或高热时，加解热镇痛药）。

（1）呋喃西林或复方硼砂液漱口＋含服西地碘＋阿莫西林。

（2）含漱液漱口或喷雾剂＋阿莫西林克拉维酸钾＋六神丸或激素类（使用提示：

糖皮质激素与六神丸不可同服，容易产生有毒物质，对人体不利）。

（3）含漱液漱口＋解毒清热中成药＋维生素 C。

**3. 保健食品及器械等销售使用**

维生素 C、温度计、退热贴、消杀类含漱液、酒精、酒精棉等。

**学习小结**

**表 2－3　药店常见解热镇痛药物（非甾体类抗炎药物）归纳总结**

| 药物类别 | 作用机制分类 | 代表药物 | 知识要点 |
| --- | --- | --- | --- |
| 水杨酸类 | 非选择性 COX 抑制剂（有普遍的对肝肾、胃肠的不良反应，不适用于有胃肠疾病患者） | 阿司匹林 | 解热好，抗风湿首选，预防血栓形成，儿童可选用 |
| 乙酰丙胺类 | | 对乙酰氨基酚 | 解热好，儿童可用 |
| 芳基乙酸类 | | 双氯芬酸、吲哚美辛 | 适合长期发热与癌性发热，儿童可选用吲哚美辛 |
| 芳基丙酸类 | | 萘普生、布洛芬 | 萘普生 2 岁以下不用，儿童可用布洛芬 |
| 吡唑酮类 | | 安乃近、氨基比林 | 毒性较大，会造成粒细胞缺乏或肾功能损害 |
| 昔康类 | 选择性 COX－2 抑制剂（适用于有胃肠疾病患者，不适用有心肌梗死及脑卒中患者） | 美洛昔康 | 适用于类风湿与骨关节炎，15 岁以下不用 |
| 昔布类 | | 塞来昔布 | 易引起心脑血管疾病 |
| 萘酰碱铜类 | | 尼美舒利 | 适用于类风湿与骨关节炎，12 岁以下不用 |

**学习提示**

①COX 是一种酶，此种物质增多会造成炎症、痛感加重；COX－2 是 COX 其中一种，它存在于炎症组织中，利于炎症、痛感恢复。

②安乃近在解热方面一般不作为首选药物，仅在急性高热且病情危重，又没有特效药的情况下用于紧急退热。上表中药物除了对乙酰氨基酚，即扑热息痛外，均有较强的抗炎、抗风湿作用。对于炎性引起的疼痛，使用吲哚美辛、氯芬那酸等效果较好；其次为氨基比林、保泰松、阿司匹林。氨基比林及安乃近毒性比较大，可引起粒细胞缺乏，目前单方制剂已经淘汰，复方制剂应该谨慎使用。

# 第三节　呼吸系统其他疾病

## 一、过敏性鼻炎

过敏性鼻炎是发生在鼻黏膜的变态反应性疾病，在普通人群的患病率为 10% ~ 25%，该病常伴有鼻窦的变态反应性炎症。在临床上，分为常年变应性鼻炎和季节性变应性鼻炎（该类型又称为花粉症）。

**学习提示**

变态反应，也叫超敏反应，是指免疫系统对一些与机体无危害性的物质如花粉、动物皮毛等过于敏感，发生免疫应答，对自身机体造成伤害。日常遇到的皮肤过敏、食物过敏、药物过敏、湿疹、类风湿性关节炎等，就是一种变态反应。

**【病因】**

过敏性鼻炎，又称为变应性鼻炎，其发病与遗传及环境关系密切，多由过敏因素如植物花粉、螨虫、灰尘、动物皮毛、低温等刺激引起。

**【表现】**

鼻塞、鼻痒、嗅觉减退、连续性的喷嚏、清水样的鼻涕，有些会伴有结膜充血，部分患者伴有过敏性哮喘。如脱离过敏原，数分钟至1~2小时症状即消失。花粉症的鼻塞相对更重。该疾病的并发症有变应性鼻窦炎、支气管哮喘和分泌性中耳炎，尤以伴发哮喘为多。

**【治疗】**

药店治疗原则，提醒顾客避免接触过敏原，加上药物治疗。

**1. 药物治疗**

（1）糖皮质激素　口服或外用，抗过敏反应，如泼尼松等。

（2）抗组胺药物　缓解鼻塞、鼻痒、喷嚏等过敏表现，如扑尔敏等。

（3）减充血药物　缓解鼻塞等表现，如萘甲唑啉滴鼻液等，但连续使用不可以超过7天，长期使用会引起药物性鼻炎。

组方1：抗组胺药物+中药治鼻炎药物+糖皮质激素。

组方2：抗组胺药物+中药治鼻炎药物+六味地黄丸（在此起到抗过敏、抗炎，减缓症状的作用）+色甘酸钠滴眼液（轻症时选用）或地塞米松（滴鼻）。

组方3：抗组胺药物+维生素C+钙剂+中成药+滴鼻外用药。

### 学习提示

使用维生素C是增加其抗过敏的作用，使用钙剂是用其增加抗过敏及抗液体渗出作用。

**2. 保健食品及器械等销售**

蜂胶胶囊、葡萄籽胶囊、维生素C（以上商品具有提高机体免疫力及增强抗过敏药物疗效）、钙制剂等；口罩（用于花粉季节出行时佩戴）。

### 学习小结

**药店常见抗过敏（变态反应）药物归纳总结**

学习者可以根据药店药物实际情况重新归纳整理，如果加入价格区间、毛利区间、销售情况，就形成了基本的抗组胺药物的品类分析模块（表2-4）。

**表 2-4　药店常见抗过敏药归纳总结**

| 药　物 | 适应证 | 不良反应 | 药物代别 |
|---|---|---|---|
| 氯苯那敏（扑尔敏） | 过敏性鼻炎、感冒、鼻窦炎、过敏性皮肤病如荨麻疹、过敏性药疹、湿疹、血管神经性水肿、虫咬所致的瘙痒 | 嗜睡疲劳，口干咽干等，少部分兴奋表现有中枢神经抑制作用 | 第 1 代抗组胺药 |
| 苯海拉明 | 皮肤黏膜的过敏性疾病、晕动病的恶心呕吐，乳膏可以用于神经性皮炎、虫咬、瘙痒症等 | 嗜睡疲劳、口干咽干等，长期应用超 6 个月可引发贫血（绿茶可拮抗本品不良反应），有中枢神经抑制作用 | 第 1 代抗组胺药 |
| 异丙嗪（非那根） | 荨麻疹、血管神经性水肿、过敏性鼻炎、晕动病，还可用于镇静催眠 | 增加皮肤光敏性，嗜睡，反应迟钝，眩晕，低血压，有中枢神经抑制作用 | 第 1 代抗组胺药 |
| 西替利嗪 | 过敏性鼻炎、过敏性结膜炎、荨麻疹及各种过敏性瘙痒性皮肤病 | 偶见嗜睡，头晕头痛，无明显中枢抑制作用 | 第 2 代抗组胺药 |
| 左西替利嗪 | 同西替利嗪（比西替利嗪作用强而持久） | 同西替利嗪 | 第 3 代抗组胺药 |
| 氯雷他定 | 过敏性鼻炎、慢性荨麻疹及其他过敏性瘙痒性皮肤病；过敏性结膜炎，花粉症，食物、药物、昆虫性的变态反应等（起效快强持久） | 较少 | 第 2 代抗组胺药 |
| 地氯雷他定 | 同氯雷他定；用于 12 岁以上者 | 同氯雷他定 | 第 3 代抗组胺药 |
| 赛庚啶 | 荨麻疹、血管性水肿、过敏性鼻炎、结膜炎、过敏性瘙痒性皮肤病 | 光敏性皮炎、药疹、嗜睡、乏力、头痛、口干，长期应用可致食欲增加，有中枢神经抑制作用 | 第 1 代抗组胺药 |
| 色甘酸钠 | 外用可用于过敏性鼻炎、结膜炎、哮喘，该药属肥大细胞膜稳定剂 | 不良反应较少 | — |

### 学习提示

①第 1 代抗组胺药物被称为镇静性抗组胺药，大多具有抗胆碱能作用，会导致口干、视力模糊、尿潴留、便秘等；第 2 代则被称为非镇静性（中枢抑制作用轻微），但具有引起严重甚至致命的心脏疾病并发症的风险；第 3 代无中枢抑制作用，心脏并发症疾病明显降低；第 1 代服药 30 分钟后可产生作用，持续 3~6 小时；第 2、3 代服药后作用可持续 24 小时，大多 1 日 1 次服药即可；嗜睡作用轻，更适合白天及工作服用。

②联合使用两种结构类型不同的抗组胺药，可增强疗效，例如西替利嗪配合氯雷他定。

③色甘酸钠不属于抗组胺药物，属于过敏反应介质阻滞释放药。

## 二、慢性鼻炎

**【病因】**

慢性鼻炎是鼻腔黏膜和黏膜下层的慢性炎症性疾病。具体病因不明，多数认为如下因素：①急性鼻炎的反复发作未获得彻底治疗；②鼻窦炎引起；③鼻腔外用药长期使用；④粉尘性工作环境以及饮用烟酒过度；⑤贫血、糖尿病、风湿、便秘等慢性疾病；⑥营养不良，如缺乏维生素A、维生素C等，以及内分泌疾病，如甲状腺功能减退。

**【临床表现】**

临床上，慢性鼻炎分为慢性单纯性鼻炎与慢性肥厚型鼻炎，表现如下：

（1）鼻塞　特点是白天、运动、夏季时轻；夜晚、静坐、冬季时重；变换体位时鼻腔阻塞交替，居下位的鼻腔阻塞，居上位的鼻腔通气（肥厚性鼻炎则不具有交替性鼻塞表现）。

（2）多鼻涕　黏液鼻涕多，有细菌感染则为脓性。有时有头痛、头昏的表现；有时会有轻度嗅觉减退（肥厚性鼻炎会有闭塞性鼻音、耳鸣表现）。

（3）慢性单纯性鼻炎对麻黄碱滴鼻有明显反应，而肥厚性则不明显。

**【治疗】**

（1）针对病因，找出引起鼻炎的病因，及时治疗

（2）对症治疗

①皮质激素　鼻部外用糖皮质激素，是治疗慢性鼻炎首选药物，具有良好的抗炎作用，并可产生减少鼻部黏膜充血的效果，可长期使用，如地塞米松。

②鼻腔冲洗　鼻内分泌物较多或黏稠时，可用生理盐水冲洗鼻腔。

③鼻腔内减充血剂　羟甲唑啉喷雾剂，连续使用不得超过7天；如需要连续使用，中间间隔3～5天。

**销售提示**

萘甲唑啉滴鼻液不要长期使用，会引起药物性鼻炎。

④中成药物使用　按中医辨证选用（详见后中医部分），如辛芳鼻炎胶囊、苍耳子胶囊等。

⑤保健食品及器械等　维生素A、维生素C、维生素B、β－胡萝卜素使用，有利于炎症恢复，症状消除，降低复发几率；葡萄籽软胶囊、蛋白质粉、氨基酸口服液提高机体抗病能力；通气鼻贴。

## 三、萎缩性鼻炎

**【病因】**

认为与内分泌紊乱、维生素缺乏（主要指的是维生素A、维生素B、维生素D、维生素E）、微量元素缺乏（锌、铁等）以及慢性鼻炎的分泌物长时间刺激等因素有关。

**【临床表现】**

鼻塞，有时因鼻塞张口呼吸；鼻咽部干燥感；鼻出血；嗅觉丧失；恶臭（又称之为臭鼻症）；头痛，头昏；不及时治疗，将来会并发鼻窦炎、泪囊炎、鼻背塌陷等。

【治疗】

**1. 局部治疗**

（1）鼻腔冲洗　生理盐水或1∶2000高锰酸钾溶液，每日1～2次，目的是清洁鼻腔，去除脓痂和臭味。

（2）鼻内用药　清鱼肝油滴鼻（销售提示：清鱼肝油使用可以润滑鼻黏膜，促进鼻黏膜血液循环，软化脓痂便于排出），50%葡萄糖滴鼻（销售提示：可以促进鼻黏膜腺体分泌的作用），1%新斯的明涂抹（销售提示：可以促进鼻黏膜血管扩张），1%链霉素滴鼻（销售提示：抑制细菌生长，减少炎性糜烂和利于鼻黏膜上皮生长）。

**2. 全身治疗**

（1）补充维生素A、B、C、D、E（销售提示：增加鼻部黏膜抗感染能力，扩张与改善血管循环）。改善鼻部干燥不舒适的表现。

**3. 保健品等销售**

补充铁、锌制剂，如钙铁锌口服液、复合维生素片、螺旋藻（销售提示：利于缓解症状，缩短病程）。

## 四、急性气管—支气管炎

【病因】

由生物（病毒、细菌、支原体等）、理化（粉尘、烟雾、刺激性气体等）、过敏（花粉、皮毛、蛋白质等）等因素引起的黏膜炎症。病原体与上呼吸道感染类似。

【临床表现】

年老体弱者易感，起病急，全身症状轻，可有发热。初为干咳或少量的黏痰，随后痰量增加，咳嗽加剧，咳嗽、咳痰可延续2～3周，反复发作可变成慢性支气管炎。伴支气管痉挛时，可出现不同程度的胸闷气促表现。

【鉴别诊断】

急性上呼吸道感染鼻咽部症状突出，咳嗽轻微，一般无痰。

【治疗】

**1. 对症治疗**

（1）咳嗽无痰或少痰时，用幼美沙芬或喷托维林（咳必清）镇咳。

（2）咳嗽有痰而不容易咳出时，可用氨溴索、溴己新（必嗽平）、桃金娘油或棕色合剂（兼具止咳化痰双重功能）。

（3）伴有哮喘时，选用茶碱类药物或受体激动剂，如氨茶碱、沙丁胺醇。

（4）伴有发热时，选用解热镇痛药。

**2. 对因治疗**

有细菌感染时，抗菌药物使用（大环内酯类、青霉素类，或头孢菌素类、喹诺酮类）。

**3. 保健食品及器械等销售使用**

维生素 C、蛋白质粉、氨基酸口服液（增强体质、提高机体抵抗力），在雾霾、寒冷天气建议戴口罩，使用家用空气净化器等。

## 五、慢性支气管炎

慢性支气管炎是气管、支气管黏膜及其周围组织的慢性非特异性炎症。临床以咳嗽、咳痰为主要症状，每年发病持续 3 个月，连续 2 年或 2 年以上。排除具有咳、痰、喘的其他疾病（如心脏病、支气管哮喘、食管反流病等）。

**【病因】**

不十分清楚，认为是多种因素相互作用的结果。详参见急性支气管炎病因。

**【临床表现】**

缓慢起病，病程长，反复急性发作而病情加重。主要症状为咳嗽、咳痰，或伴有喘息。病情加重的主要原因是呼吸道感染，病原体可以是细菌、病毒、支原体或衣原体等。咳嗽一般以晨间咳嗽为主，睡眠时有阵咳或排痰；一般痰液为白色黏液和浆液泡沫性，偶尔带血，清晨痰液较多；喘息明显者为喘息性支气管炎，部分合并支气管哮喘。如伴有肺气肿，可表现为劳动或活动后气急。

**【治疗】**

**1. 急性加重期的治疗**

（1）控制感染　抗菌药物可选用喹诺酮类、大环内酯类、β—内酰胺类或磺胺类口服。

（2）镇咳祛痰　按照咳嗽有痰、咳嗽少痰，无痰选用止咳化痰药物或镇咳药物。

（3）平喘　有气喘者可加用解痉平喘药物，如氨茶碱 0.1g/次，3 次/日；或茶碱类控释剂或长效 $\beta_2$ 激动剂（如沙丁胺醇、特布他林等）加糖皮质激素吸入。

**2. 缓解期治疗**

（1）增强体质，防感冒（考虑保健品蛋白质粉、维生素 C、β－胡萝卜素等使用）。

（2）反复呼吸道感染者，使用免疫调节剂（如银耳多糖、人工冬虫夏草菌粉胶囊，保健品如辅酶 Q10、番茄红素软胶囊等）或中药。

## 学习小结

### 门店常见的西药止咳化痰药物归纳总结

#### 1. 止咳药（表2－5）

**表2－5　常见止咳药属性、不良反应及别名**

| 药物名称 | 属性及不良反应 | 别名 |
|---|---|---|
| 磷酸可待因 | 中枢成瘾，心理变态及幻想 | 甲基吗啡 |
| 福尔可定 | 中枢成瘾，嗜睡 | 吗啉吗啡、福可定 |
| 枸橼酸喷托维林 | 中枢非成瘾，主要用上感的无痰干咳，轻微的便秘头痛头晕 | 咳必清、维静宁 |
| 右美沙芬 | 中枢非成瘾，便秘嗜睡 | 美沙芬 |
| 苯丙哌林 | 中枢兼外周非成瘾，胃部烧灼食欲减退 | 咳快好 |
| 二氧丙嗪 | 外周镇咳药；较强镇咳平喘作用，镇咳强于可待因；嗜睡与乏力 | 克咳敏 |
| 那可丁 | 外周镇咳药，镇咳强于可待因，嗜睡与头痛 | — |

注：①以上药物均不适用于多痰患者，在使用时还需注意与祛痰药配合，以防呼吸道积痰而影响治疗；②成瘾性镇咳药物不宜久用，以防成瘾；③非成瘾性镇咳药物尽管镇咳效果不如成瘾性镇咳药物，但是不良反应轻、少见，对呼吸影响很弱或不影响，相对安全。

#### 2. 祛痰药（表2－6）

**表2－6　常见祛痰药类别、属性及不良反应**

| 药物名称 | 类别 | 属性及不良反应 |
|---|---|---|
| 氯化铵（卤沙） | 恶心性祛痰 | 可增强四环素与青霉素抗菌作用；易造成恶心呕吐，肝肾不全者禁用 |
| 愈创酚甘油醚 | | 头晕，嗜睡，恶心，胃肠不适 |
| 溴己新（必嗽平） | 黏痰溶解稀释剂 | 可增强四环素与青霉素抗菌作用；恶心，胃部不适；胃溃疡慎用 |
| 氨溴索（沐舒坦） | | 阿莫西林、阿莫西林克拉维酸钾、氨苄西林、红霉素等合用可增强抗生素疗效，仅少数出现胃肠道等不良反应（高剂量250～500mg可治疗痛风） |
| 乙酰半胱氨酸（痰易净） | | 可减弱青霉素、四环素、头孢菌素抗菌作用，必须间隔4小时使用，可引起呛咳、支气管痉挛、恶心、呕吐等，支气管痉挛与胃炎、哮喘禁用 |
| 羧甲司坦（强力痰片） | | 用于小儿非化脓性中耳炎，有预防耳聋的作用；头晕、恶心、胃部不适及溃疡者慎用 |

注：以上药物用于呼吸道炎症引起的咳嗽有痰；另外，桔梗流浸膏、远志流浸膏亦属于恶心性祛痰药。

#### 3. 咳嗽与咳痰

咳嗽：急性发作的刺激性干咳伴有发热、声嘶，常为急性喉、气管和支气管炎。常年咳嗽，秋冬季加重提示慢性阻塞性肺疾病。急性发作咳嗽伴有胸痛，可能是肺炎。发作性干咳，尤其在夜间规律发作，可能是咳嗽性哮喘，高亢的干咳，伴有呼吸困难可能是支气管肺癌累及气管和主支气管。

咳痰：痰液由白色泡沫或黏液状转为脓性的，多为细菌感染，大量黄色脓痰常见于肺脓肿及支气管扩张，铁锈样痰可能是肺炎链球菌感染，红棕色胶冻样痰可能是肺炎克雷伯杆菌感染。伴大肠杆菌感染时，脓痰有恶臭。咖啡样痰可能是肺阿米巴病，果酱样痰可能是肺吸虫病。肺水肿时，可能咳粉红色稀薄泡沫痰。

## 六、睡眠呼吸暂停低通气综合征

睡眠呼吸暂停低通气综合征指的是各种原因导致的睡眠期间反复发作的呼吸暂停（每晚发作呼吸暂停30次以上，呼吸暂停指的是睡眠中口鼻呼吸气流完全停止10秒以上）和（或）低通气（每小时睡眠中呼吸暂停加低通气的次数≥5次），从而发生一系列病理、生理改变的临床综合征。大多数属于阻塞性低通气综合征，病情逐渐发展可出现高血压、心律失常、脑血管意外等严重并发症。

**【病因】**

认为与遗传因素有关，多数有上呼吸道鼻咽部狭窄的病理基础，如肥胖、扁桃体肥大、舌体肥大等。

**【临床表现】**

这种病人多为肥胖体型，甚至脖颈粗大。

**1. 白天的临床表现**

①嗜睡：属于最常见的症状，日间学习、工作时间困倦、瞌睡。②头晕乏力。③精神行为异常：注意力不集中，精细操作能力下降，记忆力与判断力下降。④头痛：常在清晨或夜间出现，多见隐痛，不剧烈。⑤性格改变：烦躁、易激动、焦虑，部分患者出现性功能下降等。

**2. 夜间的临床表现**

①打鼾：属于主要症状，表现鼾声－气流停止－喘气－鼾声交替出现，一般气流中断时间为20～30秒。②呼吸暂停：呼吸暂停多随喘气、憋醒或响亮的鼾声而终止。③憋醒：呼吸暂停后突然憋醒，常伴有翻身等。④多动不安：夜间翻身、转动较频繁。⑤多汗：出汗较多，以颈、胸部为多。⑥夜尿：夜间小便次数增多，个别患者会遗尿。⑦睡眠行为异常：出现恐惧、惊叫、呓语、夜游、幻听等。

该类人群高血压发病率可达45%，而且使用降压药物效果不好，容易并发冠心病等疾病。

**【治疗】**

**1. 一般治疗**

（1）减肥　饮食控制、药物或手术。

（2）睡眠体位改变　侧位睡眠，抬高床头。

（3）戒烟酒，避免服用镇静剂。

**2. 药物治疗**

可以试用乙酰唑胺、甲羟孕酮（安宫黄体酮 20mg，3 次/日）、普罗替林、莫达非尼（可以改变白天嗜睡的症状）等。伴有过敏性鼻炎与鼻阻塞的患者可以选用缩血管药喷鼻，能减轻症状。

**3. 保健品等销售使用**

茶多酚左旋肉胶囊（用于辅助肥胖者运动）、复合膳食纤维素片、卵磷脂（用于血脂高者）、维生素 B 族与锌制剂（用于情绪异常者）。

## 第四节　感冒

凡是普通感冒（伤风）、流行性感冒（时行感冒）及其他上呼吸道感染而表现感冒特征者，可参照本病辨证论治。

**【病因】**

因风、寒、暑、湿、燥、火六淫之邪及时行病毒侵入人体而致病。

**【六淫性质与特点】**

正常情况下，风、寒、暑、湿、燥、火是一年中季节的气候变化，但是在气候异常，比如冬天该冷不冷，夏天该热不热，或者未到春天而有春天气候表现的条件下，就会成为致病因素，由此成为六淫之邪。了解各邪气性质及特点，有利于我们深入理解中医辨证论治。

**1. 风邪性质及特点**

与风邪有关的疾病一般都会有风性表现，即游走无定处，突然迅速。例如中医的风疹，突然皮肤发红，瘙痒，无固定之处，此起彼伏；如中风，突然发作，昏倒而不省人事；如感冒，不知不觉间开始流涕，浑身酸痛等。

**2. 寒邪性质及特点**

与寒邪有关的疾病，一般会有怕冷、疼痛、无汗等表现。例如，中医胃痛中的寒邪客胃证（可以理解成胃寒型胃痛）一般会表现胃部怕冷、喜暖，不敢吃寒凉食物，否则胃痛加重。中医寒性痛经会表现出下腹部怕冷、喜暖，吃寒凉或受寒凉疼痛会加重表现，而且经血内有血块。风寒感冒，怕冷、无汗喜暖；寒会使经脉收缩，最终造成经脉不畅通，所谓“不通则痛”。

**3. 暑邪性质及特点**

与暑邪有关的疾病，一般会表现出汗、发烧、心烦口渴等。例如，中暑初期会有心烦口渴、体温升高、出汗等表现。暑湿感冒会有发烧、心烦或寒热阵发等表现。

**4. 湿邪性质及特点**

与湿邪有关的疾病一般会表现浑身、四肢困重酸沉，头昏；白带、小便不正常；大便黏腻不爽（拉完大便，用水冲不干净，还有黏附在便池上表现）；疾病多迁延难治等。例如，中医暑湿感冒，表现浑身酸痛，四肢困重，腹泻及大便不爽；中医湿热下注带下病，也有浑身酸重乏力，白带色黄淋漓不断；中医湿痹（风湿与类风湿）更典型表现浑身酸痛、四肢关节不灵活疼痛等。

**5. 燥邪性质及特点**

与燥邪有关的疾病，一般会口鼻干燥、咽干口渴、大便干燥、小便少，或者干咳少痰等。例如，中医风燥咳嗽的症状会有口鼻干燥、咽干口渴、少痰。

**6. 火（热）邪性质及特点**

与火邪有关的疾病，一般会心烦、口渴、出汗、大便干燥、高热等，表现多在人体上部即火性上炎之意。例如，中医中的风热感冒，就会表现口渴、出汗、发烧或大便干燥。中医的肝火大表现为眼睛发红，口苦急躁易怒；心火大则心烦失眠、口舌生疮；胃火大则口渴喜冷饮，牙齿疼痛等。

**【辨证分型】**

**1. 风寒感冒**

病因：冬春季节感寒而致。

症状：恶寒重、发热轻、鼻塞流清涕，或鼻痒喷嚏，无汗，周身酸痛，咳嗽，痰白质稀，舌苔薄白，脉浮或紧。

治法：辛温解表，宣肺散寒。

药物：正柴胡饮颗粒、荆防颗粒、感冒软胶囊、感冒清热颗粒、通宣理肺丸等。

**2. 风热感冒**

病因：为春、夏、秋感受风热之邪发病。

症状：发热重，恶寒轻，头痛鼻塞有汗，口渴咽痛，咳嗽痰黄稠，舌苔发黄腻，脉浮数。

治疗：辛凉解表，宣肺清热。

药物：蒲地蓝消炎片、抗病毒颗粒、风热感冒颗粒、桑菊感冒片、银翘解毒片、桑姜感冒片等。

**3. 暑湿感冒**

病因：多为夏秋感受暑湿之邪而发病。

症状：发热恶寒，体温不高，头痛，胃脘满闷，恶心，呕吐，眩晕，腹痛，泻下。

治疗：解表化湿。

药物：午时茶颗粒、藿香正气片、暑湿感冒颗粒、保济丸。

**4. 阴虚感冒**

病因：素体阴虚或久病伤阴等。

症状：发热憎寒，头痛目眩，口苦口干，咽喉肿痛，咳呕喘满，大便秘结，小便赤涩。

治疗：表里双解。

药物：防风通圣丸。

**5. 气虚感冒**

病因：身体素虚，抵抗力低，平时易出汗，不耐风寒。

症状：身倦无力，食欲不振，轻度发烧，鼻流清涕，常缠绵日久不愈，或反复感冒。

治法：扶正祛邪，益气解表。

药物：参苏丸、参麦饮、玉屏风颗粒。

## 归纳总结

**中医感冒知识点及药店用药归纳**

| 常见中医感冒类型 | 基本表现 | 门店常用药物 |
|---|---|---|
| 风寒感冒 | | |
| 风热感冒 | | |
| 暑湿感冒 | | |
| 阴虚感冒 | | |
| 气虚感冒 | | |

# 第五节　咳嗽

西医学中的急、慢性支气管炎，部分支气管扩张症，慢性咽炎等，以咳嗽为主要表现的病证均可参照下面内容辨证施治（表2－7）。

**表2－7　中医咳嗽辨证分型**

| 分类 | 辨证分型 |
|---|---|
| 外感咳嗽 | 风寒袭肺证 |
| | 风热袭肺证 |
| | 风燥伤肺证 |
| 内伤咳嗽 | 痰湿蕴肺证 |
| | 痰热郁肺证 |
| | 肝火犯肺证 |
| | 肺阴亏耗证 |

**1. 风燥咳嗽证**

病因：燥邪随风邪从口、鼻或皮肤入侵肺部而致。

表现：连续性干咳，喉痒，咽喉干痛，唇鼻干燥，无痰或痰少而黏，不易咳出，或痰中带有血丝，口干，初期或伴有鼻塞、头痛微寒、身热等表征，舌质红干而少津，苔薄白或薄黄。

治法：疏风清肺，润燥止咳。

药物：罗汉果玉竹颗粒、雪梨止咳糖浆、蜜炼川贝枇杷膏。

**2. 痰湿蕴肺证**

病因：经常吃肥甘厚腻、辛辣之品而酿湿生痰或者脾虚不运，饮食精微变生痰浊，肺脉连胃，痰邪上干，变成咳嗽。

表现：咳嗽反复发作，咳声重着，痰多，因痰而嗽，痰出咳平，痰黏腻或稠厚成块，色白或带灰色，或食后咳甚痰多，进甘甜食物加重，胸闷脘痞，呕恶食少，体倦，大便时溏，舌苔白腻。

治法：燥湿化痰，理气止咳。

药物：二陈丸、蛇胆陈皮液、橘红化痰片、祛痰止咳颗粒、杏仁止咳糖浆。

**3. 痰热郁肺证**

病因：脾虚生湿，湿久化热及生痰。

表现：咳嗽，气息粗促，或喉中有痰声，痰多质黏稠或稠厚，咯吐不爽，或有热腥味，或咯血痰，胸肋胀满，咳时隐痛，面赤或有身热，口干而黏，欲饮水，舌质红，舌苔薄黄腻。

治法：清热肃肺，豁痰止咳。

药物：岩果止咳液、复方百部止咳糖浆、枇杷止咳颗粒、川贝枇杷露、强力枇杷露、清肺化痰丸、清肺抑火片、橘红颗粒。

**4. 肝火犯肺证**

病因：情志不遂，郁怒伤肝，肝失条达，气机不畅，日久气郁化火，气火循经犯肺，发为咳嗽。

表现：上气咳逆阵作，咳时面赤，咽干口苦，常感痰滞咽喉而咯之难出，量少质黏，或如絮条，胸胁胀痛，咳时隐痛，随情绪波动而增减，舌红或舌边红，舌苔薄黄少津，脉弦数。

治法：清肺泻肝，顺气降火。

药物：黛蛤散。

**5. 肺阴亏虚证**

病因：肺部疾病迁延不愈，久病伤阴，肺主气的功能失常，导致速降无权，肺气上逆作咳。

表现：干咳，咳声短促，痰少黏白，或痰中带血丝，或声音逐渐嘶哑，口干咽燥，或午后潮热，颧红，盗汗，日渐消瘦，神疲，舌质红少苔。

治法：滋阴润肺，化痰止咳。

药物：百合固金丸、养阴清肺膏。

**6. 风寒袭肺证**

病因：经鼻部或皮毛外感风寒之邪侵肺而发咳嗽。

表现：咳嗽声重，气急，咽痒，咳痰稀薄色白，常伴鼻塞、流清涕、头痛、肢体酸楚，或见恶寒发热、无汗等表征，舌苔薄白，脉浮或浮紧。

治法：疏风散寒，宣肺止咳。

药物：风寒咳嗽颗粒、杏苏止咳颗粒、宁嗽露。

**7. 风热犯肺证**

病因：经鼻部或皮毛外感风热之邪侵肺而发咳嗽。

表现：咳嗽频剧，气短或咳声嘶哑，喉燥咽痛，咳痰不爽，痰黏稠或黄，咳时汗出，常伴鼻流黄涕、口渴、头痛、身楚，或见恶风、身热等表征，舌苔薄黄，脉浮数或浮滑。

治法：疏风清热，宣肺止咳。

药物：百咳静糖浆。

**【中医咳嗽及咳痰特点鉴别】**

**1. 咳嗽特点鉴别**

咳嗽时作，白天多于夜间，咳而急剧，声重，或咽痒则咳发作者，多为外感风寒、风热或风燥引起。若咳声嘶哑、病势急而病程短者，为外感风寒、风热或风燥，病势缓而病程长者，为阴虚或气虚；咳声粗浊，多为风热或痰热伤津；早晨咳嗽，阵发加剧，咳嗽连声重浊，痰出咳减者，多为痰湿或痰热；午后黄昏咳嗽加重，或夜间有单声咳嗽，咳声轻微短促者，多属肺燥阴虚；夜卧咳嗽较剧，持续不已，少气或伴气喘者，为久咳致喘的虚寒，咳声低气怯者属虚，洪亮有力属实；饮食肥甘、生冷加重者属痰湿；情志郁怒加重者，因于气火；劳累受凉加重者，多为痰湿虚寒。

**2. 咳痰特点鉴别**

主要从痰液的色、质、量、味来鉴别。咳而少痰者，多属燥热、气火阴虚；痰多者常痰湿、痰热、虚寒；痰白而稀薄，属风、属寒；痰黄而稠，属热；痰白质黏，属阴虚、燥热；痰白质稀，透明呈泡沫，属虚、属寒；咯吐血痰者，多为肺热或阴虚；脓血相兼者，为痰热瘀结成痈之候；咳嗽，咯吐粉红色泡沫痰，咳而气喘，呼吸困难者，多属心肺阳虚，气不主血；咳嗽有热腥味，或腥臭气者为痰热，味甜者属痰湿，味咸者属肾虚。

**学习提示**

其他如妇科病中的白带、月经，泌尿系统疾病中的尿液及消化系统中的粪便等我们要考虑色、质、量、味，以协助疾病诊断，这就要求日常学习中学会化繁为简的归纳法。

## 归纳总结

**中医咳嗽知识点及药店用药（结合药店实际进行如下归纳总结）**

| 中医咳嗽类型 | 基本表现 | 药店常用中成药物 |
| --- | --- | --- |
| | | |
| | | |
| | | |
| | | |
| | | |
| | | |
| | | |

# 第六节　鼻窒

中医学中的鼻窒，是以长期鼻塞，时轻时重，或双侧交替性鼻塞，甚至不闻香臭，反复发作，经久不愈为主要表现的疾病。中医临床上，分为肺经蕴热、肺脾气虚、气滞血瘀三种类型。西医学上的慢性鼻炎可按此辨证论治。

**1. 肺经蕴热证**

病因：伤风鼻塞失治、误治，迁延不愈，浊邪留肺，久蕴不去，肺经蕴热，失于宣降，熏蒸鼻窍，肌膜肿胀，鼻窍不通而发。

表现：鼻塞间歇性或交替性，时轻时重，鼻涕色黄而黏，可伴有口干，咳嗽痰少而黄。鼻腔黏膜充血暗红，下鼻甲肿胀，表面光滑，触之柔软有弹性。舌尖红或舌质红，苔薄黄，脉数。

治法：清热散邪，宣肺通窍。

用药：鼻胆丸、鼻渊舒口服液、鼻窦炎口服液、鼻炎康片、鼻炎片等。

**2. 肺脾气虚证**

病因：肺卫不足，或久病体弱，肺气耗伤，肺失清肃，邪毒留滞鼻窍；或饮食劳倦，病久失养，损伤脾胃，水湿失运，浊邪滞留鼻窍而发。

表现：鼻塞间歇性或交替性，遇寒加重，鼻涕白而黏或稀清，量较多。头晕头重，倦怠乏力，少气懒言，面色㿠白，咳嗽痰稀，恶风怕冷，易感冒。鼻腔黏膜肿胀色淡红。舌淡苔白，脉浮无力或缓弱。

治法：补益肺脾，散邪通窍。

药物：肺气虚者，用辛芩颗粒、通窍鼻炎片等；脾气虚者，用补中益气丸、通窍鼻炎片等；伴有经常感冒者，合用玉屏风颗粒。

**3. 气滞血瘀证**

病因：素体虚弱，或伤风鼻塞失治，邪毒久犯，正虚邪滞，气血不行，浊邪久滞，壅阻鼻窍，气滞血瘀。

表现：鼻塞重，或持续性鼻塞，鼻涕黏白或黏黄，鼻音重，或嗅觉减退，头痛头胀，可伴有耳胀闷堵、听力下降等症状。舌质暗红或有瘀点，脉弦或弦细。

治法：行气活血，化瘀通窍。

药物：千柏鼻炎片、康乐鼻炎片等。

口服以上三种类型药物的同时，均可用1%麻黄素液或糖皮质激素类滴鼻剂滴鼻；还可用柴胡、当归、丹参等注射液作雾化经鼻吸入。

## 第七节　鼻鼽

中医学中的鼻鼽，是以突然和反复发作的鼻痒、喷嚏、流清涕、鼻塞等为特征的一种常见、多发性鼻病。中医临床上分为四种类型，肺气虚寒、脾气虚弱、肾阳不足、肺经蕴热。西医学上的过敏性鼻炎可按此辨证论治。

**1. 肺气虚寒证**

病因：肺气虚寒，卫表不固，则腠理疏松，风寒乘虚而入，邪聚鼻窍，邪正相搏，肺气不宣，津液停聚，遂致喷嚏、流清涕、鼻塞等，发为鼻鼽。

表现：鼻痒，喷嚏频频，清涕如水，鼻塞，嗅觉减退；全身可伴有畏风怕冷、自汗、气短懒言、语声低微、面色苍白等表现，舌质淡，苔薄白，脉虚弱。

治法：温肺散寒，益气固表。

药物：玉屏风颗粒、苍耳子胶囊、辛芩颗粒、通窍鼻炎片。

**2. 脾气虚弱证**

病因：脾气虚弱，化生不足，鼻窍失养，外邪或异气从口、鼻侵袭，停聚鼻窍而发为鼻鼽。

表现：鼻塞，鼻痒，清涕连连，喷嚏突发；面色萎黄，消瘦，食少纳呆，腹胀便溏，四肢倦怠，少气懒言等。舌淡胖，边有齿痕，苔薄白，脉弱无力。

治法：益气健脾，升阳通窍。

药物：补中益气颗粒。

**3. 肾阳不足证**

病因：肾阳不足，则摄纳无权，气不归元，温煦失职，腠理、鼻窍失于温煦，则外邪、异气易侵，而发为鼻鼽。

表现：喷嚏频频，清涕如水，鼻塞鼻痒，喷嚏多在早上或晚上，面色㿠白，形寒肢冷，精神不振，腰膝酸软，耳鸣耳聋。舌质淡，苔白，脉沉细无力，尺部尤甚。

治法：温肾壮阳，固肾纳气。

药物：金匮肾气丸。

**4. 肺经蕴热证**

病因：肺经素有郁热，肃降失职，邪热上犯鼻窍，发为鼻鼽。

表现：鼻痒，喷嚏频频，流清涕，鼻塞，常在闷热天气发作。可见咳嗽、咽干咽痒等症状，舌质红，苔白或黄，脉数。

治法：清宣肺气，通利鼻窍。

药物：辛夷鼻炎丸、滴通鼻炎水等。

治疗以上四类鼻鼽，在口服中成药的同时，均可外用西药滴鼻药物等。

## 第八节　喉痹

喉痹是指以咽部红肿疼痛，或干燥、异物感，或咽痒不适、吞咽不利等为主要临床表现的疾病。西医学中的急、慢性咽炎可以按此辨证论治。中医学将喉痹分为6种辨证类型。

**1. 外邪侵袭证**

病因：气候骤变，起居不慎，肺卫失固，易为风邪所中。风邪多夹寒夹热，风热外邪乘虚侵袭，邪从口鼻而入，内犯于肺，宣降失司，邪热上壅咽喉，而为喉痹；风寒之外袭，外束肌表，卫阳被遏，不得宣泄，壅结咽喉，发为喉痹。

表现：咽部疼痛，吞咽不利。偏于风热者，咽痛较重，吞咽时痛增，发热，恶风，头痛，咯痰黄稠，舌苔薄黄，脉浮数。偏于风寒者，咽痛较轻，伴恶寒发热，身痛，咳嗽痰稀，舌质淡红，脉浮紧。

治法：疏风散邪，宣肺利咽。

药物：风热者，金嗓子含片、清咽丸、金蓝气雾剂、玉叶清火片等；风寒者，荆防颗粒、桂枝颗粒、正柴胡饮颗粒等。

**2. 肺胃热盛证**

病因：外邪不解，壅盛传里，或过食辛热、醇酒之类，肺胃蕴热，复感外邪，内外邪热搏结，蒸灼咽喉而为病。

表现：咽部疼痛较剧，吞咽困难。发热，口渴喜饮，口气臭秽，大便燥结，小便短赤，舌质红，舌苔黄，脉洪数。

治法：清热解毒，消肿利咽。

药物：冰硼散、蓝芩口服液、热炎宁颗粒、冬凌草片、牛黄消炎片、六神丸等。

**学习提示**

六神丸还可用于治疗扁桃体炎、咽喉炎、牙痛、流行性腮腺炎、喉癌等，因内含雄黄等不可以长期服用。

**3. 肺肾阴虚证**

病因：温热病后，或劳伤过度，耗伤肺肾阴液，使咽喉失于滋养，加之阴虚则虚火亢盛，上炎而灼于咽喉，发为喉痹。

表现：咽干，灼热疼痛，午后较重，或咽部哽哽不利，干咳痰少而稠，或痰中带血，手足心热，舌红少津，脉细数。

治法：滋养阴液，降火利咽。

药物：肺阴虚者，用玄麦甘桔颗粒、余麦口咽合剂、慢咽宁袋泡剂、金参润喉合剂、金果饮含片、养阴清肺颗粒、橘红梨膏、罗汉果玉竹颗粒；肾阴虚者，用六味地黄丸、百合固金丸等。

**4. 脾胃虚弱证**

病因：因思虑过度，劳伤脾胃，或饮食不节，或久病伤脾，致脾胃受损，水谷精微生化不足，津不上承，咽喉失养，发为喉痹。

表现：咽喉哽哽不利或痰黏着感，咽燥微痛。口干而不欲饮或喜热饮，易恶心，或时有呃逆反酸，若受凉、疲倦、多言，则症状加重，平素倦怠乏力，少气懒言，胃纳欠佳，或腹胀，大便不调，舌质淡红，边有齿印，苔薄白，脉细弱。

治法：益气健脾，升清利咽。

药物：补中益气丸。

**5. 脾肾阳虚证**

病因：房劳过度，或过用寒凉之品，以致脾肾阳虚，肾阳虚则虚阳浮越，上扰咽喉；或脾肾阳气亏损，失去温运固摄功能，寒邪凝闭，阳气无以上布于咽喉而为病。

表现：咽部异物感，哽哽不利，痰涎稀白，面色苍白，形寒肢冷，腰膝冷痛，腹胀纳呆，下利清谷，舌质淡嫩，舌体胖，苔白，脉沉细弱。

治法：补益脾肾，温阳利咽。

药物：附子理中丸。

**6. 痰凝血瘀证**

病因：饮食不节，损伤脾胃，运化失常，水湿停聚为痰，凝结咽喉；或喉痹反复发作，余邪滞留于咽喉，久则经脉瘀滞，咽喉气血壅滞而为病。

表现：咽部异物感，痰黏着感，或咽微痛，痰黏难咯，咽干不欲饮，易恶心呕吐，胸闷不适，舌质暗红，或有瘀斑、瘀点，苔白或微黄，脉弦滑。

治法：祛痰化瘀，散结利咽。

药物：贝母瓜蒌散加赤芍、丹皮、桃仁。

## 中医基础学习

### 肺与痰

**1. 中医学中肺的功能（表 2－8）**

**表 2－8　中医学中肺的功能**

| 功　能 | 生理作用 | 病理表现 |
| --- | --- | --- |
| 司呼吸，喉为门户，鼻为肺窍 | 肺是体内外气体交换的场所，肺的呼吸作用是由肺气来推动，所以肺气不足的病人表现在呼吸方面，就会出现呼吸微弱而少气；鼻、喉是肺气呼吸通道，肺部的疾病都会在鼻、喉有所表现 | 肺气虚表现为低语懒言，声音低微；如果肺阴虚，则不能滋润喉咙，就会出现喑哑，甚至失音；如果肺受风寒，就会出现喉咙红肿疼痛 |
| 主全身之气，为后天宗气化源 | 人体全身之气都与肺有关，宗气是肺吸入之气与水谷精气的结合；宗气之所以能运行全身，因为全身经脉均汇聚于肺 | 肺气不足者，除了有少气、呼吸微弱外，若影响到一身之气，就会出现肢体疲乏无力、周身倦怠的表现 |
| 主宣发与肃降 | 宣发是宣布、发散之意，指的是肺气宣发卫气（卫气就是保卫之气，类似于西医学中的防御与免疫力，它与脾气、肾气、肺气有关，可理解成三者各出一部分组成）和输布津液到达全身，以起到滋润肌肤的作用；肃降就是清肃下降的意思，人体的气运动方式总结起来，不过是上升与下降，肺气是上焦之气，在上之气以下降为顺，在下之气以上升为和 | 如肺气不宣，就会郁而上逆，发生咳嗽；壅盛，出现气喘；肺气闭而化热，出现呼吸喘粗、口鼻干燥等，如肺气不能肃降而上逆，就会出现喘咳 |

**2. 中医学中“痰”的理解**

中医学中的痰是因脏腑病理变化过程中，由于津液不能及时布散，凝聚变化而成。痰分为有形与无形，有形者可见、可触摸如咯吐之痰液；无形者，看不见、摸不到，但表现眩晕、恶心、呕吐、气短、心悸、昏不识人等。

（1）痰的形成

主要与肺、脾、肾等脏腑有关。因为这几个脏腑都关系到人体的气化，关系到人体津液输布、水液代谢。因此，在病理情况下，气化功能失调影响到津液输布与排泄，导致水湿停滞成痰。

如肺气不能宣降，水津不能输布，便可停聚成痰，临床上的风寒袭肺，肺失宣降，津液不布，聚而成痰，又如肺气虚弱、宣降无力、津液聚而为痰。

脾主运化水湿，如运化水湿功能失调，水湿不运，而为痰。常见脾气不足，运化无力，水湿不行，聚而成痰。

肾阳主蒸化水液，如肾阳不足，则蒸化无力，水不能化气，停而为痰。

（2）痰的证候特点

根据痰所在部位不同，其临床表现也不一样（表 2－9）。

表 2-9　痰所在部位及临床表现

| 痰所在部位 | 临床表现 |
|---|---|
| 痰浊阻肺，宣降失职 | 咳喘痰多，喉中痰鸣 |
| 痰浊在心，蒙蔽心窍 | 心悸，神昏，癫狂，精神错乱 |
| 痰浊在脾，运化失常 | 肠鸣泄泻 |
| 痰浊在胃，胃气不降而上逆 | 胸闷，恶心，呕吐 |
| 痰浊在头，阻塞清阳 | 眩晕神昏（清阳指的是水谷化生的轻清阳气） |
| 痰阻胸胁，气机闭塞 | 胸满而喘，咳嗽及胸背作痛 |
| 痰浊流窜于四肢，气血不通 | 四肢麻木或疼痛 |

# 第九节　常见呼吸系统疾病测试题及参考答案

## 一、常见呼吸系统测试题

### （一）疾病部分（每空 2 分，共计 24 分）

1. 上呼吸道感染的病因是(　　)、(　　)；上下呼吸道感染的大致区别办法是(　　)。

2. 流行性感冒的分型是(　　)、(　　)和肺炎型、中毒型四种。而普通感冒以(　　)症状为主，流行性感冒以(　　)症状为主。

3. 过敏性鼻炎的表现是(　　)。

4. 发热中的中热是指体温(　　)，高热是指体温(　　)。

5. 下颌淋巴结肿大和触痛的上呼吸道感染疾病是(　　)、(　　)。

### （二）药物使用部分（每空 2 分，共计 18 分）

1. 门店的西药抗病毒药物有(　　)、(　　)、(　　)、(　　)。

2. 一咳嗽患者无痰或少痰，下列可选用的药物是(　　)。如果有痰，但是不易咳出一般选用的药物是(　　)。

　A. 右美沙芬　　B. 可待因成分的
　C. 含氯化铵成分的　　D. 复方甘草合剂
　E. 愈创甘油醚

3. 以下药物可以用于寒咳的是(　　)，可以用于热咳的药物是(　　)。

①蛇胆川贝液　②鲜竹沥口服液　③急支糖浆　④复方百步止咳糖浆　⑤通宣理肺丸　⑥川贝止咳糖浆

4. 小儿氨酚黄那敏和复方氨酚烷胺颗粒的区别是(　　)。

### （三）综合技术填空部分（每空 2 分，共计 24 分）

1. 在 a + b + c 联合用药思维公式中 a、b、c 分别代表(　　)、(　　)、(　　)

药物。

2. 如果顾客想购买六味地黄丸（蜜丸），那么您如何用六味地黄胶囊、六味地黄浓缩丸科学替换推荐(　　)。

3. 刘先生最近1个月来感觉咽部干痒、异物感严重，并有轻微的咳痰表现；尤其早晨起来还有干呕的感觉，到医院检查后未发现其他系统疾病，后来医生诊断为慢性咽炎，那么请根据医生的诊断进行联合用药(　　)。从爱心提示的角度，应告知顾客(　　)。

4. 中医感冒分型为(　　)、(　　)、(　　)、(　　)。

5. 中医的六淫中寒邪的特点是(　　)；中医暑湿感冒的用药原则是(　　)。

**（四）综合技术问答题部分（共计34分）**

1. 我们曾经建议大家平时做“一药、一病、一案例”的内部分享，那么请说出药店中复方氨酚烷胺片与氨金黄那敏的成分区别与适应证？（6分）

2. 急性咽扁桃体炎的表现以及首选抗生素是什么？（6分）

3. 论述气虚感冒的表现以及其用药。（4分）

4. 药店中有哪些中成药物适用于肺阴亏虚型咳嗽？（4分）

5. 学习六淫之邪后，阐述一下有胃火、心火、肝火、肺火的表现。（8分）

6. 流行性感冒与普通感冒的表现是否一样，有什么不同？（6分）

## 二、常见呼吸系统疾病测试题参考答案

**（一）疾病部分**

1. 病毒　细菌　当有连续性的咳嗽咳痰或伴有胸痛时已经合并下呼吸道感染　2. 单纯性　胃肠型　鼻部　全身　3. 连续性喷嚏，清水样鼻涕，脱离过敏原症状几分钟至几小时可消失　4. 38.1～39℃　39.1～41℃　5. 急性扁桃体炎　咽喉炎

**（二）药物使用部分**

1. 病毒唑　病毒灵　阿昔洛韦　金刚烷胺等　2. ABD　CDE　3. ⑤　①②③④⑥　4. 成分区别，分别为金刚烷胺、咖啡因

**（三）综合技术填空部分**

1. 对因药物　缓解最难受症状药物　缓解最危险症状药物　2. 从服用次数上，性价比，即每天花费上　服用方便程度上等　3. 西药抗生素（针对咳痰）＋咽炎含片（针对慢性咽炎）＋维生素C（针对干呕）　如果痰多还可以考虑加止咳化痰药　4. 风寒　风热　暑湿　阴虚　气虚　5. 与寒邪有关疾病会表现怕冷喜暖、疼痛等表现　中医用药全身配合局部解暑祛湿，西医对因＋对症用药

**（四）综合技术问答题部分**

1. 成分区别在金刚烷胺与咖啡因；适应证上含有金刚烷胺的药物，不但针对感冒

病因还针对感冒症状，而不含有金刚烷胺的则主要适应证就是针对感冒症状。

2. 红：扁桃体部分及附近发红充血；肿：扁桃体肿大，下颌淋巴结肿大；热：发烧超过 39℃；痛：下颌淋巴结压痛，咽部疼痛有异物感。首选抗生素为青霉素类。

3. 略（请参照气虚感冒章节）。

4. 略（请结合药店商品情况作答）。

5. 肝火大，表现眼睛发红，口苦急躁易怒；心火大，则心烦失眠，口舌生疮；胃火大，则口渴喜冷饮，牙齿疼痛；肺火大，表现出咽喉疼痛，鼻腔发干，咳吐黄痰等。

6. 不一样。普通感冒以鼻部症状为主，流行性感冒以全身症状为主；从病因上，普通感冒是病毒或细菌感染，而流行性感冒是病毒感染。

# 第三章

# 常见消化系统疾病

## 第一节　消化系统基础解剖知识

人体消化系统是由消化道和消化腺两部分组成。口腔、咽、食管、胃、小肠（包括十二指肠、空肠、回肠）、大肠（包括盲肠、结肠、直肠）组成了消化道，而十二指肠以上的部分又称为上消化道。消化腺则包括散在于消化管各部的管壁内的小消化腺和由三对唾液腺（腮腺、下颌下腺、舌下腺）、肝、胰组成的大消化腺（图3－1）。

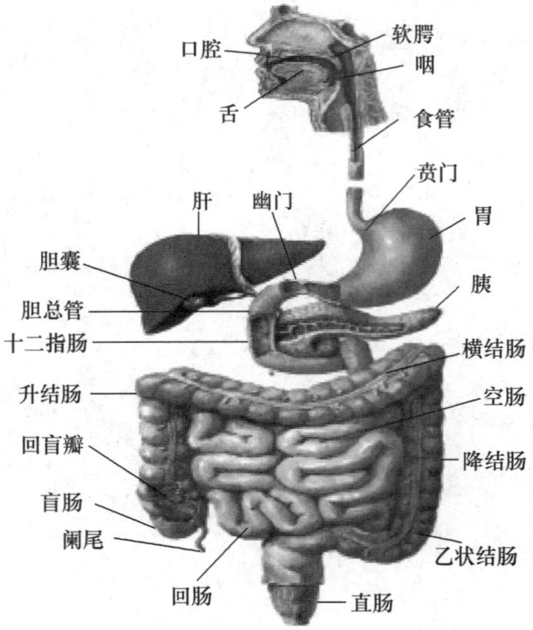


图3－1　消化系统解剖结构示意图

人体消化系统的基本功能主要是消化食物（在胃部研磨与腐熟食物，在十二指肠中对脂肪、蛋白质进行分解）、吸收营养（在小肠内营养吸收，在大肠内部分水分无机盐吸收）、供给能量、排泄残渣（大肠与直肠）等。胃是人体最主要的消化器官（图3－2）。

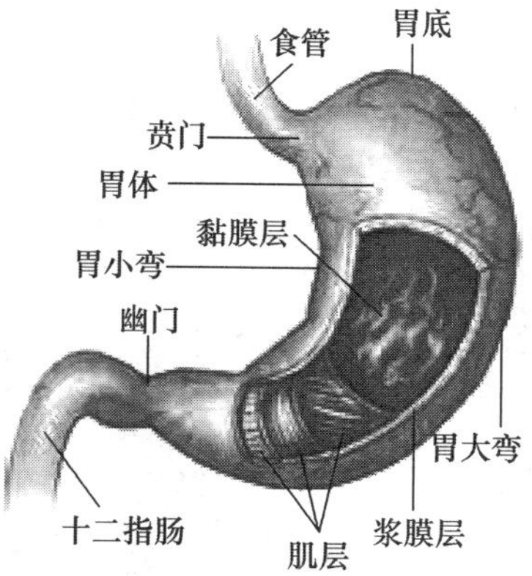


图 3－2　胃解剖结构示意图

### 学习提示

在学习基础解剖知识时，店员一定要记住肝、胆、胃、胰、十二指肠等器官的大致位置，有助于在患者出现腹痛、便血、黑便等疾病表现时能初步判断出病变器官。例如，胃在左上腹部；肝在右上腹部，胆囊在肝脏下部；大便中出现新鲜血液就要考虑在上、下消化道哪个可能部位出了问题；大便柏油状要考虑的应该是上消化道中的某个部位的器官病变出血。

## 第二节　功能性消化不良

消化不良分为功能性消化不良与器质性消化不良。本节重点阐述功能性消化不良。

功能性消化不良是由胃和十二指肠功能紊乱引起的症状，经检查排除引起这些症状的器质性疾病的一组临床综合征。主要症状包括上腹痛、上腹灼热感、餐后饱胀和早饱之一种或多种，可同时存在上腹胀、嗳气、食欲不振、恶心、呕吐等。

**【病因】**

病因尚不十分清楚，多数认为与胃和十二指肠动力障碍及精神、心理等因素有关，如胃肠排空延迟、胃及十二指肠运动协调失常、情绪波动、睡眠状态、休息不好、烟酒刺激等。大约 50% 的功能性消化不良患者有幽门螺杆菌感染及由此引发的慢性胃炎。

**【临床表现】**

主要症状为断断续续地有上腹部不适（上腹痛、上腹灼热感）、餐后饱胀和早饱（早饱即吃点东西就感觉饱腹），同时存在烧心（反酸）、嗳气、腹胀、恶心、呕吐、食欲不振等症状。起病缓慢，病程可经年累月，持续反复发作，多数由饮食、精神等因素诱发。

【诊断标准】

（1）有上腹痛、上腹灼热感、餐后饱胀和早饱等一种或多种症状，呈持续或反复发作的慢性过程。

（2）排便后，上述症状不能缓解。

（3）排除器质性消化不良疾病。

### 学习提示

对有下列报警体征和症状的人要考虑具有器质性消化不良性疾病：45 岁以上，近期出现消化不良症状；有消瘦、贫血、呕血、黑粪、吞咽困难、腹部肿块、黄疸等表现；消化不良症状进行性加重。

【治疗】

**1. 药物治疗（主要是对症治疗）**

（1）对于上腹痛、上腹灼热感为主要症状（这些表现产生与胃酸分泌多有关），选用抑制胃酸分泌药物（表 3－1）。

（2）餐后饱胀、早饱为主要症状：选用促胃动力药（表 3－2）。

（3）以上疗效不佳者可联合用药：抑胃酸药＋促胃动力药（餐前服用，疗程 2～8 周）；健脾开胃中药配合促胃动力药、抑胃酸分泌药。

（4）对失眠、焦虑者予以适当镇静药，如阿米替林、帕罗西汀等。

（5）考虑对反复发作患者加用根治幽门螺杆菌的抗生素。

**表 3－1　药店常见抑制酸药物表**

| 药　物 | 属　性 | |
|---|---|---|
| 西咪替丁（甲氰咪胍） | $H_2$ 受体拮抗剂 | 除抑酸作用外，还有抗雄激素作用，可用于多毛症和痤疮；可用于癌症病人，增强免疫反应，从而阻止肿瘤转移与延长存活期；还可用于治疗带状疱疹；对消化、泌尿、神经等多个系统会产生不良反应 |
| 雷尼替丁 | | 作用比西咪替丁强 5～8 倍，对性激素分泌无影响；不良反应小；长期使用可导致维生素 $B_{12}$ 的缺乏 |
| 法莫替丁 | | 作用强度比西咪替丁、雷尼替丁均大，作用时间比前两种药物长 30%，不对性激素分泌有影响，不良反应少 |
| 奥美拉唑 | 质子泵抑制剂 | 属于弱碱性药物；不良反应少，长期使用会导致维生素 $B_{12}$ 缺乏、萎缩性胃炎、胃部类癌 |
| 兰索拉唑 | | 不推荐长期使用 |
| 泮托拉唑 | | 不良反应较少 |
| 雷贝拉唑 | | 起效迅速，作用持续时间长，可出现血液、消化、精神系统等方面的异常表现 |
| 哌仑西平 | 选择性抗胆碱药 | 前列腺肥大、青光眼患者禁用 |

续表

| 药　物 | 属　性 | |
|---|---|---|
| 丙谷胺 | 胃泌素受体拮抗药 | 本品还有利胆排石的作用，预防结石形成；临床先已不用其单独治疗溃疡，可与非甾体抗炎药合用，预防后者对胃黏膜伤害 |

备注：奥美拉唑抑制胃酸分泌后，胃内细菌生长较快，菌群发生明显变化，细菌总数增加，会导致亚硝酸盐变成有致癌作用的亚硝胺，为限制亚硝胺化合物形成，可以同时服用维生素 C 或维生素 E。

**表 3－2　药店常见促胃动力药物表**

| 药　物 | 药物属性主要知识点 |
|---|---|
| 甲氧氯普胺 | 镇吐作用，乳量严重不足的产妇可用于催乳；主要不良反应为镇静作用，倦怠、嗜睡、头晕等 |
| 多潘立酮 | 用于各种原因引起的呕吐、恶心；不良反应少，较大剂量会引起非哺乳期泌乳，加用维生素 $B_6$ 可抑制催乳素分泌；还可以用作胃溃疡的辅助治疗药物，减少胃窦部潴留 |
| 西沙必利 | 除增加胃动力外，可作为慢性便秘病人的长期治疗用药，因可以恢复结肠的推进性运动；会引起心律失常等，在反流性食管炎中作为二线药物使用，镇吐作用不理想 |
| 伊托必利 | 增加胃动力外，还有中等强度镇吐作用，不良反应以过敏如皮疹，瘙痒；腹泻、腹痛，便秘，头痛，睡眠障碍等 |
| 莫沙必利 | 主要增加胃动力，对结肠运动几乎无影响；主要不良反应为腹痛、腹泻、口干、头晕、倦怠、心悸等 |
| 红霉素 | 适合用于老年人慢性便秘、胃食管反流病、小肠功能紊乱的消化不良者；1 日 3 次，每次 0.125～0.25g，餐前 1 小时或餐后 3～4 小时服用；目前国内没有批准如此使用，但国外已如此使用 |

### 销售提示

保健品等销售使用，如褪黑素（伴有睡眠不好者）、维生素 B 族（伴有焦虑情绪不稳定者）、益生菌胶囊、植物酵素、羊胎素胶囊（调理肠胃，减轻消化不良表现）等。

## 第三节　肠易激综合征

肠易激综合征是一种以腹痛或腹部不适伴排便习惯改变为特征的功能性（功能性指的是没有器官损害，只有器官功能改变的意思）肠病，检查后可排除引起这些症状的器质性疾病。

**【病因】**

病因不是十分清楚，目前认为与胃肠动力异常或肠道感染、炎症反应或精神心理异常（焦虑、抑郁等）等有关。

**【临床表现】**

该病不易发觉，发病人群以中青年居多。病程长达数年甚至数十年以上，主要表现是出现腹痛（以下腹和左下腹居多，多于排便或排气后缓解）、腹泻（一般每日3~5次左右，多呈糊状便伴有黏液）、便秘、腹痛与便秘交替存在，同时伴有排便次数（每天多于3次或每周小于3次）和粪便性状改变（粪便附着有黏液，呈稀水样或硬块样，正常人大便多呈棕黄色且成形，有臭味，肉食粪便比素食臭味强烈，但不会出现恶臭等特殊臭味），部分患者伴有消化不良表现，精神与饮食因素会导致疾病复发或者症状加重。临床上分为腹泻型、便秘型和腹泻便秘交替型。

**【诊断标准】**

病程半年以上，而且最近3个月持续存在腹部不适或腹痛，并且伴有下列至少2项特点：

（1）症状在排便后改善。

（2）症状发生随排便次数改变。

（3）症状发生伴随粪便性状改变。

**【治疗】**

**1. 药物治疗（主要对症治疗）**

（1）伴有腹痛时　选用胃肠解痉药，如颠茄片、阿托品。

**销售提示**

上述药物如使用时造成口干感觉，可向顾客推荐维生素C予以缓解。上述药物禁用于前列腺增生以及尿路阻塞性疾病，因为可导致完全性尿潴留；禁用于胃食管反流病者，因可使胃排空延缓，造成胃潴留，增加胃食管反流。阿托品与西咪替丁合用能有效控制夜间胃酸分泌，缓解夜间溃疡疼痛，但是二者应分开服用。

（2）伴有腹泻时　①选用止泻药，如复方樟脑酊、地芬诺酯（销售提示：又称为苯乙哌啶，具有中枢神经抑制作用，长期应用会产生依赖性）、炭片（销售提示：因炭片具有吸附肠道内毒性物质之作用，服用本品后6~8小时可服用硫酸镁加速体内吸附毒性物质排除）、蒙脱石散（销售提示：A. 胃炎、结肠炎、肠易激综合征应在饭前服用，腹泻在两餐中间服用，胃食管反流及食管炎在餐后服用；B. 本品与诺氟沙星合用可提高对致病菌的杀菌作用；C. 本品可以降低红霉素对胃肠道的不良反应，并且提高红霉素疗效）、洛哌丁胺（销售提示：属于长效抗腹泻药物）。②选用调菌群药，如地衣芽孢杆菌活菌（整肠生）、金双歧（销售提示：上述药物与抗生素以及铋剂、炭片等不能同时合用，因为会造成活菌失去活性或被吸附，降低其疗效）。

（3）伴有便秘时　使用泻药，如酚酞片（销售提示：又称果导，长期过量使用会产生依赖性，甚至引起结肠病变）、硫酸镁（销售提示：因其还具有利胆作用，因此对于有胆囊炎等相关疾病的便秘顾客可首选推荐使用）、乳果糖（销售提示：属于容积性泻药，吸收肠道中水分，使粪便内含水量增加，容积增大，刺激肠蠕动，口服后在胃和小肠内不被消化分解；该药物不能与抗酸药物合用，否则降低疗效）。

（4）伴有抑郁或失眠焦虑时 选用抗抑郁药，如多虑平（销售提示：其外用膏剂用于治疗慢性单纯性苔癣、湿疹、过敏性皮炎、特应性皮炎）、镇静药地西泮或阿普唑仑。

（5）从中医学泄泻、便秘角度辨证治疗（见后边中医辨证章节）。

**2. 保健食品的销售使用**

高纤维食物有助于改善便秘，对于伴有便秘者，推荐果蔬纤维素、螺旋藻、芦荟胶囊等保健食品。

## 【药店常见药物指南】

见表3-3，表3-4，表3-5。

**表3-3 药店常见胃肠解痉药物表**

| 药　品 | 主要药物属性 |
| --- | --- |
| 阿托品 | 口服药物用于胃肠功能紊乱引起的腹痛；但对于胆绞痛肾绞痛效果不稳定；滴眼液可以用于结膜炎与虹膜睫状体炎；还可以用于严重心动过缓与散瞳；注射剂可用于有机磷中毒、急性毒蕈碱中毒等；禁用于心律失常、冠心病、心动过速、胃食管反流病、青光眼、溃疡性结肠炎、前列腺增生等 |
| 山莨菪碱 | 可用于血管神经性头痛、脑栓塞、胃十二指肠、胆管、输尿管引起的绞痛；三叉神经痛、坐骨神经痛等；眩晕病、突发性耳聋；滴眼液可用于假性近视；禁用于青光眼、前列腺增生、恶性肿瘤者；服用本药若口干可含酸梅或加用维生素C |
| 匹维溴铵 | 适用于肠易激综合征患者的腹痛，排便紊乱及肠道不适的对症治疗；与胆道功能障碍有关的疼痛；可以用于合并尿潴留、前列腺增生、青光眼的肠易激综合征者 |
| 曲美布丁 | 肠易激综合征及慢性胃炎的一些胃肠道症状，老年人慎用 |

**表3-4 药店常见（西药）止泻药物表**

| 药　品 | 主要药物属性 |
| --- | --- |
| 地芬诺酯（苯乙哌啶） | 用于急、慢性功能性腹泻及慢性肠炎，长期服用可产生依赖性 |
| 洛哌丁胺（易蒙停） | 用于急性及各种原因引起的慢性腹泻；尤其适用于临床上应用其他止泻药效果不显著的慢性功能性腹泻；禁用于2岁以下小儿，严重中毒或感染性腹泻时慎用，以免止泻后加大中毒症状；不可以单独用于伴有发烧和便血的细菌性痢疾患者 |
| 蒙脱石散（思密达） | 用于急慢性腹泻，尤其儿童的急性腹泻疗效佳；也用于食管炎与胃十二指肠，结肠疾病有关的疼痛的对症治疗。本品影响其他药物吸收，必须合用时应在服用本品前1小时服用其他药物。本品与诺氟沙星合用可提高对致病性细菌感染的疗效；与红霉素合用可减轻红霉素胃肠道反应，提高红霉素疗效 |

**表3-5 药店常见调菌群药物表**

| 药　品 | 主要药物属性 |
| --- | --- |
| 乳酶生 | 分解糖类生成乳酸，使肠内酸度升高，抑制肠内病原体繁殖，用于消化不良、肠发酵、小儿饮食不当引起的腹泻；不宜与抗菌药物（红霉素、氯霉素、土霉素）合用；若需使用，最好间隔3小时以上 |

续表

| 药　品 | 主要药物属性 |
|---|---|
| 乳酸菌 | 适用于消化不良、肠内异常发酵、小儿饮食不当引起的腹泻及营养不良等；使用抗生素、化疗后引起的菌群失调性腹泻；急性胃肠炎、腹泻、痢疾等 |
| 双歧杆菌（丽珠肠乐） | 口服后直接寄生于肠道，称为肠道内正常生理菌群；可抑制肠道内肠杆菌科细菌繁殖，调整肠道内细菌平衡 |
| 地衣芽孢杆菌（整肠生） | 用于细菌、真菌引起的急慢性腹泻及各种原因引起的肠道菌群失调 |
| 嗜酸乳杆菌 | 用于急、慢性腹泻的对症治疗，因本品菌株已经灭活，因此可以同抗生素同服 |
| 枯草杆菌肠球菌二联活菌 | 治疗和预防抗生素性腹泻、旅行者腹泻及其他腹泻，及用于肠易激综合征及炎症性肠病的辅助治疗；可以和青霉素、氨苄西林、头孢唑林、诺氟沙星、红霉素、新诺明、克林霉素等合用 |
| 双歧杆菌嗜酸乳杆菌肠球菌三联活菌（金双歧或培菲康） | 用于肠道菌群失调引起的腹泻、腹胀，也可用于慢性腹泻和轻中度型急性腹泻，以调节肠道功能；对缓解便秘有较好疗效，还可以用于肝硬化、急慢性肝炎及肿瘤化疗的辅助用药；不可与抗菌药物同服 |
| 双歧杆菌嗜酸乳杆菌肠球菌蜡样芽孢杆菌四联活菌 | 同上，及小儿畏食、婴幼儿腹泻 |

## 第四节　胃食管反流病

胃食管反流病是指胃、十二指肠内容物反流入食管引起烧心、反酸、反胃（在不恶心、无用力情况下，胃内容物涌入口腔，含酸味或仅为酸水），以及咽喉、气道等食管临近组织损害等症状的疾病。临床上，以反流性食管炎常见。

### 【病因】

胃食管反流病是多种因素造成的消化动力障碍性疾病。多认为是抗反流防御机制减弱和反流物对食管黏膜攻击的结果。

### 【临床表现】

**1. 烧心与反流**

烧心（胸骨后或剑突下的烧灼感，常在胸骨下段向上延伸）和反流（酸）是本病最常见的症状，而且具有特征性，因此被称为典型症状。烧心和反流（酸）常在餐后1小时发生；卧位，弯腰或夜间入睡时发生或加重。

**2. 除烧心和反流之外的食管症状**

胸骨后疼痛，严重时可为剧烈疼痛，可放射到后背、胸部、肩部、颈部等，类似心绞痛（该疼痛属于非心源性疼痛，也就是其疼痛发生和心脏没有关系）以及食管痉挛或食管狭窄造成的吞咽困难。部分患者还伴有咳嗽、声音嘶哑等表现。

**3. 并发症**

有上消化道出血、食管狭窄等。食管黏膜因为反流物中的胃酸等烧灼发生糜烂及溃疡，表现为呕血（和）或黑便、贫血。

**学习提示**

能够引起黑便一般要考虑如上消化道有出血、吃动物血制品、吃铁剂及铋剂等药物。

**【治疗】**

主要治疗原则是控制症状、治愈食管炎、减少复发和防止并发症。

**1. 一般治疗**

改变生活方式（避免增加腹压的活动，如发怒、抬重物、弯腰等；睡眠要抬高上身或将床头抬高）与饮食习惯（睡前2小时勿进食，少吃甜食及含脂肪高的食物及辛辣食物，少饮咖啡、茶、巧克力等，忌烟酒）。

**2. 药物治疗**

（1）抑酸药物+促胃动力药

**学习提示**

抑酸药最好选用质子泵类药物，俗称拉唑类药物，效果更好一些；用 $H_2$ 受体拮抗剂疗程一般8～12周；用质子泵类药物一般疗程为4～8周。部分反酸严重患者可以加黏膜保护剂；对于症状轻者可选用抗酸药物，如氢氧化铝凝胶、碳酸氢钠等。

**知识补充**

### 认识抗酸药物

抗酸药物是一类能够中和胃酸，降低胃内容物酸度，迅速缓解胃灼热、疼痛等症状的弱碱性无机化合物。理想的抗酸药物应该具备以下几个特点：中和胃酸作用持久；与胃酸作用后不产生 $CO_2$；不引起腹泻和便秘；不易吸收，不碱化体液；有收敛保护作用。目前，单一抗酸药物不能完全满足上述要求，因此优良的抗酸药物多为复方制剂，例如氢氧化铝凝胶、三硅酸镁。上述知识点有利于我们如何向顾客推荐抗酸药物（表3－6）。

**表3－6 药店常用抗酸药物表**

| 药品名称 | 适应证 | 特点及不良反应 | 使用提示 |
| --- | --- | --- | --- |
| 氢氧化铝 | 抗酸及上消化道出血等 | 对酸的中和能力不如镁制剂和碳酸钙，但高于碳酸铝；会引起便秘，严重者肠梗阻 | 长期便秘者慎用，为防止便秘可以与三硅酸镁及氧化镁交替使用；治疗胃出血时，用凝胶剂最好 |
| 氧化镁 | 用于伴有便秘的胃酸过多者 | 抗酸作用比碳酸氢钠强，缓慢而持久，不产生 $CO_2$，会造成腹泻 | 对于无便秘者带来的腹泻，可以服用碳酸钙纠正 |

续表

| 药品名称 | 适应证 | 特点及不良反应 | 使用提示 |
|---|---|---|---|
| 铝碳酸镁 | 用于胃酸过多，诸如胃十二指肠溃疡、急慢性胃炎、反流性食管炎的胃酸过多 | 作用持续时间是碳酸氢钠的6倍；由于含有镁、铝两种金属离子，所以抵消了便秘与腹泻等不良反应 | 仅个别出现胃肠道反应及腹泻等；十二指肠溃疡6周1疗程；胃溃疡8周1疗程 |
| 碳酸钙 | 用于胃酸过多及机体钙缺乏，作为骨质疏松症的辅助治疗 | 会产生$CO_2$引起腹胀和嗳气；大量长期口服会引起高钙血症、肾结石和碱中毒；长期服用会便秘 | 纤维素、含咖啡因饮料不能同服；维生素D、避孕药、雌激素能增加钙的吸收 |

（2）中成药的联合使用　中医上，反流性食管炎属于吐酸，一般分寒、热二型，即肝胃郁热和脾胃虚寒，如左金丸（用于肝胃郁热型吐酸）、香砂六君子丸（用于肝胃虚寒型吐酸）。

**3. 保健品等销售使用**

对于胃酸过多者可以加用螺旋藻（碱性食物，有助于中和胃酸，减缓症状）、猴头菇口服液（改善消化不良表现，调理肠胃）。

## 第五节　慢性胃炎

胃炎是指任何病因引起的胃黏膜炎症。按发病的急缓和病程的长短，将胃炎分为急性胃炎和慢性胃炎。本篇主要论述药店经常性遇到的慢性胃炎。

慢性胃炎是指任何病因引起的慢性胃黏膜炎症。我国人群中慢性胃炎发病率占60%。根据病变部位、病变组织学及病因，慢性胃炎分为浅表性胃炎（现在称之为非萎缩性胃炎）、萎缩性胃炎。慢性浅表性胃炎指的是不伴有胃黏膜萎缩性改变等的胃炎，而萎缩性胃炎指的是发生了胃黏膜萎缩性改变。萎缩性胃炎如果发生异形增生则变成了胃癌前病变，因此对于萎缩性胃炎的顾客，店员更加有义务提醒其正确以及足疗程使用药物。

按发病部位慢性胃炎分为胃窦胃炎、胃体胃炎、全胃炎。幽门螺杆菌一般首先感染胃窦部产生胃炎，然后发展成全胃炎，而自身免疫（自身免疫指的是在正常情况下，人体的免疫系统只对自身以外的异物抗原发生反应，但由于某些原因对自身构成成分引起免疫反应时，则称为自身免疫）引起的则是胃体慢性胃炎，这种类型会伴有恶性贫血。

**【病因】**

**1. 幽门螺杆菌感染**

人是目前唯一被确认的幽门螺杆菌传染源。传染途径为口口传染或粪口传染，只要感染该菌，机体一般难以清除而变成慢性炎症。15%～20%的感染者将来会发生消化性溃疡。

**2. 饮食与环境因素**

高盐饮食，缺乏新鲜蔬菜与水果。

**3. 自身免疫及其他因素**

免疫机制紊乱及酗酒，服用解热镇痛药物、刺激性饮食。

## 【临床表现】

幽门螺杆菌感染者大多无明显症状，部分患者可有上腹饱胀不适、无规律的上腹痛、恶心、呕吐、嗳气、反酸等消化不良症状（学习提示：这里的消化不良则属于器质型消化不良），部分患者有时会有上腹部轻压。自身免疫性胃炎患者会伴有贫血，除贫血外，典型恶性贫血还可伴有维生素 $B_{12}$ 缺乏，但最终确诊需要靠实验室胃镜及组织活检等检查手段。

## 【治疗】

**1. 药物治疗**

（1）针对 Hp 感染治疗　（至少使用三联疗法才有效）质子泵抑制剂（奥美拉唑）+第一抗生素（克拉霉素）+第二抗生素（阿莫西林或甲硝唑或痢特灵），疗程 7～14 天；也可用四联疗法（见后边消化性溃疡部分）。

**销售提示**

药店员工一定要提醒顾客根除幽门螺杆菌的重要意义，根除幽门螺杆菌有利于预防消化性溃疡，可能降低胃癌发生危险性。

（2）增强胃黏膜防御　胶体铋，如枸橼酸二钾铋、果胶铋，一个疗程 28 天（表 3－7）。

（3）胃动力促进剂及助消化药　伴有腹胀等消化不良者使用（表 3－8）。

（4）中成药物　猴头菌、三九胃泰、温胃舒、养胃舒、胃苏冲剂、香砂养胃丸等（按照中医辨证施治）。

（5）抗抑郁、焦虑　多虑平、地西泮等。

**表 3－7　药店常见胃黏膜保护剂表**

| 药　品 | 药物主要属性 |
|---|---|
| 枸橼酸铋钾 | 有杀灭幽门螺杆菌的作用，服药期间舌、粪便黑色，但停药后消失，不可和牛奶、抗酸剂、碱性药物同服 |
| 胶体果胶铋 | 效果优于枸橼酸铋钾，其余同上 |
| 硫糖铝 | 与 $H_2$ 受体拮抗剂合用，连续服用不宜超过 8 周；习惯性便秘者禁用；会干扰维生素 A、维生素 D、维生素 E、维生素 K 的吸收，不宜与胃蛋白酶合用；不良反应主要为便秘恶心腹痛，为减少不良反应应与胃肠舒、维生素 $B_6$、山莨菪碱合用 |
| 麦滋林 S 颗粒 | 含有水溶性奥和 L 谷酰胺，不良反应少而轻，恶心便秘腹痛等 |
| 甘草锌 | 除用于胃、十二指肠的溃疡外，还可用于口腔溃疡、刀口、创伤、烧伤的愈合；儿童的厌食、异食癖、生长发育不良、青春期痤疮；疗程 4～6 周；如果服用时间长，为防止排钾潴钠和轻度水肿的不良反应，可同时加服氢氯噻嗪和枸橼酸钾或小剂量螺内酯 |

续表

| 药　品 | 药物主要属性 |
| --- | --- |
| 复方铝酸铋（胃必治） | 口服后，铝酸铋可形成保护膜，碳酸氢钠、碳酸镁可中和部分胃酸，还可消除大便秘结和胃肠胀气作用；不良反应是恶心、腹泻，大便黑色；不宜长期服用，以防发生铋性脑病 |
| 胃仙U | 属于复方制剂的双层片，服药后，外层溶解中和胃酸，而后内层维生素U形成保护膜；服药期间勿食用脂肪、刺激性食物 |
| 氢氧化铝凝胶 | 除有胃黏膜保护作用外，还有轻微中和胃酸作用，但易引发便秘，不可用于胃出血及肾功能不全者，不可与四环素合用 |

**表3-8　药店常用助消化药物表**

| 药　品 | 药物主要属性 |
| --- | --- |
| 胃蛋白酶 | 用于蛋白型食物过多引起的消化不良及慢性萎缩性胃炎、胃癌、恶性贫血所致的胃蛋白酶缺乏，需要同服稀盐酸，不宜与抗酸药、铝制剂同服 |
| 胰　酶 | 用于各种原因引起的胰腺外分泌功能不足的替代治疗，以缓解消化功能不良或食欲减退等症状；不宜与酸性药物同服，与等量碳酸氢钠服用可增加疗效 |
| 多酶片 | 用于多种消化酶缺乏而引起的消化不良 |
| 干酵母 | 用于消化不良、营养不良、食欲不振、腹泻及腹胀气，剂量过大可引起腹泻 |

**2. 保健品关联使用**

蜂胶胶囊（辅助消炎）、螺旋藻（辅助中和胃酸）、维生素B族（改善消化不良等表现）等。

## 第六节　消化性溃疡

消化性溃疡是指发生在胃（中老年多发生在胃部）和十二指肠球部的溃疡（青壮年多发生在十二指肠部位）。因溃疡形成与胃酸、胃蛋白酶的消化胃肠道黏膜的作用有关，故称之为消化性溃疡。

**【病因】**

胃、十二指肠溃疡的发生主要与幽门螺杆菌感染、长时间使用非甾体抗炎药以及胃酸与胃蛋白酶对胃肠黏膜的消化作用有关，而胃酸在溃疡过程中的决定性作用是溃疡形成的直接原因。

**【临床表现】**

慢性、周期性、节律性、复发性的上腹痛（疼痛性质多为灼痛）是消化性溃疡的主要症状，还有一部分无症状或轻微，而最终以出血、穿孔等并发症为首发症状。具体表现如下：①胃溃疡疼痛（饭后痛）的节律为餐后0.5～1小时出现，下餐前自行缓解；②十二指肠溃疡疼痛（饭前痛、夜间痛）的节律为餐后2～4小时或夜间痛。二者同时可伴有消化不良症状，如腹胀嗳气、反酸等。

溃疡活动时，胸骨剑突下可有固定而局限的压痛点，一般胃溃疡压痛点正中或偏左，十二指肠溃疡压痛点偏右。治疗不及时或不坚持，则易产生消化性溃疡的并发症，如出血、穿孔、幽门梗阻、癌变等。其中出血是消化性溃疡最常见的并发症，也是上消化道出血最常见的病因，约占上消化道出血病因的50%。

【治疗】

治疗目的是消除病因，缓解症状，愈合溃疡，防止复发和预防并发症。

**1. 药物治疗**

从3个方面进行药物治疗，从而根除幽门螺杆菌、抑制胃酸药物、保护胃黏膜。

**销售提示**

凡有幽门螺杆菌感染的消化性溃疡，无论初发或复发、活动或静止、有无合并症，都必须予以根除幽门螺杆菌的治疗，以下Hp代表幽门螺杆菌；PPI代表质子泵类抑酸药物；$H_2$受体拮抗剂指的是替丁类抑酸药物。

（1）第一步：根除Hp方案。

三联用药是以PPI或胶体铋为基础再加两种抗生素的根除Hp率较高。

①PPI + 克拉霉素 + 阿莫西林或甲硝唑（临床发现此组用药根除Hp根除率最高）。

②PPI + 左氧 + 阿莫西林。

③PPI + 胶体铋 + 四环素 + 甲硝唑（四联疗法）。

（2）第二步：根除之后持续治疗溃疡。

①十二指肠溃疡质子泵类药物每天1次，2~4周；$H_2$受体拮抗剂类药物4~6周。

②胃溃疡质子泵类药物每天1次，4~6周；$H_2$受体拮抗剂类药物6~8周。

**2. 保健品的使用**

蜂胶胶囊（属于首选保健品，具有良好的抗炎、快速促使糜烂面愈合及止痛作用）、螺旋藻（属于碱性食物，有利于疾病恢复及简单中和胃酸作用）、维生素B族（伴有消化不良及情绪不佳者）、辅酶Q10、维生素C及维生素E（预防癌变等）等。

**3. 爱心提示**

生活规律，避免过度劳累及紧张，注意饮食规律，戒烟酒，慎用解热镇痛药物。

**知识补充**

### 卓－艾综合征

卓－艾综合征是由胰腺非β细胞瘤分泌大量胃泌素所致，又称为胃泌素瘤。肿瘤生长缓慢，半数为恶性；大量胃泌素可刺激胃壁细胞生长，分泌大量胃酸，而使上消化道处于高酸环境而导致多发性溃疡等疾病。

# 第七节　腹泻及急性肠炎

## 一、腹泻

腹泻指排便次数明显超过平日的频率，粪质稀薄，水分增加，可伴有黏液、脓血或含未消化的食物。临床上，腹泻按病程长短分为急性腹泻（发病急，病程2~3周）和慢性腹泻（病程在4周以上，常超过6~8周）。按病因，分为感染性腹泻与非感染性腹泻。

**【病因】**

急性腹泻病因多为细菌、病毒等感染或食物中毒。

①慢性腹泻病因为：胃肠道疾病，如萎缩性胃炎、慢性菌痢、肠易激综合征、肠道菌群失调、溃疡性结肠炎、胃癌等；②肝胆、胰腺疾病，如慢性肝炎、肝硬化、肝癌等；③全身性疾病，如糖尿病、动脉粥样硬化、食物过敏、甲状腺功能亢进等。

**【临床表现】**

急性腹泻起病骤然，病程较短；而慢性腹泻起病缓慢，病程较长。急性感染性腹泻每天排便次数多达10次以上。如为细菌感染，常有黏液血便或脓血便；如为阿米巴痢疾，则粪便呈暗红色或果酱样。急性腹泻常有腹痛，尤以感染性腹泻较为明显。

发生在小肠疾病的腹泻疼痛常在脐周，便后腹痛缓解不明显；发生在结肠疾病部位的腹泻疼痛多在下腹，且伴有里急后重（指解完大便后感觉还有，但是实际无大便排出的表现），便后疼痛常可缓解。

**【治疗】**

急性感染性腹泻针对病因治疗，见急性肠炎部分。慢性腹泻找到病因，予以对症加对因治疗。常用药物如下（表3-9）。

**表3-9　药店常用的止泻药物表**

| 药品名称 | 适应证 | 注意事项 |
| --- | --- | --- |
| 地芬诺酯 | 用于急、慢性功能性腹泻及慢性肠炎 | 长期服用会长生依赖和成瘾性，因属于吗啡类似物；会产生中枢神经抑制作用；儿童慎用 |
| 洛哌丁胺 | 用于急性腹泻及各种原因引起的慢性腹泻；对胃肠切除术和甲亢引起的腹泻也有效；尤其适用于应用其他止泻药效果不显著的慢性功能性腹泻 | 禁用于2岁以下儿童；不良反应轻微；感染性腹泻慎用；不能单独用于伴有发烧和便血的菌痢 |
| 蒙脱石散 | 用于急、慢性腹泻，尤其对儿童急性腹泻疗效好；也可用于食管炎、胃及十二指肠、结肠疾病有关的疼痛治疗 | 本品会影响其他药物吸收，必须合用时应在服用本品之前1小时服用其他药物；少部分出现便秘；本品可减轻红霉素胃肠道反应，提高红霉素疗效 |

续表

| 药品名称 | 适应证 | 注意事项 |
|---|---|---|
| 药用炭 | 用于腹泻、胃肠气胀、食物中毒等 | 同其他药物不能合用，需分开服用 |
| 碱式碳酸铋 | 胃肠功能不全及吸收不良引起的腹胀、腹泻等；用于胃炎、胃溃疡；外用糊剂可以用于轻度烧伤、溃疡、湿疹 | 3岁以下不用；用药期间有黑舌、黑粪表现，剂量过大会发生便秘 |

## 二、急性肠炎

急性肠炎是夏、秋季节胃肠道的常见病与多发病。

**【病因】**

急性肠炎的病因多与细菌和病毒的感染有关，常以沙门菌属和嗜盐菌感染最常见。另外，与物理、化学因素有关，例如进食生冷食物，服用某些药物如水杨酸类、磺胺等，或误服强酸碱农药等。

**【临床表现】**

**1. 常有集体发病或家庭多发**

如食用被污染的饭菜、海产品等即发病。恶心、呕吐、腹痛、腹泻是本病的主要症状。腹痛以中、上腹痛多见，严重者可呈阵发性绞痛。腹泻表现为水样便，每天数次到数十次不等，伴有恶臭，多为深黄色或带绿色便，很少带脓血，无里急后重感（一般小肠部位炎症无里急后重之感，而结肠部位炎症则有此感）。

**2. 全身表现**

全身症状轻微，严重者有发热、失水等表现。

**【治疗】**

**1. 药物治疗**

（1）有腹痛时，口服阿托品等解痉止痛。

（2）恶心呕吐时，使用灭吐灵或维生素 $B_6$。

（3）腹泻时，使用抗菌消炎药，如黄连素、复方新诺明、氟哌酸或庆大霉素（腹泻严重时，考虑加用止泻药物）。

（4）呕吐严重时，口服补液盐使用（成分组成氯化钠2.6g，氯化钾1.5g，枸橼酸钠2.9g，无水葡萄糖13.5g）。

**2. 保健品使用**

维生素、氨基酸口服液、蛋白质粉等（用来纠正营养失衡等）。

**3. 爱心提示**

注意卧床休息，多吃清淡食物。

## 第八节　痔疮

痔（俗称痔疮）是一种位于肛门部位的常见疾病，任何年龄都可发病，但随着年龄增长，发病率逐渐增高。在我国，痔是最常见的肛肠疾病，素有“十男九痔”“十女十痔”的说法。

**【病因】**

痔疮是直肠静脉丛淤血、曲张而形成的一种病症。痔的诱发因素很多，其中便秘、长期饮酒、进食大量刺激性食物和久坐久立是主要诱因。按发生部位的不同，痔分为内痔、外痔、混合痔（图3－3）。齿线上为内痔，齿线下为外痔，横跨齿线为混合痔。

**学习提示**

齿状线位于肛门肛管皮肤和直肠黏膜组织相交界的地方，由于这个交界处外观呈锯齿状，故形象地称其为齿状线。

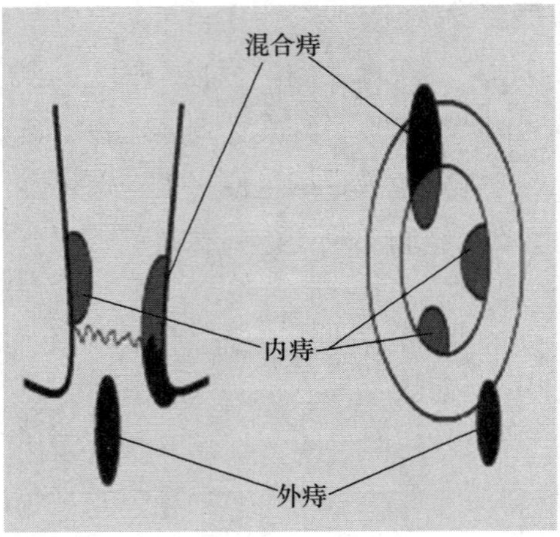


图3－3　痔疮发生部位示意图

**【临床表现】**

**1. 便血**

便血可为无痛、间歇性、便后鲜血，便时滴血或手纸上带血，便秘、饮酒或进食刺激性食物后加重。

**2. 疼痛**

单纯性内痔无疼痛，仅坠胀感，可出血，发展至脱垂，合并血栓形成、嵌顿、感染时才出现疼痛。

**3. 其他**

部分伴有肛门坠胀不适、便秘。简单来讲，内痔一般以便血为主，外痔以疼痛为主，便血伴疼痛为混合痔。

**【治疗】**

**1. 药物治疗**

药物治疗原则应以口服配合外用为主。

（1）口服药物　补中益气丸（适用于痔核脱出者）、六味消痔片（适用于肛门坠胀、痔核脱垂或伴有水肿糜烂者）、槐角丸（适用于平时喜欢辛辣燥热所致的大肠积热并伴有出血者）及止血敏、维生素 C 等。

（2）外用药物　痔疮栓、熊胆痔疮膏等。

**2. 保健食品及器械等销售使用**

纤维素（有利于缓解痔疮，预防复发，尤其伴有便秘者）、复方芦荟胶囊（伴有便秘者）、维生素 C（对有出血者推荐）等。

**3. 爱心提示**

忌酒和辛辣刺激食物，增加纤维性食物，多吃果蔬，多饮水，改变不良的排便习惯，保持大便通畅，便后清洗肛门。避免久坐久立，进行适当运动，睡前温热水（可含高锰酸钾）坐浴等。

## 第九节　脂肪性肝病

脂肪性肝病是指脂肪（主要是三酰甘油）在肝脏过度沉积的临床病理综合征。临床上，主要分非酒精性和酒精性脂肪肝病。目前中国发病率已超过 10%，目前仅次于病毒性肝炎，已成为第二大肝病。

目前临床认为脂肪性肝病病因与下列因素有关。①肥胖：以中心性肥胖者患病为多；②2 型糖尿病；③高脂血症；④酒精摄入；⑤营养因素：包含有过度控制饮食及过度减肥者；⑥药物性因素：对肝脏毒性大的一些药物，如异烟肼，甲氨蝶呤等；⑦病毒性因素等。

### 一、非酒精性脂肪性肝病

非酒精性脂肪性肝病是指除酒精外，由其他明确的肝损害因素所致的，以弥漫性肝细胞大泡性脂肪变为主要特征的临床病理综合征，包括单纯性脂肪肝以及由其演变的脂肪性肝炎和肝硬化。

**【病因】**

肥胖、2 型糖尿病、高脂血症等单独或共同成为该疾病的易感因素。肝脏是脂肪代谢的中心器官，凡是能造成肝脏脂质代谢合成、降解和分泌失衡，都会导致脂质物质在肝细胞内沉积，进而发展成为脂肪性肝病。

**【临床表现】**

发病缓慢，常无症状，自己不容易发觉。少数患者可有乏力、右上腹轻度不适、肝区隐痛、上腹胀痛等非特异表现。严重脂肪性肝炎会有黄疸、食欲不振、恶心、呕吐等症状。

**【诊断标准】**

凡是具备下列1～5项和第6或第7项中任何一项，即可确诊。

（1）无饮酒史或饮酒折合乙醇含量男性小于140g/每周，女性小于70g/每周。

（2）排除病毒性肝炎、药物性肝病、全胃肠外营养、肝豆状核变性等可导致脂肪肝的特定性疾病。

（3）可有体重超重和（或）内脏型肥胖、空腹血糖增高、血脂紊乱、高血压等代谢综合征相关表现。

（4）血清转氨酶和γ谷氨酰转肽酶轻中度增高，通常以丙氨酸氨基转移酶（ALT）升高为主。

（5）肝脏影像学表现符合弥漫性脂肪肝的影像学诊断标准。

（6）肝活检组织学改变符合脂肪性肝病的病理学诊断标准。

**【治疗原则】**

（1）防止原发病或相关危险因素。

（2）基础治疗：制定合理的能量摄入及饮食结构调整、中等有氧运动、纠正不良生活方式和行为。

（3）避免加重肝脏损害：防止体重急剧下降、滥用药物及其他可能诱发肝病恶化的因素。

（4）减肥：所有体重超重、内脏型肥胖及短期内体重增长迅速的患者，皆需通过生活方式改变控制体重。

（5）有胰岛素抵抗者选用胰岛素增敏剂。

（6）降血脂药物的使用：对于血脂升高明显者才考虑使用降脂药物。

（7）针对肝病的药物及疗程。

**【药物选用】**

**1. 减肥药物**

对于肥胖的脂肪肝患者（体重指数BMI＞27kg/m$^2$）合并血脂、血压、血糖两项指标异常者，可考虑使用减肥药物，但每周体重下降不宜超过1.2kg。

**2. 胰岛素增敏剂**

合并2型糖尿病、糖耐量损伤、空腹血糖增高及中心性肥胖者，应考虑应用二甲双胍和噻唑烷二酮类药物（如罗格列酮）。

**3. 降脂药物**

血脂紊乱经过基础治疗和（或）应用减肥降糖药物3～6个月以上，仍呈混合性高脂血症或高脂血症合并2个以上危险因素者。目前选用较多，相对安全的是他汀类药物。

**4. 保肝药物**

对于伴有肝功能异常、代谢综合征、经基础治疗3个月仍无效及病程有慢性进展者。

（1）多烯磷脂酰胆碱（对肝细胞再生与重建很重要，具有保护和修复肝细胞膜作用，且有一定的降脂作用）。

（2）熊去氧胆酸（可使脂肪肝患者肝功能酶学异常及肝细胞脂肪变明显减轻，目前发现中成药物胆宁片也有类似效果）。

（3）抗氧化剂维生素E、维生素C有助于保护受自由基损伤的肝脏。

（4）脂肪肝药物治疗疗程：大多数脂肪肝为慢性疾病，并且复发率极高，脂肪肝患者要长期接受以饮食、运动行为修正为主的综合性治疗，但药物治疗多为短期行为，疗程为6～12个月，会根据临床症状及检查结果按需进行，以巩固效果。

**【预后】**

即使是非酒精性脂肪性肝病的肝炎或纤维化，经过全面坚持治疗也可转归正常。

**【保健品的使用】**

维生素C、维生素E、花青素胶囊、虾青素胶囊（可常规应用，具有抗氧化作用，也就是防止过多的脂类物质沉积在肝细胞内，缓解病情）、月见草油胶囊（具有调节血脂，辅助预防和治疗动脉硬化的作用，也可以用于更年期及经前期综合征辅助预防使用）、多烯康（本品具有降低血清三酰甘油和总胆固醇之作用）、卵磷脂（具有调节血清脂质水平，保护肝脏，加强免疫力以及抗脂肪肝的活力）、辅酶Q10（在使用他汀药物时，能够迅速缓解他汀类引起的肌痛和疲劳，抵消与他汀类药物有关的肌痛和肝脏损伤）、角鲨烯（保肝作用，促进肝细胞再生并保护肝细胞，从而改善肝脏功能）、海狗油软胶囊（辅助降血脂，预防与控制脂肪肝）等。

## 二、酒精性肝病

酒精性脂肪肝是由于长期大量饮酒所致的肝脏疾病。初期表现为脂肪肝，进而可发展为酒精性肝炎、肝纤维化、酒精性肝硬化（饮酒后乙醇在小肠吸收，绝大部分要在肝脏代谢）。目前，该病患病率已达5%，在部分人群中多见（如应酬较多者）。

**【病因】**

增加酒精肝发病的危险因素有：①饮酒量与时间，长时间大量饮酒，乙醇在体内的代谢产物对肝细胞有直接损害作用，长期饮酒还会导致肝内细胞缺氧，导致肝功能恶化；②遗传因素；③性别因素，女性比男性易患（和女性体内含乙醇脱氢酶量少有关）。

**【临床表现】**

（1）有长期饮酒史，一般超过5年，折合酒精量男性≥40 g/日，女性≥20 g/日；或2周内有大量饮酒史，折合酒精量大于80g/日。但应注意性别，遗传易感性等因素的

影响。（换算公式为酒精量（g）＝饮酒量（ml）×酒精含量（%）×0.8）

（2）临床症状为非特异性，可无症状，或有右上腹胀痛、饮食不振、乏力、体重减轻、黄疸等；随着病情加重，可有神经精神症状、蜘蛛痣、肝掌等症状或体征。（学习提示：蜘蛛痣与肝掌表现见后慢性肝炎部分。）

（3）血清天门冬氨酸氨基转移酶（AST）、丙氨酸氨基转移酶（ALT）、谷氨酰转肽酶（GGT）和平均红细胞容积（MCV）等指标升高，禁酒后这些指标可明显下降，通常4周内基本恢复正常，AST/ALT＞2U/L有助于诊断。

（4）肝脏B超或CT检查有典型表现。

（5）排除嗜肝病毒的感染，药物和中毒性肝损伤等。

**【诊断标准】**

符合①②③和⑤或①②④和⑤可诊断酒精性肝病；仅符合①②和⑤可疑诊酒精性肝病。

**【治疗原则】**

**1. 戒酒与营养支持**

（1）戒酒　是治疗酒精性肝病的主要措施。戒酒过程中会出现戒断综合征（四肢抖动、出汗等）。药物：戒酒硫、纳曲酮等。

（2）营养支持　在戒酒的基础上提供高蛋白、低脂饮食并注意补充维生素B、维生素C、维生素K及叶酸。

**销售提示**

对于此类顾客一定要求其服用上述商品，有利于酒精性肝病恢复与转归。关于叶酸，用于各种巨幼细胞贫血，尤其用于因营养不良或婴儿期、妊娠期叶酸需要量增加所导致的巨幼红细胞性贫血。用于治疗恶性贫血时，虽可以纠正异常血象，但不能改善神经损害症状，因此要以维生素$B_{12}$为主，叶酸为辅予以治疗；还用于妊娠期预防先天神经管畸形、先心病与哺乳期妇女贫血的预防用药。

**2. 缓解病情**

减轻酒精性肝病的严重程度。

**3. 改善并发症**

改善已存在的继发性营养不良和对症治疗酒精性肝硬化及并发症。

**【药物治疗】**

**1. 西药使用**

（1）糖皮质类固醇　可以改善重症酒精性肝炎患者的生存率。

（2）美他多辛　可加速酒精从血液中的清除，有助于改善酒精中毒的症状和行为异常。

（3）多烯磷脂酰胆碱及水飞蓟素　对酒精性肝病的患者有防止组织学恶化的趋势（抗氧化、抗炎、保护肝细胞等，但不宜同时应用多种保肝药物，以免加重肝负担带来因药物的相互作用而引起的不良反应）。

（4）饱和脂肪酸　可减轻酒精对肝细胞伤害（如棕榈油），而不饱和脂肪酸则慎用。

**2. 使用抗肝纤维化的中药**

①汉防己；②丹参；③冬虫夏草（包括人工冬虫夏草，所谓的虫草菌丝）；④桃仁。

**3. 保健食品销售使用**

蛋白质粉、复合维生素、卵磷脂、玛卡片、冬虫夏草胶囊、叶酸片等。

**4. 爱心提示**

提示患者戒酒，戒酒后完全可以恢复，即使是酒精性肝炎如能及时戒酒与治疗也可恢复，否则酒精性肝病则可变成酒精性肝炎，甚至酒精性肝硬化，危及生命。

**知识补充**

关于饱和与不饱和脂肪酸（表 3－10）。

**表 3－10　饱和脂肪酸与不饱和脂肪酸的特点**

| 脂肪酸类别 | | 特　点 |
|---|---|---|
| 饱和脂肪酸 | | 主要来源是家畜肉和乳类的脂肪，还有热带植物油（如棕榈油、椰子油等），主要作用是为人体提供能量，可以增加人体内的胆固醇和中性脂肪，室温下为固态 |
| 不饱和脂肪酸 | 单不饱和脂肪酸 | 单不饱和脂肪酸主要是油酸，橄榄油、芥花籽油、花生油等含此成分较多。它具有降低坏的胆固醇（LDL），提高好的胆固醇（HDL）比例的功效，所以单不饱和脂肪酸具有预防动脉硬化的作用，室温下为液态 |
| | 多不饱和脂肪酸 | 多不饱和脂肪酸虽然有降低胆固醇的效果，但它不管胆固醇好坏都一起降，且稳定性差，不适合加热；多不饱和脂肪酸主要是亚油酸、亚麻酸、花生四烯酸等；玉米油、黄豆油、葵花油等含此成分较多；室温下为液态。常见的药品有月见草油胶囊、深海鱼油类、脉通胶囊、益寿宁胶丸、血脂平、多烯康、心脑康 |
| 反式脂肪酸 | | 食物中的不饱和脂肪酸主要是顺式的，人们在用化学方法对油进行加工时，有时会通过氢化作用给多不饱和脂肪酸加上氢原子，使脂肪酸结构由顺式变为逆式，即变成了反式脂肪酸，这种人工化合物最典型的代表就是人造奶油或人造黄油。一般在商品包装上标注为“氢化植物油”“植物起酥油”“人造黄油”“人造奶油”“植物奶油”“麦淇淋”“起酥油”或“植脂末”等，其中都可能含有反式脂肪酸，室温下为固态；其危害容易造成人体形成血栓；影响生育与发育；降低记忆力；容易发胖，引起冠心病等 |

## 第十节　慢性乙型肝炎

肝脏发生炎症及肝细胞坏死持续 6 个月以上，称为慢性肝炎。慢性乙型肝炎指的是感染乙型肝炎病毒持续感染引起的肝慢性炎症坏死性疾病。

## 【病因】

罹患慢性乙型肝炎是人体感染乙型肝炎病毒（HBV）的结果。HBV 主要经血和血制品以及母婴、破损的皮肤和黏膜及性接触传播。其他如修足、纹身、扎耳孔、共用剃须刀和牙刷等也可传播。日常工作或生活中，握手、拥抱、同住一宿舍、同一餐厅用餐等无血液暴露的接触，一般不会传染 HBV。经蚊子等吸血昆虫传播未经证实。

## 【临床表现】

### 1. 发病人群

本病以青壮年男性发病居多，起病缓慢或隐匿；多数无明显急性肝炎史，常在婴幼儿时期感染引起；少数病人会急性起病而持久不愈。感染 HBV 时的年龄影响临床结果：①母婴传播，90% 会慢性化；②1～5 岁时感染，则 25%～50% 慢性化；③成人感染，则少于 5% 会慢性化。

慢性乙型肝炎的轻度患者可无明显症状，仅在体检时发现肝大或肝功能异常。该病的常见症状为乏力、全身不适、食欲减退、肝区不适或疼痛、腹胀、失眠、低热等。

患者往往在体检时发现面部颜色晦暗，巩膜常黄染，可有蜘蛛痣及肝掌（学习提示：肝掌与蜘蛛痣的出现都与体内雌激素水平升高有关，因雌激素的灭活需要在肝中进行，当肝脏受损后，雌激素灭活能力下降而产生上述表现，但是青春期的蜘蛛痣不作疾病论）、肝大、质地中等或充实感，有压痛及扣痛，一般多有脾大；病情严重者可有黄疸（学习提示：黄疸是皮肤黏膜、巩膜、尿液发黄的表现）。加深、腹水、下肢浮肿、出血倾向及肝性脑病。

### 2. 肝外表现

患者可有皮疹、关节炎、再生障碍性贫血（学习提示：该病是多种原因造成骨髓造血功能衰竭，全血细胞减少的一组综合征）、肾小球肾炎、结肠直肠炎；可有停经或月经改变、男性乳房发育、睾丸萎缩或阳痿等内分泌紊乱。少数患者可出现肝源性糖尿病、甲状腺功能亢进或减退等。

### 3. 乙型肝炎肝硬化

慢性乙型肝炎发展的最终结果就是肝硬化。

## 【实验室检查】

肝功能异常的程度随慢性肝炎病情起伏而变化，活动期血清转氨酶和胆红素升高，血清白蛋白降低，球蛋白升高（表 3－11）。

**表 3－11　HBV 血清学检测**

| 中文名 | 英文名 | 单项阳性的意义 |
|---|---|---|
| 乙肝表面抗原 | HBsAg | 表示感染了乙肝病毒，并不反映病毒有无复制、复制程度、传染性强弱 |

续表

| 中文名 | 英文名 | 单项阳性的意义 |
| --- | --- | --- |
| 乙肝表面抗体 | HBsAb（抗 HBs） | 表示对乙肝病毒的感染具有保护性免疫作用，乙肝疫苗接种者，若仅此项阳性，应视为乙肝疫苗接种后正常现象 |
| 乙肝 e 抗原 | HBeAg | 说明传染性强，持续阳性 3 个月以上则有慢性化倾向 |
| 乙肝 e 抗体 | HBeAb（抗 HBe） | 说明病毒复制减少，传染性弱，但并非没有传染性 |
| 乙肝核心抗体 | HBcAb（抗 HBc） | 说明既往感染过乙肝病毒 |

注：①上表中，乙肝表面抗原、乙肝 e 抗体、乙肝核心抗体呈阳性，其余两项阴性，为大三阳，为急性或慢性乙型肝炎，但认为传染性较大。②乙肝表面抗原、乙肝 e 抗体、乙肝核心抗体呈阳性，其余两项阴性，为小三阳，为急、慢性乙型肝炎，但认为传染性较小。

### 知识补充

#### 关于抗原与抗体的理解

通俗地解释，抗原是入侵者，被机体识别后，机体会产生反应来消灭不属于机体本身的物质（抗原），产生反应形成的物质就是抗体，抗体就是来对抗抗原的物质。

## 【治疗】

### 1. 治疗原则

慢性乙型肝炎的治疗总体目标是最大限度地长期抑制或消除乙肝病毒，减轻肝细胞炎症坏死及肝纤维化，延缓和阻止疾病进展，减少和防止肝硬化、肝癌及其并发症的发生，从而改善生活质量及延长存活时间。治疗措施包括抗病毒、免疫调节、抗炎保肝、抗纤维化和对症治疗，其中抗病毒是治疗关键。

### 2. 药物治疗

（1）抗病毒治疗　干扰素（IFN）、拉米夫定、阿德福韦酯、恩替卡韦、替比夫定、替诺福韦，疗程最少 1 年。对于不耐受、不愿接受干扰素或核苷类抗病毒药的患者，有条件的可用胸腺肽 $\alpha_1$，1.6mg，2 次/周，皮下注射，疗程 6 个月。

（2）抗炎保肝治疗　在抗病毒基础上，可选用甘草酸二胺、水飞蓟素（用于慢性迁延性肝炎、慢性活动性肝炎、早期肝硬化的治疗）、联苯双酯。

（3）抗纤维化治疗　在抗病毒基础上，选用益气养阴、活血化瘀的中成药物，详见中医胁痛部分章节辨证用药。

### 3. 保健食品及器械等销售使用

蛋白质粉、辅酶 Q10（可以减轻肝细胞损害，协助药物防止肝细胞纤维化等）、螺旋藻、维生素 B、维生素 C 及叶酸、角鲨烯（促进肝细胞再生并保护肝细胞，从而改善肝脏功能）等。

**4. 爱心提示**

用药不要过多、过杂；用药过程中不应忽视休息、营养等；慢性肝炎患者自觉症状较轻，要做到生活上动静结合，有规律；饮食上适量进食优质高蛋白，适当补充维生素，不宜过多吃糖及高脂肪的食物；要戒酒并配合医生给予必要的治疗。

**【归纳总结】**

**药店常见中西药治疗慢性乙型肝炎药物归纳表**

| 药物 | 适应证 | 不良反应及其他 | 可关联商品 |
|---|---|---|---|
| | | | |
| | | | |
| | | | |
| | | | |
| | | | |

## 第十一节 胆囊炎及胆结石

胆囊炎是由侵入胆道的病原菌，在结石、狭窄、外来压迫等机械性梗阻因素和伴随充血、水肿、痉挛等因素刺激下异常繁殖引起的疾病。按照发病时间的长短，胆囊炎可分为急性和慢性胆囊炎两种。临床上，肥胖、多产、长期不吃早餐、40 岁左右的女性发病率较高。

### 一、急性胆囊炎

**【病因】**

急性胆囊炎发作多与需氧菌与厌氧菌的混合感染及胆汁淤滞等有关。

**【临床表现】**

急性胆囊炎是胆囊的急性化脓性炎症，80% 伴有胆结石，是临床常见急腹症之一。其临床表现如下：

**1. 腹痛**

2/3 以上的腹痛发生在右上腹，也有发生在中上腹部者。随着炎症的发展，腹痛常局限于右肋下胆囊区，而右肩胛下区可有放射性疼痛。疼痛常常发生于夜间，并可在饱餐及脂肪餐下诱发，是因为睡眠仰卧时结石易于滑入胆囊管，形成嵌顿。腹痛常呈持续性、膨胀性，如有胆管梗阻，则有间断性胆绞痛发作。

**2. 恶心、呕吐**

60% ~70% 的患者可有反射性恶心和呕吐症状，严重者可呕出胆汁，并造成脱水。

**3. 全身症状**

80% 患者可有中度发热。当发生化脓性胆囊炎时，可出现寒战、高热及烦躁、谵妄（精神、意识出现问题）等表现。患者多呈现急性面容，20% 的患者有轻度黄疸表现。

**【治疗】**

对于症状较轻者可采取药物保守治疗（手术治疗略）。

**1. 抗生素**

如选用头孢类或喹诺酮类和甲硝唑配伍使用；也可选用氨苄西林、克林霉素、氨基糖苷类抗生素。此类抗生素在胆汁中浓度高，效果好。

**2. 疏肝利胆药物**

如舒胆合剂、胆宁片、硫酸镁等。

**3. 解痉止痛药**

如阿托品、硝酸甘油。

## 二、慢性胆囊炎

慢性胆囊炎一部分为急性胆囊炎迁延而成，但多数并无急性发作史，但约 70% 的病患伴有结石。

**【病因】**

与胆石及胆汁淤积对胆囊囊壁的刺激有关。

**【临床表现】**

（1）急性发作时，与急性胆囊炎症状相似；无急性发作时，只有右上腹或上腹部不适或隐痛，上腹饱胀。

（2）可伴有反射性恶心，少有呕吐及发热、黄疸等症状。

（3）可伴有反酸、嗳气等消化不良症状，并于进油腻食物后加重。

（4）问诊时应询问有无反复发作的胆绞痛病史、起病急缓、疼痛的部位、性质特点、放射方向、时间及伴随症状。（*学习提示：胆绞痛是由于胆囊或胆管内结石移动，造成胆囊管或胆总管的暂时性梗阻而引起的绞痛。它表现为上腹或右上腹剧烈绞痛，呈持续性，且阵发性加重，可放射右肩背部或右肩胛下区。伴有恶心、呕吐，病人坐卧不安、大汗淋漓、面色苍白，甚至呻吟不止，转动体位疼痛加重等。*）

**【治疗】**

**1. 治疗用药**

非结石性慢性胆囊炎以消炎利胆为主（结石性的胆囊炎应考虑手术）。其联合用药原则：保肝药 + 利胆药 + 抗生素。

（1）保肝利胆药，如保肝颗粒、消炎利胆片、胆通胶囊、利胆通。

（2）西药抗生素，如头孢类、青霉素类、大环内酯类（如红霉素、阿奇霉素、克拉霉素）等。

**2. 保健食品及器械销售使用**

卵磷脂、鱼油、维生素 B、维生素 C、辅酶 Q10（辅助保肝护肝）等。

**3. 爱心提示**

（1）给予低脂肪、低胆固醇的半流质食物，或低脂肪、低胆固醇的软食。

（2）大量饮水（每日 1500～2000ml 水量）。

（3）忌食用刺激性食物或浓烈的调味品。

（4）少食多餐，加强保健品维生素 B、维生素 C 的补充。

（5）避免便秘的发生。

## 三、胆石症

目前胆石症在中国的发病率已经超过 10%，而且还呈逐年递增趋势。胆结石类型也由原来的胆色素结石向胆固醇结石转变，这与生活水平提高后的饮食结构改变有直接关系。

**【病因】**

胆石症的发病与下列多种因素有关。

**1. 年龄**

发病率与年龄呈正相关，随着年龄增长，胆汁酸池逐渐减小，胆囊收缩，功能逐渐降低。

**2. 性别**

女性发病率高与雌激素有关，雌激素可降低胆汁分泌量，增加胆固醇分泌，降低胆汁酸和磷脂分泌，增高胆汁胆固醇饱和度。

**3. 肥胖**

肥胖程度与胆石发病率呈正相关，年轻肥胖者尤为明显。这是因为肥胖者全身，包括肝脏胆固醇合成增加，导致胆汁胆固醇饱和度提高。

**4. 多产**

孕期雌激素增加，胆汁成分变化，胆固醇饱和度提高。

**5. 饮食**

高精制的糖类和动物脂肪摄取过多，可增加胆汁胆固醇饱和，而食物纤维和植物脂肪摄取减少，肠内容物在肠内停留时间过长，更容易产生结石。

**6. 药物**

消胆胺、烟酸、某些降脂药等可增加胆汁中的胆固醇饱和度，诱发胆结石。长期使用女性激素或者避孕药，可降低胆汁酸分泌，增加胆固醇分泌，损害胆囊排空，形成结石。

## 【临床表现】

**1. 胆石症急性期表现**

（1）具有急性胆囊炎的表现。

（2）具有急性化脓性胆管炎亦可具有上述急性胆囊炎的类似症状。但主要症状是：①腹痛，常为突发性右上腹、上腹胀痛或阵发性绞痛，有时放射至右背部及右肩部，疼痛剧烈时，伴有恶心呕吐；②寒战高热：体温高达40～41℃；③黄疸：发病12～24小时内，尿色深黄泡沫多，粪色浅或呈陶土色。上述三项是胆总管结石并发急性胆管炎的典型表现，称为夏科氏三联征。

**2. 胆石症慢性期（发作间歇期）表现**

（1）具有慢性非结石性胆囊炎的表现。

（2）具有慢性结石性胆囊炎表现常见于中年以上妇女、肥胖者及多次妊娠者，女性多于男性，多有反复发作或绞痛史，每于冬秋之交发作较频繁。平时有右上腹隐痛、腹胀、嗳气和厌油等消化不良症状，类似胃病，或右上腹、右季肋部持续隐痛，伴有胃肠道症状，右肩胛下区及右腰部牵扯痛，会误认为肝炎。脂肪餐后，上腹饱胀，压迫感或隐痛。

## 【治疗】

**1. 药物疗法**

多使用抗炎药及保肝利胆退黄药。

（1）口服溶石药及利胆药物　鹅去氧胆酸（目前不单独使用其治疗胆石症，因其具有肝毒性）、熊去氧胆酸（熊去氧胆酸相比鹅去氧胆酸溶石作用更强，而且无腹泻与肝脏毒性，如与辛伐他汀联合使用，治疗胆石症效果更好）、苯丙醇胶丸（该药物可以考虑长期服用，副作用小）、胆乐胶囊、消炎利胆片、胆石通、胆舒胶囊（用于治疗感染，1个月为1疗程，用于胆石症，3个月为1疗程）、丙谷胺（该药物适应证为消化性溃疡、慢性胃炎、出血性和糜烂性胃炎、胆结石等，治疗胆结石需饭前15分钟服用，连用30～60天）。

（2）联合用药

①合并感染者，联合应用抗生素，如广谱青霉素类（如氨苄西林、阿莫西林）、头孢类（如头孢克肟胶囊）、β－内酰胺类（如阿莫西林克拉维酸钾）、氟喹诺酮类（如氧氟沙星、左氧氟沙星、环丙沙星）、氨基糖苷类（如庆大霉素）等（学习提示：选用上述药物的理由是因为上述药物在胆汁中浓度高，可以很好地起到抗菌消炎的作用），合并厌氧菌感染的联合灭滴灵。

②肝功能损害者，联合应用保肝药，如思美泰（腺苷蛋氨酸）、甘利欣（甘草酸二铵）、谷胱甘肽等。

**学习提示**

谷胱甘肽的作用：①保护肝脏，能抑制脂肪肝的形成，改善中毒性肝炎与感染性肝炎的症状；②解毒，对氟化物、一氧化碳、重金属及有机溶剂等有解毒作用；③对于放化疗药物引起的不良反应，如白细胞减少具有改善作用；④防止皮肤色素的形成；⑤可以控制进行性白内障以及角膜、视网膜疾病的发展。此药与维生素C合用效果更好。

③伴有高脂血症者，联合应用调脂药。

**2. 保健品等的使用**

辅酶Q10（预防肝损伤或保护肝细胞进一步受损）、卵磷脂（预防与控制胆结石发展）等。

**3. 爱心提示**

多吃含维生素的食物；忌吃含胆固醇、高脂肪的食物；少吃含钙高的食物（不是不可以补钙，但要适量，胆结石主要成分是胆固醇，即使是肾结石，虽然其结石与钙有关，也可以适量地补充，尤其是骨质疏松者不能过量）。

## 第十二节　便秘

便秘是指粪便在肠内滞留过久，秘接不通，排便周期延长，或周期不长，但粪质干结，排出艰难，或粪质不硬，虽有便意，但便而不畅的病证。西医学中的功能型便秘、肠易激综合征、药物性便秘、内分泌及代谢性便秘、直肠肛门疾患引起的便秘等均按此辨证施治。

中医临床上，分为实秘与虚秘。实秘又分为热、气、冷秘三种，虚秘又分为气虚、血虚、阴虚、阳虚秘四种。具体表现见辨证分型。

**【病因】**

**1. 饮食不节**

平时饮酒过多，过食辛辣、肥甘、厚腻之品，导致肠胃积热，大便干燥；或者喜欢生冷饮食，导致阴寒凝滞，胃肠传导失常，造成便秘。

**2. 情志失调**

平素忧愁思虑过度，或久坐少动，导致气机郁滞，不能宣达，于是通降失常，传导不能下行，糟粕内停，不得下行，导致大便秘结。

**3. 年老体虚**

身体虚弱，或病后产后体虚，气血两亏，气虚则大肠传送无力，血虚则津液枯燥，肠道失去润泽。甚至阴阳俱损，阴虚则肠道失荣，致大便干结；阳虚则肠道失于温煦，阴寒内结，导致便下无力。

**4. 感受外邪**

外感寒邪，导致阴寒内盛，凝滞胃肠，失于传导，大便不通行而成冷秘。若热病之后，肠胃燥热，耗伤津液，大肠失润，致大便干燥。

## 【辨证论治】

**1. 热秘（肠胃积热）**

表现：大便干结，腹胀腹痛，口干口臭，面红心烦，或有身热，小便短赤，舌红，苔黄，脉滑数。

治法：泄热导滞，润肠通便。

药物：麻仁润肠丸（若便血，加槐角丸）、牛黄解毒片、防风通圣丸、当归龙荟丸、一清颗粒、三黄片、清火片、大黄清胃丸、木香槟榔丸。

**2. 气秘（气机郁滞）**

表现：大便干结或不甚干结，欲便不得出，或便而不爽，肠鸣矢气，腹中胀痛，嗳气频作，纳食减少，胸肋痞满，舌苔薄腻，脉弦。

治法：顺气导滞。

药物：木香顺气丸（六味能消胶囊）。

**3. 气虚秘**

表现：大便不干硬，虽有便意，但排便困难，用力则汗出短气，便后乏力，面白神疲，肢倦懒言，舌淡苔白，脉弱。

治法：益气润肠。

药物：补中益气丸、生脉饮、芪蓉润肠口服液。

**4. 血虚秘**

表现：大便干结，面色无华，头晕目眩，心悸气短，健忘，口唇色淡，舌淡苔白，脉细。

治法：养血润燥。

药物：润肠丸（后期可加五仁丸）。

**5. 阴虚秘**

表现：大便干结，如羊屎状，形体消瘦，头晕耳鸣，两颧红赤，心烦少眠，潮热盗汗，腰膝酸软，舌红少苔，脉细数。

治法：滋阴通便。

药物：六味地黄丸加蜂蜜、通便灵胶囊、麻仁胶囊、五仁润肠丸。

**6. 阳虚秘**

表现：大便干或不干，排出困难，小便清长，面色㿠白，四肢不温，腹中冷痛或腰膝酸冷，舌淡苔白，脉沉迟。

治法：温阳通便。

药物：苁蓉通便口服液。

**7. 冷秘**

表现：大便艰涩，腹痛拘急，胀满拒按，胁下偏痛，手足不温，呃逆（俗称打嗝）呕吐，舌苔白腻，脉弦紧。

治法：温里散寒，通便止痛。

药物：温脾汤+半硫丸。（温脾汤组方：大黄15g、当归9g、干姜9g、附子6g、人参6g、芒硝6g、甘草6g，以上7味，以水700ml，煮取300ml，分服，3次/日。）

【保健品使用】

以上各类型便秘均可不同程度考虑加服纤维素、螺旋藻、卵磷脂、芦荟胶囊等辅助缓解便秘的药品。

# 第十三节 胃痛与泄泻

## 一、中医胃痛

胃痛又称为胃脘痛，是以上腹、胃脘部、近心窝处经常发生以疼痛为主症的疾病。西医学中的急性胃炎、慢性胃炎、消化性溃疡、功能性消化不良等病以上腹部疼痛为主要症状者，均可参照此病辨证施治。

【病因】

**1. 外邪客胃**

外感寒、热、湿邪，内客于胃，都可导致胃脘气机阻滞，不通则痛，其中尤以寒邪为多。

**2. 饮食伤胃**

饮食不节，或饥饱无常，损伤脾胃，胃气壅滞，导致胃失和降，不通则痛。五味过极，辛辣、肥甘厚腻过度，饮酒无度，产生湿热，伤脾胃，气机壅滞。

**3. 情志不畅**

忧思恼怒，伤肝损脾，胃气壅滞，横逆犯胃，脾失健运，胃气阻滞，导致胃失和降，而发胃痛。

**4. 脾胃虚弱**

平素脾胃虚弱，运化失职，气机不畅，或中阳（指脾气）不足，中焦虚寒，失其温养而发疼痛。

【辨证论治】

**1. 寒邪客胃**

表现：胃痛暴作，恶寒喜暖，脘腹得暖则痛减，遇寒则痛增，口淡不渴，喜热饮，苔薄白，脉弦紧。

治法：温胃散寒，行气止痛。

药物：复方胃痛胶囊、温胃舒或胃肠灵、良附丸。

**2. 饮食伤胃**

表现：胃痛，脘腹胀满拒按，嗳腐吞酸，不思饮食或吐不消化食物，吐食或矢气后痛减，或大便不爽，苔厚腻，脉滑。

治法：消食导滞，和胃止痛。

药物：山楂丸、保和丸、枳实导滞丸、山麦健脾口服液、越鞠保和丸、六味安消胶囊、沉香化滞丸。

**3. 肝气犯胃**

表现：胃脘胀闷，攻撑作痛（意思就是像有一股气这里顶一下，又到另外地方顶一下而引起不舒服），脘痛连胁，嗳气（俗称打嗝）频繁，大便不畅，每因情志因素而痛作，喜长叹息（长出气之意），苔多薄白，脉弦。

治法：疏肝和胃，理气止痛。

药物：疏肝和胃丸、柴胡舒肝丸、胃苏冲剂、气滞胃痛片、逍遥丸。

**4. 肝胃郁热**

表现：胃脘灼痛，痛势急迫，烦躁易怒，泛酸嘈杂（胃中空虚，似饥非饥，似痛非痛，说不出来，时有时无的感觉），口干口苦，舌红苔黄，脉弦或数。

治法：疏肝泄热，理气和胃。

药物：丹栀逍遥丸（或清胃黄连丸、胃炎康胶囊）+左金丸。

**5. 瘀血停滞**

表现：胃脘疼痛，痛有定处而拒按，或痛有针刺感，食后痛甚，入夜尤甚，或见吐血便黑，舌质紫暗或有瘀斑，脉涩。

治法：活血化瘀，理气止痛。

药物：复方胃痛胶囊、安胃片或元胡止痛片。

**6. 胃阴亏虚**

表现：胃热痛隐隐，似饥而不欲食，口燥咽干，手足心热，大便干结，舌红少津，脉细数。

治法：养阴益胃，和中止痛。

药物：养胃舒、玉竹冲剂、胃乐新颗粒、胃安胶囊、养阴清胃颗粒。

**7. 脾胃虚寒**

表现：胃痛隐隐，喜温喜按，空腹痛甚，得食痛减，劳累或受凉后发作或加重，泛吐清水，纳差，神疲乏力，甚则手足不温，大便溏薄，舌淡苔白，脉虚弱或迟缓。

治法：温中健脾，和胃止痛。

药物：参芪健胃颗粒合温胃舒，或附子理中丸、良附丸、香砂养胃丸、复方田七胃痛片、摩罗丹、健脾丸。

## 学习小结

### 中医治疗胃痛的辨证要点及药品

**1. 胃痛辨证要点归纳（表3－12）**

**表3－12　胃痛辨证及表现特点**

| 辨证内容 | 表现特点 |
| --- | --- |
| 实证 | 多剧痛，固定不移，拒按 |
| 虚证 | 痛徐缓，痛处不定，喜按 |
| 寒证 | 遇寒则通，得温痛减 |
| 热证 | 遇热则痛，得寒痛减 |
| 气滞 | 多见胀痛，或涉及两胁，或兼见呕血、嗳气频繁，疼痛与情志变化有关 |
| 气虚（脾胃气虚） | 胃脘疼痛，空腹痛显，饮食减少，食后腹胀，大便溏薄，面色少华 |
| 瘀血 | 疼痛部位固定不移，痛如针刺，舌质紫暗或有瘀斑，或兼见呕血、便血 |

**2. 结合药店胃痛患者情况及药品情况做归纳总结表（表3－13）**

**表3－13　中医胃痛分型、表现及药物治疗**

| 常见中医胃痛分型 | 主要表现 | 药店中常用药物解析 | 关联销售 |
| --- | --- | --- | --- |
| | | | |
| | | | |
| | | | |
| | | | |
| | | | |
| | | | |

## 二、中医泄泻

排便次数增多，粪质稀薄而完谷（即食物）不化，甚至泻出如水样为主的病症。原来将大便溏薄而势缓称之为泄，大便清稀如水而势急称之为泻，现在统称为泄泻。西医学中胃、肠、肝、胆、胰腺等器官功能性和器质性的病变，如急性肠炎、慢性肠炎、肠易激综合征、结肠结核等所引起的泄泻，均按照本病辨证论治。根据发病时间长短，又分为急性泄泻与慢性泄泻。

**【病因】**

**1. 感受外邪**

外感寒、湿、暑、热之邪，其中以湿邪多见。湿邪易困脾土，导致脾胃升降失司，运化失常，清浊不分，导致泄泻。

**2. 饮食所伤**

误食不洁食物，或饮食过量，或恣食肥甘、辛辣，导致脾胃损伤或湿热内盛；或食生冷，寒气伤中；脾运失职，清浊不分，升降失调，发生泄泻。

**3. 情志失调**

忧郁恼怒，肝气郁结，木郁横逆犯脾，致脾虚失健运，气机升降失常，而致本病。

**4. 禀赋不足**

先天不足或平素脾胃虚弱，不能受纳运化某些食物而发病。

**【急性泄泻】**

急性泄泻的分型：寒湿泻、湿热泻、伤食泻。

**1. 寒湿泻**

表现：腹痛肠鸣，大便清稀，甚至如水样，或兼有恶寒发热、鼻塞头痛、肢体酸痛等，舌苔薄白，脉濡缓。

治法：解表散寒，芳香化浊。

用药：藿香正气类、胃肠灵胶囊、六和定中丸。

**2. 湿热泻**

表现：腹痛即泻，泻下急迫，势如水注，粪色黄褐而臭，肛门灼热，心烦口渴，小便短赤，舌苔黄腻，脉滑数或濡数。

治法：清热利湿，分利止泻（即是通过药物使体内邪气排出体外，而使病情好转）。

用药：葛根芩连片、香连化滞丸、香连片、复方黄连素片、复方仙鹤草肠炎胶囊。

**3. 伤食泻**

表现：腹痛肠鸣，泻下粪便臭如败卵，泻后痛减，脘腹痞满（即是觉得胃脘部胀满，触之无形，按之柔软，压之无痛），嗳腐酸臭，舌苔垢腻，脉滑。

治法：消食导滞，健脾除湿。

用药：保和丸、山麦健脾口服液、枫蓼肠胃康片。

**【慢性泄泻】**

慢性泄泻的分型：脾胃虚泻、肾阳虚衰（又称为五更泄或鸡鸣泻）、肝气乘脾。

**1. 脾胃虚泻**

表现：大便时溏时泻，谷食不化，反复发作，稍进油腻食物，大便次数明显增加，食欲不振，食后脘闷不舒，面色萎黄，精神倦怠，舌质淡苔白，脉细弱。

治法：健脾化湿。

用药：参苓白术散、健脾丸、健脾颗粒、丁蔻理中丸、补中益气丸、人参健脾丸、六君子丸。

**2. 肾阳虚衰**

表现：黎明之前，脐周作痛，肠鸣即泻，完谷不化，泻后痛减，腹部畏寒喜暖，形寒肢冷，腰膝酸软，舌淡苔白，脉沉细。

治法：温肾健脾，固涩止泻。

用药：四神丸、附子理中丸、固本益肠片、肠胃宁片。

**3. 肝气乘脾**

表现：平时常有胸胁痞闷，矢气频作，嗳气食少。每次精神刺激、情绪紧张之时，即可发生腹痛泄泻，舌淡红，脉弦。

治法：疏肝理脾。

用药：逍遥丸或柴胡舒肝丸。

### 归纳总结

结合自己药店的实际情况做归纳总结表。

| 中医泄泻辨证分型 | 主要表现 | 药店常见中成药物解析 | 关联销售 |
|---|---|---|---|
| | | | |
| | | | |
| | | | |
| | | | |
| | | | |
| | | | |

## 第十四节　胁痛

胁痛是指以一侧或两侧胁肋部疼痛为主要表现的病症，是临床上比较多见的一种自觉症状。（胁，指侧胸部，为腋以下至第12肋骨部的总称。）西医学中，急慢性肝炎、胆囊炎、胆结石、胆道蛔虫、肋间神经痛等以胁痛为主要表现的病症，均可参照本节辨证论治。

**【病因】**

**1. 情志不遂**

肝乃将军之官，性喜条达（即是调和通畅、畅达），主调畅气机。若因情志内伤，或暴怒伤肝，或抑郁忧思，皆可使肝失调达，疏泄不利，气阻络痹，可发为肝郁胁痛。若气郁日久，血行不畅，瘀血渐生，阻于胁络，不通则痛，亦致瘀血胁痛。

**2. 跌仆损伤**

气为血帅，气行则血行（中医学认为血的运行有赖于气的推动，而气又依赖于血的润养、运载，二者相辅相成）。因跌仆外伤，或因强力负重，致使胁络受伤，瘀血停留，阻塞胁络，亦发为胁痛。

**3. 饮食所伤**

饮食不节，过食肥甘，损伤脾胃，湿热内生，郁于肝胆，肝胆失于疏泄，可发为胁痛。

**4. 外感湿热**

湿热之邪外袭，郁结少阳（指足少阳胆经，人体十二经脉之一的经络路线，大致的循行路线：起于外眼角，其下行一支到腋部，沿着侧胸部，经过肋部到髋部，向下沿着大腿外侧，出于膝外侧，下行经外小腿骨，再下到外踝前面，沿着足背部，到足第 4 趾外侧端；足少阳病多见口苦咽干，目眩，往来寒热，胸胁苦满，默默不欲饮食，心烦喜呕，苔白或薄黄，脉弦），枢机不利，肝胆经气失于疏泄，可以导致胁痛。

**5. 劳欲久病**

久病耗伤，劳欲过度，使精血亏虚，肝阴不足，血不养肝，肝络失养，拘急而痛。

**【辨证论治】**

**1. 肝郁气滞**

表现：胁肋胀痛，走窜不定，甚则引及胸背肩臂，疼痛每因情志变化而增减，胸闷腹胀，嗳气频作，得嗳气而胀痛稍舒，纳少口苦。舌苔薄白，脉弦。

治法：疏肝理气。

药物：柴胡疏肝散、护肝片、九味肝泰胶囊。

**2. 肝胆湿热**

表现：胁肋胀痛或刺痛，口苦口黏，胸闷纳呆，恶心呕吐，小便黄赤，大便不爽，或兼有身热恶寒，身目发黄，舌红苔黄腻，脉弦滑数。

治法：清热利湿。

药物：龙胆泻肝丸、乙肝清热解毒胶囊、利肝隆颗粒、复方熊胆乙肝胶囊、鸡骨草胶囊、金钱胆通颗粒。

**3. 瘀血阻络**

表现：胁肋刺痛，痛有定处，痛处拒按，入夜痛甚，胁肋下或见有症块，舌质紫暗，脉象沉涩。

治法：祛瘀通络。

药物：血府逐瘀丸、扶正化瘀胶囊。

**4. 肝络失养**

表现：胁肋隐痛，悠悠不休，遇劳加重，口干咽燥，心中烦热，头晕目眩，舌红少苔，脉细弦而数。

治法：养阴柔肝。

药物：一贯煎（汤剂）、乙肝扶正胶囊。

### 归纳总结

结合自己药店的实际情况做归纳总结表

| 中医胁痛辨证分型 | 主要表现 | 药店常见中成药物解析 | 关联销售 |
|---|---|---|---|
| | | | |
| | | | |
| | | | |
| | | | |

# 第十五节　常见消化系统疾病测试题及参考答案

## 一、常见消化系统疾病测试题

**【常见消化系统疾病测试题（一）】**

**（一）填空题（共计78分，每空2分）**

1. 临床上，消化不良分为两种类型，分别是(　　)、(　　)。

2. 功能性消化不良的诊断标准：上腹部(　　)，餐后(　　)，排便后(　　)，排除因器质性疾病而引起的消化不良。

3. 西沙必利与多潘立酮在促胃动力方面的区别是(　　)；肠易激综合征病程一般在(　　)个月以上，排便习惯改变的表现(　　)、(　　)、(　　)。

4. 反流性食管炎的典型症状是(　　)、(　　)。

5. 胃溃疡的三联用药疗法是(　　)或(　　)+(　　)。

6. 按照病变组织学，慢性胃炎可以分为(　　)、(　　)。

7. 消化性溃疡的上腹疼痛的特点是具有慢性、(　　)性、(　　)性、(　　)性上腹痛。

8. 胃溃疡腹部疼痛时间特点是(　　)；十二指肠溃疡的疼痛时间特点是(　　)。在上述溃疡发作时剑突下的固定局限压痛点分别是胃溃疡在(　　)；十二指肠在(　　)。

9. 消化性溃疡的治疗原则(　　)、(　　)、(　　)。

10. 下列属于促胃肠动力药物是(　　)；可以用于晕动病的药物是(　　)；具有镇吐作用的药物是(　　)。

A. 乳酶生　B. 乳酸菌素片　C. 多潘立酮片　D. 西沙必利片　E. 胃复安　F. 苯海拉明　G. 阿托品　H. 东莨菪碱

11. 硫糖铝的正确服用方法是(　　)。

12. 写出下列药物别名：例如，甲硝唑（灭滴灵），山莨菪碱（　　），斯达舒（　　），灭吐灵（　　），扑热息痛（　　），甲氰米胍（　　），吗丁啉（　　），酚酞片（　　）。

13. 将如下替丁类（$H_2$受体拮抗药）抑酸药物按照从低效到高效顺序排列。

雷尼替丁、法莫替丁、西咪替丁

**（二）问答题（共计22分）**

1. 一位56岁老年男性顾客，诉说自己患胃病10多年，最近休息不好，不太喜欢吃饭，而且饭后上腹饱胀不适，并伴有轻微胃痛、泛酸和嗳气感觉。经进一步询问，未发现其他症状。请问该顾客最有可能是哪种消化不良？老年患者想购买2盒斯达舒或者胃舒平，如果您是药店店员，如何给他推荐药物？（8分）

2. 一顾客想购买奥美拉唑肠溶胶囊，但是发现包装盒上写着一项是“卓—艾综合征”，顾客不解。你如何利用此知识点推荐该类药物？（4分）

3. 可以推荐给酒精性脂肪性肝病患者使用的保健品有哪些？（6分）

4. 写出根除幽门螺杆菌治疗胃溃疡必须遵循的临床3联用药原则。（4分）

**【常见消化系统疾病测试题（二）】**

**（一）药理部分（共计24分，每空2分）**

1. 慢性胆囊炎的用药原则是（　　）药物+（　　）药物+抗菌药物。

2. 慢性乙型肝炎的用药原则是抗病毒药+保肝药+降转氨酶药物。在此基础上，还要求患者在营养上注意合理安排，可以向该类顾客推荐的保健营养品是（　　）、（　　）、（　　）。

3. 部分排石药物中，可能含有鹅去氧胆酸或者熊去氧胆酸，推荐含有该成分的药物时，应提示顾客鹅去氧胆酸与熊去氧胆酸的区别在于（　　）。

4. 脂肪性肝病在临床上分为（　　）和（　　）肝病。

5. 非酒精性脂肪肝的三大易感人群是（　　）、（　　）、（　　）。

6. 酒精性脂肪肝可以推荐的营养保健品是（　　）。

**（二）疾病部分（共计40分，每空2分）**

1. 在乙肝五项中，大三阳指的是（　　）、（　　）、（　　）三项呈阳性，大三阳代表的意义是（　　）。

2. 肝炎或胆囊疾病可以引起黄疸，黄疸是指血中胆红素水平增高，从而引起（　　）、（　　）、（　　）发黄；肝掌是指（　　）的皮肤在不受压的情况下颜色发红似朱砂。有蜘蛛痣就一定反映身体有疾病（选择是或否）。（　　）

3. 与肾脏有关的疾病引起的水肿一般从身体下垂部位开始，以晨起明显，多数从（　　）开始水肿，严重会涉及全身。

4. 乙型肝炎传播途径是（　　）；治疗乙型肝炎可以按照中医胁痛辨证论治，治疗肝郁气滞型胁痛首选的中成药物是(　　)。

5. 急性胆囊炎的疼痛多发生在(　　)部位；一般向(　　)有放射痛；70%的患者会伴有(　　)。

6. 高脂血症是指血液中的(　　)、(　　)、(　　)三种脂类物质增高的疾病。

7. 洛伐他汀胶囊主要针对以(　　)升高为主的高脂血症效果好；吉非贝齐主要针对以(　　)升高为主的高脂血症效果好。

**(三) 综合部分 (共计36分)**

1. 胆石症合并感染为什么选用头孢类、喹诺酮类或氨基苷类药物？(3分)

2. 哪些保健品适用于非酒精性脂肪肝的病人？(5分) 哪些保健品对适用于乙型肝炎病人？(5分)

3. 门店西药降脂药物分类表 (每空1分，共计6分)

| 常用西药降脂药物 | 适应证 | 不良反应 | 关联销售 |
|---|---|---|---|
| 他汀类 | | | |
| 贝特类 | | | |

4. 某女，36岁，约3年前出现过量进食后上腹部胀痛，伴有恶心，无发烧、呕吐以及腹泻，有时候服健脾开胃的中成药后就会缓解。此后每当遇到不当饮食，就会有上腹隐痛、胀满；表现时轻时重，有时候还伴有嗳气，偶尔胃灼热，泛酸。患病以来，无剧烈腹痛，亦无呕血、黑便、体重下降等表现，也无肝炎、高血压、糖尿病、手术病史，无烟酒嗜好，有轻微左上腹压痛。请依据学过的专业知识来诊断该顾客最有可能罹患的疾病是什么？(6分) 根据诊断，进行具体药物使用。(4分)

5. 胆结石病人可以服用钙制剂吗？(4分) 为什么？(3分)

## 二、常见消化系统疾病测试题参考答案

### 【常见消化系统疾病测试题 (一) 答案】

**(一) 填空题**

1. 功能性消化不良　器质性消化不良　2. 灼痛　饱胀或早饱　不能缓解　3. 西沙必利是促全胃肠动力药物，多潘立酮是促半胃肠动力药物　半年　腹泻　便秘　腹泻便秘交替存在　4. 反酸　烧心　5. 质子泵　胶体铋　两种抗生素　6. 浅表性胃炎　萎缩性胃炎　7. 周期性　节律性　复发性　8. 餐后0.5~1小时　餐后2~4小时或夜间痛　偏左　偏右　9. 根治幽门螺杆菌　抑制胃酸分泌　保护胃黏膜　10. CDE　FH　CEFH　11. 饭前1小时及睡前服用　12. 山莨菪碱　维U颠茄铝　甲氧氯普胺　对乙酰氨基酚　西咪替丁　多潘立酮　果导片　13. 西咪替丁 < 雷尼替丁 < 法莫替丁

**(二) 问答题**

1. 器质性消化不良 (3分)。不建议使用斯达舒与胃舒平 (3分)，因为上述2种药

物中含有颠茄成分，对于56岁老年男性而言，这个年龄一般都有前列腺增生，不适合使用含颠茄成分的药物。其饭后饱胀不适，轻微胃痛、反酸，要考虑给其抑酸药，如拉唑类药物（1分）；促胃动力药如必利类（1分）以及健脾开胃的中成药。

2. 卓—艾综合征是一种胃泌素瘤，多数是恶性的。消化性溃疡的顾客一定坚持疗程用药，否则会造成很严重的并发症，如癌变（胃癌）、穿孔、大出血。

3. 复合维生素、蛋白质粉、螺旋藻、冬虫夏草胶囊（答出3种即可）。

4. 抑酸药或胃黏膜保护剂加上2种抗生素，抗生素中有一种是硝唑类药物。

## 【常见消化系统疾病测试题（二）答案】

### （一）药理部分

1. 保肝药物　利胆药物　2. 蛋白质粉　维生素　螺旋藻　3. 熊去氧胆酸副作用小，溶石效果强于鹅去氧胆酸，不会有肝毒性及腹泻的副作用　4. 非酒精性脂肪肝　酒精性脂肪肝　5. 糖尿病　高脂血症　肥胖　6. 蛋白质粉、复合维生素　冬虫夏草胶囊　玛卡片

### （二）疾病部分

1. 表面抗原　E抗原　核心抗体　代表急性或慢性乙型肝炎，此时传染性比较大　2. 巩膜　皮肤　尿液　手掌部大小鱼际　否　3. 眼睑或面部　4. 母婴传播　血液传播　性传播　柴胡舒肝颗粒　5. 右上腹　右肩胛　胆结石　6. 三酰甘油　低密度脂蛋白　胆固醇　7. 胆固醇　三酰甘油

### （三）综合部分

1. 这些抗生素在胆汁中浓度比较高，最大限度发挥作用。

2. 卵磷脂、蜂胶胶囊、鱼油类商品、月见草胶囊、维生素E。蛋白质粉、复合维生素等。

3. 略（结合自家企业填写）。

4. 功能性消化不良。药物使用本着对症治疗原则：如灼热反酸，予以抑酸药物治疗；如胀满，予以促胃动力药物及健脾开胃中成药治疗。

5. 可以。胆结石主要构成成分是胆固醇结石，适量地补充钙制剂不会对结石造成影响，但是不可过量。

# 第四章

# 常见循环系统疾病

## 第一节　循环系统的基本组成及常见疾病症状

**【基本组成】**

循环系统又称为心血管系统，它包括心脏、血管和血液循环的神经体液调节装置。循环系统的主要功能是为全身组织器官运输血液，通过血液将氧气、营养物质和激素等供给全身的器官组织，同时将全身器官组织的代谢废物运至排泄器官，以保证人体正常的新陈代谢（图4－1）。

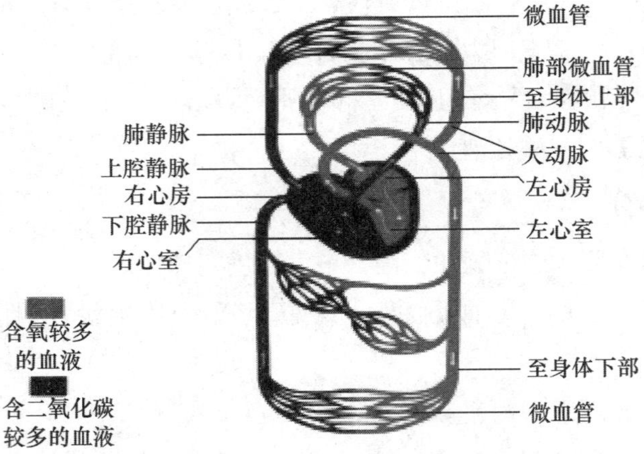


图4－1　循环系统体循环、肺循环示意图

循环系统的血管又包括动脉、静脉和毛细血管，动脉是将心脏输出的血液运送到全身各器官，是离心的管道。静脉则把全身各器官的血液带回心脏，是回心的管道。毛细血管是位于小动脉与小静脉间的微细管道，管壁薄，有通透性，是进行物质交换和气体交换的场所。根据血液在心血管系统中的循环途径和功能不同，可将血液循环分为体循环（大循环）与肺循环（小循环）两部分。

体循环的途径：动脉血从左心室→主动脉→各级动脉分支→全身各部毛细血管→静脉血经各级静脉→上、下腔静脉和冠状窦→右心房

肺循环的途径：静脉血从右心室→肺动脉干及其分支→肺泡毛细血管→动脉血经肺

静脉→左心房。

循环系统疾病包括心脏病和血管病，合称为心血管病。

## 【常见症状】

### 1. 发绀

一般指血液中去氧血红蛋白（血液的红色是由于红细胞内含有血红蛋白，当血红蛋白充分地与氧结合，成为氧合血红蛋白时，它的颜色是鲜红的；当它放出了氧，成为去氧血红蛋白时，颜色就变为暗红）增多所引起的皮肤、黏膜呈青紫色的现象，多在甲床、口唇、耳郭等处明显。相关的疾病如肺炎、阻塞性肺气肿、肺淤血、肺水肿、肺栓塞、原发性肺动脉高压、先天性心脏病等。

### 2. 呼吸困难

主观感觉空气不足，呼吸费力，客观表现为呼吸运动费力，严重张口呼吸，鼻翼扇动，端坐呼吸甚至发绀，以至于呼吸频率、深度、节律发生改变。如循环系统中的严重心功能不全等。

### 3. 胸痛

心肌缺血、缺氧所致的胸痛是循环系统常见的症状之一。如冠心病中的心绞痛、心肌梗死等。

### 4. 心悸

患者自觉心跳并有心前区不适感。体格检查可发现心率加快、缓慢或心律不齐。如心律失常、冠心病、心脏神经官能症等。

### 5. 眩晕

因机体对空间定位障碍而产生的一种动性或位置性错觉（表 4－1）。

**表 4－1　周围性与中枢性眩晕的鉴别**

| 鉴别点 | 周围性 | 中枢性 |
|---|---|---|
| 眩晕类型 | 突发性旋转 | 旋转或非旋转 |
| 眩晕程度 | 比较剧烈 | 程度不定，较轻，可渐重 |
| 眩晕相关变化 | 头或体位变化时眩晕加重 | 与变动的头、体位无关 |
| 伴发症状 | 耳胀、耳聋、耳鸣、恶心、呕吐 | 多无耳部症状，常伴中枢症状 |
| 自发性眼震 | 水平旋转或旋转与眩晕方向一致 | 垂直或斜行，方向多变 |
| 发作持续时间 | 持续短几分钟、几小时到数天 | 持续时间长，数天到数月 |
| 眩晕恢复过程 | 可自然缓解或恢复 | 罕见自然缓解或恢复 |
| 意识状态 | 无意识障碍 | 可有意识丧失 |
| 常见的相关疾病 | 急性迷路炎、梅尼埃病 | 椎－基底动脉缺血 |

### 6. 水肿

组织间隙或体腔内过量的体液潴留（表 4－2）。

**表4-2 肾源性水肿与心源性水肿的鉴别**

| 鉴别点 | 肾源性水肿 | 心源性水肿 |
| --- | --- | --- |
| 开始部位 | 从眼睑、颜面延及全身 | 从足部开始向上延及全身 |
| 发展快慢 | 迅速 | 缓慢 |
| 水肿性质 | 软而移动性大 | 坚实，移动性小 |
| 伴随病症 | 伴有其他肾脏病症，如高血压、蛋白尿、血尿等级眼底改变 | 伴有心功能不全，如心脏增大、心杂音、肝大、静脉压升高 |

## 第二节　原发性高血压

人体的血液输送到全身各部位需要一定的压力，这个压力就是血压。由于血管分为动脉、静脉和毛细血管，因此也就有动脉血压、静脉血压和毛细血管血压。通常临床上所说的血压是指动脉血压。当血管扩张时，血压下降；血管收缩时，血压升高。体循环动脉血压，简称为“血压”。

血压是血液在血管内流动时，作用于大动脉血管壁的压力，它是推动血液在血管内流动的动力。心室收缩，血液从心室流入动脉，此时血液对大动脉血管壁的压力最高，称为收缩压或高压。心室舒张，动脉血管弹性回缩，血液仍慢慢继续向前流动，但血压下降，此时血液对大动脉血管壁的压力称为舒张压，或称为低压。平时我们所说的“血压”实际上是指上臂肱动脉，即胳膊窝血管的血压测定，是大动脉血压的间接测定。通常我们测血压右侧与左侧的血压不一样，最高可相差10mmHg，最低相差不到5mmHg。当收缩压或（和）舒张压超过一定的数值范围时，则变成临床上所谓的高血压。临床上，高血压分为原发性高血压与继发性高血压。本章重点论述原发性高血压。

原发性高血压是以血压升高为主要临床表现，伴或不伴有多种心血管危险因素的综合征。它是多种心、脑血管疾病的重要病因和危险因素，会影响心、脑、肾功能，导致这些器官功能衰竭，影响生命。

目前有权威统计，我国18岁以上患高血压者已接近2亿。特点如下：

（1）地区　北方高于南方，沿海高于内地。

（2）城乡　城市高于农村。

（3）民族　高原少数民族患病率高。

（4）性别　青年期男性高于女性，中年后女性高于男性。

血压数值分类可见下表4-3。

**表4-3　血压水平的分类和定义**

| 类别 | 收缩压/mmHg | 数值的单一性或同时性 | 舒张压/mmHg |
|---|---|---|---|
| 理想血压 | <120 | 和 | <80 |
| 正常高值 | 120~139 | 和 | 80~89 |
| 1级高血压（轻度） | 140~159 | 和（或） | 90~99 |
| 2级（中度） | 160~179 | 和（或） | 100~109 |
| 3级（重度） | ≥180 | 和（或） | ≥110 |
| 单纯收缩期高血压 | ≥140 | 和 | <90 |

注：①当舒张压和收缩压分属于不同分级时，以较高的级别作为标准；②以上标准适合于男女性成年人；③非同一天2次测量血压，取平均值。

## 【病因】

高血压发病因素很多，主要分遗传与环境因素两个方面。如父母均有高血压，则子女患病率可达46%。

**1. 环境因素**

（1）饮食　钠盐摄入过多与血压升高有关；钾盐摄入与血压呈负相关；多数认为，低钙与高血压有关；高蛋白质摄入属于升压因素；每天饮酒超过按乙醇含量折算超过50g也是升压因素；饮食中饱和脂肪酸与不饱和脂肪酸的比值高也属于升压因素。

（2）精神刺激　脑力劳动者、长时间生活在噪音环境中、经常精神紧张都属于升压因素。

**2. 其他因素**

（1）体重（BMI）　超重或肥胖（学习提示：男性脂肪分布主要在内脏和上腹部皮下，称为腹型或中心型肥胖；女性脂肪分布在下腹、臀部、股部皮下，称为外周型肥胖；中心型肥胖容易发生代谢综合征，而周围型肥胖减肥困难）是血压升高的重要因素。

体重指数BMI＝体重（kg）/身高$^2$（$m^2$）（20~24为正常范围，24<超重≤28，28≤肥胖）

血压与BMI呈正相关，而腹型肥胖（或称为中心型）更容易患高血压。

（2）避孕药　35岁以上的妇女服用避孕药更容易使血压升高，但一般为轻度，停药后6个月左右可恢复正常。

（3）睡眠呼吸暂停低通气综合征（SAHS）　这类人群大约50%有高血压。

## 【临床表现】

**1. 一般情况**

大多数高血压起病缓慢且渐进，一般缺乏特殊的临床表现，仅在测量血压或发生心脑肾并发症时才被发现。常见症状有头晕、头痛、颈项板紧、疲劳、心悸等，呈轻度持续性。在紧张或劳累后症状加重，一定程度上与血压水平有关，多数症状可自行缓解，也可出现视力模糊、鼻出血等较重的症状。

**2. 影响因素**

血压受季节（冬季高、夏季低）、昼夜（白天高于夜晚，尤其清晨起床后）、情绪等因素影响，有较大波动。患者在家自测血压往往低于诊所血压值。

**3. 高血压并发症**

高血压危象（头痛、眩晕、烦躁、恶心、呕吐、心悸、气急、视力模糊）、高血压脑病（脑水肿，表现为严重头痛、呕吐、意识障碍，甚至昏迷抽搐）、脑血管病（脑出血、脑血栓、短暂性脑缺血）、心力衰竭、肾功能衰竭等。

**【诊断与鉴别】**

高血压诊断主要根据测量的血压值，采用水银或电子血压计，测量安静休息座位时上臂肱动脉部位血压。一般血压右臂 > 左臂，数值差在 10 ~ 20/10mmHg。如果左右相差很大，要考虑一侧锁骨下动脉及远端有阻塞性病变，如大动脉炎、粥样斑块等。必要时，对疑似直立低血压者还应测量平卧位和站立位（1 秒和 5 秒后）血压。血压是否高，不能仅凭 1 ~ 2 次测量，必须一段时间跟踪，看血压变化与总体水平。

**知识补充**

**1. 血压测量方法（水银式血压计）**

先让患者安静休息 5 ~ 10 分钟，一般测量右臂坐位血压。测量时，将袖带展平，袖带下缘在肘窝上 2 ~ 3cm 处，缚于上臂，不可过紧或过松。将听诊器胸件放在肘窝肱动脉上，而后用气球向袖带内打气，待肱动脉搏动音消失，再将压力升高 20 ~ 30mm 后缓慢放出袖带空气，使汞柱以 2mm/s 下降，在下降中，听到第一个声音所代表的压力值，为收缩压；当该音逐渐减弱，突然变低沉，然后该音完全消失，一般取消失音前突然变为低沉时的压力值为舒张压。测血压时，一般连续 2 ~ 3 次，取其最低值；正常人脉压差（收缩压与舒张压的差值）为 30 ~ 40mmHg；左右两侧上臂收缩压与舒张压差值为 10 ~ 20/10mmHg，右臂大于左臂；如果两侧血压差明显不等者，血压低一侧可能见动脉瘤、多发性大动脉炎（上肢无脉症）、无名动脉或锁骨下动脉受压、先天性动脉畸形等。

**2. 引起脉压过大（脉压差大于 40mmHg）的常见疾病**

主动脉瓣关闭不全、主动脉硬化、甲状腺功能亢进症、严重贫血、风湿性心脏病、梅毒性心脏病、部分先天性心脏病与高血压心脏病、细菌性心内膜炎等。例如，老年人由于主动脉及其他大动脉粥样硬化、动脉壁的弹性和伸展性降低，出现单纯性收缩期高血压，舒张压正常，脉压增大。

**3. 引起脉压减小（脉压差小于 25mmHg）的常见疾病**

心包大量积液、缩窄性心包炎、严重的二尖瓣狭窄、主动脉瓣狭窄、重度心力衰竭、末梢循环衰竭、休克以及由于肥胖、血液黏稠度增高或合并糖尿病、高脂血症等。

**4. 血压测量不准的原因**

（1）患者测量前未休息。

（2）袖带缠绕上臂过紧或过松。

（3）胸件插入袖带中。

（4）袖带直接缠绕在衣服上。

（5）放气速度过快。

（6）在听诊器上向下用力较大。

（7）上臂围粗大者，使用普通袖带。

## 【治疗】

目前尚无原发性高血压的根治方法，但是之所以进行降压治疗，其最终目的是通过降低血压而降低高血压患者心脑血管病的发生率与死亡率。

**1. 治疗原则**

（1）改善生活行为　适用于所有高血压患者，包括使用降压药物治疗的患者。

①减轻体重，尽量将体重指数（BMI）控制 <25，体重降低有利于减少并发症。②减少钠盐摄入，应该每人摄入食盐 <6g/天。③补充钙和钾盐，每日摄入适量的蔬菜与水果及牛奶，有利于钙与钾的补充。④减少脂肪摄入。⑤戒烟，限制饮酒（每天摄入乙醇量 <50g）。⑥增加运动，选择适度运动，每周 3～5 次，每次 20～60 分钟。

（2）降压药物的治疗对象　①高血压 2 级或以上患者（≥160/100mmHg）。②高血压合并糖尿病或已经有心脑肾靶器官损害和并发症患者。③血压持续升高，改变生活习惯，血压仍未得到有效控制者；从心血管危险分层的角度（见下边心血管危险分层标准以及因素），高危和极高危者必须用降压药。

（3）降压控制目标值至少 <140/90mmHg；糖尿病或慢性肾病合并高血压，控制目标值 <130/80mmHg；老年收缩期高血压目标值收缩压 140～150mmHg，65～70mmHg < 舒张压 <90mmHg。

**知识补充**

### 心血管危险分层因素

**1. 用于分层的其他心血管危险因素**

男性 >55 岁，女性 >65 岁；吸烟；血胆固醇（TC）>5.72mmol/L（220mg/dl），或低密度脂蛋白胆固醇（LDL－C）>3.3mmol/L，或高密度脂蛋白胆固醇（HDL－C）<1.0mmol/L；早发心血管疾病家族史（一级亲属发病率年龄 <50 岁）；腹型肥胖（腹围：男性≥85cm，女性≥80cm），或体重指数（BMI）>28kg/$m^2$；高敏 C 反应蛋白 ≥1mg/dl；缺乏体力活动。

**2. 用于分层的靶器官损害**

左心室肥厚（心电图或超声心动图）；颈动脉超声证实有动脉粥样斑块或内膜中层厚度（IMT）≥0.9mm；血肌酐轻度升高：男性115～133μmol/L，女性107～124μmol/L；微量白蛋白尿30～300mg/24h，或尿白蛋白/肌酐比值：男性≥22mg/g，女性≥31mg/g。

**3. 用于分层的并发症**

心脏疾病（心绞痛、心肌梗死、冠状动脉血运重建、心力衰竭），脑血管疾病（脑出血、缺血性脑卒中、短暂性脑缺血发作），肾脏疾病（糖尿病肾病、血肌酐升高，男性超过133μmol/L或女性超过124μmol/L，临床蛋白尿>300mg/24h），血管疾病（主动脉夹层、外周血管病），高血压性视网膜病变（出血或渗出，视乳头水肿）（表4-4）。

**表4-4　高血压患者心血管危险分层标准**

| 其他危险因素和病史 | 1级高血压 | 2级高血压 | 3级高血压 |
|---|---|---|---|
| 无其他危险因素 | 低危 | 中危 | 高危 |
| 1～2个危险因素 | 中危 | 中危 | 极高危 |
| 3个以上危险因素或糖尿病或靶器官损伤 | 高危 | 高危 | 极高危 |
| 有并发症 | 极高危 | 极高危 | 极高危 |

**2. 西药治疗**

目前，西医临床常用的降压药物可归纳为五大类，即利尿剂、β受体阻滞剂、钙通道拮抗剂（CCB）、血管紧张素转换酶抑制剂（ACEI）和血管紧张素Ⅱ受体阻滞剂（ARB）。该五大类降压药物的作用机制（心脏动力、血容量、血管外周阻力等）如下（表4-5）。

**表4-5　五类降压药物作用机制及程度**

| 降压药物 | 心脏动力 | 血容量 | 外周阻力 |
|---|---|---|---|
| 利尿剂 | | +++ | + |
| β受体阻滞剂 | +++ | | |
| 钙通道拮抗剂 | ++ | + | +++ |
| 血管紧张素转换酶抑制剂 | + | ++ | +++ |
| 血管紧张素Ⅱ受体阻滞剂 | + | ++ | +++ |

注："+"代表作用程度。

（1）利尿剂

各种利尿剂的降压疗效相仿，噻嗪类使用的最多，常用的利尿剂如氢氯噻嗪和氯噻酮。利尿剂能够增强其他降压药的疗效。

①代表药物：氢氯噻嗪、氯噻酮、吲哒帕胺、呋塞米（具有耳毒性）、螺内酯（还具有抗雄激素作用）、氨苯蝶啶（表4－6）。

②推荐人群：适用于轻、中度高血压，在盐敏感性、合并糖尿病（慎用）或肥胖、更年期女性、老年人，有较强降压效应。

③不适宜人群：痛风病人和妊娠妇女；保钾利尿剂不宜与ACEI、ARB合用，肾功能不全者禁用。

④注意事项：排钾利尿药如氢氯噻嗪可能引起低血钾和影响血糖、血脂、血尿酸的代谢。保钾利尿剂如螺内酯可能引起高血钾。

**表4－6　药店常见利尿剂药效及不良反应与禁忌**

| 类　型 | 药物名称 | 利尿效果 | 主要不良反应与禁忌 |
|---|---|---|---|
| 强效利尿药 | 呋塞米（速尿） | 口服30～60分钟见效，可持续4小时 | 容易产生耳神经损伤，可产生高尿酸血症及高血糖 |
| | 依他尼酸（利尿酸） | 同呋塞米 | 恶心、呕吐等消化道症状，耳毒性比呋塞米大 |
| | 布美他尼（丁尿胺） | 口服30分钟起效，维持4～6小时 | 不良反应低，同呋塞米，大剂量可发生结肠黏膜及肌肉痛 |
| 中效利尿药 | 氢氯噻氢（双氢克尿噻） | 口服2小时起效，作用维持12～24小时 | 可引起低血钾症，恶心、呕吐等消化道症状，可导致痛风发作，干扰糖的代谢，严重肾功能不全、糖尿病及痛风病患慎用 |
| | 天尼酸 | 口服1小时起效，作用维持12～24小时 | 同氢氯噻嗪 |
| 低效利尿药 | 螺内酯 | 用药数天后才可达到最大效果 | 可引起头痛、嗜睡、精神混乱、运动失调，皮疹、乳腺分泌增多；可引起高血钾、低血钠、肾衰竭；高血钾者禁用 |
| | 氨苯蝶啶 | 口服2小时起效，作用维持12～16小时 | 偶有皮疹，易出现酸中毒、高钾血症，肾功能不全者禁用 |
| 其他 | 吲达帕胺 | 口服1～2小时起效，缓释片能够在24小时平稳控制血压 | 可引起低钾、低钠和低血容量、血尿酸浓度升高、过敏反应，可引起肝性脑病，严重肝功能不全者禁用；可出现恶心、便秘、头晕、头痛、乏力、口干、感觉异常等症状，减量后可消失 |

（2）β受体阻滞剂

β受体阻滞剂具有稳定冠状动脉脉粥样硬化斑块，降压，抗心律失常，防止血栓形成，抗心肌缺血，改善心功能等作用。

①代表药物：普萘洛尔、美托洛尔（倍他乐克）等是第2代药物，目前最常用的卡维地洛是第3代药物，多用于心力衰竭的治疗。

②推荐人群：适用于下列合并高血压者，心率较快的中、青年患者或合并心绞痛患者、妊娠高血压（主要指的是拉贝洛尔、阿替洛尔、美托洛尔等，而且在孕妇中度以上

高血压如舒张压持续在110mmHg以上时使用）、左心室肥厚者、快速心律失常者，脑血管疾病者、有干咳者或血管紧张素转化酶抑制剂禁忌证（双侧肾动脉狭窄）。糖尿病者慎用。

③不适宜人群：急性心力衰竭、支气管哮喘、有外周血管疾患、心率低于50次/分的病人。

④注意事项：A. 有些病人虽然平时的心跳不慢，但是可能存在潜在的窦房结功能异常及心脏传导系统的障碍。表现为使用阻滞剂后出现心率<50次/分，严重者可出现晕厥。应注意心跳。B. 最好不与利尿药合用。C. 长期使用后不能突然停药，应逐渐减量再停用，易造成阳痿。

（3）血管紧张素转换酶抑制剂（ACEI）

ACEI已经广泛用于防治心血管病，这是由于其良好的药理作用，对靶器官具有良好的保护作用。美国高血压降压指南中认为，ACEI是唯一可用于全部6种适应证的降压药物。6种适应证指的是：心力衰竭、心肌梗死、高危冠心病、糖尿病、慢性肾病、预防脑卒中再发。

①代表药物：依那普利、卡托普利、贝那普利、群多普利、培哚普利、福辛普利等。

②推荐人群：肥胖、高脂血症、痛风、糖尿病和心脏、肾脏靶器官受损合并高血压者，特适用于心力衰竭、心肌梗死、糖耐量减退或糖尿病肾病的高血压患者。

③不适宜人群：禁用于妊娠、哺乳期妇女及高血钾、双侧肾动脉狭窄的病人。

④注意事项：刺激性干咳和血管性水肿是ACEI类药物的常见并发症。如是顽固性咳嗽可以换成ARB类药物。第一次服用可能引起“首剂低血压”反应，因此注意老年人服药后最好坐或躺一段时间。

### 知识补充

ACEI与其他降压药的优势（表4－7，表4－8，表4－9，表4－10）。

**表4－7　ACEI与利尿剂的比较**

| 类　别 | 具体情形 |
|---|---|
| 支持ACEI作为首选 | ①2型糖尿病或有糖尿病和糖尿病性肾病家族史者；<br>②高尿酸血症、痛风或痛风家族史者；高脂血症或临界脂质异常，低盐摄入者；<br>③存在左心室肥厚；存在蛋白尿或微量白蛋白尿 |
| 支持利尿剂作为首选 | 必须考虑费用时；盐摄入高，且不以降低者；肾病伴有水钠潴留；肥胖；ACEI禁忌时 |
| 支持利尿剂和ACEI同时使用 | 充血性心力衰竭；防治心、脑、肾、血管重构（利尿药选用螺内酯）；单用一种药物降压效果不理想 |

**表 4-8　ACEI 与 β 受体阻断剂的比较**

| 类　别 | 具体情形 |
|---|---|
| 支持 ACEI 作为首选 | 左心室衰竭或心肌梗死后左心功能减退；必须保持最佳体力和精神活动状态者；高脂血症和临界脂质异常；临界的糖耐量异常；糖尿病，特别是糖尿病肾病；末梢血管疾病；收缩期高血压；保持男性性功能；β 受体阻断剂的禁忌证（哮喘、传导障碍、精神抑制、有症状的末梢血管疾病） |
| 支持 β 受体阻断剂作为首选 | 缺血性心脏病、心绞痛、心肌梗死后心动过速；同时存在焦虑和心动过速；妊娠高血压；有干咳者或 ACEI 禁忌证（双侧肾动脉狭窄） |
| 支持 β 受体阻断剂和 ACEI 同时或先后联合使用 | 心绞痛（变异型心绞痛应避免使用 β 受体阻断剂），急性心肌梗死，心功能不全 |

**表 4-9　ACEI 与钙拮抗剂的比较**

| 类　别 | 具体情形 |
|---|---|
| 支持 ACEI 作为首选 | 同时存在左心室收缩功能减退；与利尿剂联合应用；钠盐摄入低者；心肌梗死后；心血管疾病（包括冠心病、脑卒中）；肾脏疾病（包括肾功能受损、尿微量白蛋白）；糖尿病、糖耐量异常、胰岛素抵抗 |
| 支持钙离子拮抗剂作为首选 | 与 β 受体阻断剂联合应用（硝苯地平）；钠盐摄入高者；有心绞痛，特别是血管痉挛性；老年性收缩期高血压；急诊高血压 |
| 支持钙离子拮抗剂和 ACEI 同时使用 | 大多数高血压患者，防止脑卒中，减少新发糖尿病 |
| 两种药物均有效 | 维持最佳体力、精神和性功能，无中枢神经的不良反应（已经证实 ACEI 有较佳的生活质量）；对脂代谢的中性影响；不改变胰岛素的敏感性或有轻度改善作用；一致实验性动脉硬化扩张过程（钙拮抗剂较佳）；逆转左心室肥厚（ACEI 较佳）；改善糖尿病肾病（ACEI 较佳）；改善雷诺现象（CCB 较佳）；改善动脉壁柔顺性（ACEI 较佳，尤其培哚普利） |

**表 4-10　ACEI 与 α 受体阻断剂的比较**

| 类　别 | 具体情形 |
|---|---|
| 支持 ACEI 作为首选 | 保持在最佳性功能；保护肾功能；防止心血管重构；心功能不全；防治快速性心律失常 |
| 支持 α 受体阻断剂作为首选 | 前列腺肥大，慢性肝病 |
| α 受体阻断剂和 ACEI 均有效 | 胰岛素抵抗，心动过缓，传导阻滞（有好处），糖尿病蛋白尿，高脂血症，外周血管病及肺动脉高压，左心室肥厚 |
| 二者均不宜首选 | 肥厚型梗阻性心肌病 |

（4）血管紧张素Ⅱ受体阻滞药（ARB）

ARB 与传统降压药物（利尿剂、钙拮抗剂、β 受体阻断剂）比较，使新发糖尿病减少 22%。此类药物对于整个心血管事件链的各个环节都是有益的，无论是原发性还是继发性高血压，或心功能不全、心肌梗死、脑卒中、短暂性脑缺血发作，以及新发糖尿病的预防、肾脏保护等方面都有确切疗效。低盐饮食与利尿剂合用能明显增强 ARB 的疗效。

常用的ARB类药物有氯沙坦、缬沙坦、厄贝沙坦、替米沙坦、坎地沙坦等。治疗对象与禁忌证方面与ACEI相同。

(5)钙拮抗剂(CCB)

钙通道阻滞剂分为二氢吡啶类和非二氢吡啶类。前者以硝苯地平为代表,后者有维拉帕米和地尔硫䓬。根据药物作用时间,又分为短效和长效。长效包括氨氯地平、拉西地平、非洛地平缓释片和硝苯地平控释片。

①代表药物:心痛定、拜新同、络活喜、波依定、维拉帕米、地尔硫䓬等。

②推荐人群:适用于各型高血压,尤其适用于盐依赖性高血压,合并肾功能受损的病人、糖尿病、外周血管疾患、妊娠妇女也可选用钙拮抗剂,长期应用还有抗动脉硬化作用。

③不适宜人群:心力衰竭、窦房结功能低下、心脏传导阻滞患者等。

④注意事项:这类药物副作用较少,主要是心率增快和扩血管作用引起的不适,如头痛、面部潮红等。

**知识补充**

见表4-11。

**表4-11 地平类药物比较使用注意事项**

| 作用 | 主要适应证 | | | 需要改变剂量人群 | | 进食与服药 |
|---|---|---|---|---|---|---|
| | 具体药物及剂量用法 | 心绞痛 | 高血压 | 肾功能损害 | 肝功能损害 | |
| ①舒张外周血管,降高血压;②舒张冠状动脉,抗心绞痛;③会反射性加快心率;④去除血管痉挛,增加脑肾血管流量。 | 氨氯地平,每日1次 | + | + | 否 | 是 | 不用考虑 |
| | 非洛地平,每日1次 | + | + | 否 | 是 | 最好空腹 |
| | 拉西地平,每日1次 | + | + | 否 | 慎用 | 不清楚 |
| | 乐卡地平,每日1次 | + | + | 部分禁用 | 尽量不用 | 不清楚 |
| | 尼卡地平,每日3次 | + | + | 部分人调整 | 是 | 最好空腹 |
| | 硝苯地平,每日1~3次;控释片每日1次。 | + | + | 慎用 | 是 | 不用考虑 |
| | 尼群地平,每日1次 | + | + | 否 | 是 | 不清楚 |

(6)其他类及复合制剂

①交感神经抑制剂,如可乐定、甲基多巴。

②扩血管剂,如肼屈嗪、米诺地尔等。(学习提示:交感神经抑制剂与扩血管剂由于副反应大,单方使用较少,一般用于复方制剂或联合用药中。)

③$\alpha_1$受体阻滞剂,如哌唑嗪、特拉唑嗪。(学习提示:该类药物由于不良反应大,心血管事件多,尤其心功能不全发生率增加,现在已经降为2线降压药物。)

④复方制剂,如复方利血平、北京降压0号等。

A. 复方利血平(利血平,氢氯噻嗪,维生素$B_6$,混旋泛酸钙,三硅酸镁,氯化钾,维生素$B_1$,硫酸双肼屈嗪,盐酸异丙嗪)。

B. 北京降压0号(氢氯噻嗪,氨苯蝶啶,硫酸双肼屈嗪,利血平)。

## 知识扩展

### 选用降压药的几个重点原则

①男性高血压患者需要保持性功能首选 ACEI 或 CCB。

②男性高血压且有前列腺肥大者首选α受体阻滞剂，如哌唑嗪、特拉唑嗪、酚妥拉明、酚苄明等。

③妊娠高血压患者首选β受体阻滞剂（具体遵医嘱）。

④患者必须考虑费用时首选利尿剂。

⑤降压药物与利尿剂联合应用时首选 ACEI。

⑥钠盐摄入高，血压不易降低者，首选利尿剂。

⑦黑种人选用降压药物首选 CCB。

⑧高血压患者伴有慢性肝病首选降压药物α受体阻滞药。

### 高血压联合用药原则

①选择药理作用可以互补的，如卡托普利与哌唑嗪，氢氯噻嗪与依那普利。

②避免联合应用降压原理相近的药物。

③联合应较单药治疗提高疗效，加强靶器官保护，如氨氯地平与贝那普利。

④减少或抵消不良反应，如氨苯蝶啶（保钾）与氢氯噻嗪（排钾），螺内酯与氢氯噻嗪，阿米洛利与氢氯噻嗪等。

⑤长效和长效联合，如替米沙坦与拉西地平。

⑥简化治疗方案，尽可能降低费用。

⑦三种药物联合必须有利尿剂。

### 中国高血压指南的高血压药物联合用药方案

①钙抗剂＋ACEI 或 ARB。

②利尿药＋ACEI 或 ARB。

③β受体阻滞剂＋α受体阻滞剂。

### 临床循证医学推荐的高血压药物联合用药方案

①噻嗪类利尿药＋ARB：单纯收缩期高血压、高血压伴左心室肥厚、高血压合并心力衰竭等。

②噻嗪类利尿药＋ACEI：适用于合并心力衰竭、单纯收缩期高血压、老年性高血压等。

③利尿药＋二氢吡啶类钙拮抗剂：单纯收缩期高血压、老年性高血压。

④α+β受体阻滞剂：急进型高血压。

⑤β受体阻滞剂+ACEI：高血压合并冠心病或心肌梗死、高血压合并心力衰竭。

⑥β受体阻滞剂+二氢吡啶类CCB：高血压合并冠心病（心绞痛）。

⑦CCB+ACEI：高血压肾病、高血压伴冠心病、高血压伴动脉硬化。

⑧ARB+二氢吡啶类CCB：适用于高血压肾病、冠心病、动脉硬化。

⑨ACEI+ARB：适用于高血压伴糖尿病肾病。

由于β受体阻滞剂、利尿剂均由增加胰岛素抵抗、糖耐量异常和发生糖尿病倾向；故不宜联合使用，尤其避免代谢综合征、糖尿病、糖耐量异常和有发生糖尿病的高危因素的人。降压药联合使用示意图如下（图4-2）。

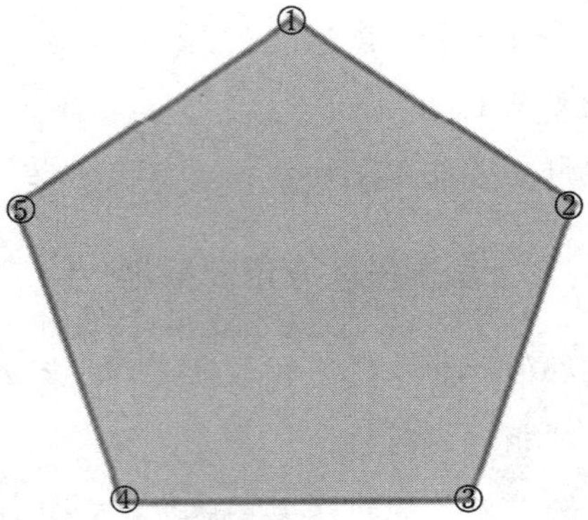


图4-2　五大类降压药物联合使用示意图

注：（1）上图中①代表利尿剂，②代表沙坦类降压药物，③代表钙离子拮抗剂，④代表血管紧张素转换酶抑制剂，⑤β受体阻滞剂。

（2）五大类降压药物可以互相联合使用的是：①+②，①+③，①+④，②+③，②+④，③+④，③+⑤，④+⑤。

（3）以上8组联合用药方案适应证具体见“临床循证医学推荐的高血压药物联合用药方案”。

**表4-12　高血压伴有其他疾病的合理用药表**

| 伴随疾病种类 | 治　疗 | 血压数值/mmHg |
|---|---|---|
| 伴脑缺血发作 | 戒烟，改变饮食结构，终生维持他汀类药物治疗、长效药物降压治疗、抗血小板治疗；抗血小板药物应坚持阿司匹林与氯吡格雷联合应用9个月，之后坚持服用其中1种药物 | <140/90 |
| 伴脑卒中恢复期 | 无其他危险因素或冠心病家族史者，可以使用钙拮抗剂，必要时联合应用ACEI和（或）利尿药。无其他严重合并症的高血压患者，考虑应用利尿药、CCB或ACEI。具有冠心病、心肌梗死的患者，首选ACEI和β受体阻滞剂，可加用利尿药；对合并糖尿病患者首选ACEI和CCB，尽量避免应用噻嗪类利尿药和β受体阻滞剂，以防加重糖尿病。其他抗血小板（需要血压降至<140/90mmHg，才服用抗血小板药物，以防出血危险）与降脂治疗同上 | <140/90 |

续表

| 伴随疾病种类 | 治 疗 | 血压数值/mmHg |
|---|---|---|
| 伴稳定型心绞痛 | 降压+调脂+抗血小板治疗；首选降压药ACEI或ARB，如心率快联合β受体阻滞剂，如心率慢联合长效二氢吡啶类钙拮抗剂；以上效果不满意时可加用利尿剂；待收缩压降至150mmHg以下时，开始服用阿司匹林或氯吡格雷；调血脂药物服用他汀类 | <130/80 |
| 伴心肌梗死 | 首选ARB、ACEI、β受体阻滞剂、醛固酮拮抗剂（螺内酯）。患者避免使用钙拮抗剂，如必须使用可选用长效CCB或地尔硫䓬，而应避免短效CCB（如硝苯地平）或维拉帕米，因为这2种药物均可增加急性心肌梗死患者心血管事件发生率及死亡率；其他降脂与抗血小板治疗同上 | <130/80 |
| 伴糖尿病 | 首选ACEI、ARB、CCB；上述3种药物不仅能降血压而且能保护肾脏、减少蛋白尿作用。若糖尿病患者合并心肌梗死、冠心病、心力衰竭等，则会考虑使用β受体阻滞剂。降脂药物选用他汀类，同时抗血小板药物使用 | <130/80 |
| 伴高脂血症 | 首选ACEI、ARB、CCB、α受体阻滞剂；以上药物对血脂代谢无影响；降脂药物根据高脂血症具体情况选用 | |
| 伴偏头痛 | 首选β受体阻滞剂（如普萘洛尔）、非二氢吡啶类钙离子拮抗剂（如维拉帕米或地尔硫䓬）；因上述药物可以调节头部血管紧张程度，对于偏头痛起到辅助治疗作用 | |
| 伴前列腺肥大 | 首选α受体阻滞剂，因该药物可以缓解前列腺肥大症的一些不舒服表现；如单用该药血压控制不好，可以联合使用ACEI、ARB、长效CCB、利尿剂 | |
| 伴高尿酸血症 | 应首选增加尿酸排泄药物，如ARB、CCB，尤其氯沙坦降尿酸疗效确切，不宜使用利尿药，以防诱发痛风发作 | |
| 伴代谢综合征 | 首选ACEI、ARB、CCB、α受体阻滞剂，这些药物对糖、脂类代谢无不良影响，而且ACEI、ARB对胰岛素抵抗还有改善作用 | |
| 伴肥胖 | 选用ACEI、ARB、CCB，同时减肥和降脂同步进行 | |

# 附 录

## 社区高血压健康知识普及

### 【社区高血压健康知识普及要点与流程】

见表4-13。

**表4-13 普及阶段流程及内容**

| 阶 段 | 内 容 | 责任人 |
|---|---|---|
| 普及前准备 | 普及对象、时间、地点、通知及组织形式选择、普及计划书；确定普及知识主讲人、主持人；确定普及工作人员、赞助商、费用、礼品等信息 | |
| 普及中 | 现场签到、现场免费测试与体验环节、现场开始预热环节、现场讲解普及与互动环节、疑问解答环节 | |
| 普及后评估、检讨、跟踪 | 依照PDCA（P-计划，D-执行，C-检查，A-处理）原则予以分析评估总结；如现场受众参与度、兴趣度；现场未解决的问题后期跟进；服务总结、前期宣传总结；代金券回收与数据分析 | |

## 【日常应用降压药物的9大原则】

**1. 早期干预治疗原则**

血压130～139/85～89mmHg的人群中约有50%以上的人最终发展成高血压，因此需要早期干预。高血压前期合并3个以上的危险因素、代谢综合征、1个靶器官损害、糖尿病等，在生活方式干预的基础上，启动降压药物治疗很有必要。

**2. 血压达标原则**

（1）需要服用降压药物者　①中重度高血压。②轻度高血压，经非药物治疗半年以上疗效不显著者。③所有伴有心血管危险因素的高血压病人，无论属于中重度，还是轻度，都应予以降压药物治疗。

（2）降压治疗需要达到的目标　①糖尿病、慢性肾病、冠心病、心肌梗死和脑卒中患者血压应降至130/80mmHg（但最新临床结果认为糖尿病收缩压降至130～140mmHg预后最好）。心力衰竭者小于120/80mmHg，同时对于糖尿病、冠心病、老年患者舒张压不要＜60mmHg，否则可能会增加心血管病危险。目前认为最理想的血压是120/80mmHg。②逆转心、脑、肾等靶器官损害。③减少各种心脑肾等器官的心血管事件及降低死亡率。④提高生活质量。

（3）降压治疗的首要目标　降压药物首先要达标，否则任何降压药物都难以有效发挥降压作用以外的保护心脑肾功能的作用。

**3. 降压长期化原则**

原发性高血压是一种病因未明的高血压，到目前为止还没有根治的办法，所以除了轻度高血压外，大多数高血压病都需要终身服药。因为任何一种降压药物在体内都有被代谢和排泄的过程，所以他们都有各自的有效作用时间。所不同的是，有的降压药物体内代谢和排泄比较慢（半衰期较长），作用时间长一些（如依那普利、氨氯地平），药物服用1天1次即可；有的半衰期短，如硝苯地平，1天需要3次。所以只有定时服用降压药物，才能持续发挥降压疗效。因此高血压患者要保持终身服药，才能保持理想的血压水平。

**4. 平稳降压原则**

高血压导致的靶器官损害不仅与收缩压、脉压和舒张压的高低及病程有关，而且与24小时平均动脉压及血压波动性高低变化有关。临床发现，血压波动（忽高忽低）越大的患者，靶器官（心、脑、肾）损害越严重。因此，减少血压波动也是治疗的目标之一。在降压治疗过程中，适宜选用作用缓和的降压药物，无效时再使用作用强的药物或联合用药。有条件时，适宜选用长效或缓释制剂，用药过程中应该复查血压，不断调整用药剂量，避免血压过度波动。因此，日常的高血压患者使用降压药物，降压速度不宜过快，降压幅度不宜过大，以使血压保持平稳控制，切忌或用或停，导致血压忽高忽低，引起其他器官伤害等。

**5. 用药（选药+剂量）个体化原则**

每一位高血压患者的具体病情各不相同，例如血压高低、病程长短、合并症（糖尿病、冠心病、心功能不全等）和并发症（由高血压引起的心、脑、肾病变）的不同，并且不同的人对同一种降压药物的治疗反应也不一样。因此高血压患者选用何种药物，必须根据自己的病情和治疗反应来决定，而不是简单地千篇一律（表4－14，表4－15）。

**表4－14　主要降压药物选用的临床参考汇总表**

| 类　别 | 适应证 | 禁忌证 | |
|---|---|---|---|
| | | 强制性禁用 | 可能性禁用 |
| 噻嗪类利尿剂（氢氯噻嗪） | 老年性高血压，单纯收缩期高血压，充血性心力衰竭 | 痛风 | 妊娠 |
| 襻利尿剂（速尿、依他尼酸） | 肾功能不全，充血性心力衰竭 | | |
| 抗醛固酮利尿剂（螺内酯） | 充血性心力衰竭，心肌梗死后 | 肾衰竭，高血钾 | |
| β受体阻滞剂 | 心绞痛，心肌梗死后，快速性心律失常，充血性心律失常，妊娠 | Ⅱ、Ⅲ度房室传导阻滞，哮喘，慢性阻塞性肺气肿 | 周围血管病，糖耐量减低，运动员或经常运动，保持旺盛性功能 |
| 二氢吡啶类钙离子拮抗剂 | 老年性高血压，周围血管病，单纯收缩期高血压，心绞痛，颈动脉粥样硬化 | | 快速性心律失常，充血性心力衰竭，妊娠 |
| 非二氢吡啶类钙拮抗剂（维拉帕米、地尔硫䓬） | 心绞痛，颈动脉粥样硬化，室上性心动过速 | Ⅱ、Ⅲ度房室传导阻滞，充血性心力衰竭 | |
| ACEI | 充血性心力衰竭，心肌梗死后，左心室功能不全，非糖尿病肾病，糖尿病肾病 | 妊娠，高血钾，双侧肾动脉狭窄 | |
| ARB | 糖尿病肾病，蛋白尿，糖尿病微量白蛋白尿，左心室肥厚，ACEI所致的咳嗽 | 同上ACEI | |
| α受体阻滞剂 | 前列腺增生，高血脂 | 体位性低血压 | 充血性心力衰竭 |

注：从上表可以看出高血压治疗药物的选择流程：高血压诊断—按患者年龄（如无并发症的老年人选用利尿剂）、按照患者并发症（如伴有糖尿病选用普利类、冠心病选用地平类等）、按照药物剂型（控释或缓释片剂等）、单方或复方（尽量单方）、服用次数（尽量次数少）及患者血压轻重级别选用具体类别中的具体单个降压药物进行治疗。

**表4－15 社区使用的六大类抗高血压药物的强适应证一览表**

| 强适应证 | | β受体阻滞剂 | ACEI | ARB | CCB | 利尿剂 | | |
|---|---|---|---|---|---|---|---|---|
| | | | | | | 襻利尿药 | 噻嗪类 | 醛固酮拮抗剂 |
| 心力衰竭 | 无症状性 | + | + | + | | | | |
| | 有症状性 | + | + | + | | + | + | + |
| | 心功能Ⅲ～Ⅳ | + | + | + | | + | | + |
| 心肌梗死后 | | + | + | + | | | | + |
| 冠心病高危因素 | | + | + | + | | | | |
| 1型糖尿病 | | | + | + | | | | |
| 2型糖尿病 | | ? | + | + | | | | ? |
| 慢性肾病 | | | + | + | + | | | |
| 预防脑卒中 | | | + | + | + | | | |

注：“＋”代表有良好的作用；“?”代表可能有良好作用。

高血压患者在确定所服用降压药物后，应选择合适剂量，既要根据血压升高程度，又要结合个人对药物的敏感性及反应性，因人而异。最初开始服用降压药物时，要从小剂量开始，并且根据治疗反应逐渐调整剂量；达到治疗目的后，可以改为维持量巩固疗效。老年人用药剂量偏小。

**6. 联合用药原则**

联合用药的优点是疗效好，不良反应少。尤其在治疗中、重度高血压时，最好采用先联合后加量更好一些。具体联合用药的原则以及方案请见本篇“原发性高血压”中的论述。

**7. 简化治疗方法原则**

最好采用1日服用1次的服药方法，来提高患者的依从性。因此，要使用1日口服1次的长效单药制剂或复合制剂。

**8. 多元化的治疗干预原则**

除了降压治疗外，必须综合干预心血管危险因素，如进行调脂，控制血糖、抗血小板，体育锻炼，控制饮食，低盐饮食及行为治疗。经单一治疗与多元化治疗比较，多元化治疗方案在降低心血管事件方面具有明显优势。

**9. 随访与监测原则**

最初应用降压药物时，应定期随诊，以便调整用药直至目标血压水平。在血压达标后，2级高血压或有合并症的患者，应每1～2月查一次电解质和肾功能。如患者已经达标或血压水平稳定，可每3～6月随访1次。在用药过程中，如患者出现任何不适反应都应随时就诊。

## 【原发性高血压保健食品及器械销售使用】

原发性高血压患者平素可以配合服用的营养素有蜂胶胶囊、辅酶Q10、钙制剂、大蒜精油胶囊、亚麻籽油软胶囊、深海鱼油胶丸、虾青素软胶囊、大豆卵磷脂胶囊、银杏叶、羊胎素胶囊（适用于吃降压药物而性功能低下或伴有胃肠功能紊乱者）等。

器械：血压计、足浴盆等。

### 销售提示

因降压药物钙离子拮抗剂、血管紧张素转换酶抑制剂、血管紧张素Ⅱ受体拮抗剂等均属于血管扩张剂，会在使用药物一定时间后出现血管弹性降低，因此需要同时使用一些保健品。

## 【社区老年性高血压的合理用药】

### 1. 特点

据统计，我国60岁以上的老年人高血压病率可达40%～45%。其老年人高血压诊断标准≥140/90mmHg。老年人高血压的特点是脉压差大，单纯收缩期高血压更常见；合并症多，如糖尿病、高尿酸血症、高脂血症、肥胖症等；并发症也多，如心绞痛、心肌梗死、脑卒中、肾功能异常等；而且容易发生体位性低血压，所以老年患者还要测量站立位血压。

### 学习提示

单纯性收缩期高血压是指单纯性收缩压升高而舒张压不高的一种高血压，在老年人群中最常见。

### 2. 治疗

治疗老年性高血压强调将降压目标确定为收缩压150mmHg以下，如能耐受还可以进一步降低。多数老年患者都需要2种以上降压药物联合使用。

（1）对于治疗合并脑供血不足的患者，适合选用CCB、ARB、ACEI和（或）利尿剂。

（2）治疗合并肾功能受损的患者适合选用CCB、ARB、ACEI。

（3）治疗合并心力衰竭时，应先合理降压、利尿后，常规应用β受体阻滞剂、ARB、ACEI，血压先降到140/90mmHg为好，过低可能影响脑和冠状动脉供血。使用ACEI时，适宜选用依那普利或雷米普利，不适宜选用卡托普利，以防止对肾功能有影响。该类患者不适宜使用硝苯地平、维拉帕米、地尔硫䓬，可以使用氨氯地平或非洛地平。

### 3. 服药注意事项

（1）服用阿司匹林，控制好血压达到150/90mmHg后，而且年龄50岁以上，具有靶器官损害（包括血浆肌酐中度增高），合并有糖尿病等，如果血压未控制就服用阿司匹林有脑出血的危险。

（2）服用他汀类调脂药物，高血压患者合并3个危险因素，LDL－C目标值

<2.6mmol/L；合并1～2个危险因素，LDL－C目标值<3.4mmol/L；他汀类药物应成为控制高血压的常规药物。高血压主要治疗目标是降低猝死和脑卒中风险，他汀类药物是实现这一目标最有力补充。

（3）不可以随意停用降压药物，无论使用任何一种降压药物，都不要突然停药，否则会发生停药综合征，表现为血压再度迅速升高和交感神经活性增高，如心悸、烦躁、多汗、头痛、心动过速，已经有冠心病的会出现心绞痛加重、心肌梗死、严重心律失常，甚至猝死等心脑血管意外。

（4）临睡前服用降压药物需慎重。根据血压昼夜变化，可以把高血压分为杓型、非杓型、深杓型和反杓型四种。只有非杓型和反杓型适合夜间或睡前服用降压药物，否则可造成夜间血压过低造成脑卒中。

（5）六大类降压药物保护人体器官功能，按其对人体益处的排列次序ARB>ACEI>CCB>利尿剂>β受体阻滞剂>α受体阻滞剂。

## 知识补充

**1. 血压分类及降压药物服用方法**

（1）随着24小时动态血压监测技术广泛开展，发现血压常呈现昼夜变化和波动。根据昼夜波动的不同，医学界将血压分为4个类型。

①杓型血压：正常成人的血压多表现为白天高、夜间低，而清晨觉醒前后血压又会迅速增高，随后血压逐渐下降，深夜往往最低。夜间睡眠中，血压比白天下降10%～20%。因昼夜血压动态曲线酷似杓子，故称为杓型血压。

②非杓型：夜间血压无明显下降，即夜间血压下降不足10%，称为非杓型。

③反杓型：夜间血压比白天还要高5%，医学上称为反杓型。

④深杓型或超杓型：夜间血压明显降低，比白天下降20%以上，称为深杓型或超杓型。

此外，若晨起血压高于夜间平均血压30%，称为晨起高血压。一般来说，非杓型血压节律在高血压和老年人群中较为多见，这是一种不正常的血压昼夜节律。

（2）降压药物服用方法

①据以上可知，杓性高血压者应该早晨起床即服用降压药，尤其是长效降压药（如氨氯地平、拉西地平等）。如果每日服用2次降压药，则应该在早晨7～8点和下午3～4点，各服用1次最好（因血压在一天中会在早晨7～8点和下午3～4点变高）。如果属于深杓性高血压则适宜晚上7～8点服用降压药物。

②另外，血压还受季节变化影响，如冬天血压高，夏天血压相对低，所以季节改变时，降压药物服用剂量也需要改变，但是前提是在季节交替时做好血压测量，最好每天测量3次，以决定降压药物的剂量。

③不要过早更换降压药物，虽然降压药物服用后就能起到降压效果，但是想达到稳定

降压的效果，如长效降压药一般要7天左右，想达到最稳定降压效果则需要30天左右。

**2. 药物服用最佳时间**

因为心脑血管事件早晨高发，阿司匹林一般在早晨7～8点服用效果最好，下午6点后服用效果较小，因为清晨血药浓度最高，可以最大化降低心脑血管事件发生。哮喘患者睡前服用平喘药效果好，在此时间药物效果发挥最好。补钙在睡前服用最好，因为人体血钙在凌晨至清晨最低。贫血患者服用铁剂最好在晚上7～8点，此时血药浓度最高，糖皮质激素类药物在早晨7点给药效果最佳，因为此时用药不但血药浓度好，而且对人体干扰最小。类风湿患者可在早晨一次性加大解热镇痛药剂量，并可以免去中午服药次数，因为早晨和上午患者关节疼痛最重。催眠药、避孕药、驱虫药适合睡前30分钟服药。降血脂药物适合睡前服用，可充分发挥降脂作用。抑酸药如西咪替丁、雷尼替丁，最好睡前服用。健胃药在进食10分钟后服用，可以更好促进胃液分泌；而氢氧化铝等抗酸药最好在饭后30分钟服用，因此时胃酸开始分泌增加。第1代抗过敏药（如扑尔敏、异丙嗪、苯海拉明等）睡前服用更好，因其致嗜睡作用，睡前服用有助于睡眠。

# 第三节　低血压

低血压是指体循环动脉压力低于正常的状态。由于高血压在临床上常常引起心、脑、肾等重要脏器的损害而备受重视，世界卫生组织也对高血压的诊断标准有明确规定，但低血压的诊断尚无统一标准。一般认为成年人上肢动脉血压低于90/60mmHg即为低血压。目前，根据临床实际情况，主要对原发性低血压和直立性低血压予以论述。

## 一、原发性低血压

原发性低血压病指的是无明显原因的低血压状态，如生理性低血压（体质性低血压），一般多见于体质瘦弱的老人和女性，而且该种类型低血压的发生与体位无关。

**【病因】**

一般认为与遗传和体质瘦弱有关，多见于20～50岁的妇女和老年人。

**【临床表现】**

**1. 疲乏无力**

晨起为重，常感精神萎靡不振，午休后好转，午后又感乏力，这种倦怠感与实际活动消耗不相称。

**2. 头痛头晕**

头痛可能为低血压的唯一主诉，体力或脑力活动后明显，头晕轻者两眼发黑，重者可失神，晕厥、头痛、头晕均与低血压脑血管血液灌注不足有关。

**3. 心前区隐痛或不适**

可在活动时发作，亦可在安静时发作，甚至心绞痛样发作。

**4. 神经功能障碍**

精神萎靡不振，记忆力下降，失眠，也可出现自主神经功能失调，如多汗、面色苍白、忽冷忽热、手脚麻木等。

**5. 内分泌功能减退**

部分患者会有肾上腺素和去甲肾上腺素分泌不足，或有低血糖、性功能减低等。

**6. 其他**

部分患者伴有食欲不振、消化不良、红细胞增多、白细胞减少、易感染等。

**【诊断】**

动脉血压测量值达低血压标准，除外继发性低血压病症和生理性低血压状态，结合上述表现可做出诊断。

**【治疗】**

**1. 药物使用**

（1）小剂量激素：氢化可的松片，10mg，1 次/日；盐酸麻黄碱片，15 ~ 30mg，1 ~ 3 次/日，口服。

（2）中药方剂使用：肉桂、桂枝、甘草各 10g。如有失眠，加夜交藤 30 ~ 50g；舌红少津咽干，加麦冬 15g、五味子 10g，水煎服，连续 15 日。

**2. 饮食与运动**

多食用富含优质蛋白质、易消化、高纤维素、维生素的食物，适量运动。

**3. 保健食品等使用**

蛋白质粉、复合维生素（补充营养）等。

## 二、直立性低血压

在临床上，部分低血压的发生与体位变化（尤其是直立位）有关，所以又称为体位性低血压。大致表现为：在改变体位为直立位的 3 分钟内，收缩压下降大于 20mmHg 或舒张压下降大于 10mmHg，同时伴有低灌注的症状。这些症状包括：头昏、头晕、视力模糊、乏力、恶心、认识功能障碍、心悸、颈背部疼痛。老年单纯收缩期高血压伴有糖尿病、低血容量，应用利尿剂、扩血管药或精神类药物者容易发生体位性低血压。

**【临床表现】**

患者体位由卧位而直立时，由于血压明显下降，引起头晕，软弱无力，甚至晕厥。在 65 ~ 70 岁人群中发病率为 20% ~30%，男性多于女性。

（1）卧位血压正常，起立时血压迅速而显著降低。

（2）脑缺血缺氧症状：轻度表现为头晕，重度的表现是晕厥。

（3）自主神经症状：皮肤干燥、出汗少、排尿、排便障碍、性欲下降、阳痿，好发于中年男性。

（4）中枢神经症状：部分患者伴有肢体僵硬、表情呆板、动作迟钝、慌张步态和眼球震颤。

**【诊断】**

**1. 卧位和站立血压测定**

先测卧位血压，站立后每分钟测血压 1 次，连续测压 5 ~ 10 分钟，若收缩压降低 20mmHg，舒张压降低 10mmHg，而无心率变化，即可确诊。

**2. 冷加压试验**

将手浸入冰水中，正常反应为收缩压和舒张压均上升 15mmHg。如血压无变化，提示交感神经血管收缩反应不良。

**3. 心率变化**

深呼吸时心率变化，正常心率变化 > 10 次/分钟，如固定不变，提示副交感神经反应不良。

**【治疗】**

**1. 一般治疗**

低血压的老人每日清晨可饮些淡盐开水，或吃些稍咸的饮食以增加饮水量，因为较多的水分进入血液可增加血容量，从而提高血压。因茶中的咖啡因能兴奋呼吸中枢及心血管系统，每天可适量饮茶，每天适量饮酒（葡萄酒最好，或饮适量啤酒，不宜饮烈性白酒），可使交感神经兴奋，加快血流，促进心脏功能，降低血液黏稠度。穿着弹力袜、紧身裤等，促进下肢血液回流心脏。

**2. 药物治疗**

（1）氢化可的松 10mg/日，地塞米松 0. 75mg/日，1 ~ 3 次/日（此法可用于高盐分饮食无效者）。

（2）吲哚美辛，本品还具有水钠潴留的作用，可以起到升压作用；150mg/日，分 3 次服用。

（3）每日摄入 9g 以上的钠盐。

（4）盐酸麻黄碱片 25 ~ 50mg/次，3 次/日。

（5）谷维素 10 ~ 20mg/次，3 次/日。

（6）ATP（三磷酸腺苷）、CoA（辅酶 A）、CoQ10（辅酶 Q10）、肌苷和维生素 B 类等。

（7）人参酒：人参 150g 加入白酒 500ml 中，浸泡 1 个月后，10 ~ 20ml，3 次/日。

（8）黄芪 30g，党参 30g，炙甘草 10g，人参 6g，麦冬 15g，五味子 9g。水煎服，连续15日。

（9）中成药：补中益气丸、黄芪建中丸、济生肾气丸、右归丸、生脉饮等。

## 第四节　血脂异常和异常脂蛋白血症

严格意义上来讲，血脂异常应属于西医学的代谢及营养性疾病范畴。血脂异常指的是血浆中脂质的量和质的异常。由于脂肪代谢或运转异常使血浆中一种或几种脂质高于正常水平的情况，称为高脂血症；可表现为高胆固醇血症、高三酰甘油血症、混合型高脂血症（前两者兼有）、低高密度脂蛋白胆固醇血症。脂质不溶或微溶于水，必须与蛋白质结合以脂蛋白形式存在，才能在血液循环中运转。因此，高脂血症常为高脂蛋白血症的反映。目前，我国成人血脂异常的患病率已经超过20%，人数超过2亿。

**学习提示**

血脂是血浆中的中性脂肪（三酰甘油和胆固醇）和类脂（磷脂、糖脂、固醇、类固醇）的总称。血浆脂蛋白是由蛋白质和三酰甘油、胆固醇、类脂等组成的球形大分子复合物。血浆中的三酰甘油是机体恒定的能量来源，胆固醇在机体中可以生成类固醇激素、维生素D、胆酸盐等，储存于机体组织中。

**【病因】**

血脂异常少数是全身性疾病导致，因此又称之为继发性血脂异常，如糖尿病、甲状腺功能减退症、肝肾病、某些药物（噻嗪类利尿剂、β受体阻滞剂、过量糖皮质激素）等。大多数是遗传因素与环境因素相互作用的结果（又称之为原发性血脂异常）。该病与肥胖症、2型糖尿病、高血压、冠心病、脑卒中等密切相关。长期的血脂异常可导致动脉粥样硬化，增加心脑血管病的发病率和死亡率。

**【临床表现】**

临床上将血脂异常简单地分为高胆固醇血症、高三酰甘油血症、混合型高脂血症（前两者兼有）、低高密度脂蛋白胆固醇血症。血脂异常可见于不同年龄与性别的人群，可在相当长的时间内无症状，多在血常规检查时发现。其主要临床表现有以下两个方面。

**1. 黄色瘤**

黄色瘤是由于脂质局部沉积所引起的一种异常的局限性皮肤隆起。颜色可分为黄色、橘黄色或棕红色，多呈现结节、斑块或丘疹形状，质地一般柔软，最常见的是眼睑周围扁平黄色瘤。

**2. 动脉粥样硬化**

脂质在血管内皮沉积引起动脉粥样硬化，会引起早发性或进展迅速的心脑血管和周围血管病变。严重的高胆固醇血症有时候可以出现游走性多关节炎。严重的高三酰甘油血症可引起急性胰腺炎。

**【血脂异常的诊断】**

实验室生化检查标准：测定空腹状态下（禁食 12 ~ 14 小时）血浆或血清的 TC、TG、LDL – C 和 HDL – C 的数值（表 4 – 16）。

**表 4 – 16　血脂检查参考标准**

| 项　目 | 合适范围/［mmol/L（mg/dl）］ | 边缘升高/［mmol/L（mg/dl）］ | 升　高/［mmol/L（mg/dl）］ | 降　低/［mmol/L（mg/dl）］ |
|---|---|---|---|---|
| TC（总胆固醇） | <5.18（200） | 5.18 ~ 6.19（200 ~ 239） | ≥6.22（240） | |
| LDL – C（低密度脂蛋白胆固醇） | <3.37（130） | 3.37 ~ 4.12（130 ~ 159） | ≥4.14（160） | |
| HDL – C（高密度脂蛋白胆固醇） | ≥1.04（40） | | ≥1.55（60） | <1.04（40） |
| TG（总三酰甘油） | <1.7（150） | 1.7 ~ 2.25（150 ~ 199） | ≥2.26（200） | |

**【血脂检查的重点人群】**

（1）已有脑血管病、冠心病及周围动脉粥样硬化者。

（2）有高血压、肥胖、糖尿病、吸烟者。

（3）有冠心病或动脉粥样硬化家族史者，尤其是直系亲属中有早发冠心病或其他动脉粥样硬化症者。

（4）有皮肤黄色瘤者。

（5）有高脂血症家族史者。

从预防医学的角度，建议 20 岁以上成年人至少每 5 年测定 1 次血脂，建议 40 岁以上的男性和绝经期女性每年进行血脂检查。对于缺血性心血管疾病及其高危人群，每 3 ~ 6 个月检查 1 次。首次发现血脂异常应在 2 ~ 4 周内再予以复查。

**【治疗】**

**1. 治疗原则**

（1）继发性血脂异常应该以治疗原发病为主，如糖尿病、甲状腺功能减退症经控制后，一般血脂有可能恢复正常。但是一般原发性与继发性血脂异常可同时存在，如果原发病经过一段时间治疗，血脂异常仍然存在，则应考虑按照原发性血脂异常予以治疗。

（2）采用综合性的治疗措施，生活方式的改变是该疾病的首要治疗措施，药物治疗必须掌握严格的指征。

（3）治疗目标：治疗血脂异常最主要目的是防治缺血性心血管疾病，要根据患者血脂异常的危险分层予以针对性治疗，才可以保证治疗效果最大化。

## 知识补充

### 1. 血脂异常危险分层（见表4－17）

**表4－17　血脂异常危险分层表及使用**

| 危险因素 | 危险分层/［mmol/L（mg/dl）］ | |
|---|---|---|
| 血脂 | TC5.18～6.19（200～239）或 LDL－C3.37～4.12（130～159） | TC≥6.22（240）或 LDL－C≥4.14（160） |
| 无高血压而且其他危险因素＜3 | 低危 | 低危 |
| 高血压或其他危险因素≥3 | 低危 | 中危 |
| 高血压而且其他危险因素≥1 | 中危 | 高危 |
| 冠心病及其他等危症 | 高危 | 高危 |

说明：上表中，危险性越高，则调脂的治疗越应该积极。

（1）低危患者指的是10年内发生缺血性心血管病危险性＜5%；中危患者指的是10年内发生缺血性心血管病危险性5%～10%；高危患者指的是10年内发生冠心病危险性10%～15%。

（2）冠心病包括急性冠状动脉综合征（包括不稳定性心绞痛和急性心肌梗死）、稳定型心绞痛、陈旧性心肌梗死、有客观证据的心肌缺血、冠状动脉介入治疗及旁路移植术后的患者。

（3）冠心病其他等危症是指非冠心病患者10年内发生主要冠状动脉事件的危险与已患冠心病者同等，新发和复发心血管事件的危险大于15%，包括：①有临床表现的冠状动脉以外动脉的动脉粥样硬化，包括缺血性脑卒中、周围动脉疾病、腹主动脉瘤和症状性颈动脉病（如短暂性脑缺血）等；②糖尿病；③有多种危险因素其发生主要冠状动脉事件的危险相当于已经确立的冠心病、心肌梗死或冠心病死亡的10年危险＞20%。

（4）血脂异常以外的心血管病主要危险因素包括：①高血压；②吸烟；③低HDL－C血症，HDL－C＜1.04mmol/L（40mg/dl）；④肥胖；⑤早发缺血性心血管病家族史（1级男性亲属发病时＜55岁或1级女性亲属发病时＜65岁）；⑥年龄因素（男性≥45岁；女性≥55岁）；HDL－C≥1.55mmol/L（60mg/dl）为负性危险因素，其出现可以抵消1个危险因素。

### 2. 调脂目标数值表

TC、LDC－C的目标水平（见表4－18）；血清TG的理想水平＜1.7mmol/L（150mg/dl），HDC－C的理想水平是≥1.04mmol/L（40mg/dl）。

**表4－18　血脂数值表**

| 危险等级 | 血脂项目 | 治疗性生活方式改变开始水平/［mmol/L（mg/dl）］ | 药物治疗开始水平/［mmol/L（mg/dl）］ | 治疗目标值/［mmol/L（mg/dl）］ |
|---|---|---|---|---|
| 低危 | TC | ≥6.22（240） | ≥6.99（270） | ＜6.22（240） |
| | LDL－C | ≥4.14（160） | ≥4.92（190） | ＜4.14（160） |
| 中危 | TC | ≥5.18（200） | ≥6.22（240） | ＜5.18（200） |
| | LDL－C | ≥3.37（130） | ≥4.14（160） | ＜3.37（130） |
| 高危 | TC | ≥4.14（160） | ≥4.14（160） | ＜4.14（160） |
| | LDL－C | ≥2.59（100） | ≥2.59（100） | ＜2.59（100） |
| 极高危 | TC | ≥3.11（120） | ≥4.14（160） | ＜3.11（120） |
| | LDL－C | ≥2.07（80） | ≥2.07（80） | ＜2.07（80） |

### 学习提示

①上述表格在销售中使用，可以做成喷绘 POP；提示顾客开始使用保健品或降脂药物的时机以及用药疗程等；②极高危患者指的是急性冠状动脉综合征或缺血性心血管病合并糖尿病。

**2. 生活营养保健治疗**

①高胆固醇血症者，采用低饱和脂肪酸、低胆固醇饮食，增加不饱和脂肪酸的摄入。（销售提示：可以向高血脂类顾客推荐保健食品，如蜂胶胶囊、葡萄籽胶囊、鱼油胶囊、维生素 C、银杏叶软胶囊、维生素 E、小麦胚芽油胶囊、蜂胶、大豆卵磷脂、亚麻籽油软胶囊、果蔬膳食纤维素片、B 族维生素、螺旋藻等。）

②外源性（可以理解成平时喜欢摄入脂肪类饮食）高三酰甘油血症者，采用低脂肪、低糖饮食，内源性（可以理解成本身肥胖者）高三酰甘油血症者，要限制热量及糖类的摄入，减轻体重，并增加多不饱和脂肪酸摄入。

③适当运动，戒烟，限酒国，限盐。

**3. 药物治疗**

（1）常用的调节血脂药物

①他汀类（羟甲基戊二酰辅酶 A）：主要有洛伐他汀、辛伐他汀、普伐他汀、阿托伐他汀等。主要降低血清 TC 和 LDL－C，也在一定上降 TG 和 VLDL，轻度升高HDL－C 的水平。适应证为高胆固醇血症和以胆固醇升高为主的混合型高脂血症。他汀类是目前临床上最重要的、应用最广的降脂药物。他汀类与贝特类、烟酸类合用要特别小心，以防止发生横纹肌溶解症，增加肝脏毒性的危险。儿童、孕妇、哺乳期妇女和准备生育的妇女不宜使用。

②贝特类（苯氧芳酸类）：主要有非诺贝特、氯贝丁酯（氯贝特、安妥明）、苯扎贝特（必降脂、脂康平）、吉非贝齐（吉非罗齐）等。主要降 TG 和 VLDL，也可以在一定程度上降 TC 和 LDL－C，升高 HDL－C。适应证为高三酰甘油血症和以三酰甘油升高为主的混合型高脂血症。禁用于肝肾功能不全以及儿童、孕妇、哺乳期妇女。

③树脂类（胆酸螯合剂）：主要有考来烯胺（消胆胺）、考来替哌（降胆宁）等。适用于高胆固醇血症和以胆固醇升高为主的混合性高脂血症。该类药物会干扰叶酸、贝特类、他汀类、脂溶性维生素的吸收，因此可在服用本药物前 1～4 小时或 4 小时后服用其他药物，必要时补充维生素 A、D、K。

④烟酸类（VPP）：属于主要以高三酰甘油血症和以三酰甘油升高为主的混合血症。烟酸类药物属于维生素 B 族，其用量超过作为维生素作用的用量时，就有调脂作用，主要有烟酸、阿昔莫司等。糖尿病患者一般不适合用烟酸，阿昔莫司副作用较小。

⑤其他调脂药物

依折麦布：该药属于肠道胆固醇吸收抑制剂，抑制胆固醇吸收，降低血清 LDL－C

水平。适用于高胆固醇血症和以胆固醇升高为主的混合性高脂血症，可与他汀类药物联合使用。

n－3脂肪酸抑制剂（海鱼油主要成分）：主要有多烯康、麦乐康、鱼油烯康等。可以降低TG和轻度升高HDL－C，对TC和LDL－C无影响。适应证为高三酰甘油血症和以三酰甘油升高为主的混合性高脂血症。鱼油腥味所致的恶心是常见的不良反应，对于伴有出血倾向的疾病者禁用。

⑥中药降脂药物：主要有绞股蓝总苷片（疗程提示：连续使用3个月，如血脂有降低，需要再巩固2个月）、月见草胶囊（疗程提示：该药需连续服药90天）、脂必妥（学习提示：该药会引起男性性功能障碍，停药后可恢复，尽量避免与他汀类药物联合使用，因该药成分红曲中也含有类似他汀类药物成分，以防加重肝毒性，防止横纹肌溶解症的出现）、血脂康（使用注意同脂必妥）、血脂平（疗程提示：4～6周为1个疗程，可使用3个疗程；有出血倾向者禁用，糖尿病患者慎用）、首乌粉、山楂粉等。

（2）调脂药物选择

①高胆固醇血症：首选他汀类，如果单用他汀类不能达到降脂目标值，可联合使用依折麦布。

②高三酰甘油血症：首选贝特类和烟酸类，也可以选用n－3脂肪酸制剂。

③混合型高脂血症：如果以TC和LDL－C增高为主，首选他汀类；如果以TG增高为主，则首选贝特类；如果TC和LDL－C、TG均明显增高，则考虑联合用药。他汀类合依折麦布可以强化降脂作用而不增加副作用。他汀类＋贝特类或烟酸类，此类联合需要注意避免肌病与肝脏毒性的增加。治疗轻型混合型高脂血症，可用他汀类合n－3脂肪酸制剂。

**4. 保健品选用**

大豆卵磷脂胶囊、蜂胶胶囊、大蒜精油胶囊、辅酶Q10软胶囊、深海鱼油软胶囊、月见草油软胶囊、海狗油软胶囊（辅助降血脂，预防与控制脂肪肝）等。

**5. 爱心提示**

（1）调脂药物的治疗，是长期甚至是终生的。在药物治疗期间，必须监测药物的不良反应，定期检查肝肾功能、血常规、肌酶等。

（2）注意均衡饮食，增加体育锻炼，预防肥胖，养成良好生活习惯，多参加社区健康教育活动。

## 第五节　动脉粥样硬化和冠状动脉粥样硬化性心脏病

### 一、动脉粥样硬化

动脉粥样硬化是动脉硬化的血管病中最常见、最重要的一种。各种动脉硬化的共同特点是动脉管壁增厚变硬，失去弹性，管腔缩小。动脉粥样硬化的特点是受累动脉的病变从内膜开始，先后有多种病变合并存在，包括局部有脂质和复合糖类积聚、纤维组织增生和钙质沉着形成斑块，并有动脉中层的逐渐退变，继发病变还有斑块内出血、斑块破裂及局部血栓形成。由于在动脉内膜积聚的脂质外观呈现黄色粥样，因此称之为动脉粥样硬化（图4－3）。

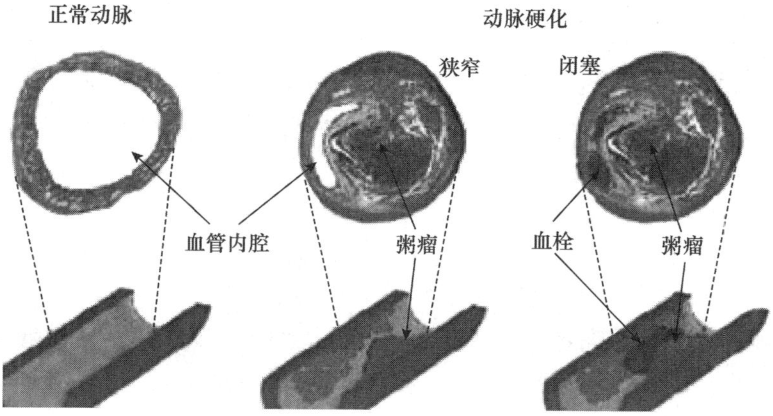


图4－3　动脉粥样硬化过程示意图

【病因】

**1. 年龄、性别因素**

本病多见于40岁以上的中老年人，49岁以后进展较快。男性发病大于女性，但是在更年期后女性发病率增加。年龄与性别是不可改变的危险因素。

**2. 血脂异常**

脂质代谢异常是动脉硬化最重要的危险因素。其中以TC及LDL－C的增高影响最为突出。

**3. 高血压**

60%～70%的冠心病患者有高血压，高血压患者的患病率是正常血压者的3～4倍。

**4. 吸烟**

吸烟者与不吸烟者比较，本病发病率与致死率增高2～6倍，而且与每日吸烟支数成正比，被动吸烟也是危险因素。

**5. 糖尿病和糖耐量异常**

糖尿病及糖耐量异常者的发病率是正常人的数倍。

**6. 其他因素**

诸如肥胖，高脂肪、高热量饮食，活动较少，遗传，性格急躁，好胜心强，不善于劳逸结合的人群发病率均比正常人高。

【临床表现】

主要是相关器官受累后出现的表现，一般共性表现就是出现脑力与体力的衰退。比较常见的有冠状动脉粥样硬化（具体表现为冠心病）、脑动脉粥样硬化（具体见缺血性脑卒中等篇章）、肾动脉粥样硬化（可引起顽固性高血压，年龄在55岁以上而突然发生高血压者，应该考虑本病的可能，如有肾动脉血栓，还会引起肾区疼痛、发热、尿闭等）、四肢动脉粥样硬化（以下肢动脉多见，会出现下肢发凉、麻木、间歇性跛行，即行走时小腿肚子麻木、疼痛以致痉挛，休息后消失，再走时又出现；严重者可持续性疼痛，下肢动脉尤其是足背动脉搏动减弱或消失）。该病如果涉及心、脑、肾器官病变，则预后不佳。

【治疗】

**1. 一般治疗**

（1）控制体重，体重超标者予以减肥。

（2）合理饮食，少吃高热量、高盐、高脂肪、高胆固醇饮食，多食清淡与含维生素多的食物，多摄入不饱和脂肪酸。

（3）适当的运动与体力劳动，合理作息。

（4）不吸烟，不饮烈性酒等。

**2. 药物治疗**

调整血脂药物+抗血小板聚集药物+溶血栓和抗凝药物（血栓形成后）。具体使用案例见下冠心病章节。

**3. 保健食品、器械等使用**

维生素C、深海鱼油软胶囊、大豆卵磷脂、蜂胶胶囊、番茄红素软胶囊、月见草油软胶囊、辅酶Q10、茶多酚左旋肉碱等。

## 二、冠状动脉粥样硬化性心脏病

冠状动脉粥样硬化性心脏病是指冠状动脉粥样硬化使血管腔狭窄或阻塞，（和）或因冠状动脉功能性改变（痉挛）导致心肌缺血、缺氧或坏死而引起的心脏病，统称为冠状动脉性心脏病，简称冠心病，亦称缺血性心脏病。

本病出现的症状或致残、致死后果多发生在40岁以后，男性的发病率大于女性。目前，临床将冠心病大致分为如下类型：①无症状性心肌缺血；②心绞痛；③心肌梗死；④缺血性心肌病；⑤猝死。本章节主要讲述心绞痛和心肌梗死。

### （一）心绞痛

临床上，心绞痛分为稳定型心绞痛与不稳定型心绞痛。稳定型心绞痛又称为稳定劳力型心绞痛，是在冠状动脉狭窄的基础上，由于心肌负荷的增加而引起的心肌急剧且暂时的缺血与缺氧的临床综合征。

本病男性多于女性，多数患者年龄在 40 岁以上，劳累、情绪激动、饱食、受寒、急性循环衰竭等为常见诱因。

**知识补充**

见表 4－19。

**表 4－19　临床常见绞痛的区别**

| 疼痛类别 | 疼痛部位 | 其他特点 |
|---|---|---|
| 肠绞痛 | 多位于脐周围、下腹部 | 常伴有恶心、呕吐、腹泻、便秘、肠鸣音增强等 |
| 胆绞痛 | 位于右上腹，放射至右背和右肩胛 | 常有黄疸、发热、肝脏可触及等 |
| 肾绞痛 | 位于腰部并向下放射，达到腹股沟、外生殖器及大腿内侧 | 常有尿频、尿急，尿液含蛋白质、红细胞等 |

**【临床表现】**

**1. 稳定劳力型心绞痛**

以发作性胸痛为主要临床表现，疼痛的特点有：

（1）部位：主要在胸骨体中段或上段之后可波及心前区，有手掌大小范围，甚至横贯前胸，界限不清楚；常放射至左肩、左臂内侧，达无名指和小指，或至颈、咽或下颌部。

（2）性质：胸痛常为压迫、发闷或紧缩性，也可有烧灼感，但不像针刺或刀扎样的锐性痛，偶伴濒死的恐惧感觉。发作时，患者往往不自觉地停止原来的活动，直至症状缓解。

（3）诱因：发作常由体力劳动或情绪激动（如愤怒、焦急、过度兴奋等）所诱发，饱食、寒冷、吸烟、心动过速、休克等亦可诱发。疼痛多发生于劳动或激动的当时，而不是在一天劳累之后。典型的心绞痛常在相似的条件下发生。

（4）持续时间：疼痛出现后常持续加重，然后在 3～5 分钟内逐渐消失；可数天或数星期发作 1 次，也可 1 日内多次发作。

（5）缓解方式：一般在停止原来诱发疾病症状的活动后即可缓解，舌下含用硝酸甘油也能在几分钟内使之缓解。

（6）平时无异常体征表现，心绞痛发作时心率增快，血压升高，皮肤冷或出汗，表情焦虑等非特征性体征。

**2. 不稳定型心绞痛**

表现与稳定型类似，但是具有以下特点：

（1）原来是稳定型心绞痛，在 1 个月内疼痛发作的频率增加，程度加重、时间延长、诱发因素变化，硝酸类药物的缓解作用减弱。

（2）1 个月内新发生的心绞痛，并因程度较轻的诱因（例如轻微的活动、轻微激动等）会发生。

（3）休息状态下发生心绞痛或轻微活动即可诱发。

## 【治疗】

心绞痛的治疗原则是改善冠状动脉的血供和降低心肌耗氧，同时治疗动脉粥样硬化。

### 1. 稳定型心绞痛的治疗

（1）发作时的治疗

①休息：发作时立刻休息，一般停止活动后，症状即可消失。

②药物治疗：较严重的发作，可以使用作用较快的硝酸酯类制剂。

硝酸酯类药物，硝酸甘油（1～2 分钟起效，约持续 30 分钟；对 92% 的患者有效，其中 76% 的患者可在 3 分钟内见效。第 1 次用药的患者，应平卧片刻，防止头晕、心悸、血压下降等不良反应）；硝酸异山梨酯（舌下含服 2～3 分钟见效，持续 2～3 小时）。

中成药：复方丹参滴丸（因寒凉之诱因而引发心绞痛者不适宜选用）、速效救心丸（主要用于气滞血瘀型冠心病）。

镇静药：应用①②药物的同时可以使用镇静药物，如地西泮、苯巴比妥、佐匹克隆等。

（2）缓解期的治疗

①日常生活：调整饮食，特别是一次进食不应过饱，禁绝烟酒，适当活动，减轻精神负担等。

②药物治疗：使用药效持久的抗心绞痛药物，可单独、交替或联合应用下列药物（表 4－20）。

**表 4－20　稳定型心绞痛缓解期的治疗药物**

| 类　别 | 药　物 | 作用原理 | 其他事项 |
|---|---|---|---|
| β受体阻滞剂 | 美托洛尔、阿替洛尔、卡维地洛 | 减慢心率，降低血压，减低心肌收缩力和耗氧量，从而减少心绞痛发作 | ①本类药物与硝酸酯类药物合用有协同作用，因而用量偏小，开始剂量尤其注意减小，以免引起直立性低血压；②停用本类药物应逐步减量，如突然停药，有诱发心肌梗死的可能；③低血压、支气管哮喘及心动过缓、2 度或以上房室传导阻滞者不宜使用 |
| 硝酸酯制剂 | 硝酸异山梨酯 | 使周围血管扩张，回心血量减少，心脏负荷减少，心肌耗氧量减少，缓解心绞痛 | 胶囊、片剂服后 30 分钟起效，持续 3～5 小时；缓释剂型可持续 12 小时 |
| | 5－硝酸异山梨酯 | 同硝酸异山梨酯 | 长效硝酸酯类药物，无肝脏首过效应，生物利用度几乎为 100% |
| | 长效硝酸甘油制剂 | 同硝酸异山梨酯 | ①长效片剂口服后 30 分钟起效，可持续 8～12 小时，每 8 小时 1 次；②对于夜间心绞痛易发者可选用该类药物的外用贴剂或油膏，贴剂持续使用会导致耐药性 |
| 钙通道阻滞剂 | 维拉帕米、硝苯地平、氨氯地平 | 抑制心肌收缩，减少心肌耗氧；扩张冠状动脉，改善心肌供血；扩张周围血管，减轻心脏负荷；降低血液黏稠度，抗血小板聚集 | 该类药物更适合同时伴有高血压的患者 |
| 中成药物 | 具体使用详细见后边中医胸痹篇章 | | |

（3）保健食品、器械等使用

保健品使用参照动脉粥样硬化部分；对于呼吸困难、发绀者可以考虑制氧机的销售。

**2. 不稳定型心绞痛的治疗**

不稳定型心绞痛病情发展难以预料，应让患者处于医生的监控之下，具体治疗请遵医嘱。

**【预防】**

预防动脉粥样硬化和冠心病，属于一级预防，已经有冠心病和心肌梗死病史者还应预防再次发生梗死和其他心血管事件称为二级预防。二级预防应全面综合考虑，归纳为五个方面：

**1. 第1方面**

（1）阿司匹林：如无禁忌，开始并长期使用阿司匹林75～150mg/日；如有禁忌，可使用氯吡格雷75mg/日（以上属于抗血小板聚集）。

（2）血管紧张素转化酶抑制剂：用于所有心肌梗死后的长期治疗。

（3）硝酸酯类药物：用于所有具有心绞痛的患者。

**2. 第2方面**

（1）β受体阻滞剂：所有心肌梗死后或急性缺血性综合征患者、心功能不全患者需要长期用药，除了一般禁忌证外，对于所有其他需要控制的心绞痛、心率或血压时应予以使用。（以上属于预防心律失常，减轻心脏负荷。）

（2）血压控制：目标<140/90mmHg，糖尿病患者降到130/85mmHg以下，伴有肾脏损害或蛋白尿的患者应控制到125/75mmHg。

**3. 第3方面**

（1）降低胆固醇：首要目标LDL－C<2.6mmol/L；次要目标：TG>2.3～5.7mmol/L，待降低LDL后，考虑贝特类或烟酸类药物、鼓励增加n－3脂肪酸的摄取；TG≥5.7mmol/L，贝特类或烟酸类药物治疗后，在考虑降低LDL。（以上属于控制血脂水平。）

（2）戒烟。

**4. 第4方面**

（1）控制糖尿病：FPG（空腹血糖）5.1～6.1mmol/L，2hPG（餐后2小时血糖）7.0～7.8mmol/L，HbAlc（糖化血红蛋白）6%～7%。

（2）限制饮食：适度饮酒、限制钠盐、重视水果蔬菜和低脂奶类食品。

**5. 第5方面**

（1）运动：最低目标，每周3～4次，每次30分钟；理想目标，每天运动30～60分钟（运动形式为步行、慢跑、骑自行车等有氧运动）。

（2）健康教育：针对冠心病患者日常教育，包括患者以及家属。

## （二）心肌梗死

心肌梗死是心肌缺血性坏死，属冠心病的严重类型。它是在冠状动脉病变的基础上，发生冠状动脉血供急剧减少或中断，使相应的心肌严重而持久地急性缺血导致心肌坏死。

**【病因】**

由于冠状动脉粥样硬化，造成一支或多支血管管腔狭窄和心肌血供不足，而侧支循环未充分建立。在此基础上，一旦血供急剧减少或中断，使心肌严重而持久地急性缺血达20～30分钟以上，即可发生急性心肌梗死。事实证明，大多数心肌梗死是粥样斑块破溃，而引起出血，形成血栓，阻塞血管。（引起血栓形成与出血的诱因如下：早晨6～12点神经活动加强，饱餐与进食高脂肪，重体力活动，情绪激动，用力大便，血压升高，休克等因素。）

**【临床表现】**

与梗死的大小、部位、侧支循环情况密切相关。

**1. 先兆**

50%～81.2%的患者在发病前数日有乏力、胸部不适之感，活动时心悸、气急、烦躁、心绞痛等前驱症状。其中，以新发生心绞痛或原有心绞痛加重为最突出。心绞痛发作较以往频繁，性质较剧，持续较久，含服硝酸甘油疗效差，诱发因素不明显。心电图有改变。

**2. 具体表现**

（1）疼痛　属于最先出现的症状，多发生于清晨，疼痛部位与性质与心绞痛相同，但是诱因多不明显，而且常发生于安静时，程度较重，持续时间较长，可以达到数小时或更长，休息和服用硝酸甘油不能缓解。患者常烦躁不安，出汗，恐惧，胸闷或有濒死感。

（2）全身症状　会有发热、心动过速、白细胞增多和红细胞沉降率增快等表现。一般在疼痛发生后的24～48小时出现，体温一般在38℃左右，很少达到39℃，持续约1周。

（3）胃肠道症状　疼痛剧烈时常伴有频繁的恶心、呕吐和上腹胀痛。

（4）心律失常　75%～95%的患者可出现心律失常，多在发病1～2天后发生，可伴乏力、头晕、晕厥等症状；各种心律失常以室性心律失常最常见。

（5）低血压和休克　休克的表现是疼痛缓解而收缩压仍低于80mmHg，烦躁不安、面色苍白、皮肤湿冷、脉细而快、大汗淋漓、尿量较少，神智迟钝，甚至晕厥者。

（6）心力衰竭（以左心为多）　发生率为32%～48%，可以在起病最初几天内发生或在疼痛、休克好转阶段出现。

（7）几乎所有患者在发病期间血压都降低。

### 知识补充

见表4－21。

**表4－21　心绞痛与心肌梗死的鉴别诊断**

| 鉴别诊断项目 | | 心绞痛 | 急性心肌梗死 |
|---|---|---|---|
| 疼痛 | 部位 | 胸骨上中段之后 | 胸骨上中段之后，也可在较低位置或上腹部 |
| | 性质 | 压榨性或窒息性 | 与心绞痛相似，但程度更强 |
| | 诱因 | 劳力、情绪激动、受寒、饱食等 | 不常有 |
| | 时限 | 短，通常在1~5分钟或15分钟内 | 长，可达数小时或1~2天 |
| | 频率 | 频繁发作 | 不频繁 |
| | 硝酸甘油疗效 | 显著缓解 | 作用差或无效 |
| 气喘或肺水肿 | | 极少 | 可以有 |
| 血压 | | 升高或无显著改变 | 降低甚至休克 |
| 发热 | | 无 | 常有 |
| 白细胞 | | 无 | 常有 |

## 【治疗】

（1）及早发现，及早住院，并加强住院前的就地处理。

（2）卧床休息，吸氧，服用阿司匹林（无禁忌证者即服水溶性阿司匹林或嚼服肠溶型阿司匹林150~300mg，而后每日1次，3日后改为75~150mg，每日1次，长期服用），或再试用硝酸甘油。

## 【预防】

同心绞痛的预防。

### 知识补充

**1. 抗血小板聚集药物阿司匹林适应证列表（表4－22）**

**表4－22　抗血小板聚集药物阿司匹林的适应证及使用注意**

| 适应证 | | 使用时机及其他 |
|---|---|---|
| 需要服用阿司匹林进行一级预防的疾病 | 高血压 | 血压<150/90mmHg，同时有下列之一者：①年龄在50岁以上；②具有靶器官损害，包括血浆肌酐重度增高；③糖尿病 |
| | 2型糖尿病 | 40岁以上，同时有心血管危险因素者：①有早发冠心病家族史；②吸烟；③高血压；④超重或肥胖，尤其腹型肥胖；⑤白蛋白尿；⑥血脂异常 |
| | 10年缺血性心血管病风险 | ≥10%的人群或合并下述3项及以上危险因素者：①血脂紊乱；②吸烟；③肥胖；④年龄≥50岁；⑤早发心血管疾病家族史（男<55岁，女<65的发病史） |
| 预防脑缺血、脑卒中 | | 需要长期服用，75~150mg/日 |

续表

| 适应证 | 使用时机及其他 |
|---|---|
| 慢性稳定、不稳型心绞痛 | 需要长期服用，75～150mg/日 |
| 既往心肌梗死（心电图ST段抬高和不抬高的心肌梗死后） | 需要长期服用，75～150mg/日 |
| 冠心病合并糖尿病者 | 需要长期服用，75～150mg/日 |
| 既往脑卒中、TIA（短暂性脑缺血发作） | 需要长期服用，75～300mg/日 |

**2. 关于阿司匹林与氯吡格雷的几个用药问题提示**

（1）哪些疾病禁忌使用阿司匹林？

不能耐受而过敏（主要表现是哮喘）、活动性出血、血友病、视网膜出血、未控制的高血压、重度肝功能损害、肾功能损害、孕妇、哺乳期妇女、活动性溃疡或胃肠道、泌尿道出血等。

（2）怎样防止阿司匹林的胃肠道并发症？

事实上，肠溶或者缓释剂型并不能降低患者胃肠道出血的风险。对于以往有溃疡病史的患者，使用阿司匹林，应该检测Hp（幽门螺杆菌），如为阳性，应予以治疗。对于胃肠道出血风险大、双重抗血小板（例如同时加服氯吡格雷）治疗，需要服用质子泵抑制剂。

（3）氯吡格雷与阿司匹林比较，有哪些优势？

氯吡格雷比阿司匹林在降低缺血性事件联合终点（联合终点指的是缺血性脑卒中、心肌梗死、心血管性死亡）方面高出8.7%，在降低心肌梗死危险性方面高19.2%。

## 第六节　脂浊

西医学中的高脂血症属中医学的“痰证”“虚损”“胸痹”“眩晕”“脂浊”等范畴。中医学认为本病常与饮食、情志、体质等因素有关。

**【病因】**

**1. 体质因素**

素体肥胖或阴虚，“肥人多痰”，痰浊中阻可致本病。阴虚者，多肝肾不足，肝肾阴虚，肝阳偏亢，木旺克土，导致脾虚生湿，或劳欲过度，更伤肾脏，而导致气化失调，发为本病。

**2. 饮食因素**

平素喜欢肥甘厚腻饮食，嗜酒无度，脾胃受损，脾失健运，水谷不能完化，化生痰湿，痰湿中阻，精微物质输布失司，发为本病。

**3. 情志因素**

平素抑郁，肝失调达，疏泄失常，气血运行不畅，气滞血瘀，膏脂布化失度。伤及脾胃，内生痰湿，发为本病。

## 【辨证论治】

**1. 痰浊中阻证**

表现：四肢倦怠，胸脘痞满，腹胀纳呆，大便溏薄，形体肥胖，心悸眩晕，舌体胖，边有齿痕，苔腻脉滑。

治法：化浊降痰。

药物：山楂精降脂片、月见草胶囊、血脂宁丸、荷丹片、蜂蜡素胶囊、血脂康胶囊、首明山胶囊。

**2. 肝郁脾虚证**

表现：精神抑郁，心烦易怒，肢倦乏力，胁肋胀满窜痛，女子月经不调，口干，不思饮食，腹胀纳呆，舌苔白，脉弦细。

治法：疏肝解郁，健脾和胃。

药物：逍遥丸、三七脂肝丸（还可用于脂肪肝）。

**3. 胃热滞脾证**

表现：多食，消谷善饥，体胖壮实，脘腹胀满，面色红润，口干口苦，心烦头昏，舌红，苔黄腻，脉弦滑。

治法：清胃泄热。

药物：保和丸、小承气汤（大黄 12g，厚朴 6g，枳实 9g）。

**4. 肝肾阴虚证**

表现：头晕目眩，腰膝酸软，失眠多梦，耳鸣健忘，咽干口燥，五心烦热，胁痛，颧红盗汗，舌红少苔，脉细数。

治法：滋养肝肾。

药物：杞菊地黄丸、血脂宁丸（还可用于肥胖）、脂康颗粒、泰脂安胶囊、调脂片、清脂胶囊、降脂减肥片（还可用于习惯性便秘、单纯性肥胖、痔疮出血等）、首明山胶囊。

**5. 脾肾阳虚证**

表现：畏寒肢冷，腰膝酸软，面色㿠白，大便溏稀，腹胀纳呆，耳鸣眼花，腹胀不舒，舌淡胖，苔白滑，脉沉细。

治法：温补脾肾。

药物：附子理中丸、丹田降脂丸。

**6. 气滞血瘀证**

表现：胸胁胀闷，胁下痞块刺痛拒按，心烦易怒，夜不能寐或不安，舌紫暗或见瘀斑，脉沉涩。

治法：活血化瘀，行气止痛。

药物：血府逐瘀丸＋失笑散（五灵脂、蒲黄各 6g）、丹香清脂颗粒、降脂通络软胶囊、保利尔胶囊、脂降宁片。

## 归纳总结

| 中医高脂血症分型 | 主要表现 | 本店中成药物 | 关联销售方案 |
| --- | --- | --- | --- |
| | | | |
| | | | |
| | | | |
| | | | |
| | | | |
| | | | |
| | | | |
| | | | |
| | | | |

# 第七节　眩晕

眩是指眼花或眼前发黑，晕是指头晕，或感觉自身或外界景物旋转，二者常同时出现，故统称为“眩晕”。病轻者，闭目眩晕即停止；严重者，感觉如坐车船，旋转不定，不能站立，或伴有恶心、呕吐、汗出，甚则昏倒等症状。西医学中的梅尼埃病、高血压病、低血压、脑动脉硬化、椎－基底动脉供血不足、贫血、神经衰弱等以眩晕为主要临床表现者，均可以参照本病辨证论治。

## 【病因】

### 1. 情志不遂

忧郁恼怒太过，肝失条达，肝气郁结，气郁化火，肝阴耗伤，风阳易动，上扰头目，发为眩晕。

### 2. 年高肾亏

肾为先天之本，主藏精生髓，脑为髓之海。若年高肾精亏虚，髓海不足，无以充盈于脑；或体虚多病，损伤肾精肾气；或房劳过度，阴精亏虚，均可导致髓海空虚，发为眩晕。

### 3. 病后体虚

脾胃为后天之本，气血生化之源。若久病体虚，脾胃虚弱，或失血之后，耗伤气血，或饮食不节，忧思劳倦，均可导致气血两虚。气虚则清阳（即阳气）不升，血虚则清窍（即头部）失养，故而发为眩晕。

### 4. 饮食不节

嗜酒无度，过食肥甘，损伤脾胃，以致健运失司，水湿内停，积聚生痰，痰阻中焦，清阳不升，头窍失养，故发为眩晕。

**5. 跌仆损伤，瘀血内阻**

跌仆坠损，头脑外伤，瘀血停留，阻滞经脉，而致气血不能上荣于头目，故眩晕时作。

**【辨证论治】**

**1. 肝阳上亢**

表现：眩晕耳鸣，头痛目胀，每因烦劳或恼怒而头晕、头痛加剧，面潮红，急躁易怒，失眠多梦，口苦，舌红苔黄，脉弦或数。

治法：平肝潜阳，清火息风。

药物：清脑降压片、安宫降压丸、脑立清丸、心脑静片、山菊降压片、抑眩宁颗粒、复方羚角降压片、复方罗布麻颗粒、清肝降压胶囊。

**2. 气血亏虚**

表现：眩晕因动则加剧，劳累则发作，面色㿠白，唇甲不华，发色不泽，心悸少寐，神疲懒言，纳少，舌淡苔白，脉细弱。

治法：补益气血，调养脾胃。

药物：归脾丸、心脑欣胶囊、驴胶补血颗粒、养血清脑颗粒。

**3. 肾精不足**

表现：眩晕日久不愈而见精神萎靡，少寐多梦，健忘，腰膝酸软，两目干涩，视力减退；或遗精，或耳鸣齿摇。偏于阴虚者，五心烦热，颧红咽干，舌质红，脉弦细数。偏于阳虚者，四肢不温，形寒怯冷，舌质淡，脉沉细无力。

治法：偏阴虚者，治以补肾滋阴；偏阳虚者，治以补肾助阳。

药物：补肾滋阴，宜左归丸、养阴降压胶囊、归芍地黄丸、六味地黄丸、杞菊地黄丸；补肾助阳，宜右归丸或龟鹿补肾丸。

**4. 痰湿中阻**

表现：眩晕而见头重如蒙，或视物旋转，胸闷恶心，呕吐痰涎，食少多寐，苔白腻，脉濡滑。

治法：燥湿祛痰，健脾和胃。

药物：眩晕宁颗粒、半夏天麻丸、晕复静片。

**5. 瘀血阻窍**

表现：眩晕而并发头痛，兼见健忘，失眠，心悸，精神不振，耳鸣耳聋，面唇紫暗，舌暗有瘀斑，脉涩或细涩。

治法：祛瘀生新，活血通窍。

药物：心脉通片、逐瘀通脉胶囊、通窍益心丸、血府逐瘀丸等。

## 归纳总结

| 中医眩晕类型 | 主要表现 | 本店中成药物 | 关联销售方案 |
| --- | --- | --- | --- |
| | | | |
| | | | |
| | | | |
| | | | |
| | | | |

# 第八节　胸痹

胸痹是指以胸部闷痛，甚至胸痛彻背，喘息不得卧为主要表现的一种疾病。轻者仅感觉胸闷、有窒息感，呼吸不顺畅；严重者，感觉心痛彻背（心痛彻背指的是心前、心窝、胃脘等部位疼痛引及背部）。西医学中的冠心病等出现上述表现者可按照此病辨证施治。

**【病因】**

**1. 寒邪内侵**

寒性主收引凝滞，导致寒抑阳气，同时可使血液瘀滞而发病。

**2. 饮食失调**

平素饮食不节制，过食肥甘厚腻或烟酒无度，导致脾胃损伤，运化不利，聚湿生痰，所生之痰上壅心胸，遏阻心阳，导致气机不畅，心脉闭阻，而发病。

**3. 情志失节**

忧思伤脾，脾失健运，日久生痰；郁怒伤肝，肝失疏泄，肝郁气滞，甚则气郁化火，灼津生痰；从而气血瘀滞，或痰瘀交阻，导致心脉痹阻，不通则痛而发胸痹。

**4. 劳倦内伤**

劳倦伤脾，脾虚而致气血生化乏源，无以濡养心脉，拘急（感觉胸部牵引不适）而痛；积劳伤阳，心肾阳微，而致胸阳失展，阴寒内侵，血行涩滞，而发胸痹。

**5. 年迈体虚**

年过半百，或肾阳虚衰（导致心气不足或心阳不振，血脉失于温运，而发病），或肾阴亏虚（因肾阴亏虚，不能濡养五脏之阴，又不能上济于心，因而心肝火旺，心阴耗伤，心脉失于濡养而发病），或心阴不足（心阴不足，心火炽，下及肾水，肾阴更耗），或心肾阳虚（阴寒导致痰饮乘于阳位，阻滞心脉）均可致此病。

**【辨证论治】**

**1. 心血瘀阻证**

表现：心胸疼痛，如刺如绞，痛有定处，入夜为甚，心痛彻背，背痛彻心，或痛引肩背，伴有胸闷，日久不愈，可因暴怒、劳累而加重，舌质紫暗有瘀斑，苔薄，脉弦涩。

治法：活血化瘀，通络止痛。

药物：血府逐瘀丸、益心酮片、丹参片、双丹颗粒、银杏叶片、精制冠心片、心脑康胶囊、血塞通片。

**2. 痰浊壅塞证**

表现：胸闷重而心痛微，痰多气短，肢体沉重，形体肥胖，遇阴雨天而易发作或加重，伴有倦怠乏力，纳呆便溏，咯吐痰涎，舌体胖大且边有齿痕，苔浊腻或白滑，脉滑。

治法：通阳泄浊，豁痰开结。

药物：瓜蒌片、心通口服液、心宝丸、延枳丹胶囊、镇心痛口服液。

**3. 气滞心胸证**

表现：心胸满闷，隐痛阵发，痛有定处，时欲太息，遇情志不遂时容易诱发或加重，或兼有脘腹胀闷，得嗳气或矢气则舒，苔薄或薄腻，脉细弦。

治法：疏肝理气，活血通络。

药物：柴胡疏肝散、丹栀逍遥丸、速效救心丸、复方丹参滴丸、冠心丹参胶囊。

**4. 寒凝心脉证**

表现：猝然心痛如绞，心痛彻背，喘不得卧，多因气候骤冷或骤感风寒而发病或加重，伴形寒，甚则手足不温，冷汗自出，胸闷气短，心悸，面色苍白，苔薄白，脉沉紧或沉细。

治法：辛温散寒，宣通心阳。

药物：冠心苏合丸、麝香苏合丸。

**5. 气阴两虚证**

表现：心胸隐痛，时作时休，心悸气短，动则益甚，伴倦怠乏力，声息低微，面色㿠白，易汗出，舌质淡红，舌体胖且边有齿痕，苔薄白，脉虚细缓或结代。

治法：益气养阴，活血通脉。

药物：生脉饮、人参养荣丸、康尔心胶囊、益心复脉颗粒、益心胶囊、益心舒胶囊、益心通脉颗粒、芪冬颐心颗粒、稳心颗粒、黄芪生脉饮、心通颗粒。

**6. 心肾阴虚证**

表现：心痛憋闷，心悸盗汗，虚烦不寐，腰酸膝软，头晕耳鸣，口干便秘，舌红少津，苔薄或剥，脉细数或促代。

治法：滋阴清火，养心和络。

药物：天王补心丸、复方血栓通片。

**7. 心肾阳虚证**

表现：心悸而痛，胸闷气短，动则更甚，自汗，面色㿠白，神倦怯寒，四肢欠温或肿胀，舌质淡胖，边有齿痕，苔白或腻，脉沉细迟。

治法：温补阳气，振奋心阳。

药物：参附强心丸。

## 知识补充

胸痹辨证鉴别与中医学中心的功能（表4－23，表4－24）。

**表4－23　胸痹辨证鉴别要点列表**

| 辨标本虚实 | | 表现特点 |
|---|---|---|
| 标实 | 气滞 | 胸闷重而痛轻，兼见胸胁胀满，善太息，憋气，苔薄白 |
| | 痰浊 | 胸部窒闷而痛，伴唾吐痰涎，苔腻 |
| | 血瘀 | 刺痛固定不移，痛有定处，夜间多发，舌紫暗或有瘀斑 |
| | 寒凝 | 胸痛如绞，遇寒则发或得冷加剧，伴畏寒肢冷，舌淡苔薄 |
| 本虚 | 心气不足 | 心胸隐痛而闷，因劳累而发，伴心慌、气短、乏力，舌淡胖嫩，边有齿痕 |
| | 心阳不振 | 绞痛兼有胸闷气短，四肢厥冷，神倦自汗 |
| | 气阴两虚 | 隐痛时作时止，缠绵不休，动则多发，伴口干，舌淡红而少苔 |

注：本虚标实的含义，本虚指脏气内虚，功能失调，标实者指感受外邪、七情内伤、劳力过度、饮食不节等，导致寒凝气滞、血瘀、痰浊等而致病。

**表4－24　中医学中心的功能**

| 生理功能 | 生理作用 | 适应证 |
|---|---|---|
| 主血脉 | 心主血脉，不仅指血液和脉管为心所主，还指脉管中的血液运行也要靠心气来推动；心气、心血的盛衰在面部表现比较明显，心与面部的这种联系，称之为“其华在面” | 若心气虚，则推动血液无力，血脉运行不畅，可见临床上的心悸、脉细无力，甚至节律不整；严重者血行瘀滞，可见心痛、四肢不温、唇甲青紫等表现；心血衰，则面色苍白无华、心悸；心气衰，则血运无力，面色㿠白，血运迟缓，瘀血则面色青紫 |
| 藏神 | 中医学中的神指的是人的思维活动；中医学认为人的思维活动都是以精血为物质基础；精血旺，则思维敏捷；因为心主血，肝藏血，脾生血，肾藏精，所以神主要属于心的功能 | 心血不足，会出现失眠、多梦、健忘、神志不宁等心身病变，治疗上则养心血安心神；血热扰心，则可见神志不清，谵言妄语，甚则昏迷不省人事，治疗则泄热清心，安神开窍等 |
| 开窍于舌或舌为心之苗 | 窍是孔洞的意思；心的别络（别络指的是心的经络别出的脉）上行于舌，因而心的气血上通于舌，因此如果心有病变很容易从舌反映出来 | 心血不足则舌质淡白；心火上炎或心阴不足则舌质红，甚至舌体糜烂；心血瘀阻，则舌质紫暗，或出现瘀点、瘀斑；热入心包（心包即心包络的简称，心包络为心脏的外围组织器官，通常以心脏的外膜称为心包，所附的络脉称为包络，二者合称心包络），或痰迷心窍，则舌强语謇；中医学中小儿口疳（西医学中的小儿糜烂性口腔疾病等）则用泻心火、清心热的方法，如导赤散 |

### 归纳总结

根据所学中医胸痹知识点及自己药店药品等，自行思考归纳。

| 中医胸痹分型 | 门店中成药 | 共性特点 | 个性特点 | 价格带分布 | 毛利带分布 |
|---|---|---|---|---|---|
| 心血瘀阻证 | | | | | |
| 痰浊壅塞证 | | | | | |
| 气滞心胸证 | | | | | |
| 寒凝心脉证 | | | | | |
| 气阴两虚证 | | | | | |
| 心肾阴虚证 | | | | | |
| 心肾阳虚证 | | | | | |

# 第九节　常见循环系统疾病测试题及参考答案

## 一、常见循环系统疾病测试题

### （一）填空题（每空 1 分，共计 45 分）

1. 测量血压一般早晨比晚上的数值（高还是低）；冬季比夏季的数值（高还是低）；高血压患者每天摄入的食盐不超过(　　)克。

2. 氢氯噻嗪片可引起血钾(　　)；螺内酯可以引起血钾(　　)；寿比山可引起血钾(　　)。

3. 痛风病人可以用利尿剂吗？(　　)心率过缓的患者可以用普奈洛尔吗？(　　)卡托普利可以给糖尿病人用吗？(　　)

4. 氯沙坦会引起刺激性干咳吗？(　　)硝苯地平有抗动脉硬化的作用吗？(　　)

5. 写出下列药物别名：心痛定(　　)、拜新同(　　)、络活喜(　　)、波依定(　　)、速尿片(　　)、寿比山(　　)。

6. 当三种高血压药物联合使用时，必须有的药物是(　　)；血压 140/83mmHg 是(　　)级高血压。

7. 赵某，男，34 岁。体胖，吸烟 10 支/天；去年体检时发现高血压，测血压数值为 150/100mmHg。后开始间断服用降压药物，血压最高 180/106mmHg。最近几周感觉头胀痛，在其他医院测血压 154/96mmHg，医生予以复方降压片 2 次/日治疗。服药后，血压 144/86mmHg，，心率 88/分，BMI（体重指数）32. 3，不同时间 2 次检测空腹血糖数值均超过 7. 1mmol/L。

请问上述患者服药后的血压数值属于(　　)级高血压；血糖情况的表现说明患者(　　)；BMI 32. 3 代表的意思是(　　)。

8. 体重指数 BMI 计算公式是(　　)；标准范围是(　　)。

9. 针对患者低血压可以使用的方剂有(　　)、(　　)、(　　)。以胆固醇升高为主的高脂血症需要服用的首选降脂药物是(　　)。以三酰甘油升高为主的高脂血症需要服用的首选降脂药物是(　　)。n-3 不饱和脂肪酸适用于以(　　)升高为主的高脂血症。他汀类降脂药物的不良反应是(　　)。

10. 对于无合并症的高血压一般降压值是(　　)，对于有糖尿病的合并症的高血压降压值标准是(　　)。

11. 常用的五大类降压药物是(　　)、(　　)、(　　)、(　　)、(　　)。

12. 1、2、3 级高血压的标准范围分别是(　　)、(　　)、(　　)。

13. 高血压患者可以补钙吗？(　　)避孕药与血压的关系表现是(　　)。严重打鼾的人血压表现是(　　)。

14. 孕妇高血压可以选用地平类降压药物吗？(　　)

15. 控释片与缓释片的区别是(　　)。

**（二）单项选择题（每题 1 分，共计 10 分）**

1. 普通患者血压应降至(　　)以下。

A. 160/110 mmHg　　B. 140/90 mmHg
C. 130/80 mmHg　　D. 150/95 mmHg

2. 有一痛风患者，血压 165/100 mmHg，你不应推荐的药物是（　　）。

A. 氯沙坦　　B. 卡托普利　　C. 寿比山　　D. 倍他乐克

3. 下列哪一降压药物最适用于伴有糖尿病的高血压患者(　　)。

A. 拜新同　　B. 心得安　　C. 美托洛尔　　D. 开博通

4. 有一妊娠高血压患者，下列哪种药物可推荐使用(　　)。

A. 硝苯地平　　B. 贝纳普利　　C. 波依定　　D. 缬沙坦

5. 下列哪种药物可引起刺激性干咳(　　)。

A. 卡托普利　　B. 倍它乐克　　C. 吲哒帕胺　　D. 心痛定

6. 下列哪种药物适用于盐敏感性高血压患者(　　)。

A. 硝苯地平　　B. 寿比山　　C. 美托洛尔　　D. 氯沙坦

7. 糖尿病患者血压应降至(　　)以下。

A. 160/110mmHg　　B. 140/90mmHg
C. 130/80mmHg　　D. 150/95mmHg

8. 有一冠心病患者，血压 165/100 mmHg，心率 140 次/分你应推荐的药物是(　　)。

A. 双氢克尿噻　　B. 速尿片　　C. 寿比山　　D. 倍他乐克

9. 下列哪一降压药物不适用于患过心肌梗死的患者(　　)。

A. 拜新同　　B. 心得安　　C. 美托洛尔　　D. 卡维地洛

10. 下列属于2级高血压的是(　　)。

A. 160/110mmHg　　B. 140/90 mmHg

C. 130/80 mmHg　　D. 150/95 mmHg

**（三）问答题（共计27分）**

1. 如何使用水银血压计正确测量血压？(6分)

2. 冠心病的二级预防的具体内容是什么？(每答对一项内容，得5分，共计15分)

3. 高脂血症的患者可以服用的保健食品有哪些（至少说出3种）？(6分)

**（四）案例题（共计24分）**

1. 女，62岁，高血压10年每天服珍菊降压片2片，血压维持在136~160/82~96mmHg之间，有糖尿病史8年，间断服用二甲双胍0.25mg，2次/日。近期患者感觉夜尿增多，血压偏高158/96mmHg，心率78次/分，尿常规发现尿蛋白，空腹血糖8.2mmol/L，血肌酐120μmol/L（女性正常值44~97μmol/L，偏高说明肾功能已经受损），总胆固醇6.1mmol/L（正常值<5.18mmol/L），三酰甘油2.2mmol/L（正常值<1.7mmol/L）。请根据疾病及联合用药知识予以联合用药（6分），并阐述机制（6分）。

2. 女，78岁。20年前血压增高，10年前间断服用降压药物，近10年坚持每天降压0号1片，但仍有血压晨起增高，伴有头晕表现；血压162/70mmHg，心率62次/分，空腹血糖5.8mmol/L，总胆固醇5.2mmol/L，血肌酐92μmol/L。经检查颈动脉、心脏尚可。请根据疾病及联合用药知识予以联合用药（6分）。

## 二、常见循环系统疾病测试题参考答案

**（一）填空题**

1. 高　高　6　2. 降低　升高　低　3. 不可以　不可以　可以　4. 不会　有　5. 硝苯地平　硝苯地平控释片　苯磺酸氨氯地平　非洛地平缓释片　呋塞米　吲达帕胺　6. 利尿剂　1级　7. 1级　糖尿病　体重指数属于肥胖病范畴　8. 体重（kg）/身高$^2$（$m^2$）　18~24　9. 生脉饮　补中益气丸　右归丸　他汀类　贝特类或烟酸类　高三酰甘油血症　肝肾毒性及肌病　10. <140/90mmHg　<130/80mmHg　11. 利尿剂　β受体阻滞剂　钙拮抗剂　血管紧张素转换酶抑制剂　血管紧张素Ⅱ受体拮抗剂　12. 140~159/90~99mmHg　160~179/100~109mmHg　≥180/110mmHg　13. 可以　避孕药可以升高血压　升高　14. 可以，但慎用　15. 控释片可以基本做到药物均匀释放，作用时间长，药效平稳；缓释片比普通片剂药效持续时间长，但是药物释放相比控释片不均匀。

**（二）单行选择题**

1. B　2. C　3. A　4. A　5. A　6. B　7. C　8. D　9. A　10. A

**（三）问答题**

1. 略（详见书中第二节水银式血压计测量血压）。

2. 略（详见书中章节）。

3. 大豆卵磷脂胶囊、蜂胶胶囊、深海鱼油软胶囊。

**（四）案例题**

1. 该女性患者有高血压，伴有糖尿病，而且肾功能不好，胆固醇与三酰甘油水平处于临界升高位置。根据五大类降压药物的适用范围，应该选用普利或沙坦类降压药物（普利类或沙坦类降压药物为高血压合并糖尿病或肾功能不好均为首选药物），同时予以他汀类药物降血脂，继续使用二甲双胍（因该类药物适用于血脂异常者）予以降糖处理。待血压降至150/90mmHg以下，可以加用阿司匹林，以预防减少心血管疾病的发生率。

2. 该女性顾客属于典型的老年性收缩期高血压患者同时伴有血脂临界升高表现。所以治疗使用降压药，可以不用调脂药物，因其危险分层在中危（具体见血脂异常危险分层表），可以先改变饮食及生活方式，或以服用保健品为主（具体见调脂目标具体数值表，中危者TC >6.22mmol/L才开始服药物）。针对老年性收缩期高血压，降压药物对人体益处排列顺序：ARB（血管紧张素Ⅱ受体拮抗剂）>ACEI（血管紧张素转换酶抑制剂）>钙拮抗剂>利尿剂>β受体阻滞剂>α受体阻滞剂。根据此排列顺序，为该患者选用ARB，同时待血压降至150/90mmHg以下，可以加用阿司匹林，以预防减少心血管疾病的发生率。从药店角度推荐适合的具有辅助降血脂功能的保健食品。

# 第五章

# 常见神经系统疾病

神经系统由中枢神经系统和周围神经系统两部分组成，前者包括脑和脊髓，后者包括脑神经和脊神经。

## 第一节　脑血管疾病

脑血管疾病主要是由于各种病因使脑血管发生病变，引起脑部功能障碍的一类疾病的总称。临床上，根据发病急缓分为急性脑血管和慢性脑血管病两种，其中以急性居多。急性脑血管病又称为卒中或中风，按其病变性质可分为缺血性与出血性两大类，前者包含脑梗死（脑血栓、脑栓塞、腔隙性梗死）、短暂性脑缺血发作，后者多见脑出血、蛛网膜下腔出血等。慢性脑血管病包括脑动脉硬化症、血管性痴呆等。

动脉硬化、血脂异常、高血压、低血压、吸烟、糖尿病、颈椎病、肥胖、年龄、性别、遗传等是易患因素或危险因素，以上因素可以单一致病，也可以多种病因联合致病。脑血管病的病死率与致残率很高，已经与心脏病、恶性肿瘤共同成为三大致死疾病（致死率排序：脑血管疾病 > 恶性肿瘤 > 心脏病）。

本章节重点论述短暂性脑缺血发作与脑血栓。

### 一、短暂性脑缺血发作

短暂性脑缺血发作（TIA）是由颅内血管病变引起的一过性或短暂性、局灶性脑或视网膜功能障碍，临床症状一般持续 10 ~ 15 分钟，多在 1 小时以内，不超过 24 小时而不遗留神经功能缺损症状和体征的疾病。该病的易患人群为有动脉硬化或高血压病史的老年人。

**【病因】**

来自脑动脉以外的动脉粥样硬化斑块脱落的微栓子，如心脏、颈动脉和椎动脉。血液系统疾病及脑动脉血管本身痉挛、狭窄或受压迫（如颈椎骨质增生等）等其他原因。

**【临床表现】**

短暂性脑缺血发作好发于 50 ~ 70 岁人群，男性多于女性。发病突然，迅速出现局限性神经功能或视网膜功能障碍，多于5分钟左右达到高峰，持续时间短，恢复快，不留后遗症，症状与体征在24小时内完全消失；可反复发作；患者常有高血压、糖尿病、心脏病和高脂血症病史。根据受累血管不同，可分为颈动脉短暂性脑缺血发作与椎－基底动脉脑缺血发作。具体见表5－1。

**表5－1　短暂性脑缺血分类及表现**

| 分　类 | 表　现 |
| --- | --- |
| 颈动脉TIA | 临床多见，持续时间短，多发展成脑梗。主要表现是发作性对侧肢体无力或轻偏瘫及对侧面部轻瘫，部分也可见失语、失读、失写；如果伴有病变侧单眼一过性黑蒙或霍氏综合征（指的是单侧瞳孔缩小、眼睑下垂、眼球内陷）则是本病特征性改变 |
| 椎－基底动脉TIA | 临床较少见，发作频繁，持续时间长。主要表现是眩晕，平衡失调，多不伴有耳鸣。其特征性症状有：①患者转头或仰头时，下肢突然无力跌倒，无意识丧失，常很快自行站起；②出现短时间记忆丧失，患者对此有自知力，持续数分钟或数十分钟；③出现双眼的复视偏盲或一过性双目失明；④可出现一侧或双侧面部及口周感觉障碍或肢体一过性瘫痪 |

## 【治疗】

**1. 治疗原则**

（1）针对病因及危险因素：调整血压、控制血糖、降低血脂、减肥、戒烟限酒等。

（2）增加脑血流量，改善脑循环，降低血液黏滞度，解除血管痉挛。

**2. 药物**

（1）抗血小板聚集药物，如阿司匹林或氯吡格雷，需要长期服用。

（2）针对危险因素用药：降糖药物、降脂药物、降压药物等。

（3）血管扩张药，环扁桃酯、罂粟碱等（早期应用血管扩张药，可以使血管中微小栓子向血管远端移动，从而缩小缺血范围）。

（4）中药应用（见中医中风一节）。

（5）保健品使用请参照用于动脉硬化的保健品。

### 知识拓展

**日常生活中应该引起注意的脑卒中预警信号**

①突然发生的原因不明的头晕、耳鸣、站立不稳、跌倒等不能平衡自己身体的动作等。

②突然发生的原因不明的剧烈搏动性头痛。

③突然发生一侧上下肢麻木、面麻、舌麻、口唇麻木、面瘫或脸一侧下垂。

④突然发生一侧肢体不灵、手臂无力、行走困难、定向力差。

⑤突然吐字不清、不能说话、语言表达差、领会障碍或短期记忆丧失。

⑥突然出现视物不清，眼前黑矇，特别是单眼。

## 二、脑梗死

脑梗死是指各种原因所致的脑部血液供应障碍，导致脑组织缺血、缺氧性坏死，出现相应神经功能缺损。脑梗死大约占全部脑卒中的80%，以半身不遂、口眼歪斜、语言不利为临床特征。

脑血栓是在脑动脉粥样硬化和斑块或动脉炎的基础上，导致血管管腔狭窄或闭塞，在血流缓慢、血压偏低的条件下，血液的有形成分附着在动脉的内膜上形成血栓，造成脑局部供血区域血流中断，脑组织缺氧、缺血、软化、坏死等，出现相应神经系统的症状与体征的疾病。

**学习提示**

联系心血管系统中的心肌梗死的概念来学习。

**【病因】**

最主要常见的病因是脑动脉粥样硬化，其次为动脉炎、血管痉挛等。

**【临床表现】**

由动脉硬化导致的脑梗死多见于中老年人，尤其有高血压、糖尿病、心脏病病史者，由动脉炎引起的脑梗死以中青年多见。常在安静或休息状态下发病，大约25%的患者在发病前有肢体无力或麻木、眩晕等短暂性脑缺血的先期表现（如患者发病前曾有肢体发麻、运动不灵、言语不清、眩晕、视物模糊等征象）。多数病人意识清楚或仅有轻度障碍，偏瘫、失语、感觉障碍等多在发病后10余小时或1～2天内达到高峰。

**【诊断】**

（1）发病年龄较高，有动脉硬化及高血压等中风危险因素或有过短暂脑缺血发作。

（2）突然起病，多在安静状态下发病，在睡眠中或睡醒后出现症状，常逐渐加重。

（3）多无剧烈头痛、恶心、呕吐、昏迷等表现。

（4）CT扫描可见脑缺血病变的低密度区域。

**【治疗】**

以下主要是针对脑血栓后恢复期的治疗与预防。

（1）血管扩张药：氟桂利嗪、尼莫地平、灯盏花素片。

（2）针对危险因素（高血压、糖尿病、高血脂）用药：降压药、降糖药、降脂药等。

（3）抗血小板聚集药：阿司匹林、曲克芦丁、氯吡格雷片、银杏叶片。

（4）中成药治疗（见中医中风一节）。

（5）保健食品及器械等使用：保健食品参照冠心病部分，有条件的顾客平时定期吸氧（制氧机）。

# 第二节　头痛

头痛指的是头面部的疼痛，是神经内科最常见的疼痛疾患，也是最常见的临床症状。临床上，一般将头痛分为原发性头痛（尚不明确病因的）和继发性头痛（已经明确病因的）。其中，原发性头痛包括偏头痛、紧张性头痛、丛集性头痛和其他三叉神经自主神经痛等。

## 一、偏头痛

偏头痛是常见的慢性发作性神经血管疾患，患病率约为10%，儿童或青春期起病，中青年期为发病高峰，女性多见。

**【病因】**

目前偏头痛的病因尚不明确，认为可能与下列因素有关：

**1. 遗传因素**

大约60%的偏头痛病患有家族病史，其亲属出现偏头痛的风险是一般人群的3～6倍。

**2. 内分泌与代谢因素**

患该病的女性多于男性，多在青春期发病，月经期容易发作，妊娠期或绝经后发作减少或停止。这在一定程度上提示内分泌和代谢因素参与了偏头痛的发病。

**3. 饮食与精神因素**

偏头痛发作可由某些食物和药物诱发，食物包括含酪胺的奶酪、含亚硝酸盐防腐剂的肉类和腌制食品、含苯乙胺的巧克力、食品添加剂如谷氨酸钠（味精）、红酒及葡萄酒等；药物包括口服避孕药和血管扩张剂，如硝酸甘油等。

另外一些环境和精神因素，如紧张、过劳、情绪激动、睡眠过多或过少、月经、强光，也可诱发偏头痛。

**【临床表现】**

发作性，多为偏侧、中重度、搏动样头痛，一般持续4～72小时，可伴有恶心、呕吐、畏光、畏声。日常活动可加重头痛，安静或休息可缓解。其中，达到80%的偏头痛发作没有发作先兆。

**【治疗】**

**1. 非药物治疗**

可采用吸氧疗法、心理疏导，保持愉快心情，合理作息，保持健康的生活方式；消除或减少引起偏头疼的诱因，如避免情绪紧张，避免服用血管扩张剂等药物，避免饮用红酒和进食含奶酪的食物、咖啡、巧克力、咸鱼等。

**2. 药物治疗**

急性发作期可选用：

（1）解热镇痛抗炎药物，如布洛芬、萘普生、阿司匹林、双氯芬酸、对乙酰氨基酚等。

（2）麦角胺生物碱类：酒石酸麦角胺（两次重复使用间隔不能少于4天，1月内不能超过2次使用）；麦角胺咖啡因（属于复方制剂，因其半衰期长，用于长期偏头痛发作或定期复发患者；慎用于老年人，无预防与根治作用）。

（3）曲普坦类药物：舒马普坦（冠心病者禁用）、佐米曲坦、那拉曲坦等。

**3. 联合用药以及人群选择**

（1）持续性偏头痛，地塞米松或强的松 + 双氢麦角胺（使用鼻喷雾剂或栓剂）。

（2）伴有呕吐者偏头痛，12岁以上联合使用甲氧氯普胺；12岁以下联合使用多潘立酮。

（3）妊娠期偏头痛选用药物：对乙酰氨基酚（妊娠期预防仅推荐镁剂或美托洛尔）。

（4）儿童或青少年：布洛芬、对乙酰氨基酚，舒马曲坦鼻腔喷雾剂（不用麦角生物碱类，会出现诱导性头痛）。

**4. 偏头痛预防性药物**

近3个月平均每月发作至少2次，或头痛日超4天；急性期治疗无效或每周至少使用2次以上镇痛药及月经性偏头痛者。

（1）钙离子拮抗剂，以盐酸氟桂利嗪使用效果最为良好。

（2）β肾上腺受体阻滞剂，以普萘洛尔、噻吗洛尔、美托洛尔效果相对良好（但是育龄妇女少用）。

（3）抗癫痫药，如丙戊酸钠、托吡酯。

（4）三环类抗抑郁药，如阿米替林。

（5）5－HT拮抗剂，如苯噻啶、英明格。

（6）其他，如解热镇痛药、镁剂等。

**学习提示**

其中（1）（2）（3）类药物作为预防性用药的首选药物，（4）（5）（6）作为次选类。

**5. 保健食品及器械等使用**

维生素B族、角鲨烯（角鲨烯可以改善细胞缺氧状态，从而缓解头痛）、银杏叶软胶囊（该保健品可以提升大脑血管血流量，舒展紧张、烦躁的情绪，缓解头痛）。同时，利用制氧机平时吸氧等。

## 二、紧张性头痛

紧张性头痛（曾被称为肌缩性头痛）是由于头、颈部肌肉持久的收缩所致头部的紧束、受压或钝痛感等表现的神经内科的一种常见病症。

**【病因】**

病因不十分明确，一般认为：①由焦虑或抑郁伴随精神紧张而引起；②可能是其他原因的头痛或身体其他部位疼痛的一种继发症状；③与头、颈、肩胛等姿势不良有关。

**【临床表现】**

紧张性头痛的发病年龄段为 20 ~ 50 岁，女性多见，头痛性质通常为持续性钝痛，像一条带子紧束头部或呈头周缩箍感、压迫感或沉重感；头痛为双侧性、非搏动性、轻中度头痛，不会因日常体力活动而头痛加重，一般不会伴有恶心、呕吐、畏光、畏声，即使出现其中个别表现，程度亦较轻。

**【治疗】**

**学习提示**

器械的销售使用。

**1. 药物治疗**

（1）发作期间选用非甾体抗炎药（可选用阿司匹林、对乙酰氨基酚，也可联合使用，但不可滥用，因为本身也会引起药物性头痛）。

（2）对于频繁发作与慢性紧张性头痛可采取预防性用药，如抗抑郁药物（阿米替林、多塞平），部分抗癫痫药（如丙戊酸），肌肉松弛剂（如盐酸乙哌立松、巴氯芬），中成药（见中医头痛部分）。

**2. 非药物治疗**

建立良好的生活习惯，培养良好的自我心理调节能力；采用冷、热敷头部，针灸及使用头部按摩理疗仪等。

## 三、从集性头痛

从集性头痛是头痛中比较常见的类型，因该种头痛在一段时间内密集发作而得名。

**【病因】**

认为与血管功能障碍有关。

**【临床表现】**

从集性头痛多见于青年人，多在 20 ~ 40 岁起病，男性发病多于女性，疼痛位于单侧眼眶、眶上或颞部，常伴有同侧结膜充血、流泪、鼻塞、流涕、前额和面部出汗，还可伴同侧 Horner（霍氏综合征）（霍氏综合征指的是瞳孔缩小、眼睑下垂、眼睑水肿的临床表现)，每次发作持续15~180分钟。具有典型周期性，可分为丛集期与间歇期，单个丛集期可持续2周~3个月，期内发作频率为隔日1次到1日8次。由于长期头痛患者会出现情绪抑郁、性格改变等精神症状。

【治疗】

**1. 急性期**

常用药物佐米曲普坦（鼻腔喷雾）、麦角胺类等，同时予以发作期吸氧（销售提示：制氧机销售使用），可大大缓解头痛。

**2. 预防用药**

麦角胺（首选）、维拉帕米（次选）、碳酸锂 、皮质激素 、丙戊酸盐。

**销售提示**

上述预防性用药在丛集期早期就要开始坚持每日用药，直到头痛消失后至少2周，逐渐减量到治疗结束，在下一个丛集期再重新开始用药。

**3. 联合用药及关联销售**

（1）针对顽固型丛集性头痛：麦角胺＋维拉帕米＋制氧机吸氧或短期使用糖皮质激素（如地塞米松）＋麦角胺＋维拉帕米＋制氧机吸氧。

（2）针对慢性丛集性头痛：维拉帕米＋锂盐。

（3）针对难治性慢性丛集性头痛：麦角胺或美西麦角＋维拉帕米＋锂盐（亦可考虑加褪黑激素）＋吸氧。

## 四、三叉神经痛

三叉神经痛是一种发生在面部三叉神经分布区域内剧烈的、反复发作、阵发性的神经痛，是神经内外科常见病之一。临床上，常分为原发性三叉神经痛（指不明病因）与继发性三叉神经痛（由因肿瘤压迫、炎症、血管畸形等引起）。

【临床表现】

多数三叉神经痛在40岁后发病，易发人群为中老年人，女性为多，面部右侧多于左侧。发病特点是在头面部三叉神经分布区域内，发病骤发、骤停，出现闪电样、刀割样、烧灼样，顽固性，难以忍受的剧烈疼痛。

具体表现是短暂（1~2分钟）发作性面部剧痛（灼痛或刺激痛），其中以面颊、上颌或舌最显著。疼痛常反射性引起患侧面肌痉挛及痛性抽搐，流泪，流涎，皮肤潮红。疼痛发作时表情特殊：张口不动、低头不语、蹙额皱眉、以手掩面、揉颊等。（学习提示：亦可在扳机点或由面部机械刺激，如说话、吃饭、洗脸、剃须等动作引起发作；扳机点亦称“触发点”，常位于上唇、鼻翼、齿龈、口角、舌、眉等处。）

【治疗】

**1. 药物**

卡马西平（对70%的患者有效）、奥卡西平、苯妥英钠、拉莫三嗪、巴氯芬、舒马曲坦、利多卡因贴剂（24小时内3贴）。

**2. 保健食品等销售**

多种维生素、止痛贴等。

## 第三节　失眠及神经衰弱

### 一、失眠

失眠是指患者对睡眠时间和（或）质量不满足并影响白天社会功能活动的一种主观体验。失眠病程长短可分为：①急性失眠，病程小于4周；②亚急性失眠，病程大于4周，小于6个月；③慢性失眠，病程大于6个月。

【病因】

**1. 躯体性原因**

如心悸、气短、咳嗽、瘙痒。

**2. 生理性原因**

如时差、车船飞机、噪音、高热与寒冷。

**3. 心理性原因**

焦虑与抑郁；焦虑以入睡困难为主，抑郁以凌晨早醒为主。

**4. 药物性原因**

服用中枢兴奋药，如苯丙胺、利他林；长期服用安眠药的戒断效应。

**5. 精神性原因**

精神分裂症、反应性精神病。

【临床表现】

常见的失眠形式有：①睡眠潜伏期延长：入睡时间超过30分钟；②睡眠维持障碍：夜间觉醒次数≥2次或凌晨早醒；③睡眠质量下降：睡眠浅，多梦；④总睡眠时间缩短：通常少于6小时；⑤日间残留效应：次日早晨感到头昏、精神不振、嗜睡、乏力等。在上述症状基础上，同时伴有日间功能障碍。

与失眠相关的日间功能损害包括：①疲劳或全身不适；②注意力、注意维持能力或记忆力减退；③学习、工作和（或）社交能力下降；④情绪波动或易激惹；⑤日间思睡；⑥兴趣、精力减退；⑦工作或驾驶过程中错误倾向增加；⑧紧张、头痛、头晕，或与睡眠缺失有关的其他躯体症状；⑨对睡眠过度关注。

## 【治疗】

**1. 治疗原则**

（1）明确失眠原因有助于采取针对性治疗措施。

（2）建立良好的睡眠卫生习惯，纠正影响睡眠的行为。

（3）重建正常睡眠模式。

**2. 非药物治疗**

（1）作息时间规律，按时入睡、起床。

（2）选择安静、舒适、安全的睡眠环境。

（3）不卧床阅读、看电视、手机等。

（4）每日适度规律运动。

（5）晚餐后不饮酒、咖啡、茶等，不吸烟。

（6）待有睡意时上床，不要经常看钟表。

（7）尽量避免白天过度的小睡或午睡。

**3. 使用镇静催眠药**

苯二氮䓬类、非苯二氮䓬类是目前治疗失眠的主要药物。常用镇静催眠药物可分为3类：苯二氮䓬类、非苯二氮䓬类及其他类。

### 知识补充

### 关于苯二氮䓬类药物

**1. 常用苯二氮䓬类药物解读（表5-2）**

**表5-2 常用苯二氮䓬类药物及特点**

| 分类 | 代表药物 | 特点 |
|---|---|---|
| 长效苯二氮䓬类 | 地西泮（安定）、氟西泮、硝西泮、氯硝西泮、夸西泮等 | 此类药物半衰期长达20~50小时，作用缓慢，治疗时间长，因而有蓄积和延续反应。主要用于睡眠易醒、不实或早醒患者，可对清晨早醒有用，但可能会妨碍隔日白天功能，而且容易抑制呼吸 |
| 中效苯二氮䓬类 | 艾司唑仑（舒乐安定）、阿普唑仑、劳拉西泮、替马西泮等 | 此类药物半衰期在10~20小时，主要用于以睡眠不实、多醒为主，同时有入睡困难的人。其中的替马西泮比较适合治疗老年人以维持睡眠困难为主要表现的失眠 |
| 短效苯二氮䓬类 | 三唑仑、奥沙西泮、咪达唑仑、甲磺酸氯普唑仑等 | 此类药物半衰期不足10小时，作用迅速而短暂，一般无延续反应，主要用于入睡困难者，特别是白天需要头脑高度清醒的失眠者，这类药物容易形成依赖，而且撤药后容易产生反跳失眠 |

注：以上分类是按照药物作用时间来分类；苯二氮䓬类药物用药后避免驾驶、操作机器、高空作业；此类药物不适宜反复多次使用，长期使用会出现耐受性、依赖性及成瘾性，停药后会出现撤药症状。

**2. 非苯二氮䓬类药物特点**

（1）非苯二氮䓬类药物相比苯二氮䓬类药物不会影响健康者正常睡眠结构，可以改善患者睡眠结构。

（2）治疗剂量的内唑吡坦和佐匹克隆一般不产生失眠反弹和戒断综合征，但佐匹克隆会有口苦及嗅觉障碍的表现。

（3）这类药物不能长期使用，会产生成瘾倾向和戒断表现（指在停药或药物减量时出现一系列心理与生理症状，如情绪不稳、焦虑、烦躁、头痛、肌肉痛、兴奋、谵妄以及失眠反弹等），而佐匹克隆与唑吡坦此类表现轻微。

（4）用药后短期或长期出现记忆障碍等。

**3. 其他类**

（1）保健品褪黑素的使用，它可以参与调节睡眠觉醒周期，可以改善时差症状和睡眠时相延迟综合征（睡眠时相延迟综合征是一种与生物钟有关的睡眠问题，是昼夜生物节律睡眠障碍；例如，一个人可能在凌晨两三点钟才有睡意，一睡睡到下午1点，整个睡眠周期没有异常。这同大多数人从晚上11点睡到第二天早上7点是一样的，精力充沛，不会感到疲劳），但不能作为催眠药物使用，羊胎素软胶囊（可以辅助改善失眠及健忘的表现）。

（2）抗组胺药物，如苯海拉明、异丙嗪等，特别适合用于过敏性疾病引起的睡眠障碍。

（3）抗抑郁药，如曲唑酮，抗抑郁作用比较弱，但是催眠作用比较强，可以治疗睡眠障碍，还可以用于治疗催眠药物停药后的失眠反弹。

## 二、神经衰弱

神经衰弱是指以脑和躯体功能衰弱为主的神经官能症（简称神经症，神经衰弱是其中的一种）。该疾病以精神易兴奋和脑力易疲劳为主要特征，表现为易紧张、易激惹（激惹的意思是患者一遇到刺激或不愉快的情况，即使刺激极为轻微，也很容易产生一些剧烈的情感反应，例如极易生气、激动、愤怒，甚至大发雷霆，与人争执不已等）、烦恼等情感症状以及肌肉紧张性疼痛和睡眠障碍等生理功能紊乱症状。这些症状不是继发于人体的器质性疾病，也不是其他精神障碍的一部分。

**【病因】**

神经衰弱的发生与身体、心理、社会和环境等多种因素有关。具体如下：

**1. 大脑疲劳**

大脑过度疲劳，是最常见的原因。由于工作任务过重、学习过度紧张，为完成任务加班加点，影响了休息和睡眠，长期下来造成持续的精神过度紧张和疲劳，从而诱发神经衰弱。

**2. 情绪紧张**

长期的情绪紧张和思想矛盾，如事业的挫折、家庭矛盾、婚姻的不顺利、亲人死亡及人际关系的紧张等使患者感到压抑、怨恨、委屈等负面情绪，而诱发神经衰弱。

**3. 性格因素**

具有自卑、敏感、胆怯、多疑、依赖性强、缺乏自信、自制力差等性格特点的人群是神经衰弱的易患人群。

**【临床表现】**

本病大多缓慢起病，病情可随情绪、睡眠和休息情况而波动，如病因未能祛除，则可形成恶性循环，症状加重，此时病程可延达数年。以下表现至少有 2 项持续 3 个月以上，即可以做出诊断。具体表现如下：

**1. 精神易疲劳**

这是本病常见的基本症状。患者经常感到精力不足，萎靡不振，不能深入思考或脑力迟钝，肢体无力，困倦思睡。特别是工作稍久就会感觉注意力不能集中，工作效率显著减退，即使充分休息也不足以缓解其疲劳感。

**2. 精神易兴奋**

患者在读书报或看手机、收看电视时精神容易兴奋，不由自主地回忆和联想增多，患者对指向性思维感到吃力，而缺乏指向的思维却很活跃，控制不住。这种现象在入睡前尤其明显，使患者深感苦恼，部分患者还可能对声光敏感。

**3. 情绪障碍**

主要表现为容易烦恼和容易激惹。烦恼的内容往往涉及现实生活中的各种矛盾，感到困难重重，无法解决。患者还会表现出自制力减弱，遇事容易激动；或烦躁易怒，事后又感到后悔或易于伤感、落泪。大约 1/4 的患者有焦虑情绪，对所患疾病产生疑虑、担心和紧张不安。

**4. 睡眠障碍**

最常见的表现是入睡困难，其次是多梦，易惊醒；或感到睡眠很浅，似乎整夜都未曾入睡。睡醒后疲乏不解，仍然困倦；或感到白天想睡，上床睡觉又难以成眠，表现为睡眠节律的紊乱。有的患者虽已酣然入睡，鼾声大作，但醒后坚决否认已经睡着，缺乏真实的睡眠感。

**5. 自主神经功能紊乱**

患者会产生怀疑自己生病的疑病想法。有的可出现紧张性头痛及腰背、四肢肌肉疼等表现。

**【治疗】**

**1. 一般治疗**

包括体育锻炼、旅游疗养，调整不合理的学习、工作方式及心理治疗等。

**2. 药物治疗**

抗焦虑药物，如地西泮、阿普唑仑、谷维素等；抗抑郁药物，如阿米替林、多塞平、舍曲林等；以上均可同时加用褪黑素。

**3. 中药使用**

详见中医不寐部分。

**4. 保健品销售使用**

银杏叶软胶囊、羊胎素软胶囊、海狗油软胶囊、角鲨烯、维生素B族、褪黑素等。

# 附录

## 社区健康讲座睡眠情况自我诊断表

**第一部分：匹兹堡睡眠质量指数（PSQI）问卷**

姓名：__________ 性别：__________ 年龄：__________

**学习提示**

①上述姓名等项目根据企业想获得的实际商圈顾客会员具体资料合理安排，有利于企业完善或获得详细的会员基础信息，当然前提要为顾客保密。②也可以在药店商圈社区营销中心以某年3月21日是第＊个世界睡眠日，社区公益主题为“健康心理，良好睡眠”的形式展开。

一、下面一些问题是关于您最近1个月的睡眠情况，请选择并且填写最符合您近1个月实际情况的答案。请回答下列问题：

1. 近1个月，晚上上床睡觉通常(　　)点钟。
2. 近1个月，从上床到入睡通常需要(　　)分钟。
3. 近1个月，通常早上(　　)点起床。
4. 近1个月，每夜通常实际睡眠(　　)小时（不等于卧床时间）。

二、对下列问题请选择1个最适合您的答案。

5. 近1个月，因下列情况影响睡眠而烦恼：

a. 入睡困难（30分钟内不能入睡）（1）无　（2）<1次/周　（3）1~2次/周　（4）≥3次/周

b. 夜间易醒或早醒（1）无　（2）<1次/周　（3）1~2次/周　（4）≥3次/周

c. 夜间去厕所（1）无　（2）<1次/周　（3）1~2次/周　（4）≥3次/周

d. 呼吸不畅（1）无　（2）<1次/周　（3）1~2次/周　（4）≥3次/周

e. 咳嗽或鼾声高（1）无　（2）<1次/周　（3）1~2次/周　（4）≥3次/周

f. 感觉冷（1）无　（2）<1次/周　（3）1~2次/周　（4）≥3次/周

g. 感觉热（1）无　（2）<1次/周　（3）1~2次/周　（4）≥3次/周

h. 做噩梦（1）无　（2）<1次/周　（3）1~2次/周　（4）≥3次/周

i. 疼痛不适（1）无（2）<1次/周　（3）1~2次/周　（4）≥3次/周

j. 其他影响睡眠的事情（1）无　（2）<1次/周　（3）1~2次/周　（4）≥3次/周

三、如有下列情况，请说明。

6. 近1个月，总的来说，您认为自己的睡眠质量如何？（1）很好（2）较好（3）较差（4）很差

7. 近1个月，您用药物催眠的情况。（1）无（2）〈1次/周（3）1~2次/周（4）≥3次/周

8. 近1个月，您常感到困倦吗？（1）无（2）<1次/周（3）1~2次/周 （4）≥3次/周

9. 近1个月，您做事情的精力不足吗？（1）没有（2）偶尔有（3）有时有（4）经常有

四、以下为调查者填写。

睡眠质量得分(　　)，入睡时间得分(　　)，睡眠时间得分(　　)，睡眠效率得分(　　)

睡眠障碍得分(　　)，催眠药物得分(　　)，日间功能障碍得分(　　)，PSQI总分(　　)。

**第二部分：匹兹堡睡眠质量指数使用和统计方法**

PSQI用于评定测试者最近1个月的睡眠质量。在此仅介绍参与计分的18个测评条目（详见上述附问卷）。18个测评条目组成7个成分（即A、B、C、D、E、F、G），每个成分按0~3等级计分，累积各成分得分为PSQI总分，总分范围为0~21，得分越高，表示睡眠质量越差。被试者完成测试需要5~10分钟。

一、各项含义及计分方法如下：

**A.** 睡眠质量

根据第6项的应答计分，较好计1分，较差计2分，很差计3分。

**B.** 入睡时间

1. 第2项的计分，为≤15分钟，计0分；16~30分钟，计1分；31~60分，计2分钟；≥60分，计3分。

2. 条目5a的计分为无计0分；<1周/次，计1分；1~2周/次，计2分；≥3周/次，计3分。

3. 累加第2和5a项的计分，若累加分为0计0分；1~2项计1分；3~4项计2分；5~6计3分 。

**C.** 睡眠时间

根据第4项的回答计分，如果实际睡眠时间>7小时，计0分；6~7小时，计1分；5~6小时，计2分；<5小时，计3分。

**D.** 睡眠效率

1. 床上时间=第3项（起床时间）－第1项（上床时间）

2. 睡眠效率=第4项（睡眠时间）/床上时间 ×100%

3. 根据上述1与2计分，睡眠效率 > 85%计0分；75~84% 计1分；65~74%计2分；<65%计3分。

**E.** 睡眠障碍

根据第5b项至5j项的计分，为无，计0分；<1周/次，计1分；1~2周/次，计2分；≥3周/次，计3分。累加条目5b至5j的计分，若累加分为0则成分E计0分；1~9计1分；10~18计2分；19~27计3分。

**F.** 催眠药物

根据第7项的回答计分，无，计0分；<1周/次，计1分；1~2周/次，计2分；≥3周/次，计3分。

**G.** 日间功能障碍

1. 根据第7项的回答计分，无，计0分；<1周/次，计1分；1~2周/次计2分；≥3周/次，计3分。

2. 根据第7项的回答计分，没有，计0分；偶尔有，计1分；有时有，计2分；经常有，计3分。

3. 累加第8和9项的得分，若累加分为0，则成分G计0分；若累加得1~2分，计1分；若累加得3~4分，计2分；若累加得5~6分，计3分。

PSQI总分 = 成分A + 成分B + 成分C + 成分D + 成分E + 成分F + 成分G

二、评价等级

①0~5分，睡眠质量很好；②6~10分，睡眠质量还行；③11~15分，睡眠质量一般；④16~21分，睡眠质量很差。

三、也可以根据以上内容，做成如下测试表格，例如：

| 根据过去4周夜里睡眠情况勾选最适当的描述 | 从未 | 很少 | 偶尔 | 经常 | 总是 |
| --- | --- | --- | --- | --- | --- |
| 我有入睡困难的情形 | | | | | |
| 我需要超过1小时以上才入睡 | | | | | |
| 我夜间醒来3次以上 | | | | | |
| 我醒来会花很长时间再入睡 | | | | | |
| 我早上会太早醒来 | | | | | |
| 我担心不能睡好 | | | | | |
| 我会饮酒帮助入睡 | | | | | |
| 我躺床上腿部会有不安宁或抽搐感 | | | | | |
| 我早上会起不来 | | | | | |
| 我醒来仍感觉疲倦 | | | | | |
| 我的睡眠无法让我感到精神饱满 | | | | | |
| 我虽然躺在床上时间很长，但是得不到足够的睡眠 | | | | | |
| 我的睡眠让我在白天觉得缺乏 | | | | | |

# 第四节　中风

中风是以猝然昏仆、不省人事、半身不遂、口眼歪斜、语言不利为主症的病症。病轻者可无昏仆，而仅见半身不遂及口眼歪斜等症。西医学中的急性脑血管疾病与之相似，包括出血性中风与缺血性中风，例如短暂性脑缺血发作、局限性脑梗死、原发性脑出血、蛛网膜下腔出血等均可以按照本病辨证论治。

## 【病因】

### 1. 内伤积损

素体阴亏血虚，阳盛火旺，风火易炽，或年老体衰，肝肾阴虚，肝阳偏亢，复因将息失宜（意思是修养或休息等不合理），致使阴虚阳亢，气血上逆，上蒙神窍，突发疾病。

### 2. 劳欲过度

烦劳过度，耗气伤阴，引动风阳上旋，气血上逆，壅阻清窍；纵欲过度，房事不节，亦能引动心火，耗伤肾水，水不制火，则阳亢风动。

### 3. 饮食不节

平素嗜食肥甘厚味、辛香炙煿之物，或饮酒过度，致使脾失健运，聚湿生痰，痰湿生热，热极生风，终致风火痰热内盛，窜犯络脉，上阻清窍。

### 4. 情志所伤

五志过极，心火暴甚，可引动内风而发卒中，其中以郁怒伤肝为多。平素忧郁恼怒，情志不畅，肝气不舒，气郁化火，则肝阳暴亢，引动心火，气血上冲于脑，神窍闭阻，遂致猝倒无知。或长期烦劳过度，精神紧张，虚火内燔（燔是焚烧或烧烤之意），阴精暗耗，日久导致肝肾阴虚，阳亢风动。此外，素体阳盛、心肝火旺之青壮年，亦有遇怫郁（怫郁是指忧郁，心情不舒畅之意）而阳亢化风，以致突然发病。

### 5. 气虚邪中

气血不足，脉络空虚，尤其在气候突变之际，风邪乘虚入中，气血痹阻，或痰湿素盛，形盛气衰，外风引动内风，痰湿闭阻经络，而致㖞僻（㖞僻是口角向一侧歪斜之意）不遂。

## 【辨证论治】

### 1. 中经络

此类患者虽然有半身不遂、口眼歪斜、语言不利，但是意识清醒。

### 2. 中脏腑

此类患者神志昏迷，并伴有肢体不受支配等表现。

### 3. 恢复期

指的是发病 2 周后或 1 个月到半年内。中医学的后遗症期指的是发病半年以上，后遗症期会有半身不遂、口歪、语言不利、失音等表现。本章节主要论述中风恢复期的辨证治疗。

（1）风痰瘀阻证

表现：口眼歪斜，舌强语謇或失语，半身不遂，肢体麻木，苔滑腻，舌紫暗，脉弦滑。

治法：搜风化痰，行瘀通络。

药物：华佗再造丸（重症8～16g/次，2～3/天）、再造丸、人参再造丸、中风回春丸（脑出血急性期患者忌服）、脑脉泰胶囊；对于口眼歪斜者，可外用复方牵正膏。

（2）气虚络瘀证

表现：肢体偏枯不用，肢软无力，面色萎黄，舌质淡紫或有瘀斑，苔薄白，脉细涩或细弱。

治法：益气养血，化瘀通络。

药物：血栓心脉宁胶囊、消栓通络片、脑安胶囊、脑得生片、脑血康片、脑脉泰胶囊、灯盏花素片、脑血栓片、补阳还五口服液、中风回春丸、消栓再造丸。

（3）肝肾亏虚证

表现：半身不遂，患肢僵硬，拘挛变形，舌强不语，或偏瘫，肢体肌肉萎缩，舌红脉细，或舌淡红，脉沉细。

治法：滋养肝肾。

药物：左归丸、地黄饮（干地黄、首乌、枸杞、山萸肉、麦冬、石斛、当归、鸡血藤）。

### 知识补充

**1. 中风后遗症之口眼歪斜用方剂牵正散**

白附子6g，僵蚕6g，全蝎3g（祛风除痰通络）。连用3～5日。

**2. 安宫牛黄丸的合理应用**

（1）功能主治

本品可清热解毒，镇惊开窍。用于热病，邪入心包（中医学认为人的思维活动与心有关，如果外邪侵犯心脏，首先是心包受到影响，继而思想意识也会受影响，如西医临床上急性传染病等因高热引起的神昏谵语、发狂等中医学称之为“热入心包”，在中医治疗上就会以“清心”为主，说明心包和心从辨证的角度来看是一致的，心包是心脏外面的包膜，有保护心脏的作用），症见高热惊厥（学习提示：惊厥还称为抽风、惊风等，一般表现为阵发性四肢和面部肌肉抽动，多伴有眼球上翻、凝视或斜视，神志不清等。有的还会伴有口吐白沫或嘴角牵动，呼吸暂停，面色青紫，持续时间多在3～5分钟之内，有的反复发作，甚至呈持续状态；是小儿常见的急症，尤以6岁以下儿童多见。小儿惊厥可伴有发热，也可不伴有发热，其中伴有发热者，多为感染性疾病所致，例如脑膜炎、脑脓肿、脑炎、脑寄生虫病、中毒性菌痢、中毒性肺炎、败血症等；不伴有发热者，多为非感染性疾病所致如常见的癫痫、低血糖、药物中毒、食物中毒、遗传代谢性疾病、脑外伤、脑瘤等）、神昏谵语（意思是神志不清，胡言乱语）；中风热甚（只有热闭中风，也就是中风出现“突然昏迷、面赤身热、气粗口臭、口眼歪斜、腹胀便秘、舌质暗红或瘀点瘀斑，苔黄腻”才是安宫牛黄丸的适应证，其他类型的中风都不是安宫牛黄丸的适应证，比如中风脱证如出现舌苔白腻、肢冷不温、脉细弱或微就不宜用安宫牛黄丸，否则可能会加重病情）而昏迷及小儿急惊风等。从西医学角度可用于脑炎、脑膜炎、中毒性脑病、脑出血、败血症见上述表现者。

（2）使用注意

①安宫牛黄丸是中医用于治疗急症的必备要药，是急救用药，而不是预防用药。不可以随便用于心脑血管患者，有心脑血管疾病的患者，一定要对症治疗。1 个月服用 1 丸预防中风等说法不要相信，预防中风最主要的是治疗原发病。看所有关于惊蛰、夏至、霜降、冬至关于最佳服用该药物，无一不提到服用该药物用于预防心脑血管之疾病并可养生，更是将该药物定位于预防，而该药物是用于急症治疗的必备药物，生产厂家大有误导之嫌。

②安宫牛黄丸含朱砂和雄黄等有毒之物，含有朱砂成分的中成药，不宜超量或持久服用，尤其肝、肾功能不正常者，更不宜服用，以免造成汞中毒而加重病情。所以错吃该药等于服毒。

③安宫牛黄丸属中成药，药中的天然麝香、牛黄属易挥发的芳香药，存放太久会影响疗效。所谓的安宫牛黄丸年代越久远越好的说法纯属欺骗人（只是早期原来的安宫牛黄丸用的一般是天然原药）。

④安宫牛黄丸不宜与新霉素同用，会增加药物毒性；不适合脾胃虚寒者（吃寒凉东西会腹痛、腹泻者）服用。使用安宫牛黄丸不分季节，只要有适应证即可。

### 归纳总结

| 中医中风类型 | 主要表现 | 本店中成药物 | 关联销售方案 |
|---|---|---|---|
| | | | |
| | | | |
| | | | |
| | | | |
| | | | |

## 第五节　头痛

头痛是临床常见的自觉症状，可以单独出现，也可以见于多种疾病。它是由于外感六淫、内伤杂病而引起的以头痛为主要表现的病症。西医学中的血管性头痛、紧张性、三叉神经性头痛、神经官能症、部分颅内疾病、五官科疾病等引起的头痛按照此章辨证施治。

**【病因】**

中医头痛的病因不外乎外感与内伤两类。外感多因六淫之邪气侵袭，内伤多与情志不遂、饮食劳倦、跌仆损伤、体虚久病、禀赋不足、房劳过度等因素有关。

**1. 感受外邪**

起居不慎，感受风、寒、湿、热之邪，邪气上犯巅顶（巅顶可理解成头顶之意），清阳之气受阻，气血凝滞，而发为头痛。因风为百病之长，故六淫之中，以风邪为主要病因，多夹带寒、湿、热邪而发病。

**2. 情志失调**

忧郁恼怒，情志不遂，肝失条达，气郁阳亢，或肝郁化火，阳亢火生，上扰清窍，可发为头痛。若肝火郁久，耗伤阴血，精血不承，也可引发头痛。

**3. 先天不足或房事不节**

禀赋不足或房劳过度，使肾精久亏。肾主骨生髓，髓上通于脑，脑髓有赖于肾精的不断化生。若肾精久亏，脑髓空虚，则会发生头痛。若阴损及阳，肾阳虚弱，清阳不展，易可发为头痛，但是此类头痛临床较为少见。

**4. 饮食劳倦及体虚久病**

脾胃为后天之本，气血生化之源。若脾胃虚弱，气血化源不足，或病后正气受损，营血亏虚，不能上荣于脑髓脉络，可导致头痛发生。若因饮食不节，嗜酒太过，或过食辛辣肥甘，脾失健运，痰湿内生，阻遏清阳，上蒙清窍而为痰浊头痛。

**5. 头部外伤或久病入络**

跌仆闪挫，头部外伤，或久病入络，气血滞涩，瘀血阻于脑络，不通则痛，发为头痛。

**【辨证论治】**

**1. 内伤头痛**

本篇论述的内伤头痛，相当于西医学中的慢性头痛。

（1）肝阳头痛

表现：头昏胀痛，两侧为重，心烦易怒，夜寐不宁，口苦面红，或兼胁痛，舌红苔黄，脉弦数（类似西医学中的偏头痛）。

治法：平肝潜阳息风。

药物：痛宁片、止痛安神片、正天丸、松龄血脉康胶囊、镇脑宁胶囊、天麻钩藤颗粒、罗布麻降压片、清脑降压片、抑眩宁胶囊、复方羊角颗粒。

（2）血虚头痛

表现：头痛隐隐，时时昏晕，心悸失眠，面色少华，神疲乏力，遇劳加重，舌质淡，苔薄白，脉细弱。

治法：养血滋阴，和络止痛。

药物：天麻头痛片、养血清脑颗粒。

（3）痰浊头痛

表现：头痛昏蒙，胸脘满闷，纳呆呕恶，舌苔白腻，脉滑或弦滑。

治法：健脾燥湿，化痰降逆。

药物：半夏天麻丸。

（4）肾虚头痛

表现：头痛且空，眩晕耳鸣，腰膝酸软，神疲乏力，滑精带下，舌红少苔，脉细无力。

治法：养阴补肾，填精生髓。

药物：阴虚者，服用知柏地黄丸、天麻首乌片、养阴降压胶囊；阳虚者，服用右归丸或金匮肾气丸。

（5）瘀血头痛

表现：头痛经久不愈，痛处固定不移，痛入锥刺，或有头痛外伤史，舌紫暗，或有瘀斑、瘀点，苔薄白，脉细或细涩。

治法：活血化瘀，通窍止痛。

药物：血府逐瘀丸、天舒胶囊、通天口服液、正天丸。

**2. 外感头痛**

（1）风寒头痛

表现：头痛连及颈背，经常有拘急收紧感（拘急的意思是因感受风寒而身体痉挛抽搐之意），或伴有恶风畏寒，遇风尤剧，口不渴，苔薄白，脉浮紧。

治法：疏散风寒，止痛。

药物：天麻头痛片。

（2）风热头痛

表现：头痛而胀，甚至头胀如裂，发热或恶风，面红目赤，口渴喜饮，大便不畅通，或便秘溲赤（溲赤指的是小便短赤），舌尖红，苔薄黄，脉浮数。

治法：疏风清热和络。

药物：川芎茶调丸。

（3）风湿头痛

表现：头痛如裹，肢体困重，胸闷纳呆，大便或溏，苔白腻，脉濡。

治法：祛风胜湿通窍。

药物：天麻片。

**归纳总结**

| 中医头痛类型 | 主要表现 | 本店中成药 | 关联销售方案 |
| --- | --- | --- | --- |
| | | | |
| | | | |
| | | | |
| | | | |
| | | | |

# 第六节　不寐及健忘

## 一、不寐

不寐是以经常不能获得正常睡眠为特征的一类病症，主要表现为睡眠时间、深度的不足。轻者入睡困难，或寐而不酣，时寐时醒，或醒后不能再寐；严重者彻夜不寐，常常影响生活、工作、学习与健康等。

西医学中的神经官能症、慢性消化不良、更年期综合征、贫血、动脉粥样硬化等以失眠为临床表现的疾病，均可以参照本病辨证论治。

**【病因】**

**1. 饮食不节**

平素暴饮暴食，消化不良，脾胃受损，停滞宿食酿生痰热，遏阻于中，痰热上扰，胃气失和，而不得安寐。另外，浓茶、咖啡、酒等也是致病因素。

**2. 情志失常**

由于情志不遂，暴怒伤肝，肝气郁结，肝郁化火，邪火扰动心神，神不安而不寐；或者五志过极，心火内炽，扰动心神而不寐；或者喜笑无度，心神激动，神魂不安而不寐；或者突受惊恐，导致心虚胆怯，神魂不安，夜不能寐。

**3. 劳逸失调**

劳倦过度而伤脾，或平素活动少而导致脾气虚，运化不健，气血生化乏源，而不能上奉于心，以致心神失养而失眠；或者思虑过度，伤及心脾，心伤则阴血暗耗，神不守舍；脾伤则食少纳呆，生化之源不足，营血亏虚，不能上奉于心，导致心神不安。

**4. 病后体虚**

久病血虚，年迈血少，引起心血不足，心失所养，心神不安而发生不寐；也可因为年迈体虚，阴阳亏虚而致不寐。平素阴虚，加上房劳过度，肾阴损耗，阴衰而不能上奉于心，水火不济，心火独亢，火盛神动，心肾失交而神志不宁。

### 学习提示

五行中，心属火，肾属水。正常情况下，水火二者是互相制约、互相作用，以维持生理的动态平衡，这种情况称为“水火相济”。如果肾水不足，不能上济心火；或者心火妄动，下伤肾阴，则会失去这种协调平衡，人体就会出现心烦、失眠、遗精等表现，这就是“水火不济”。

**【辨证论治】**

**1. 肝火扰心证**

表现：失眠多梦，甚至彻夜不眠，烦躁易怒，伴有头昏脑涨，目赤耳鸣，口干而苦，不思饮食，便秘及小便短赤，舌红苔黄，脉弦而数。

治法：疏肝泻火，镇心安神。

药物：龙胆泻肝丸，如果伴有大便秘结，烦躁易怒，加用当归芦荟丸、泻肝安神胶囊。

**2. 痰热扰心证**

表现：心烦失眠，胸闷脘痞（学习提示：胸闷脘痞指的是胸腹间气机阻塞不舒而胀满的一种自觉症状），泛恶嗳气，口苦，头昏目眩，舌偏红，苔黄腻，脉滑数。

治法：清化痰热，和中安神。

药物：清脑复神液。

**3. 心脾两虚证**

表现：不易入睡，多梦易醒，心悸健忘，神疲食少，伴有头晕目眩，四肢倦怠，腹胀便溏，面色少华，舌淡苔薄，脉细无力。

治法：补益心脾，安神养血。

药物：归脾丸、灵芝胶囊、眠安宁口服液、脑力静糖浆。

**4. 心肾不交证**

表现：心烦失眠，入睡困难，心悸多梦，伴有头晕耳鸣，腰膝酸软，潮热盗汗，五心烦热，咽干少津，男子遗精，女子月经不调，舌红少苔，脉细数。

治法：滋阴降火，交通心肾。

药物：六味地黄丸＋交泰丸。以心阴不足为主要表现者，可用天王补心丸、养心安神片；如果伴有耳鸣、耳聋，可用磁朱丸、健脾安神片、脑力宝丸、琥珀安神丸、复方枣仁片。

### 学习提示

心阴不足，还可称为心阴虚，是指阴液不足，心失所养，虚热内扰，以心烦、心悸、失眠及阴虚症状为主要表现的虚热证候。可见于中医学中的心悸、不寐、盗汗等症状，以及西医学中的心律失常、神经官能症、贫血、甲状腺功能亢进症、结核病等疾病。

**5. 心胆气虚**

表现：虚烦（学习提示：虚烦指的是因虚而致心胸烦热，多同时伴有郁闷不寐、口干咽燥等表现。）失眠，触事宜惊，终日惕惕（学习提示：惕惕是惊恐不安、心绪不宁的意思），胆怯心悸，伴有气短自汗、倦怠乏力的表现，舌淡，脉细数。

治法：益气震惊，安神定志。

药物：安神定志丸、安神养心丸。

**【辨证鉴别要点】**

见表5-3。

**表5-3　不寐的辨证特点**

| 要　点 | | 特　点 |
|---|---|---|
| 分部位（主要部位在心） | 肝 | 急躁易怒而失眠，多为肝火内扰 |
| | 胃 | 腹部胀满不舒，多为胃腑宿食，痰热内盛 |
| | 肾 | 心烦心慌，头晕健忘而失眠，多为阴虚火旺，心肾不交 |
| | 脾 | 面色无华，神疲肢倦而失眠，多为脾虚不运而失养 |
| | 胆 | 心烦失眠，触事易惊，多属于心胆气虚 |
| 分虚实 | 虚证 | 多属于阴血不足，心失所养，表现是体质瘦弱，面色无华，神疲懒言，心悸健忘 |
| | 实证 | 邪热扰心，表现为心烦易怒，口苦咽干，便秘，小便短赤 |

## 归纳总结

| 中医不寐分型 | 主要表现 | 本店常用中成药 | 关联销售方案 |
|---|---|---|---|
| | | | |
| | | | |
| | | | |
| | | | |
| | | | |

## 二、健忘

健忘是指记忆力减退、遇事遗忘的一种病症，也称为善忘、多忘等。健忘者，虚证多，实证少，也有虚实兼有者。西医学中的神经衰弱、神经官能症、脑动脉硬化等疾病出现健忘症状者，可参照本病辨证论治。

**【辨证论治】**

**1. 心脾不足证**

表现：健忘失眠，心悸神倦，纳呆气短，脘腹胀满，舌淡，脉细弱。

治法：补益心脾。

药物：归脾丸、灵芝胶囊、眠安宁口服液、脑力静糖浆。

**2. 肾精亏损证**

表现：健忘，形体疲惫，腰腿酸软，头晕耳鸣，遗精早泄，五心烦热，舌红，脉细数。

治法：填精补髓。

药物：河车大造丸。

**3. 痰浊扰心证**

表现：健忘喜卧，头晕胸闷，恶吐痰涎，苔腻，脉弦滑。

治法：化痰宁心。

药物：清脑复神液。

**4. 血瘀痹阻证**

表现：遇事善忘，心悸胸闷，伴有言语迟缓，神思不敏捷，表现迟钝，面唇暗红，舌质紫暗，有瘀点，脉细涩或结代。

治法：活血化瘀。

药物：血府逐瘀丸。

**归纳总结**

| 中医健忘分型 | 主要表现 | 本店中成药物 | 关联销售方案 |
|---|---|---|---|
| | | | |
| | | | |
| | | | |
| | | | |

# 第七节　常见神经系统疾病测试题及答案

## 一、常见神经系统疾病测试题

### （一）填空题（每空2分，共计64分）

1. 偏头痛伴有呕吐时，除了使用镇痛药物，针对呕吐还可以联合用药，一般对于12岁以上患者可以联合使用的药物是(　　)；针对12岁以下可以联合的药物是(　　)。妊娠期的偏头痛患者首选的药物是(　　)；儿童或者青少年偏头痛可以选用的药物是(　　)、(　　)。

2. 偏头痛的预防性用药首选是(　　)、(　　)、(　　)；可以选用的保健食品是

(　　)；医疗器械是(　　)。

3. 从集性头痛的预防性用药首选(　　)；可以使用的器械是(　　)；保健食品是(　　)。

4. 紧张性头痛发作期用药是(　　)；可以选用的器械是(　　)。

5. 用于失眠的西药药物有(　　)、(　　)；保健食品有(　　)；抗组胺药物在治疗失眠的最佳使用时机是(　　)；世界睡眠日是每一年的(　　)月(　　)日。

6. 神经衰弱与神经官能症是一回事吗?(是或者不是)(　　)。用于治疗神经衰弱的抗焦虑药物有(　　)、(　　)；用于治疗神经衰弱的抗抑郁药物有(　　)、(　　)；用于配合使用来改变神经衰弱表现的保健食品有(　　)。脑血栓后遗症恢复期可以选用的抗血小板聚集药物有(　　)、(　　)、(　　)、(　　)等；短暂性脑缺血患者使用阿司匹林的时间是(　　)。

**(二) 单项选择题(共13题，每题2分，共计26分)**

1. 复方羊角颗粒可以用于(　　)头痛。

A. 肝阳头痛　　B. 血虚头痛
C. 痰浊头痛　　D. 肾虚头痛
E. 瘀血头痛

2. 养血清脑颗粒可以用于(　　)头痛。

A. 肝阳头痛　　B. 血虚头痛
C. 风寒头痛　　D. 肾虚头痛
E. 瘀血头痛

3. 正天丸可以用于(　　)头痛。

A. 风湿头痛　　B. 血虚头痛
C. 风寒头痛　　D. 肾虚头痛
E. 瘀血头痛

4. 天麻片可以用于（　　）头痛。

A. 风湿头痛　　B. 血虚头痛
C. 风寒头痛　　D. 肾虚头痛
E. 风热头痛

5. 知柏地黄丸可以用于(　　)头痛。

A. 风湿头痛　　B. 血虚头痛
C. 风寒头痛　　D. 肾虚头痛
E. 痰浊头痛

以下药物（6~11）可以用于中医不寐中的哪一种辨证分型：

A. 心脾两虚型　B. 肝火扰心型　C. 心胆气虚型　D. 心肾不交型　E. 痰浊扰心型

6. 龙胆泻肝丸(　　)

7. 归脾丸(　　)
8. 天王补心液(　　)
9. 六味地黄丸(　　)
10. 健脾安神丸(　　)
11. 脑力宝丸(　　)

**（三）问答题（共 2 题，每题 5 分，共计 10 分）**

1. 从西医学角度阐述安宫牛黄丸的功能主治。(最少说出 5 种适应证，5 分)
2. 如何在社区中开展失眠的健康教育或公益活动？(5 分)

## 二、常见神经系统疾病测试题参考答案

**（一）填空题（共 32 题，每题 2 分，共计 64 分）**

1. 甲氧氯普胺（灭吐灵）　多潘立酮　对乙酰氨基酚　布洛芬　对乙酰氨基酚　2. 盐酸氟桂利嗪　普萘洛尔　丙戊酸钠　维生素 B 族　制氧机　3. 麦角胺　褪黑素　制氧机　4. 阿司匹林　头部按摩仪　5. 地西泮　佐匹克隆　褪黑素　因瘙痒性皮肤病而引起的失眠　3 月 21 日　6. 不是　地西泮　阿普唑仑　阿米替林　多塞平　褪黑素　阿司匹林　银杏叶片　曲克芦丁　氯吡格雷　长期使用

**（二）单项选择题（共 13 题，每题 2 分，共计 26 分）**

1. A　2. B　3. E　4. A　5. D　6. B　7. A　8. D　9. D　10. D　11. D

**（三）问答题（共 2 题，每题 5 分，共计 10 分）**

1. 安宫牛黄丸可以用于脑梗死、高血压、乙型脑炎、癌性发热、流感高热者、农药中毒高热者、黄疸性肝炎、鼻窦炎等。

2. 略（结合自己药店商圈顾客情况予以阐述）。

# 第六章

# 常见血液系统疾病

血液系统是由血液和造血器官组成，血液是由血浆及其中的血细胞（红细胞、白细胞及血小板）组成。人体出生后的造血器官是指骨髓、脾、胸腺和淋巴结。

## 第一节　贫血

贫血指的是人体外周血红细胞容量减少，低于正常范围下限的一种常见临床表现。临床上，常以血红蛋白浓度来代替测定红细胞容量。目前认为，在平原地区（久居高原者血红蛋白含量比居于平原地区者高），成年男性 Hb＜120g/L，成年女性 Hb＜110g/L，妊娠女性 Hb＜100g/L，就有贫血。在临床上，按照血红蛋白的浓度，贫血可分为轻度、中度、重度和极重度贫血。但为了诊治方便，还会从发病机制和病因对贫血予以分类。本章重点论述的缺铁性贫血与巨幼红细胞贫血，就是按照此种办法分类。

### 一、缺铁性贫血

缺铁性贫血是机体对铁的需求与供给失去平衡，体内贮存的铁元素耗尽，从而导致红细胞内铁缺乏，最终引起贫血。表现为缺铁引起的小细胞低色素性贫血及其他异常。缺铁性贫血是最常见的贫血，其发病率在发展中国家、经济不发达地区及婴幼儿、育龄妇女等人群中明显增高。

**【病因】**

**1. 铁摄入不足**

多见于婴幼儿、青少年、妊娠期和哺乳期妇女。婴幼儿需铁量较大，若不补充蛋类、肉类等含铁量较高的辅食，易造成缺铁；青少年偏食容易缺铁；女性月经增多、妊娠或哺乳，需铁量增加，若不补充高铁食物，容易造成缺铁性贫血。

**2. 铁吸收障碍**

常见于胃大部切除术后，导致胃酸分泌不足而且食物快速进入空肠，绕过人体对铁的主要吸收部位（十二指肠），使铁吸收减少。另外，多种原因造成的胃肠道功能紊乱，如长期不明原因的腹泻、慢性肠炎等均可因铁的吸收障碍而发生缺铁性贫血。

**3. 铁流失过多**

慢性长期铁流失而得不到纠正则造成缺铁性贫血。例如：慢性胃肠道失血（包括痔疮、胃及十二指肠溃疡、消化道息肉、胃肠道肿瘤、寄生虫感染、食管及胃底静脉曲张破裂等）、月经量过多（宫内放置节育环、子宫肌瘤及月经失调等妇科疾病）、咯血和肺泡出血（肺出血－肾炎综合征、肺结核、支气管扩张、肺癌等）及其他情况（遗传性出血性毛细血管扩张症、慢性肾功能衰竭行血液透析、多次献血等）。

## 【临床表现】

**1. 缺铁原发病表现**

如妇女月经量多、消化道溃疡、肿瘤、痔疮导致的黑便、血便，腹部不适、肠道寄生虫感染导致的腹痛或大便性状改变、肿瘤性疾病的消瘦等。

**2. 贫血表现**

乏力、易倦、头晕、头痛、眼花、耳鸣、心悸、气短、纳差、苍面色白、心率增快。

**3. 组织缺铁表现**

精神行为异常，如烦躁、易怒、注意力不集中、异食癖；体力、耐力下降；易感染；儿童生长发育迟缓、智力低下；口腔炎、舌炎、舌乳头萎缩、口角炎、吞咽困难；毛发干枯、脱落；皮肤干燥、皱缩；指（趾）甲缺乏光泽、脆薄易裂，重者指（趾）甲变平，甚至凹下呈勺状（匙状指）。

**知识拓展**

### 匙状指

匙状指又称为反甲、凹甲，其甲板中央凹陷，四周外翻、跷起，以致在甲板的中央放一滴水不会流出，故名匙状。在甲侧面观察更明显。所有甲板均可受累，常侵犯数个指甲，尤其是拇指指甲，趾甲受累较少。这种指甲常见于缺铁性贫血、梅毒、甲状腺功能障碍，偶见于风湿热及甲癣。儿童常见匙状指，但这种匙状指甲可自行消失。

## 【治疗】

**1. 一般治疗**

要纠正不良饮食习惯，保持均衡饮食。平时要给予丰富含铁食物，如瘦肉、血、肝、蛋黄、大豆、海带、香菇、木耳等；饮食要注意荤（含铁）素（含维生素 C）合理搭配。富含铁的食物不与浓茶、牛奶、咖啡同服，固上述饮品不利于铁的吸收。

**2. 对因治疗**

如果是婴幼儿、青少年和妊娠妇女营养不足引起的缺铁性贫血，应改善饮食。月经量多引起的，应看妇科调理月经。寄生虫感染引起的，应进行驱虫治疗。恶性肿瘤引起的，应手术或放、化疗；上消化道溃疡引起的，应抑酸治疗等。

**3. 补铁治疗**

首选口服铁剂，如硫酸亚铁或右旋糖酐铁。餐后服用，胃肠道反应小且易耐受。进食谷类、乳类和茶抑制铁剂吸收，鱼、肉类、维生素C可加强铁剂吸收。口服铁剂，血红蛋白浓度一般2个月左右恢复正常。铁剂治疗应在血红蛋白恢复正常后至少持续4~6个月，待贮铁指标正常后停药。

**4. 保健食品的使用**

铁质叶酸片、维生素C、蛋白质粉、阿胶、角鲨烯软胶囊等。

**知识拓展**

**关于铁剂**

治疗性铁剂有无机铁和有机铁两大类。无机铁以硫酸亚铁为代表，有机铁则包括右旋糖酐铁、葡萄糖酸亚铁、山梨醇铁、富马酸亚铁和多糖铁复合物等。无机铁剂的副反应较有机铁剂明显。

## 二、巨幼细胞贫血

巨幼细胞贫血（MA）是指叶酸和（或）维生素$B_{12}$缺乏或某些影响核苷酸代谢的药物作用，导致DNA合成障碍所致的贫血，其特点是呈现大细胞性贫血。大约90%的巨幼细胞贫血是因叶酸和维生素$B_{12}$缺乏引起的，在我国以叶酸缺乏为主，欧美国家以维生素$B_{12}$缺乏及体内产生内因子抗体所致的恶性贫血多见。内因子缺乏所致的不可逆性贫血称为“恶性贫血”。

**【病因】**

**1. 叶酸缺乏的原因**

（1）摄入不足，人体每天的叶酸需要量为200~400μg。食物中缺少新鲜蔬菜、过度烹煮或腌制均可使叶酸丢失。乙醇也可以干扰叶酸的代谢，酗酒者常会有叶酸缺乏。小肠炎症、肿瘤、手术切除等均可导致叶酸的吸收不足。

（2）需要增加，妊娠期妇女每天叶酸的需要量为400~600μg。生长发育的儿童及青少年以及白血病、肿瘤、甲状腺功能亢进症及长期慢性肾功能衰竭用血液透析治疗的患者，叶酸的需求量都会增加，如补充不足就可发生叶酸缺乏。

（3）药物的影响，如甲氨蝶呤、氨苯蝶啶、乙胺嘧啶能抑制二氢叶酸还原酶的作用，影响四氢叶酸的生成。约67%口服柳氮磺胺吡啶的患者出现叶酸在肠内吸收受抑制的情况。

**2. 维生素$B_{12}$缺乏的原因**

与内因子缺乏、维生素$B_{12}$吸收障碍、利用障碍等因素有关。

（1）摄入减少，素食者因摄入减少导致维生素$B_{12}$缺乏。

（2）吸收障碍，主要见于萎缩性胃炎、全胃切除术后和恶性贫血患者。胃酸、胃蛋白酶、胰蛋白酶缺乏、肠道疾病、药物（对乙酰氨基酚、二甲双胍、秋水仙碱、苯乙双胍）影响、肠道寄生虫病。

**【临床表现】**

**1. 血液系统表现**

起病缓慢，常有面色苍白、乏力、耐力下降、头昏、心悸等贫血表现。20% 的患者白细胞、血小板低，出现感染、出血，少数出现肝脾肿大、轻度黄疸等。

**2. 消化系统表现**

患者出现食欲不振、腹胀、腹泻、便秘等表现；出现口角炎、“牛肉样舌”舌炎（舌乳头萎缩，舌面光滑呈“镜面样舌”或舌质绛红呈“牛肉样舌”）等表现。

**3. 神经系统的表现和精神症状**

患者会出现末梢神经炎、深感觉障碍（如振动感和运动感消失）、共济失调（共济失调的意思就是运动协调障碍，手脚不能自如活动，有怪异的举止等表现）或步态不稳。同时，叶酸缺乏者会出现易怒、妄想等精神症状，部分患者还会出现抑郁、幻觉、妄想，甚至精神失常、人格变态等。

**【治疗】**

治疗原发病，如胃肠道疾病等；因为用药物引起的贫血，停用药物。纠正不良的饮食习惯，进食富含叶酸和维生素 $B_{12}$ 食物，绿色蔬菜和肉类；减少食物性叶酸的破坏，提倡急火快炒菜和凉拌菜。

补充缺乏营养物质，补充叶酸和维生素 $B_{12}$；口服叶酸，直至贫血表现消失；无维生素 $B_{12}$ 吸收障碍者，可予以口服维生素 $B_{12}$ 剂型；如果有神经系统症状，治疗维持半年到 1 年；恶性贫血者，维持终生治疗。

## 第二节　血劳

中医血劳指因后天亏损，血液生化不足而致营血亏少，出现面白舌淡，眩晕心悸等表现的疾病。西医学中的贫血等可按此病辨证论治。

**【病因】**

**1. 脾胃虚弱**

平时偏食或长期营养不良，少食或节食等导致脾胃虚弱，或长期慢性胃肠疾病，导致水谷精微营养吸收不好，化血无源，出现贫血。

**2. 气血亏虚**

与出血相关的疾病治疗不及时，如呕血、便血、咯血、鼻出血、崩漏、妇女产后失血，导致气随血脱，气血两虚而成贫血；或久病虚弱，劳倦过度，导致脾胃虚弱从而气血生化无源，而发为贫血。

**3. 脾肾亏虚**

长期慢性疾病，烦恼过度，损伤及脾、肾两脏，脾胃虚弱，精血化生无源。精血同源，肾精亏虚进而无法化生血液，久而贫血。

**4. 虫积**

各种寄生虫疾病，日久引起脾胃损伤。同时，寄生虫又大量吸收人体精微，导致血液生化乏源，而成贫血。

**【辨证论治】**

**1. 脾胃虚弱证**

表现：面色萎黄，口唇色淡，爪甲无泽，神疲乏力，食少便溏，恶心呕吐，舌质淡，苔薄腻，脉细弱。

治法：健脾和胃，益气养血。

药物：香砂六君子丸＋当归补血颗粒、小温中丸。

**2. 气血两虚证**

表现：面色苍白，倦怠乏力，头晕目眩，心悸失眠，少气懒言，食欲不振，毛发干脱，爪甲裂脆，舌淡胖，苔薄，脉濡细。

治法：益气补血，养心安神。

药物：八珍颗粒、伐木丸。

**3. 脾肾阳虚证**

表现：面色苍白，形寒肢冷，腰膝酸软，神倦耳鸣，唇甲淡白，或周身浮肿，甚则腹水，大便溏薄，小便清长，男子阳痿，女子经闭，舌质淡或有齿痕，脉沉细。

治法：温补脾肾。

药物：八珍丸＋无比山药丸。

**4. 虫积证**

表现：面色萎黄少华，腹胀，善食易饥，恶心呕吐，或有便溏，嗜食生米、泥土、茶叶等，神疲肢软，气短头晕，舌质淡，苔白，脉虚弱。

治法：杀虫消积，补益气血。

药物：化虫丸＋八珍丸。

## 归纳总结

| 中医血劳辨证分型 | 主要表现 | 本店中成药 | 关联销售方案 |
|---|---|---|---|
| | | | |
| | | | |
| | | | |
| | | | |
| | | | |
| | | | |

# 第三节　常见血液系统测试题及参考答案

## 一、常见血液系统测试题（每空 2 分，共计 100 分）

1. 目前药店中所遇到的贫血，最常见的是（　　）贫血。

2. 铁摄入不足可以造成的贫血称为（　　）贫血，平时铁摄入不足，多见于（　　）、（　　）、（　　）等人群。

3. 缺铁性贫血需要补充的维生素指的是（　　）。因为该维生素可以（　　）。

4. 治疗缺铁性贫血需要口服铁剂，血液中的血红蛋白一般会在服用铁剂后（　　）恢复；在血红蛋白恢复正常后，还要持续口服铁剂的时间是（　　）；铁剂停止服用的指征是（　　）。

5. 缺铁性贫血服用的治疗新铁剂分为（　　）和（　　）两类。无机铁指的是（　　）；有机铁指的是（　　）、（　　）、（　　）、（　　）等。其中副反应比较大的是（　　）。

6. 巨幼红细胞贫血指的是（　　）和（或）（　　）缺乏引起的，在中国，巨幼红细胞贫血以缺乏（　　）为主；在欧美以缺乏（　　）为主；恶性贫血指的是（　　）。

7. 酗酒者需要补充叶酸吗？（选是或不是）。因为（　　）。慢性小肠炎症者需要补充叶酸吗？（选是或不是）；妊娠妇女每天叶酸需要量是（　　）。

8. 需要补充叶酸的人群有（　　）、（　　）、（　　）、（　　）、（　　）、（　　）、（　　）等；巨幼红细胞贫血需要补充（　　）和（　　），服用时间是（　　）。

9. 中医血劳的四种临床常见辨证分型是（　　）、（　　）、（　　）、（　　）。

10. 八珍丸可以用于（　　）类型中医血劳；香砂六君子丸可以用于（　　）类型血劳；当归补血颗粒可以用于（　　）类型血劳；无比山药丸可以用于（　　）类型血劳；化虫丸可以用于（　　）类型血劳。

11. 在日常生活中，由于某些失血性疾病而导致铁流失过多从而引起缺铁性贫血，例如容易发生失血的慢性胃肠道疾病，如（　　）、（　　）；如会造成月经量增多的失血性妇科疾病，如（　　）、（　　）等。

## 二、常见血液系统测试题参考答案（共计 100 分）

1. 缺铁性　2. 缺铁性　婴幼儿　青少年　妊娠妇女　3. 维生素 C　维生素 C 可以更好促进铁剂吸收　4. 2 个月　4 ~ 6 个月　储铁指标正常后可以停药　5. 有机铁　无机铁　硫酸亚铁　右旋糖酐铁　葡萄糖酸亚铁　山梨醇铁　富马酸亚铁　无机铁剂

6. 叶酸　维生素 $B_{12}$　叶酸　维生素 $B_{12}$　内因子缺乏而造成的不可逆性贫血　7. 是　酗酒会造成体内叶酸流失　是　400～600μg　8. 生长发育的儿童　青少年　白血病　肿瘤　甲状腺功能亢进　长期慢性肾功能衰竭用血液透析治疗的患者　酗酒人群等　叶酸　维生素 $B_{12}$　直至贫血症消失　9. 脾胃虚弱　气血两虚　脾肾虚弱　虫积证　10. 气血两虚　脾胃虚弱　脾胃虚弱　脾肾虚弱　虫积证贫血　11. 痔疮　消化性溃疡　子宫肌瘤　月经失调等

# 第七章

# 常见代谢与营养性疾病

## 第一节　糖尿病

糖尿病是一组由遗传和环境因素相互作用而引起的以慢性血葡萄糖（简称血糖）水平增高为特征的代谢性疾病，是由于胰岛素（胰岛素是胰腺中胰岛 β 细胞合成与分泌而成）分泌和（或）作用缺陷所引起。糖尿病不是单一疾病，而是复合病因引起的综合征。目前，糖尿病已经成为位列于肿瘤和心血管疾病之后的第三大非传染性疾病。我国患糖尿病数量逼已近上亿人。

**【分型】**

按照国际通用标准分型（按照病因），糖尿病主要分为 1 型和 2 型、其他特殊型、妊娠期型。1 型糖尿病一般指的是胰岛 β 细胞被破坏，而导致胰岛素绝对缺乏的疾病。2 型糖尿病指的是以胰岛素抵抗为主，伴有胰岛素分泌不足的疾病。其他特殊类型糖尿病包括由于基因缺陷、胰腺炎、胰腺切除、内分泌疾病（如甲状腺功能亢进症等）、药物或化学品（糖皮质激素、噻嗪类利尿剂、苯妥英钠、α 干扰素、沙丁胺醇等 β 受体激动药）等导致的糖尿病。妊娠期糖尿病有两种情况：一是妊娠前已确诊的糖尿病，称为“糖尿病合并妊娠”；另一种是妊娠前糖代谢正常或有潜在糖耐量减退、妊娠期才出现或确诊的糖尿病，又称为“妊娠期糖尿病”。糖尿病孕妇中 80% 以上为妊娠期糖尿病，而糖尿病合并妊娠者不足 20%。妊娠期糖尿病中国发生率为 1% ~5%，近年有明显增高的趋势。此类患者糖代谢多数于产后能恢复正常，但将来患 2 型糖尿病的可能性比常人增加。

**【病因】**

糖尿病病因很复杂，至今没有完全搞明白。

**1. 1 型糖尿病**

绝大多数 1 型糖尿病是自身免疫性疾病，遗传因素与环境因素共同导致了疾病的发生。其中环境因素包括病毒感染（风疹病毒、腮腺炎病毒、柯萨奇病毒等）和化学毒性物质与饮食（化学物质指的是吡甲硝苯脲、糖皮质激素、β 肾上腺受体激动剂、噻嗪类利尿药、苯妥英钠、α干扰素等；饮食因素指的是母乳喂养时间短或缺乏母乳喂养的患病率增高）。另外还有证据显示1型糖尿病为自身免疫性疾病（许多患者体内出现胰岛细胞抗体）。

**2. 2型糖尿病**

（1）发病因素

2型糖尿病的病因也主要是遗传和环境因素共同作用的结果。环境因素包括了人口老龄化、现代生活方式、营养过剩、活动不足、肥胖等因素。

（2）发病机制

①胰岛素抵抗和β细胞功能缺陷：二者是2型糖尿病发病机制的两个要素。

胰岛素抵抗是指各种原因使胰岛素作用的靶器官（主要是肝脏、肌肉、脂肪组织）对葡萄糖摄取和利用的效率下降，机体代偿性的分泌过多胰岛素产生高胰岛素血症，以维持血糖的稳定。β细胞功能缺陷指的是分泌胰岛素的β细胞分泌不足或者分泌胰岛素过程中出现问题。

②葡萄糖毒性和脂毒性：二者是糖尿病发病机制中最重要的获得性因素。

在糖尿病发生的过程中所出现的高血糖和脂代谢紊乱可导致胰岛素的敏感性进一步降低以及更加损害胰岛β细胞功能，分别称之为“葡萄糖毒性”和“脂毒性”。

**【临床表现】**

**1. 基本表现**

（1）代谢紊乱症状群　“三多一少”，意即多尿、多饮、多食和体重减轻，还可伴有乏力及皮肤瘙痒，尤其是外阴瘙痒。部分患者口味也改变，爱吃甜食，或少部分口味变重；血糖升高较快时还会产生视力模糊的表现。大多数患者无任何症状，仅仅是在体检或因为某种疾病就诊化验时才发现高血糖。

（2）常见2型糖尿病临床特点　一般认为，95%的糖尿病患者属于2型。可发生于任何年龄，但是多见于成人，常在40岁以后发病；大多数起病慢，症状相对轻，半数以上无任何表现；很多因慢性并发症，伴发病或体检时发现。经常发现患者有家族史；部分患者在饭后，胰岛素分泌高峰延后，会在饭后3～5小时血浆胰岛素升高，引起反应性低血糖，成为这部分患者的首发临床表现。

**2. 糖尿病并发症**

（1）急性严重代谢紊乱　糖尿病酮症酸中毒与高血糖高渗状态（略）。

（2）感染并发症　患者会有反复发生的皮肤疖、痈等化脓性感染；皮肤真菌感染，如足癣与体癣等；女性患者易发生由白色念珠菌引起的真菌性阴道炎及巴氏腺炎（巴氏腺炎又称为前庭大腺炎；前庭大腺位于阴道口两侧，开口在阴道前庭，病原体易于侵入而引起炎症，是女性常见疾病之一）；肾盂肾炎和膀胱炎；部分患者合并肺结核疾病。

（3）慢性并发症　各种慢性并发症可以单独出现或者以不同组合同时或者先后出现；并发症可以在确诊糖尿病前已经存在，有些患者因并发症而发现糖尿病。大多数糖尿病患者死于心脑血管动脉粥样硬化或糖尿病肾病；与非糖尿病人群相比，糖尿病人群所有原因的死亡增加 1.5～3 倍，心血管病死亡增加 1.5～4.5 倍，失明高 10 倍，下肢坏疽及截肢高 20 倍。另外，糖尿病肾病已经成为致死性肾病的第一原因。

### 销售提示

针对糖尿病顾客，最大化地预防并发症，降低死亡率，提高生活质量，尤其在糖尿病健康知识讲座上更应该提醒患者。

①大血管病变：与非糖尿病人群相比，糖尿病人群中动脉粥样硬化的患病率较高，动脉粥样硬化主要侵犯肾动脉、肢体动脉、脑动脉、冠状动脉、主动脉，引起心脑血管疾病、肾动脉硬化、肢体动脉硬化等。

②微血管网及毛细血管的病变：微血管病变是糖尿病的特异性并发症，其改变是微循环障碍及微血管基底膜增厚等。主要表现在视网膜、肾脏、神经和心肌组织上，其中以糖尿病肾病和视网膜病为主。

糖尿病肾病：常见于病史超过 10 年的患者；是 1 型糖尿病的主要死亡原因；在 2 型糖尿病中，其严重性仅仅次于心、脑血管疾病。糖尿病肾病损害的发生与发展可以分为 5 期，分期级数越高，代表病情越严重。

糖尿病性视网膜病变：一般超过 10 年的糖尿病患者，大多数合并程度不等的视网膜病变，也是眼科失明的主要原因之一。视网膜病变可分为 6 期。当处在第 4～6 期时，常常会伴有糖尿病肾病及神经病变。

糖尿病性心肌病：心脏的微血管病变和心肌代谢紊乱会引起心肌广泛灶性坏死，称为糖尿病性心肌病，可以诱发心力衰竭、心律失常、心源性休克与猝死。这个并发症会加重疾病预后。

③神经系统并发症：该并发症可以累及神经系统任何一部分。

中枢神经系统并发症：会引起缺血性脑卒中及脑老化加速及老年痴呆症的发生等。

周围神经的病变：这是神经系统并发症中最常见的，通常是对称性的，下肢比上肢严重，病情缓慢。主要表现是肢端感觉异常（尤其下肢），可伴有痛觉过敏、疼痛；后期可出现肌力减弱或肌萎缩，甚至瘫痪。腱反射早期亢进、后期减弱或消失。

### 学习提示

腱反射包含很多种例如膝反射，叩击膝关节下的股四头肌肌腱，股四头肌即发生一次收缩。坐位时小腿完全松弛下垂与大腿成直角，叩击膝盖下部四头肌肌腱，反应为小腿伸展。

自主神经病变：属于比较常见的并发症，主要表现是瞳孔改变（缩小而且不规则、光反射消失、调节反射存在）、排汗异常（汗多或少或无）、腹泻（饭后或者午夜）、便秘、直立性低血压、持续心动过速、尿失禁、尿潴留、阳痿等。

### 学习提示

瞳孔对光反射指的是用笔形手电从斜方照入瞳孔，观察瞳孔收缩情形。当光源照射受检瞳孔时，瞳孔立即缩小，移去光源后迅速复原，称直接对光反射。当光源照射一侧瞳孔时，对侧未受照射瞳孔也立即缩小，称为间接对光反射。瞳孔调节反射指的是嘱被检者注视1m以外的检查者示指，然后将示指迅速移近距眼球10cm左右处，正常反应是两侧瞳孔缩小，称为调节反射。

④糖尿病足：轻者表现足部畸形、皮肤干燥和发凉、胼胝（临床上称之为糖尿病高危足）；严重者可出现足部溃疡、坏疽。糖尿病足是截肢、致残的主要原因。

### 学习提示

胼胝俗称“老茧”，是皮肤长期受压迫和摩擦而引起的手、足皮肤局部扁平角质增生，常发于足跖，尤其是骨突起部位。此处的坏疽一般指的是干性坏疽，组织坏死后因继发腐败菌的感染和其他因素的影响而呈现黑色、暗绿色等特殊形态改变，称为坏疽。

⑤其他并发症：糖尿病还可以引起视网膜黄斑病变、白内障、青光眼、屈光改变等其他眼部并发症，以及某些皮肤病，如疖、痈、皮肤真菌感染、真菌性阴道炎等；部分患者脖子上的皱纹里有黑棘皮症（像洗不干净）；糖尿病人皮损后易留色素斑。

**【实验室检查】**

**1. 糖尿病糖代谢异常严重程度或控制程度检查**

（1）尿糖检测　糖阳性是诊断糖尿病的重要线索，但是却不能确诊一定是糖尿病。

（2）血糖测定与口服葡萄糖耐量试验（OGTT）　血糖升高是诊断糖尿病的主要依据，又是判断糖尿病病情和控制情况的主要指标。血糖值反应的是瞬间血糖状态。抽取静脉血或毛细血管血，可用血浆、血清或全血。诊断糖尿病必须用静脉血浆测定血糖，治疗过程中随访血糖控制程度可用便携式血糖仪（毛细血管全血测定）。

当血糖高于正常范围而又未达到诊断糖尿病标准时，需进行OGTT。OGTT应该在清晨空腹进行，成人口服75g无水葡萄糖，溶解于250～300ml水中，5～10分钟内喝完，空腹及开始饮葡萄糖水后2小时测静脉血浆葡萄糖。儿童服糖量按照每千克体重1.75g计算，但是总量不超过75g。

（3）糖化血红蛋白（GHbA1）和糖化血浆白蛋白测定

①糖化血红蛋白的量与血糖浓度呈正相关，共分a、b、c三种，以HbA1C最主要，正常人HbA1C占血红蛋白总量的3%～6%；血糖控制不良者GHbA1C升高，并且与血糖升高程度相关。由于红细胞在血液循环中的寿命约120天，因此GHbA1C反映患者近8～12周的血糖水平，是糖尿病控制情况的主要监测指标之一。

②血浆蛋白（主要是白蛋白）与血液中葡萄糖发生反应形成果糖胺（FA），其形成的量与血糖浓度相关，正常值1.7～2.8mmol/L，由于白蛋白在血液中的半衰期是19

天，因此，FA 反映患者近 2 ~ 3 周内总的血糖水平，是糖尿病患者近期病情的监测指标。

**2. 胰岛 β 细胞功能检查及并发症检查（略）**

## 【诊断和鉴别】

糖尿病的诊断以血糖异常升高为依据，应该注意单纯空腹血糖正常不能排除糖尿病的可能性，应该加验餐后血糖，必要时进行 OGTT（口服葡萄糖耐量试验）。诊断时应该注意是否符合糖尿病诊断标准、分型，有无并发症、伴发病或加重糖尿病的因素存在。

**1. 诊断线索**

（1）三多一少的症状

（2）糖尿病的并发症或伴发病为首诊　原因不明的失水、昏迷、休克，反复发作的皮肤疖或痈、真菌性阴道炎、肺结核等，血脂异常、高血压、脑卒中、肾病、视网膜病、周围神经炎、下肢坏疽及代谢综合征等。

（3）高危人群　糖耐量减低（IGT）和空腹血糖调节受损（IFG）、年龄超过 45 岁、肥胖或超重、糖尿病或肥胖家族史等。

**2. 糖尿病及其他类型高血糖的诊断标准（WHO1999 年标准）（表 7 - 1）**

**表 7 - 1　糖尿病血糖浓度**

| 类别 | | 血糖浓度/（mmol/L） | | |
|---|---|---|---|---|
| | | 静脉血浆 | 静脉全血 | 毛细血管全血 |
| 糖尿病 | 空腹和（或） | ≥7.0 | ≥6.1 | ≥6.1 |
| | 服糖后 2 小时 | ≥11.1 | ≥10.0 | ≥11.1 |
| 糖耐量降低（IGT） | 空腹和 | <7.0 | <6.1 | <6.1 |
| | 服糖后 2 小时 | 7.8 ~ 11 | 6.7 ~ 9.9 | 7.8 ~ 11 |
| 空腹血糖调节受损（IFG） | 空腹 | 6.1 ~ 6.9 | 5.6 ~ 6.0 | 5.6 ~ 6.0 |
| | 服糖后 2 小时 | <7.8 | <6.7 | <7.8 |
| 正常人空腹（FPG） | | 3.9 ~ 6.0 | | |
| 正常人 OGTT 2 小时后 | | <7.7 | | |

注：①糖尿病症状 + 任意时间血浆葡萄糖≥11.1mmol/L；或 FPG≥7.0mmol/L，或 OGTT2hPG≥11.1mmol/L。需要重复一次确认，诊断才能成立。任意时间指的是 1 日内的任何时间，无论上一次进餐的时间及食物摄入量。②OGTT2h：在清晨空腹进行，成人口服 75g 无水葡萄糖或 82.5g 一分子水葡萄糖，溶于 250 ~ 300ml 水中，5 ~ 10 分钟饮完，空腹及开始印葡萄糖水后 2 小时测静脉血浆葡萄糖。空腹指的是 8 ~ 10 小时内无任何热量摄入。③IFG、IGT 代表了正常葡萄糖和糖尿病高血糖之间的中间代谢状态，可称之为糖尿病前期。2003 年国际上已经将 IFG 修改成 5.6 ~ 6.9mmol/L。④便携式血糖仪测定的一般都是毛细血管或全血测定。儿童诊断标准与成人相同。⑤对于无糖尿病症状，仅仅一次血糖值达到糖尿病诊断标准者，必须在另一天复查核实而确定诊断。如果复查结果未达到糖尿病诊断标准，应该定期复查。IFG 和 IGT 的诊断应该根据 3 个月内的 2 次 OGTT 结果，用平均值来判断。

**3. 鉴别诊断**

（1）甲状腺功能亢进症患者、部分肝病患者会出现尿糖阳性，但是 FPG 和 2hPG 正常。

（2）1型糖尿病和2型的鉴别主要根据临床特点和发展过程，从发病年龄、起病缓急、症状轻重、体重、是否依赖胰岛素维持生命等方面，结合β细胞功能检查进行综合分析确定。

**【治疗】**

由于对糖尿病的病因和发病机制尚未完全研究清楚，因此临床上还缺乏针对病因的治疗。目前的治疗原则强调早期和长期、积极理性以及治疗措施个体化。治疗目标为纠正代谢紊乱，消除症状、防止或延缓并发症的发生，维持良好健康和学习、劳动能力，保障儿童生长发育，延长寿命，降低病死率，而且要提高患者生活质量。

国际糖尿病联盟提出了糖尿病治疗的5个要点，分别为医学营养治疗、运动治疗、血糖监测、药物治疗和糖尿病教育。糖尿病防治策略应该是全面治疗心血管危险因素，除了积极控制高血糖外，还应纠正脂代谢紊乱、严格控制血压、抗血小板治疗（例如阿司匹林）、控制体重和戒烟等并要求达标。具体控制目标和开始干预的起点如下（表7-2）。

**表7-2　糖尿病防控指标目标值**

| 序列号 | 指　标 | 目标值 |
|---|---|---|
| 1 | HbA1C | 6.5% |
| 2 | 血压 | 130/80mmHg |
| 3 | LDL-胆固醇 | 2.5mmol/L |
| 4 | HDL-胆固醇 | 1.0mmol/L |
| 5 | 三酰甘油 | 1.5mmol/L |
| 6 | 尿白蛋白/肌酐 | 男性2.5mg/dl，女性3.5mg/dl |
| 7 | 运动 | 150分钟/周 |

注：①若表中第1项指标 > 目标值，第2、3、5、6项指标≥目标值，第4项指标≤目标值，则需要对各个指标开始进行干预，以保证第1项指标≤目标值，第2、3、5、6项指标 < 目标值，第4项指标 > 目标值。②表中未提及血糖控制目标。要求空腹血浆葡萄糖4.4~6.1mmol/L，非空腹血浆葡萄糖4.4~8.0mmol/L。

**1. 糖尿病患者健康教育**

（1）认识　糖尿病患者健康教育是重要的基础治疗措施之一。目前，药店营销已经从传统的以商品为导向的营销模式向以最大化满足顾客需求为导向的营销模式而转变。尤其慢性病在医院并不能得到很好的服务的情形下，更让药店在慢病管理上大有文章可做，而在药店的慢性病管理中很重要的一项就是患者的健康教育。因此，健康教育被公认是临床上患者治疗成败的关键。良好的健康教育可充分调动患者的主观能动性，积极配合治疗，有利于疾病控制达标、防止各种并发症的发生和发展，降低经济损耗和负担，使患者最大化地受益；更加有利于打造商圈患者的忠诚度，树立医药连锁企业良好的员工专业形象及品牌，可谓“四赢”（顾客赢+员工赢+药店企业赢+工业供货商赢）结果。当然药店的健康教育最好借助于上游工业企业，毕竟大家是一条价值链，因为今天的药店市场竞争绝不是药店与药店之间的竞争，而是由工业、药店、顾客组成的生态链之间的竞争。

（2）教育内容

①药店糖尿病慢性病管理专职人员的培训。

②药店全体服务人员的培训教育。

③针对糖尿病患者及其家属和普通公众的糖尿病卫生保健教育。

（3）教育重点提示　应对患者家属耐心宣教，使其认识到糖尿病是终身疾病，治疗必须是终身的而且要持之以恒。让患者了解糖尿病的基础知识和治疗控制要求，学会测定尿糖或正确使用便携式血糖计，掌握医学营养治疗的具体措施和体育锻炼的具体要求，使用降血糖药物的注意事项，学会胰岛素注射技术，从而在药店专业人员或医务人员指导下长期坚持合理治疗并达标，坚持随访，按需要调整治疗方案。生活应规律，戒烟和烈性酒，讲究个人卫生，预防各种感染。

**2. 糖尿病的医学营养治疗**

**学习提示**

*医学营养的治疗更加体现针对顾客的个体化治疗原则。*

糖尿病的医学营养治疗是另一项重要的基础治疗措施，应长期严格执行。

（1）对于1型糖尿病患者，在合适的总热量、食物成分、规则的餐次安排等措施基础上，配合胰岛素治疗有利于控制高血糖和防止低血糖。

（2）对于2型糖尿病患者，尤其是肥胖或超重者，医学营养治疗有利于减轻体重，改善糖、脂代谢紊乱和高血压以及减少降糖药物剂量。医学营养治疗方案包括以下几项内容。

①计算总热量：首先按照患者性别、年龄和身高查表或用简易公式计算理想体重［理想体重（kg）= 身高（cm）－105］，然后根据理想体重和工作性质，参照原来生活习惯等，计算每日所需总热量。成年人休息状态下每日每公斤理想体重给予热量105～125.5kJ（25～30kcal），轻体力劳动125.5～146kJ（30～35kcal），中度体力劳动146～167kJ（35～40kcal），重体力劳动167kJ（40kcal）以上，儿童、孕妇、乳母、营养不良或伴有消耗性疾病者应酌情增加，肥胖者酌减，使体重逐渐恢复至理想体重的±5%左右。

②营养物质含量：糖类约占饮食总热量50%～60%，提倡用粗制米、面和一定量杂粮，忌食用葡萄糖、蔗糖、蜜糖及其制品（各种糖果、甜糕点饼干、冰淇淋、含糖饮料等）。

蛋白质含量一般不超过总热量的15%，成人每日每公斤理想体重0.8～1.2g，儿童、孕妇、乳母、营养不良或伴有消耗性疾病者增至1.5～2.0g，伴有糖尿病肾病而肾功能正常者应限制至0.8g，血尿素氮升高者应限制在0.6g；蛋白质应至少有1/3来自动物蛋白质，以保证必需氨基酸的供给。

脂肪约占总热量30%，饱和脂肪、多价不饱和脂肪与单价不饱和脂肪的比例应为1∶1∶1，每日胆固醇摄入量宜在300mg以下。

另外，各种富含可溶性食用纤维的食品可延缓食物的吸收，降低餐后血糖高峰，有利于改善糖、脂代谢紊乱，并促进胃肠蠕动，防止便秘。每日餐饮中纤维素含量不少于40g，提倡食用绿叶蔬菜、豆类、块根类、粗谷物、含糖成分低的水果等。每日摄入食盐应限制在10g以下，限制饮酒。

③食物营养合理分配：确定每日饮食总热量和糖类、蛋白质、脂肪的组成后，按每克糖类、蛋白质产热16.7kJ（4kcal），每克脂肪产热37.7kJ（9kcal），将热量换算为食品后制订食谱，并根据生活习惯、病情和配合药物治疗需要进行安排。可按每日三餐分配为1/5、2/5、2/5，或1/3、1/3、1/3。

④随访：以上仅是原则估算，在治疗过程中随访调整十分重要。如肥胖患者在治疗措施适当的前提下，体重不下降，应进一步减少饮食的总热量；体形消瘦的患者，在治疗中体重有所恢复，其饮食方案也适当调整，避免体重继续增加。

**学习提示**

①kJ和kcal，分别代表热量单位。kJ表示千焦，kcal表示千卡。它们之间的换算如下：1千卡（1大卡）=4.182千焦，1卡=4.182焦耳。

**3. 糖尿病患者的体育锻炼**

糖尿病患者应进行有规律的合适运动。根据年龄、性别、体力、病情有无并发症等不同条件，循序渐进和长期坚持。1型患者接受胰岛素治疗时，常可能处于胰岛素相对不足和胰岛素过多之间。在胰岛素相对不足时进行运动会导致肝脏葡萄糖输出增加，血糖升高；在胰岛素相对多时进行运动，会使肌肉摄取和利用葡萄糖增加，有可能诱发低血糖反应。故对1型患者，宜在餐后进行体育锻炼，运动量不宜过大，持续时间不宜过长。对2型患者（尤其是肥胖患者）适当运动有利于减轻体重，提高胰岛素敏感性，但如有心、脑血管疾病或严重微血管病变者，亦应按具体情况作妥善安排。

**4. 糖尿病患者的病情监测**

糖尿病患者应定期监测血糖，要建议患者应用便携式血糖计进行自我监测血糖。每3~6个月定期复查HbA1C，了解血糖总体控制情况，及时调整治疗方案。每年1~2次全面复查，了解血脂以及心、肾、神经和眼底情况，尽早发现有关并发症，同时给予相应治疗。

**5. 糖尿病患者的口服药物治疗**（表7－3，表7－4，表7－5，表7－6，表7－7）

**表7－3　促胰岛素分泌剂药物**

| 促胰岛素分泌剂 | | 适应证 | 禁忌证 |
|---|---|---|---|
| 第2代磺脲类 | 格列齐特 | 用于新诊断的Ⅱ型非肥胖者，用饮食和运动治疗血糖控制不理想时。年龄>40岁，病程<5年，空腹血糖<10mmol/L时效果较好。可与其他作用机制不同的降糖药或胰岛素联合使用。餐前服用 | 1型糖尿病，有严重并发症或晚期β细胞功能很差的2型糖尿病，儿童糖尿病，孕妇，哺乳期妇女，全胰腺切除者，对药物过敏或严重不良反应者等 |
| 格列奈类 | 瑞格列奈、那格列奈 | 适合2型糖尿病早期餐后高血糖阶段或以餐后高血糖为主的老年患者；可单独或与二甲双胍、胰岛素增敏剂等联合使用。于餐前或进餐时口服 | 同　上 |

注：(1) 第2代磺脲类药物不良反应。①低血糖是最常见的不良反应，常发生于老年患者（60岁以上）、肝肾功能不全或营养不良者，药物剂量过大、体力活动过度、进食不规则、进食减少、饮用含酒精饮料等常为诱因。低血糖可诱发心脑血管意外，导致神经系统损伤等。②体重增加。③皮肤过敏，如皮疹、瘙痒等。④上腹不适、食欲减退等消化系统表现。

(2) 第2代磺脲类药物作用机制为刺激胰岛β细胞分泌胰岛素来降低血糖，如果具有分泌功能的胰岛β细胞低于30%，则该类药物口服降糖无效。格列本脲易引起低血糖，老年人及肝、肾、心脑功能不好者慎用；格列吡嗪、格列齐特、格列喹酮作用温和，比较适合老年人；中度肾功能减退（指的是肌酐清除率30～60ml/min）适宜使用格列喹酮。

**表7－4　双胍类药物**

| 类　别 | 适应证 | 禁忌证 |
|---|---|---|
| 双胍类（二甲双胍） | 无明显消瘦的患者及伴有血脂异常、高血压或高胰岛素血症患者；与胰岛素联合可减少Ⅰ型患者胰岛素用量和血糖波动。可单独或联合其他药物 | 儿童不宜服用（除了明确是肥胖及存在胰岛素抵抗）；年老患者慎用，并监测肾功；心肝肺肾功能减退及高热患者禁用；慢性胃肠病、慢性营养不良及销售者不适合使用；Ⅰ型不宜单独用；Ⅱ型合并严重代谢紊乱、严重感染、外伤者，孕妇及哺乳妇女不可使用；对药物过敏或严重不良反应者；酗酒者。肌酐清除率<60ml/分不宜用 |

注：(1) 双胍类的不良反应。①消化道的不良反应，进餐时服用以及小剂量开始、逐渐增量会减少不良反应。②皮肤过敏。③乳酸性酸中毒，老年患者、肝肾心功能不好及缺氧者易发生。

(2) 双胍类药物抑制肝葡萄糖输出，也可改善外周组织对胰岛素敏感性，增加对葡萄糖的摄取和利用，可以改善糖尿病血管并发症。

### 知识补充

乳酸性酸中毒指的是各种原因引起血乳酸水平升高而导致的酸中毒。乳酸性酸中毒是糖尿病患者的一种急性并发症，常见于服用大量双胍类药物的糖尿病患者。症状轻者可见恶心、腹痛、食欲下降、头昏、嗜睡、呼吸稍深快。病情较重或严重患者可见恶心、呕吐、头痛、头昏、全身酸软、口唇发绀、低血压、体温低、脉弱、心率快、脱水、呼吸深大、意识障碍、四肢反射减弱、瞳孔扩大、深度昏迷或休克。

表7-5 噻唑烷二酮类（格列酮类）药物

| 类 别 | 适应证 | 禁忌证 |
|---|---|---|
| 格列酮类（罗格列酮、吡格列酮） | 适用于肥胖、胰岛素抵抗明显者，可与磺脲类、双胍类、胰岛素合用 | 不适合1型糖尿病、孕妇、哺乳期妇女、儿童 |

补充说明：①噻唑烷二酮类（还称为格列酮类）的不良反应是水肿与体重增加为主要不良反应，心脏病、心力衰竭或肝病者慎用。②药物作用机制是刺激外周组织的葡萄糖代谢，称为胰岛素增敏剂，可以改善血脂，对心血管与肾脏显示出潜在的器官保护作用。

表7-6 α葡萄糖苷酶抑制剂药物

| 类 别 | 适应证 | 禁忌证 |
|---|---|---|
| α葡萄糖苷酶抑制剂（阿卡波糖） | 适合空腹血糖正常或不太高而餐后血糖明显升高者；可单独或与其他药物合用；饮食成分中含糖才使用，否则无效 | 胃肠功能紊乱者、孕妇、哺乳期妇女、儿童，肝肾功能不全者慎用 |

补充说明：①α葡萄糖苷酶抑制剂不良反应是胃肠道反应，如腹胀、排气增多或腹泻。②作用机制是抑制分解糖的酶从而延迟小肠对碳水化合物的吸收，降低餐后血糖；阿卡波糖主要抑制α淀粉酶；伏格列波糖主要抑制麦芽糖酶和蔗糖酶；该药属于Ⅱ型的第一线药物，应在进食第一口食物后服用。

表7-7 DPP-4抑制剂药物

| 类 别 | 适应证 | 禁忌证 |
|---|---|---|
| DPP-4抑制剂（二肽基肽酶4）（西格列汀） | 用于生活方式干预无法达标的2型糖尿病，可以单药或与其他口服降糖药联合使用 | 1型糖尿病或对本品过敏者，或治疗酮症酸中毒 |

**6. 胰岛素制剂的治疗**

（1）适应证 ①1型糖尿病；②糖尿病并发急性严重代谢紊乱及慢性并发症；③Ⅱ型糖尿病口服降糖药无效者；④合并妊娠、分娩者；⑤临床上的特殊类型糖尿病。

（2）胰岛素制剂分类（按照作用时间长短分类）（表7-8）

表7-8 胰岛素制剂分类

| 类 别 | 药 物 | 具体使用及优、缺点 |
|---|---|---|
| 超短效胰岛素（类似物） | 门冬胰岛素（诺和锐）、赖脯胰岛素、赖谷胰岛素 | 优点是和常规胰岛素比，更符合胰岛素生理分泌模式，餐前注射吸收迅速，皮下吸收比人胰岛素快3倍，起效迅速，持续时间短，可以更加有效控制餐后血糖以及减少低血糖的发生；另外用药时间灵活，餐前或餐后立刻给药可以达到与餐前30分钟注射常规胰岛素相同的降糖效果。通常与中效或长效合并使用 |
| 短效胰岛素（速效、普通、可溶性、中性胰岛素，还称为可溶性、正规、中性、未经修饰胰岛素） | 有动物来源与重组人胰岛素来源两种；是指将结晶型胰岛素制成酸性或中性pH的溶液后使用 | 该种胰岛素未经添加剂或结构改变处理，不能延长胰岛素作用时间，可以在病情紧急情况下静脉滴注 |
| 中效胰岛素 | 低精蛋白锌胰岛素（NHP）、胰岛素锌混悬液（慢胰岛素）NHP是胰岛素、锌、鱼精蛋白的混悬剂，如此配方使作用时间延长，锌使其稳定 | 皮下注射后，平均1.5小时起效，4~12小时达到高峰，作用维持8~24小时；一般与短效胰岛素配合使用；可于睡前或早餐前每天1次给药，或早晚每日2次给药，抽取前应缓慢摇动混均匀。NHP优点是皮下注射后缓慢平稳释放，引起低血糖危险比短效低；对基础胰岛素分泌量低者控制血糖效果佳 |

续表

| 类　别 | 药　物 | 具体使用及优、缺点 |
|---|---|---|
| 长效胰岛素 | 精蛋白锌胰岛素、特慢胰岛素 | 精蛋白胰岛素比低精蛋白锌胰岛素释放更缓慢，作用时间更长；每日餐前0.5小时注射1次；皮下注射3~4小时起效，12~20小时到高峰，作用维持24~36小时。一般和短效配合使用；相对可减少注射次数，但由于是混悬液剂型会出现吸收与药效不稳定 |
| 超长效胰岛素 | 甘精胰岛素、地特胰岛素 | 具有长效平稳特点，无峰值血药浓度，是1日1次用药。皮下注射起效1.5小时，比中效慢，有效作用达到22小时左右，几乎无峰值出现，作用平稳；可以和短效或口服降糖药使用，每日傍晚注射1次 |
| 预混胰岛素 | 还称之为双（时）相胰岛素；诺和灵30R、50R；优泌林 | 预混胰岛素是含有标示百分比的短效和中效的胰岛素，可同时具有短效和长效胰岛素作用；其中的短效起效迅速，可以较好控制餐后高血糖；中效成分持续缓慢释放，主要替代基础胰岛素分泌。如30R 0.5小时起效，2~8小时高峰，持续24小时；50R 0.5小时起效，2~12小时高峰，作用可达16~24小时 |

注：①胰岛素吸入剂，经肺、口腔、鼻黏膜吸收3种方式目前已上市。②基础胰岛素分泌是指24小时胰岛细胞持续脉冲式分泌的微量胰岛素（约0.5~1单位/小时）。正常人胰岛素的生理性分泌可分为基础胰岛素分泌和进餐后的胰岛素分泌，这两部分胰岛素分泌量大约各占基础胰岛素的50%，也就是说基础胰岛素分泌不依赖于进食或者是指空腹状态下的胰岛素分泌。

（3）治疗原则和方法

胰岛素治疗应在综合治疗的基础上进行，胰岛素剂量取决于血糖水平、β细胞功能缺陷程度、胰岛素抵抗程度、患者的饮食和运动状况等，一般从小剂量开始，根据血糖水平逐渐调整。

①针对1型糖尿病：对于病情相对稳定、无明显消瘦的患者，初始剂量约为0.5~1.0IU维持昼夜基础胰岛素水平约需全天胰岛素剂量的40%~50%，剩余部分分别用于每餐前。例如，每餐前20~30分钟皮下注射速效胰岛素（或餐前即时注射速效胰岛素类似物），使胰岛素水平迅速增高，以控制餐后高血糖。

提供基础胰岛素水平的方法：A. 睡前注射中效胰岛素可保持夜间胰岛素基础水平，并减少夜间发生低血糖的危险性，另于早晨给予小剂量中效胰岛素可维持日间的基础水平。B. 每天注射1~2次长效胰岛素或长效胰岛素类似物，使体内胰岛素水平达到稳态而无明显峰值。目前，较普遍应用的强化胰岛素治疗方案是餐前多次注射速效胰岛素，加睡前注射中效或长效胰岛素。应为患者制订试用方案，逐渐调整，直至能实现良好血糖控制。一部分1型患者在胰岛素治疗后一段时间内病情部分或完全缓解，胰岛素剂量减少或可以完全停用，称为“糖尿病蜜月期”，通常持续数周或数月。

②针对2型糖尿病：胰岛素作为补充治疗，用于经合理的饮食和口服降糖药治疗仍未达到良好控制目标的患者，通常白天继续服用口服降糖药，睡前注射中效胰岛素（早晨可加小剂量或不加）或每天注射1~2次长效胰岛素。胰岛素作为替代治疗（一线用药）的适应证为：2型诊断时血糖水平较高，特别是体重明显减轻的患者；口服降糖药治疗反应差伴体重减轻或持续性高血糖的患者；难以分型的消瘦糖尿病患者。此外，在2型

患者胰岛素补充治疗过程中，当每日胰岛素剂量已经接近50IU时，可停用胰岛素促分泌剂而改成替代治疗。应用胰岛素作为2型替代治疗时，可每天注射2次中效胰岛素或预混制剂；β细胞功能极差的患者应按与1型类似的方案长期采用强化胰岛素治疗。

采用强化胰岛素治疗方案后，有时早晨空腹血糖仍然较高，可能原因为：A. 夜间胰岛素作用不足；B. “黎明现象”，即夜间血糖控制良好，也无低血糖发生，仅于黎明短时间内出现高血糖，可能由于清晨皮质醇、生长激素等胰岛素拮抗激素分泌增多所致；C. Somogyi效应，即在夜间曾有低血糖，在睡眠中未被察觉，但导致体内胰岛素拮抗素激素分泌增加，继而发生低血糖后的反跳性高血糖。夜间多次（0、2、4、6、8时时间段）测定血糖，有助于鉴别早晨高血糖的原因。

### 知识补充

①采用强化胰岛素治疗时，低血糖症发生率增加，应注意避免、及早诊断和处理。2岁以下幼儿、老年患者、已有晚期严重并发病者不宜采用强化胰岛素治疗。②目前的强化胰岛素治疗方法还有持续皮下胰岛素输注（又称为胰岛素泵）和人工胰。

（4）胰岛素注射部位与储存

①胰岛素注射液储存：没有开瓶使用的胰岛素应该在2～8℃条件下冷藏密闭避光保存。已经开瓶使用的胰岛素注射液可以在室温（最高25℃）保存最长4～6周（诺和灵R、N，30R注射液为6周，其他注射液为4周），使用中的胰岛素笔芯不要放在冰箱里，可以与胰岛素笔一起使用或随身携带，在室温最长保存4周。冷冻后的胰岛素不可以使用。

②胰岛素注射部位：腹壁注射吸收最快，其次分别为上臂、大腿和臀部，需轮流交替使用，同样的注射部位每月不能重复，而且同一部位的2次注射点要间隔2cm。

（5）使用胰岛素的注意事项

①胰岛素过量可以导致血糖降低，会出现饥饿感、精神不安、脉搏加快、瞳孔散大、焦虑、头晕、共济失调（共济失调是肌力正常的情况下出现的运动协调障碍，临床表现为肢体随意运动的幅度及协调发生紊乱，不能维持躯体姿势和平衡，共济失调可累及四肢、躯干及咽喉肌，引起姿势、步态和语言障碍等表现）、震颤、昏迷、惊厥等。此刻必须给予食用糖类。

②为防止血糖突然下降，来不及呼救而失去知觉，应给每一位患者随身携带记录有病情及使用胰岛素情况的卡片，以便不失时机地抢救处理。

③胰岛素注射部位可有皮肤发红、皮下结节、皮下脂肪萎缩等局部反应。因此需要经常更换注射部位。注射时血糖高，选择腹部注射，注射稍深一些，适当延长注射与进餐时的间隔；注射后要立即就餐，可选择腹部注射；注射后不能按时就餐，选择上臂或臀部，注射浅一些；注射时血糖正常，可选择任何部位，正常进餐；注射时血糖偏低，可选择上臂或臀部，注射浅一点，注射后尽快进餐。

④混悬液型胰岛素注射液禁止用于静脉注射，只有可溶性胰岛素（如短效胰岛素）才可以静脉给药。

⑤极少数患者会产生胰岛素耐受性，也就是在没有酮症酸中毒情况下，每日胰岛素用量要高于200IU；主要原因可能是感染、使用皮质激素或体内存在胰岛素抗体，此时可以更换不同动物种属的制剂或加服口服降糖药。

⑥低血糖、肝硬化、溶血性黄疸、胰腺炎、肾炎等患者禁用。

⑦少量胰岛素可被注射器吸附，含量越低吸附越高，使用剂量要考虑此因素。

⑧过敏反应：动物胰岛素和人的胰岛素结构有差异，有抗原性；另胰岛素制剂中混有的胰岛素原和其他杂质也有抗原性。动物胰岛素发生过敏者可以换用人胰岛素。应用人胰岛素有利于减少过敏反应，对人胰岛素过敏者可试用胰岛素类似物。少数患者会发生荨麻疹，偶尔见过敏性休克（可用肾上腺素抢救）。

**7. 糖尿病慢性并发症的治疗**

糖尿病的各种慢性并发症的防治策略应该是全面控制共同危险因素，包括积极控制高血糖、严格控制血压、纠正脂代谢紊乱、抗血小板治疗、控制体重、戒烟改善胰岛素敏感性等。

（1）对于有周围神经病变者，可以服用硫辛酸（使用提示：在刚服用硫辛酸的1～2周内，最好能够做好血糖监测，避免血糖过低）或甲钴胺（使用提示：如果服用1个月无效则停止使用，本品还可以用于巨幼红细胞贫血）或依帕司他片（使用提示：专门用于预防、改善和治疗糖尿病并发的末梢神经病变，用药12周无效者停用，肝肾疾病者慎用）。

（2）对于有糖尿病视网膜病变者，可以用羟苯磺酸钙胶囊（使用提示：亚临床视网膜病变或预防性用药，每日500mg，分1～2次服用；非增生性视网膜病变或隐匿性视网膜病变每日750～1500mg，分2～3次服用；增生性视网膜病变，每日1500～2000mg，分3～4次服用。轻症疗程为1～3个月，中症者疗程为6～12个月，重症者疗程为1～2年。该药品可用于预防和治疗由微血管循环障碍引起的多种疾病。主要有糖尿病引起的视网膜病变，微循环障碍引起的心、脑、肾疾病，肾小球动脉硬化症等；降低血液黏稠度；防止微血栓形成；四肢麻木、疼痛，皮肤瘙痒；静脉曲张等综合征等）或肠激肽酶肠溶片（使用提示：适应证为血管扩张药，有改善微循环的作用，主要用于微循环障碍性疾病，如糖尿病引起的肾病、周围神经病、视网膜病、眼底病及缺血性脑血管病，也可用于高血压病的辅助治疗）。

（3）对于有糖尿病肾病者，可用舒洛地特。（使用提示：化学名称是葡糖醛酸基葡糖胺聚糖硫酸盐，可用于有血栓形成危险的血管疾病，如糖尿病肾病的肾血管病变、视网膜病变、静脉炎后综合征、冠状动脉病变及脑血管疾病等。本药十分安全，并无特殊注意事项，但在同时使用抗凝剂治疗时，最好定期监测凝血指标。）

**学习提示**

亚临床的意思是表面上看不到任何症状，只能通过检测才能发现而事实上已有疾患存在的状态。

**8. 糖尿病合并妊娠的治疗**

由于胎儿先天畸形的危险性最大时期在受孕7周内或停经9周前，因此糖尿病妇女应接受胰岛素治疗，使血糖控制正常后再受孕。糖尿病合并妊娠的医学营养治疗同非妊娠患者相同。药物治疗应选用短效与中效胰岛素，禁用口服降糖药物，整个妊娠期间应严密监测血糖。

**9. 治疗糖尿病的用药原则**

糖尿病的用药原则是控制糖尿病、抗凝治疗、调脂治疗（尤其适用他汀类）、应用血管紧张素转化酶抑制剂和（或）血管紧张素受体阻滞剂，以降低血脂保护血管内皮，防治动脉粥样硬化和心、脑、肾、眼底、外周动脉病变的发生和发展。有适应证（如合并冠心病、快速心律失常、心功能不全）的患者，应该使用β受体阻滞剂。

**10. 糖尿病三级预防**

糖尿病的三级预防应该以自身保健和社区支持为主要内容进行制定、实施、评价各种方案。这也符合当下提出的“大健康”“健康中国”或“健康城市”的口号。笔者认为“大健康”也好，“健康城市”也罢，我们首先应该打造的是健康的社区，因为城市毕竟由若干的社区组成，有了健康的社区就有健康的城市，有了健康的城市就有了健康的中国。目前药店的社区健康教育必须先是反复宣导教育人们（包括患病群体）一定先有一个“要健康和想健康”的理念意识。在此意识指导下，各种“要健康和想健康”的具体化方案（对于药店而言则是从慢性病管理为突破口的预防治疗等具体化方案）才有意义。

糖尿病一级预防是避免糖尿病发生，二级预防是及早检出并有效治疗糖尿病，三级预防是延缓和（或）防止糖尿病并发症。

**11. 糖尿病的保健食品使用**

（1）营养素　①蜂胶，具有辅助降血糖作用。②苦瓜素，号称天然胰岛素，从中西医的文献中对辅助降血糖都有记载。③葛根粉，据中西医的文献记述其具有辅助降血糖的作用。④大豆卵磷脂具有辅助促进胰岛素分泌的作用；亚麻籽油具有辅助延长降糖药物降糖效果的作用；但是二者的具体辅助作用，还有待进一步确证。④维生素B族有预防与治疗并发周围神经炎的作用。

（2）微量元素　铬，三价铬在胰岛素的辅助因子复合体中发挥作用，与葡萄糖的利用有关，有机形式的铬以二烟酰谷胱甘肽复合体形式存在于天然食品中，如玉米、食用菌、牛肉、花生、全麦片等，比无机形式的铬更容易吸收，保健品则有含铬的卵磷脂等。

# 附录

## 2型糖尿病防治指南

**【2型糖尿病药物选择策略】**

2型糖尿病是一种进展性的疾病，随着病程的进展，血糖有逐渐升高的趋势，控制高血糖的治疗强度也应随之加强，常需要多种手段的联合治疗。生活方式干预是2型糖尿病的基础治疗措施，应贯穿于糖尿病治疗的始终。如果单纯生活方式不能使血糖控制达标，应开始药物治疗。2 型糖尿病药物治疗的首选是二甲双胍。若无禁忌证，二甲双胍应一直保留在糖尿病的治疗方案中。不适合二甲双胍治疗者可选择 α-糖苷酶抑制剂或胰岛素促泌剂。如单独使用二甲双胍治疗而血糖仍未达标，则可加用胰岛素促泌剂、α-糖苷酶抑制剂、二肽基肽酶 4（DPP-4）抑制剂或格列酮类药物（二线治疗）。不适合二甲双胍者可采用其他口服药间的联合治疗。两种口服药联合治疗而血糖仍不达标者，可加用胰岛素治疗（每日 1 次，基础胰岛素或每日 1～2 次预混胰岛素）或采用 3 种口服药联合治疗。胰高血糖素样肽-1（GLP-1）受体激动剂可用于三线治疗。如基础胰岛素或预混胰岛素与口服药联合治疗控制血糖仍不达标，则应将治疗方案调整为多次胰岛素治疗（基础胰岛素加餐时胰岛素或每日 3 次预混胰岛素类似物）。采用预混胰岛素治疗和多次胰岛素治疗时，应停用胰岛素促分泌剂（图 7-1）。

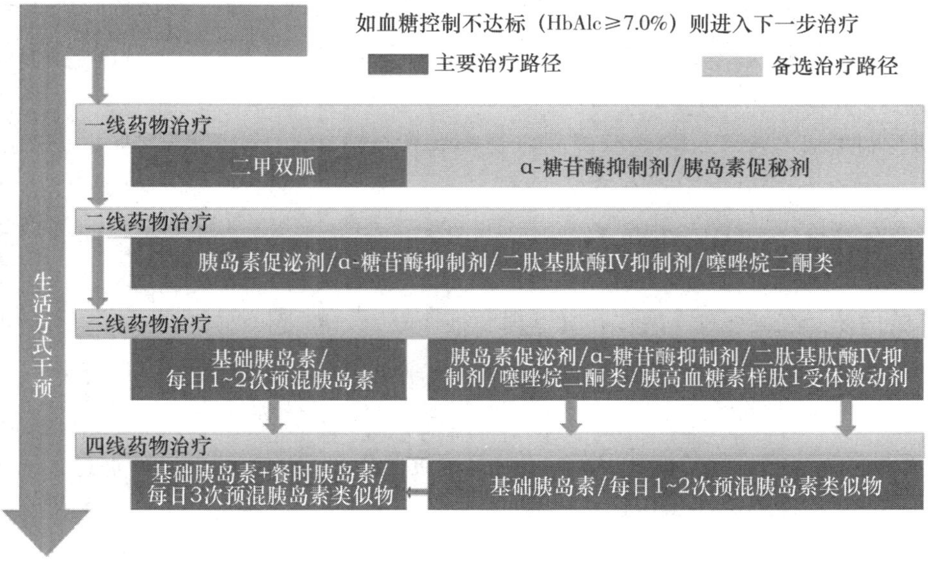


注：HnALc：糖化血红蛋白 2 型糖尿病高血糖治疗路径。蓝色路径是根据药物卫生经济学、疗效和安全性等方面的临床证据以及我国国情等因素权衡考虑后推荐的主要药物治疗路径，与国际上大部分糖尿病指南中建议的药物治疗路径相似。橙色路径为与蓝色路径相应的备选路径。

图 7-1　2 型糖尿病高血糖治疗路径示意图

## 【2 型糖尿病合并心脑血管疾病药物选择策略】

### 1. 2 型糖尿病合并高血压的药物选择策略

糖尿病患者的血压水平如果超过 120/80mmHg，即应开始干预，生活方式以减低血压和预防高血压的发生。血压≥140/80mmHg 者可考虑开始降压治疗。糖尿病患者收缩压≥160mmHg 时必须启动降压治疗。ACEI（普利类）或 ARB（沙坦类）为首选药物。为达到降压目标，通常需要多种降压药物联合应用。联合用药推荐以 ACEI 或 ARB 为基础的降压药物治疗方案，可以联合使用钙拮抗剂、吲哒帕胺类药物、小剂量噻嗪类利尿剂或小剂量选择性 β 受体阻滞剂。

**2. 2 型糖尿病合并血脂紊乱药物选择策略**

糖尿病患者每年应至少检查一次血脂（包括低密度脂蛋白、总胆固醇、三酰甘油及高密度脂蛋白）。接受调脂药物治疗者，根据评估疗效的需要可增加检测次数。糖尿病患者保持健康的生活方式是维持健康的血脂水平和控制血脂紊乱的重要措施，主要包括减少饱和脂肪、反式脂肪和胆固醇的摄取；增加 n－3 脂肪酸、黏性纤维、植物固醇、甾醇的摄入，减轻体重（如有指征），增加体力活动。在进行调脂药物治疗时，应将降低 LDL－C（低密度脂蛋白）作为首要的目标。

所有下列糖尿病患者，无论基线血脂水平如何，应在生活方式干预的基础上使用他汀类药物：

（1）有明确的心血管疾病，LDL－C 的控制目标是 <1. 8mmol/L。

（2）无心血管疾病，但年龄超过 40 岁并有一个或多个心血管疾病危险因素者（早发性心血管疾病家族史、吸烟、高血压、血脂紊乱或蛋白尿），LDL－C 的控制目标是 LDL－C <2. 6mmol/L。

（3）对低风险患者（如无明确心血管疾病且年龄在 40 岁以下），如果患者 LDL－C >2. 6mmol/L 或具有多个心血管疾病危险因素，在生活方式干预的基础上，应考虑使用他汀类药物治疗。LDL－C 的控制目标是 <2. 6mmol/L。如果最大耐受剂量的他汀类药物未达到上述治疗目标或 LDL－C 水平稍高于 2. 6mmol/L 而具有他汀类药物适应证的患者，采用他汀类药物将 LDL－C 从基线降低 30%～40%，也可带来明显的心血管保护作用。若三酰甘油超过 11. 0mmol/L，可先在生活方式干预的基础上使用降低三酰甘油的药物（贝特类、烟酸或鱼油），以降低发生急性胰腺炎的风险。

2 型糖尿病患者三酰甘油和 HDL－C（高密度脂蛋白）的控制目标分别为：三酰甘油 <1. 7mmol/L，男性 HDL－C >1. 0mmol/L，女性 HDL－C >1. 3mmol/L。对于无法达到降脂目标，或对他汀类或贝特类药物无法耐受时，可考虑使用其他种类的调脂药物（如胆固醇吸收抑制剂、胆酸螯合剂、普罗布考和多廿烷醇等）。妊娠期间禁用他汀类药物治疗。

**3. 2 型糖尿病的抗血小板药物的选择策略**

（1）有心血管疾病史的糖尿病患者应常规使用阿司匹林作为二级预防措施。

（2）2 型糖尿病患者应使用阿司匹林作为心血管疾病的一级预防措施。

①具有高危心血管风险（10 年心血管风险 >10%）者，包括大部分 >50 岁的男性或 >60 岁的女性合并一项危险因素者（即心血管疾病家族史、高血压、吸烟、血脂紊乱或蛋白尿）。上述人群中无明显出血风险（既往有消化道出血病史、胃溃疡或近期服用增加出血风险的药物，如非甾体类抗炎药或华法林）者可服用小剂量（75～150mg/日）阿司匹林作为一级预防。

②具有中度心血管风险，如有 1 个或多个心血管病危险因素的中青年（即男性 <50 岁或女性 <60 岁）患者，或无心血管病危险因素的年龄较大的患者（即男性 >50 岁或女性 >60 岁，或 10 年心血管风险为 5%～10% 的患者），应根据临床判断决定是否使用阿司匹林进行一级预防。

（3）由于潜在的不良反应（出血）可能抵消潜在的获益，因此不推荐阿司匹林用于治疗心血管低风险（男性 <50 岁或女性 <60 岁，且无其他心血管危险因素，或 10 年心血管风险 <5%）的成年糖尿病患者。

（4）由于 21 岁以下人群应用阿司匹林与发生 Reye 综合征风险增加有一定相关性，因此不推荐此类人群应用阿司匹林。

（5）对于已有心血管疾病且对阿司匹林过敏的糖尿病患者，可考虑使用氯吡格雷（75mg/日）作为替代治疗。

（6）对于发生急性冠状动脉综合征的糖尿病患者可使用阿司匹林联合氯吡格雷治疗 1 年。

（7）其他抗血小板药物可作为替代治疗药物用于以下几类患者：如阿司匹林过敏、有出血倾向、接受抗凝治疗、近期胃肠道出血以及不能应用阿司匹林的活动性肝病患者。氯吡格雷已被证实可降低糖尿病患者心血管事件的发生率。可作为急性冠状动脉综合征发生后第 1 年的辅助治疗，对于阿司匹林不能耐受的患者，也可考虑将氯吡格雷作为替代治疗见图 7－2。

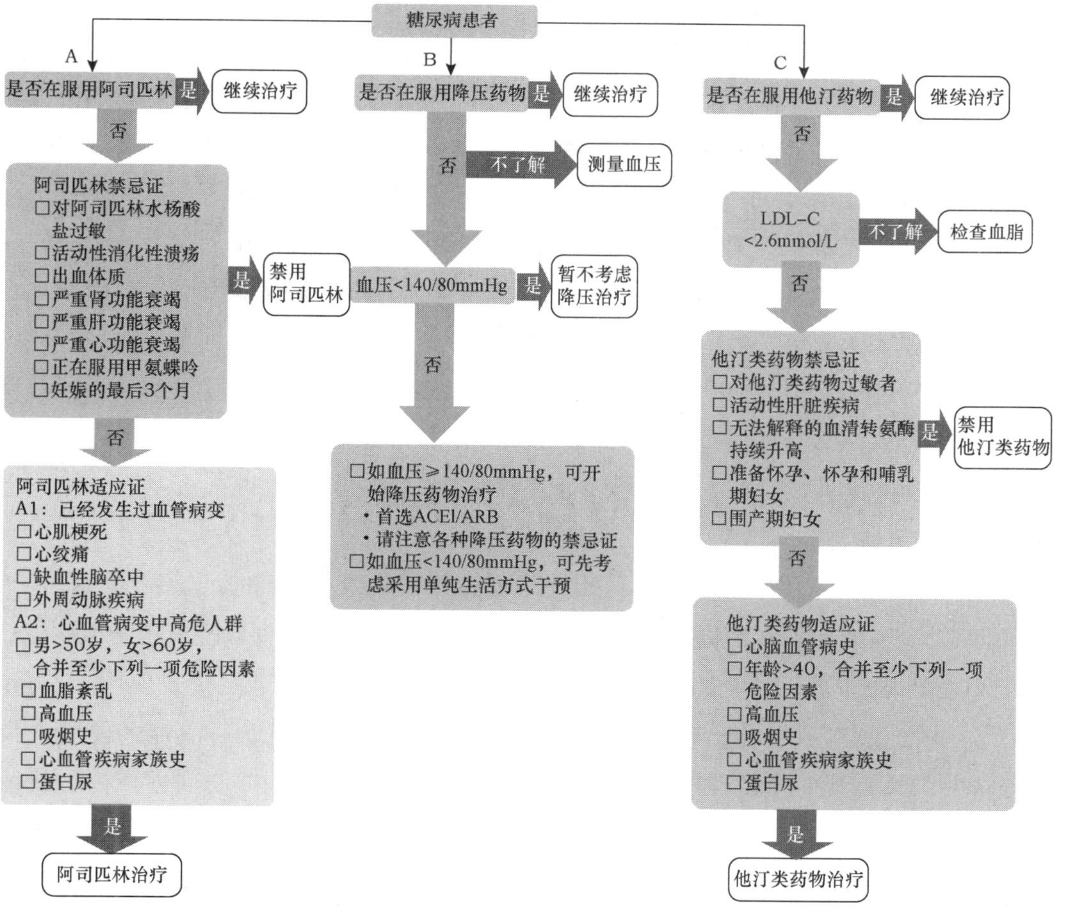


图 7－2　2 型糖尿病合并心脑血管疾病治疗药物的选择策略

注：ACEI：血管紧张素转化酶抑制剂；ARB：血管紧张素Ⅱ受体拮抗剂；LDL－C：低密度脂蛋白胆固醇。

## 【2015年美国和欧洲糖尿病学会对于初始2型糖尿病的治疗规程】

（以下属于美国和欧洲新的糖尿病治疗规程，仅供学习者参考借鉴）

**1. 血糖目标**

（1）血糖控制是2型糖尿病管理的重中之重，但其应与其他降低心血管风险的方案同时进行，包括戒烟等健康的生活方式、血压控制、血脂管理及某些情况下抗血小板治疗等个体化治疗。

（2）糖化血红蛋白（HbA1c）一般目标为7%，但应根据患者情况进行个体化处理。应采取更严格控制血糖目标的一些情况：低血糖及其他药物不良反应风险较低、病程短、预期寿命长、无严重共患疾病、无血管并发症、治疗态度积极及医疗资源充分等。反之，建议采取较宽松的控糖目标。

**2. 药物选择**

（1）钠－葡萄糖协同转运蛋白2（SGLT2）抑制剂　此次声明中药物选择部分与2012年版的最大不同就是SGLT2抑制剂的引入。这类药物可使HbA1c降低0.5%～1.0%。与大多数标准口服降糖药相比，SGLT2抑制剂也表现出相似的降糖作用。值得一提的是，SGLT2的降糖作用不依赖胰岛素，因此这类药物可应用在2型糖尿病的任何阶段，甚至在胰岛素分泌功能已经严重衰退后。此外，SGLT2的益处还包括适度的减重及稳定的降血压作用。

（2）噻唑烷二酮类（TZDs）　之前一直认为的TZDs尤其是吡格列酮与膀胱癌的发生有关，但是越来越多新证据减少了这种担忧。但这类药物易致体重增加和周围性水肿，并可增加心力衰竭发生率及骨折发生的风险。

（3）二肽基肽酶4（DPP－4）抑制剂　研究表明，沙格列汀治疗组的患者因心衰住院的比例更高。多项其他研究正在进行之中，在研究结果出炉前，这类药物至少应在心衰患者中谨慎使用。

**3. 给药策略**

（1）初始治疗二甲双胍仍是单药治疗的理想药物。越来越多的证据表明目前美国的肾脏安全线临界值过于严格，有专家呼吁将这一限制放宽，允许对轻至中度但病情稳定的慢性肾病患者进行二甲双胍治疗。

（2）两药或三药联合治疗SGLT2抑制剂虽被批准可用作单药治疗，但其主要是与二甲双胍或其他降糖药联合使用。研究数据表明，SGLT2抑制剂可作为二线或三线药物的合理选择。与序贯治疗相比，二甲双胍与另一种降糖药联合可使患者更快地达到HbA1c目标。因此，对于基线HbA1c水平远高于控制目标的患者可考虑使用两药联合作为初始治疗，可将HbA1c≥9%作为两药联合治疗的阈值（图7－3）。

## 知识补充

序贯治疗又称“转换治疗”，是20世纪80年代由美国和欧洲学者提出的一种新的治疗方法，指使用药物治疗疾病时，初期采用胃肠外给药（静脉注射）2～3天，待临床症状基本稳定、病情改善后，改为口服药物治疗。

（3）联合注射剂型

①对于某些患者，即使联用了三种降糖药，血糖仍然控制不佳。随着糖尿病病程的延长，胰岛素分泌功能明显减退。对于任何积极治疗后 HbA1c 水平仍不达标的患者，均应给予基础胰岛素治疗。

②在基础胰岛素之外，2012年的声明推荐每日给予1～3次速效胰岛素类似物，或者在某些患者中可以考虑使用预混胰岛素。

③近年研究表明，GLP－1受体激动剂与基础胰岛素联用的疗效较餐时胰岛素联用基础胰岛素的疗效相当甚至略佳，同时还伴有体重减轻及低血糖发生率减少等获益情况。因此，在这种情况下，基础胰岛素＋餐时胰岛素或基础胰岛素＋GLP－1受体激动剂均可作为治疗选择。

④对于这一阶段的某些患者，加用 SGLT2 抑制剂也或可进一步改善血糖控制、减少胰岛素剂量，尤其适用于肥胖、胰岛素高度抵抗而需要大剂量胰岛素的患者。

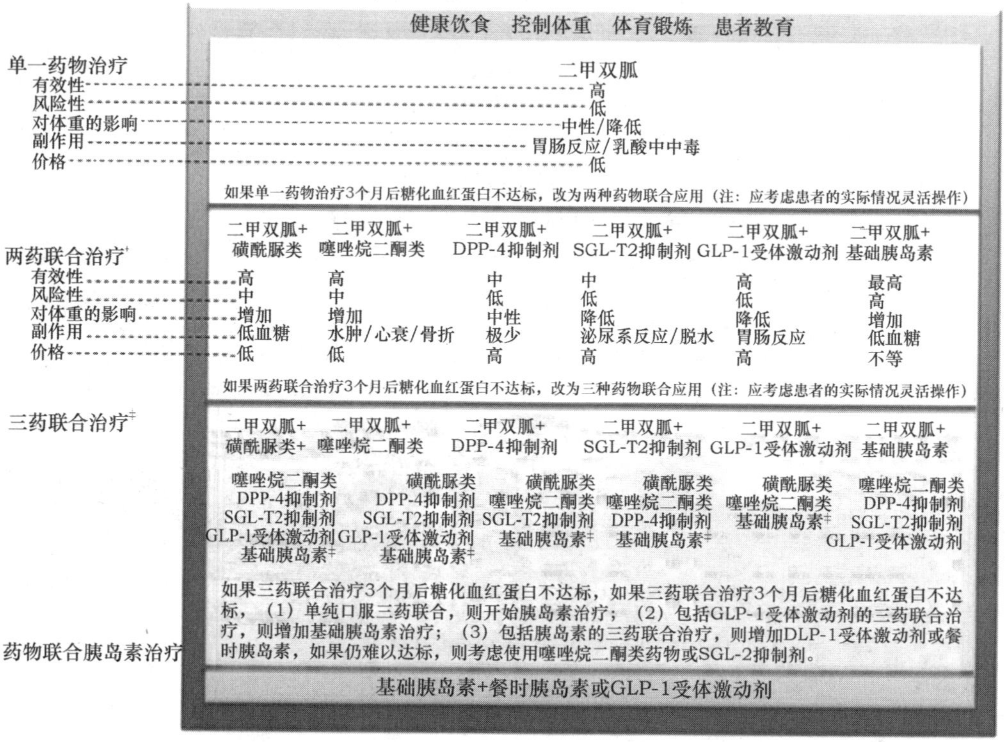


图7－3　2型糖尿病抗高血糖治疗的建议

**【情形1】** 糖尿病患者药物的选择应基于患者偏好以及不同的患者、病情和药物特点，旨在有效降低血糖的同时最大限度地减少不良反应尤其是低血糖的发生：①对于大多数患者，抗高血糖治疗从改变生活方式开始。②诊断时或诊断之后不久即开始使用二甲双胍单药治疗（有明确的禁忌证除外）。如果患者不耐受二甲双胍，或有禁忌证，可考虑选择“两药治疗”中所示的相应药物进行初始治疗（图7－4）。③如果治疗3个月左右HbA1c未达标，则考虑在二甲双胍的基础上联用以下6种降糖药物之一：磺酰脲类、噻唑烷二酮类、DPP－4抑制剂、SGLT2抑制剂、GLP－1受体激动剂或基础胰岛素（图中按药物的应用历史和给药途径排序，不代表任何先后次序）。对于用餐时间不规律或使用磺脲类时出现餐后低血糖的患者，可用速效促泌剂（氯茴苯酸类）替换磺脲类药物。其他未列药物（α－葡萄糖苷酶抑制剂、考来维仑、溴隐亭、普兰林肽）可在某些特定情况下尝试使用，但因其疗效有限、给药频繁和/或存在不良反应，一般不作为优先选择。

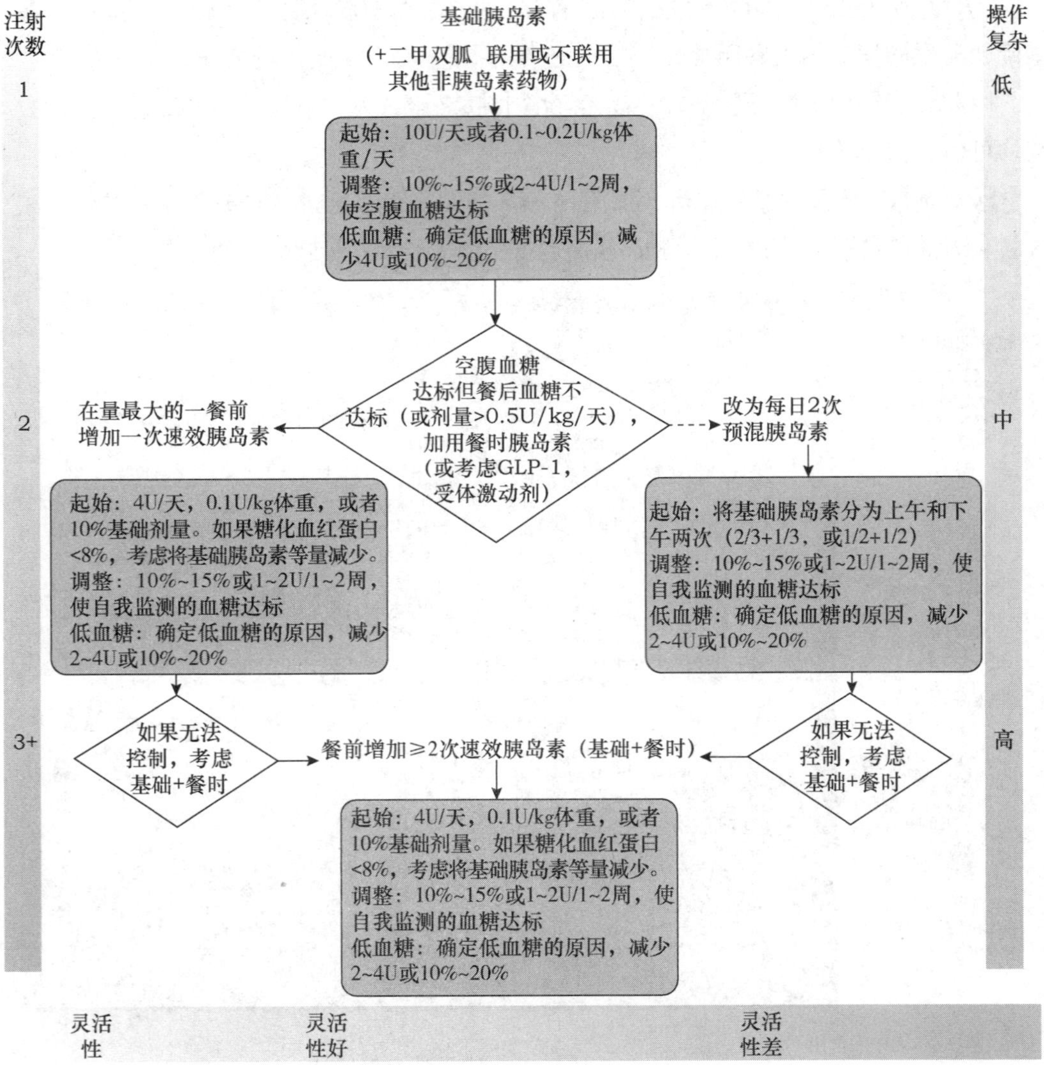


图7－4　2型糖尿病胰岛素治疗的起始与调节

【情形2】随着患者的血糖逐渐控制，治疗方案将可以简化：①当 HbA1c≥9.0%（≥75mmol/L）时考虑开始两药联合治疗。②当血糖≥300～350mg/dl（≥16.7～19.4mmol/L）和（或）HbA1c≥10%～12%（≥86～108mmol/L），尤其是出现症状或存在明显代谢异常（体重减轻、酮症）时，考虑开始药物联合胰岛素治疗，首选基础胰岛素+餐时胰岛素方案（图7－4中指的某一种基础胰岛素，如 NPH、甘精胰岛素、地特胰岛素、德谷胰岛素等）。

**1. 治疗起始**

（1）单用基础胰岛素是最方便的起始方案，根据高血糖的程度从10U或0.1～0.2U/kg开始。

（2）基础胰岛素通常与包括二甲双胍在内的1～2种非胰岛素类药物联合使用。

（3）接受基础胰岛素治疗时，如果空腹血糖达到理想范围但 HbA1c 仍未达标，可考虑进一步联用注射剂型以应对餐后血糖的升高。

可选方案包括加用一种 GLP－1 受体激动剂（如利拉鲁肽等）或一种餐时胰岛素（1～3针速效胰岛素类似物，如赖脯胰岛素、天冬胰岛素或赖谷胰岛素）。此外，还可以考虑从基础胰岛素过渡至每天两次预混胰岛素类似物（70/30 天冬胰岛素混合注射液，75/25 或 50/50 赖脯胰岛素混合注射液）。

**2. 方案比对**

（1）与速效胰岛素类似物和预混胰岛素类似物相比，常规人胰岛素和人鱼精蛋白锌胰岛素常规胰岛素预混剂型（70/30）费用较低，但药效学特征决定了其应对餐后高血糖的能力有限。

（2）除了基础+餐时胰岛素注射以外，还可选择一种不常用、费用更高的方案——连续皮下胰岛素注射（胰岛素泵）。

（3）除了基础+餐时胰岛素注射方案外，还有一种方案，即计算目前每日使用的胰岛素总剂量，然后将该剂量的一半作为基础胰岛素，另一半作为餐时胰岛素并在三餐之间平均分配。

**3. 注意事项**

（1）使用胰岛素治疗时，剂量滴定很重要，应根据血糖水平和各种剂型的药效学特征对餐时和基础胰岛素进行剂量调整。

（2）对于难治性患者，尤其是胰岛素需求量越来越大的患者，使用二甲双胍和一种噻唑烷二酮类药物（通常为吡格列酮）或 SGLT2 抑制剂有助于改善血糖控制并减少胰岛素用量。

（3）在接受胰岛素治疗的患者中，进行全面的健康教育至关重要，包括血糖自我监测、饮食、锻炼以及避免低血糖，并对出现的低血糖做出合理应对。

## 第二节　低血糖症

一组由多种病因引起的以血浆葡萄糖（简称血糖）浓度过低，临床上以交感神经兴奋和脑细胞缺糖为主要特点的综合征，被称为低血糖症。一般以血糖浓度低于2.8mmol/L作为低血糖的标准。

**【病因】**

临床上，按照低血糖症的发生与进食的关系分为空腹（吸收后）低血糖症和餐后（反应性）低血糖症。

空腹低血糖症主要病因是不适当的高胰岛素血症，餐后低血糖症是胰岛素反应性释放过多。临床上，反复发生的空腹低血糖提示有器质性疾病（如胰岛素瘤）；餐后引起的反应性低血糖症，多见于功能性疾病（与药物、器质性疾病无关）。部分空腹低血糖症则与药物有关，如服用磺酰脲类药物、饮酒、水杨酸盐等。

**【临床表现】**

低血糖呈现发作性，时间及频率随病因不同而异。

（1）自主（交感）神经过度兴奋的表现：出汗、颤抖、心悸、紧张、焦虑、饥饿、流涎、软弱无力、面色苍白、心率加快、四肢冰凉、收缩压轻度升高等。

（2）脑功能障碍的表现：初期表现精神不集中，思维语言迟钝，头晕、嗜睡、视物不清、步态不稳，可有幻觉、躁动、易怒、行为怪异等症状。严重者可出现躁动不安，强直性惊厥，昏迷，甚至死亡。

**【诊断与治疗】**

**1. 低血糖症的确诊**

根据低血糖典型的“三联征”表现即可确诊：①低血糖症状；②发作时血糖低于2.8mmol/L；③供糖后低血糖症状迅速缓解。

**2. 治疗**

（1）低血糖发作处理　轻者口服糖水，含糖饮料，或进食糖果、馒头、面包等；重者静脉滴注葡萄糖。

（2）对因治疗　寻找致病原因，对因治疗。反复发生的空腹低血糖大多有器质性疾病，则寻找病因治疗。如果因为药物引起，则停药或调整用药剂量。

## 第三节　代谢综合征及肥胖症

### 一、代谢综合征

代谢综合征是一组以肥胖、高血糖（糖尿病或糖调节受损）、血脂异常［高三酰甘油血症和（或）低高密度脂蛋白血症］以及高血压等聚集发病、严重影响机体健康的临床症候群，是一组在代谢上相互关联的危险因素的组合。这些因素直接促进了动脉粥样硬化性心血管疾病的发生，也增加了发生2型糖尿病的风险。目前研究显示，代谢综合征患者是发生心脑血管疾病的高危人群，与非代谢综合征患者相比，其获得心血管病和2型糖尿病的风险均显著增加。

**【病因】**

目前认为，代谢综合征是复杂的遗传与环境因素相互作用的结果，而胰岛素抵抗是病因的中心环节。

**【表现】**

代谢综合征的临床表现就是它所包含的各个疾病及其并发症的临床表现。这些疾病可以同时或者先后出现于同一患者身上。相应的表现，如高血压、糖尿病、血脂异常、冠心病、脑卒中、肥胖症等详见相应章节。

**【诊断】**

代谢综合征的具体诊断标准（在2004标准上有所修订）如下：①腹型肥胖：腰围男性≥90cm，女性≥85cm；或BMI≥25kg/m$^2$；②高血糖：空腹血糖≥6.1mmol/L或2hPG血糖≥7.8mmol/L和（或）已确诊为糖尿病并治疗者；③高血压：血压≥130/85mmHg及（或）已确认为高血压并治疗者；④空腹三酰甘油（TG）≥1.70mmol/L；⑤空腹高密度脂蛋白（HDL－C）<1.04mmol/L。以上具备3项或更多项即可诊断。

**【预防与治疗】**

目前，代谢综合征防治的主要目标是预防临床心血管疾病以及2型糖尿病的发生，对已有心血管疾病者则要预防心血管事件再发。积极且持久的生活方式是达到上述治疗目标的重要措施。原则上应先启动生活方式治疗，然后是针对各种危险因素的药物治疗。

**1. 生活方式干预**

保持理想的体重、适当运动、改变饮食结构以减少热量摄入、戒烟和不过量饮酒等，不仅能减轻胰岛素抵抗和高胰岛素血症，也能改善糖耐量和其他心血管疾病危险因素。

**2. 治疗目标**

针对各种危险因素如糖尿病或糖调节受损、高血压、血脂紊乱以及肥胖等药物治疗，治疗目标如下：①体重在一年内减轻降低7%～10%，争取达到正常BMI和腰围；②血压：糖尿病患者<130/80mmHg，非糖尿病患者<140/90mmHg；③LDL－C<2.60mmol/L，三酰甘油<1.70mmol/L，HDL－C>1.04mmol/L（男）或>1.30mmol/L（女）；④空腹血糖<6.1mmol/L，负荷后2h血糖<7.8mmol/L及HbA1c<7.0%。具体药物使用见相应疾病的章节。

## 二、肥胖症

肥胖症是指体内脂肪堆积过多和（或）分布异常，体重增加，是包括遗传和环境因素在内的多种因素相互作用所引起的慢性代谢性疾病。肥胖既是一个独立的疾病，又是2型糖尿病、心血管病、高血压、中风和多种癌症等疾病的危险因素，被世界卫生组织列为导致疾病负担的十大危险因素之一。目前，我国体重超重者已超过25%，肥胖者已超过5%，预估人数分别超过2亿人和8千万人。因此，预防和控制肥胖症已成为刻不容缓的任务。

**【病因】**

目前病因不明确，认为是遗传与环境因素相互作用的结果。超重和肥胖症的脂肪聚积是能量的摄入超过能量消耗，以致体内脂肪过多蓄积的结果。

**1. 遗传因素**

肥胖有一定的家族聚集性。双亲均为肥胖者，子女中有70%～80%的人表现为肥胖，双亲之一（特别是母亲）为肥胖者，子女中有40%的人较胖。

**2. 环境因素**

主要是饮食与体力劳动，不良的饮食习惯，如吃得多、喜欢甜食或油腻性食物，导致摄入能量增多；平时运动少、体力活动不足、久坐等使能量消耗减少。

**【临床表现】**

肥胖症可见于任何年龄，女性多见。多有进食过多和（或）运动不足史、肥胖家族史。轻度者多无症状，中度者会引起气急、关节痛、肌肉酸痛、焦虑、忧郁、体力活动更加减少等。经常与代谢综合征同时出现，还可能伴发阻塞性呼吸暂停综合征、胆囊疾病、高尿酸血症、痛风、骨关节疾病、静脉血栓、生育功能受损以及某些癌症（如女性乳腺癌、子宫内膜癌、男性前列腺癌等）。肥胖者的脂肪分布有性别差异，男性主要分布在内脏和上腹部皮下，称为“腹型或中心型”肥胖，但是发生代谢性综合征危险性比较大。女性脂肪主要分布在下腹部、臀部和大腿部皮下，称之为“外周性肥胖”，但是减肥比较困难。

**【诊断标准】**

肥胖症的测量方法与标准：①体重指数，简称BMI，是诊断肥胖症最重要的指标。体重指数 $<18.5kg/m^2$，属于偏瘦；体重指数 $18.5～24kg/m^2$，属于正常范围；体重指数 $24.0～27.9kg/m^2$，属于超重；体重指数 $\geq 28kg/m^2$，属于肥胖；但是在代谢综合征中肥胖的体重指数则 $\geq 25kg/m^2$。②腰围，腰围的测量方法是让受试者直立，两脚分开25～35cm，用一根没有弹性、最小刻度为1mm的软尺放在右侧腋中线胯骨上缘与第12肋骨下缘连线的中点（通常是腰部的天然最窄部位），沿水平方向围绕腹部一周，紧贴而不压迫皮肤，在正常呼气末测量腰围的长度，读数准确至1mm；男性腰围≥85cm，

女性腰围≥80cm 为肥胖。③理想体重（IBW），IBW（kg）= 身高（cm）- 105 或 BW（kg）=［身高（cm）- 100］×0.9（男性）或 0.85（女性）。

【治疗】

**1. 行为疗法**

建立节食意识，每餐不过饱。尽量减少暴饮暴食的频度和程度。建立运动习惯，自觉长期坚持，与一般健身运动相比，以减肥为目的的运动时间应延长些。但是运动量可循序渐进，由小运动量开始，每日安排 30 分钟，待适应后再逐步增加至所应达到的目标。每天 30 ~ 60 分钟甚至更多时间的活动不要求一定是连续的，每次活动的总时间可以累加，但每次活动时间最好不少于 10 分钟。饮食与运动是治疗肥胖症最重要步骤。

**学习提示**

在社区健康教育中，药店本身要结合商圈会员肥胖或超重数据情况予以开展，有利于进一步加强企业与顾客黏性，打造顾客忠诚度等。

**2. 医学营养疗法及保健食品使用**

采用低热量、低脂肪饮食，并且建立个体化饮食方案。在调配饮食上最好使其每天膳食中的热量比原来日常水平减少约 1/3，这是达到每周能降低体重 0.5kg 目标的一个重要步骤。低能量减重膳食一般设计为女性 1000 ~ 1200 千卡/天，男性 1200 ~ 1600 千卡/天，或比原来习惯摄入的能量低 300 ~ 500 千卡。避免用极低能量膳食（即能量总摄入低于每天 800 千卡的膳食），在用低能量饮食时，为了避免因食物减少引起维生素和矿物质不足，应适量摄入含维生素 A、$B_2$、$B_6$、C 和锌、铁、钙等微量营养素补充剂。

**3. 药物治疗**

（1）药物减肥适应证

①食欲旺盛，餐前饥饿难忍，每餐进食量较多。②合并高血糖、高血压、血脂异常和脂肪肝。③合并负重关节疼痛。④肥胖引起呼吸困难或有阻塞性睡眠呼吸暂停综合征。⑤BMI≥24 有上述合并症情况，或 BMI≥28 不论是否有合并症，经过 3 ~ 6 个月单纯控制饮食和增加活动量处理仍不能减重 5%，甚至体重仍有上升趋势者，可考虑用药物辅助治疗。（使用提示：对于儿童、孕妇、哺乳妇女、对药物有不良反应者不适宜使用药物减肥。）

（2）减肥药物分类

①中枢性作用减重药（食欲抑制剂），如西布曲明，常用剂量为 5 ~ 10 毫克/日，3 ~ 6 个月可减重 10kg 左右，减重效果与剂量相关。应用过程中要特别注意避免其副作用。在一些病人中，西布曲明可引起不同程度的口干、失眠、乏力、便秘、月经紊乱、心率增快和血压升高。老人，尤其对老年高血压病或糖尿病患者应慎用，因为便秘可诱发眼底出血、心肌梗死。患有高血压病、冠心病、充血性心力衰竭、心律不齐或中风患者不能用。

血压偏高者应先采取有效降压措施后方可使用，然而有效减重后有助于降低血压。

②非中枢性作用减重药（脂肪酶抑制剂），如奥利司他是一种对肠道胰脂肪酶的选择性抑制剂，它不抑制食欲而是阻断进食的脂肪在肠内吸收，摄入的脂肪中约有1/3，因不能被吸收而从肠道排出，从而达到减重目的。常用剂量为进餐前一次口服120毫克，3~6个月可减重7~10kg。其最常见的反应是增加大便和油脂排出量。副作用是有时会因肛门排气带出脂便而污染内裤或排便较急。如在治疗中注意减少膳食脂肪，则这些症状可以缓解。使用较长时间后，上述这些症状可能减轻。因奥利司他本身仅有3%从肠道吸收，几乎无全身性副作用，也无心血管方面的副作用。老年人使用很安全，老年便秘者服用后尚可缓解便秘。如能在3~6个月服药期间养成良好的饮食习惯，则在减重后的体重反弹较少。由于脂肪吸收减少，是否影响脂溶性维生素吸收的问题值得关注。在用此药时适当补充些脂溶性维生素，如维生素A、D、E等效果更佳。

**4. 保健食品等销售使用**

对于采用低能量饮食者适时推荐补充维生素和锌、钙等营养素、膳食纤维素软胶囊、螺旋藻、茶多酚左旋肉碱胶囊等商品很重要。对于减肥者而言，一定要记住的话：没有营养（适量的维生素+蛋白质）的减肥是难以成功的；没有运动的减肥是难以成功的。

## 三、中医肥胖

肥胖是由于多种原因导致体内膏脂堆积过多，体重异常增加，并伴有头晕乏力、神疲懒言、少动气短等症状的一类病状。西医学的单纯性（体质性）肥胖病、继发性肥胖病（如继发于下丘脑及垂体病、胰岛病及甲状腺功能低下等的肥胖病），可参照本节治疗。

**【病因】**

**1. 年老体弱**

肥胖的发生与年龄有关，40岁以后明显增高。这是由于中年以后，人体的生理机能由盛转衰，脾的运化功能减退，又过食肥甘，运化不及，聚湿生痰，痰湿壅结，或肾阳虚衰，不能化气行水，酿生水湿痰浊，故成肥胖。

**2. 饮食不节**

暴饮暴食，食量过大，或过食肥甘，长期饮食不节，一方面可致水谷精微在人体内堆积成为膏脂，形成肥胖；另一方面也可损伤脾胃，不能布散水谷精微及运化水湿，致使湿浊内生，蕴酿成痰，痰湿聚积体内，使人体臃肿肥胖。

**3. 缺乏运动**

长期喜卧好坐，缺乏运动，则气血运行不畅，脾胃呆滞，则运化失司，水谷精微失于输布，化为膏脂痰浊，聚于肌肤、脏腑、经络而致肥胖。妇女在妊娠期或产后由于营养过多，活动减少，亦容易发生。

**4. 先天禀赋**

西医学已认识到，肥胖的发生具有家族性。阳热体质、胃热偏盛者，食欲亢进，食量过大，脾运不及，可致膏脂痰湿堆积，而成肥胖。

**【辨证论治】**

**1. 胃热滞脾证**

表现：多食，消谷善饥，形体肥胖，脘腹胀满，面色红润，心烦头昏，口干口苦，胃脘灼热，嘈杂，得食则缓。舌红苔黄腻，脉弦滑。

治法：清胃泻火，佐以消导。

药物：小承气汤＋保和丸。如伴有大便秘结、口干者，可用枳实导滞丸或木香槟榔丸；伴有胁痛口苦、烦躁易怒者，可用龙胆泻肝丸；伴有小便短赤、大便秘结、口干者，可用防风通圣丸。

**2. 痰湿内盛证**

表现：形盛体胖，身体重着，肢体困倦，胸膈痞满，痰涎壅盛，头晕目眩，口干而不欲饮，嗜食肥甘醇酒，神疲嗜卧。苔白腻或白滑，脉滑。

治法：燥湿化痰，理气消痞。

药物：二陈丸＋枳实导滞丸。

**3. 脾虚不运证**

表现：肥胖臃肿，神疲乏力，身体困重，胸闷脘胀，四肢轻度浮肿，晨轻暮重，劳累后明显，饮食如常或偏少，既往多暴饮暴食，小便不利，便溏或便秘。舌淡胖，边有齿印，苔薄白或白腻，脉濡细。

治法：健脾益气，渗利水湿。

药物：参苓白术颗粒。

**4. 脾肾阳虚证**

表现：形体肥胖，颜面虚浮，神疲嗜卧，气短乏力，腹胀便溏，自汗气喘，动则更甚，畏寒肢冷，下肢浮肿，尿昼少夜频。舌淡胖，苔薄白，脉沉细。

治法：温补脾肾，利水化饮。

药物：无比山药丸。

## 归纳总结

| 中医肥胖类型 | 主要表现 | 本店中成药物 | 关联销售方案 |
|---|---|---|---|
| | | | |
| | | | |
| | | | |
| | | | |

# 第四节　骨质疏松症

骨质疏松症是以骨量减少、骨组织的微结构破坏为特征的，致使骨脆性增加及易于骨折的代谢性骨病。按照病因，可以分为原发性骨质疏松（其中包括绝经后骨质疏松，即发生于绝经后妇女；和老年性骨质疏松，发生于老年人）和继发性骨质疏松（是由于其他疾病如1型糖尿病、甲状腺功能亢进症，或服用药物如长时间服用糖皮质激素、甲氨蝶呤、含铝抗酸药等引起）。每年的10月20日是“国际骨质疏松日”。

**【病因】**

（1）性激素缺乏，雌激素缺乏，是导致绝经后骨质疏松的主因；而雄激素缺乏也是导致老年性骨质疏松的重要原因。

（2）活性维生素D缺乏，由于高龄和肾功能减退的原因，导致活性维生素D生成减少。

（3）不良生活方式与环境、吸烟、体力活动少、酗酒、长期服用糖皮质激素、光照减少、钙和维生素D摄入不足、蛋白质摄入不足、营养不良等。蛋白质摄入不足和营养不良是老年性骨质疏松的重要原因。（提示：老年性骨质疏松者补充蛋白质的重要性。）

**【临床表现】**

**1. 骨痛与肌无力**

轻者无症状，仅仅是在X线拍片或骨密度测量时候被发现；较重者常主诉腰背疼痛、乏力或全身骨痛。骨痛呈弥漫性，无固定部位，检查不能发现压痛点；乏力常于劳累或活动后加重，负重物能力下降或不能负重。

**2. 易发生骨折**

常常因轻微活动、创伤、弯腰、负重、挤压或摔倒后发生骨折。好发部位为脊柱、髋部、前臂，第一次发生骨折后，以后反复骨折几率增加。脊柱压缩性骨折绝经后期骨质疏松易发生，髋部骨折多出现在股骨颈部，多发生在老年性骨质疏松患者，通常是在摔倒或挤压后发生。

**3. 并发症**

驼背和胸廓畸形，还会伴有胸闷、气短、呼吸困难等表现及骨折后生活自理能力下降等。

**【诊断与治疗】**

**1. 诊断线索**

（1）绝经后或双侧卵巢切除后女性。

（2）不明原因的慢性腰背疼痛。

（3）身材变矮或脊柱畸形。

（4）脆性骨折史或脆性骨折家族史。

（5）存在多种骨质疏松的危险因素，例如高龄、吸烟、低体重、长期卧床、服用糖皮质激素等。

**2. 治疗原则**

以早期、综合、个体化治疗为主。

（1）改善营养

①补充足够的蛋白质和富含异黄酮的食物和低钠高钾，高不饱和脂肪酸（如鱼油胶囊、亚麻籽油软胶囊、大豆卵磷脂胶囊等）饮食。（销售提示：从营养素角度则是推荐蛋白质粉、氨基酸片、大豆异黄酮维生素 E 片等。）

②补充适量的钙（每天元素钙总摄入量 800～1200mg）和维生素 D；非活性维生素 D 主要用于骨质疏松预防，如维生素 AD 胶丸、维生素 $D_2$ 胶丸，而活性维生素 D 可促进肠钙吸收，用于各种骨质疏松的治疗，如骨化三醇、阿法骨化醇。

（2）禁用药物避免使用导致骨质疏松的药物，如苯巴比妥（属于镇静、催眠、抗惊厥药）、抗癫痫药（如卡马西平、丙戊酸钠、拉莫三嗪等）等。

（3）对症治疗

①伴有疼痛者，加适量的非甾体类抗炎药，如阿司匹林、吲哚美辛、塞来昔布等。

②伴有骨折或与顽固型疼痛者应用降钙素。

**学习提示**

降钙素有注射与喷鼻两种剂型，降钙素可以抑制钙从骨组织中流失，而骨骼对钙的摄取仍在进行，因此可以降低血钙，具有镇痛作用。应用降钙素前需要补充 5～7 天钙制剂和维生素 D。

**3. 特殊治疗**

（1）雌激素补充主要用于绝经期骨质疏松的预防（表 7－9）

**表 7－9　雌激素用于绝经期的预防**

| | |
|---|---|
| 治疗原则 | ①确认患者有雌激素缺乏证据；②优先选用天然雌激素制剂（尤其长期用药者）；③青春期及育龄期妇女雌激素用量应使雌二醇目标浓度达到中晚期卵泡水平，绝经后 5 年内生理性补充治疗目标浓度为早卵泡期水平；④65 岁以上的绝经期妇女使用时应该选择更低量 |
| 禁忌证 | ①子宫内膜癌和乳腺癌；②子宫肌瘤或子宫内膜异位症；③不明原因的阴道出血；④活动性肝炎或其他肝病伴有肝功能明显异常；⑤系统性红斑狼疮；⑥活动性血栓栓塞性病变；⑦其他如黑色素瘤、冠心病、镰状细胞性贫血等；⑧伴有严重高血压、糖尿病、胆囊疾病、偏头痛、癫痫、哮喘、母系乳腺癌家族史、乳腺增生者慎用 |
| 注意事项 | ①雌激素补充治疗的疗程一般不超过 5 年，治疗期间要定期进行妇科和乳腺检查；如子宫内膜厚度 >5mm，必须加用适当剂量和疗程的孕激素；反复阴道出血者宜减少用量或停药；②一般口服给药，伴有胃肠、肝胆、胰腺疾病者，以及轻度高血压、糖尿病、血三酰甘油升高者应选用经皮给药；以泌尿生殖道萎缩症状为主者宜选用经阴道给药；③青春期和孕龄期妇女的雌、孕激素配伍可选用周期序贯方案，绝经后妇女可选用周期或连续序贯方案、周期或连续联合方案 |
| 常用雌激素制剂 | 炔雌醇、替勃龙、尼尔雌醇、雌二醇皮贴剂等，皮肤贴剂可避免药物首经肝及胃肠道（首关清除效应）；鼻喷雌激素制剂具有药物用量低、疗效确切等优点 |

（2）雄激素补充治疗　用于男性骨质疏松症的治疗。天然的雄激素主要有睾酮、雄烯二酮及二氢睾酮，但一般宜选用雄酮类似物苯丙酸诺龙或司坦唑醇。雄激素对肝有损害，并常导致水钠潴留和前列腺增生，因此长期治疗宜选用经皮制剂。

（3）二膦酸盐　二膦酸盐抑制破骨细胞生成和骨吸收，主要用于骨吸收明显增强的代谢性骨病（如变形性骨炎、多发性骨髓瘤、甲状旁腺亢进症等）亦可用于高转换型原发性和继发性骨质疏松症、高钙血症危象和骨肿瘤的治疗，对类固醇激素性骨质疏松症也有良效。但老年性骨质疏松症不宜长期使用该类药物。一般常用的有三种：依替膦酸二钠、帕米磷酸钠、阿仑膦酸钠；但是用药期间需补充钙剂。

（4）中成药　骨疏康颗粒（用于肾虚及气血不足者）、阿胶强骨口服液（用于肝肾不足者）、强骨胶囊（用于肾阳亏虚所致的骨质疏松）、仙灵骨葆胶囊（用于肾阳虚弱者）、补骨壮骨胶囊（用于老年性肾虚者）、骨松宝颗粒（用于肝肾不足者）等按照中医临床辨证来选用中成药物。

**【预防】**

加强患者的社区健康教育，早期发现骨质疏松症的易感人群，以提高骨密度值，降低骨质疏松症风险。提倡运动和充足的钙摄入。成年后的预防主要包括降低骨丢失速率与预防骨折的发生。妇女围绝经期和绝经后5年内是治疗绝经期骨质疏松症的关键时段。

## 附录

### 正确认识补钙

钙制剂属于矿物质类药物，矿物质又称为无机盐，是构成人体组织和维持正常生理活动的重要物质。人体组织几乎含有自然界存在的所有元素，其中碳、氢、氧、氮四种元素主要组成了蛋白质、脂肪和糖等有机物，其余各种元素大部分以无机物的形式存在于体内而起作用，称为矿物质。钙是维持人体神经、肌肉、骨骼、毛细血管通透性等正常功能所必需的元素，人体许多生理过程都离不开钙的参与，例如肌肉收缩、肾功能、呼吸和血液凝固等，其在体内含量比任何其他元素都多。人体内钙的缺乏常常是由于维生素D缺乏引起，因为维生素D是钙吸收不可或缺的。

婴幼儿缺钙可出现佝偻病，抗病能力下降；儿童缺钙会影响生长发育；青少年缺钙会导致骨骼力度不强，牙齿发育不良；孕妇缺钙可出现牙齿松，小腿抽筋，胎儿先天缺钙；中老年缺钙可导致骨质疏松和驼背，还可能轻度甲状腺功能亢进症。

**【药店常见钙制剂分类】**

见表7－10。

**表7－10　常见钙制剂的分类及特点**

| 分　类 | 具体的钙制剂 | 特　点 |
|---|---|---|
| 有机钙 | 葡萄糖酸钙、乳酸钙、柠檬酸钙、枸橼酸钙、螯合钙 | 有机酸钙一般体溶性较好，但是钙含量偏低，相对于无机钙而言吸收更好，尤其是螯合钙，据临床资料吸收可超过90% |
| 无机钙 | 氧化钙、碳酸钙、磷酸氢钙、氯化钙、氢氧化钙 | 无机钙的含钙量较高，但是大都溶解度低，胃肠道刺激极大，吸收很差，只有4%～15% |

## 【日常需要补钙的人群列表】

见表7－11。

**表7－11　日常需补钙人群钙剂选择及表现**

| 类　别 | 钙制剂选择 | 表　现 |
|---|---|---|
| 儿童 | 有机钙，尤其螯合钙 | 夜惊、夜啼、烦躁、盗汗、厌食、方颅、佝偻病、骨骼发育不良 |
| 青少年 | 无机钙 | 腿软、抽筋、精力不集中、偏食、厌食、蛀牙、牙齿发育不良、易感冒、易过敏 |
| 孕妇、哺乳期妇女 | 有机钙 | 小腿痉挛、腰酸背痛、关节痛、胯骨痛 |
| 40岁后的人 | 无机钙，对于胃酸分泌少者、老年人，采用有机钙 | 腰酸背痛、小腿痉挛、骨质疏松和骨质增生、骨质软化、各类骨折、高血压、心脑血管病、糖尿病 |

注：（1）其他需要补钙的人群：①嗜酒者、长时间吸烟者、经常性食用富含纤维素食物者、吸收不良综合征、使用糖皮质激素者、服用异烟肼、四环素或含铝制酸剂者都应补充钙制剂；②绝经后的妇女；③过敏性疾患者。

（2）钙制剂与其他药物相互作用：①不宜与洋地黄类（如地高辛，该药用于慢性心功能不全及室上性心动过速等）药物合用；②大量饮酒、吸烟及含有咖啡因的饮料及富含纤维素的食物，会抑制钙吸收；③与苯妥英钠及四环素类药物同用，二者吸收会减少；④维生素D、避孕药、雌激素会增加钙的吸收；⑤与噻嗪类利尿药（如氢氯噻嗪等）合用会发生高钙血症；⑥与含钾药物合用会发生心律失常。

（3）禁忌证：高钙血症、高钙尿症、含钙肾结石或有肾结石病史者、对钙过敏者等禁用，心肾功能不全者慎用。

## 【影响钙吸收的常见因素及补钙误区】

**1. 影响钙吸收的因素**

（1）增加钙吸收的因素　维生素D、乳糖、氨基酸、赖氨酸、精氨酸等。（销售提示：考虑氨基酸口服液及蛋白质粉的使用与销售。）

（2）阻碍钙吸收因素　含草酸多的食物，如菠菜、芹菜、葡萄、甘蓝、草莓、青椒等。

（3）补充钙制剂以清晨和睡前各服用1次为佳（提示：因为人的血钙水平清晨与后半夜最低，此时服用，可以得到很好地利用），而且最好在餐后1小时后服用，以减少食物对钙吸收的影响。

**2. 常见的补钙误区**

（1）“含钙量高就划算”　吸收入体内真正的钙元素量＝钙制剂标注的钙含量×吸收率。如果只选择钙含量高的产品，吸收率又低，只会带来严重的便秘。而真正进入骨骼的量是不多的。

（2）“只要是钙剂就行了”　好的钙剂要成为“骨骼健康专家”，在配方上就需要考虑配以多种骨骼所必需的微量元素。同时，可添加维生素D来帮助钙的吸收。

（3）“钙剂的安全性都差不多”　应以药准字号的钙剂为首选，因为药品有质量监控且有肯定的临床疗效观察，而保健品做不到。在选购药品时，可注意选择外包装有绿色“OTC”标识的，此为乙类非处方药，用药更安全一些。

（4）“便宜就好”　因为钙剂剂型很多，含量、规格不一，在选择时要考虑到吸收率，不能片面强调便宜的就好。

## 第五节　高尿酸血症和痛风

高尿酸血症和痛风是嘌呤代谢障碍引起的代谢性疾病，但痛风发病有明显的异质性（异质性指的是不同的人发病机制等情况是不一样的），除高尿酸血症之外，可表现为急性关节炎、痛风石、慢性关节炎、关节畸形、慢性间质性肾炎、尿酸性尿路结石。高尿酸血症患者只有出现上述临床表现时，才称为痛风。本病相当于中医学中的痹症。

临床上，高尿酸血症分为原发与继发性两大类。原发性多由先天嘌呤代谢异常所致，常与肥胖、糖脂代谢紊乱、高血压、动脉硬化和冠心病等聚集发生，继发性则是由某些系统性疾病（某些系统性疾病指的是肾脏方面的疾病以及骨髓增生等疾病）及药物（如利尿剂氢氯噻嗪、阿司匹林、贝诺酯、利血平、替米沙坦、氯沙坦、胰岛素、青霉素、洛美沙星等）引起。

**【病因】**

具体病因目前不十分清楚，但与地域、民族、饮食有很大的关系。沿海地区发病率相对较高。

**1. 高尿酸血症的病因**

（1）尿酸排泄减少，此病因占85%以上。

（2）尿酸生成增多。

（3）原发性高尿酸血症常伴有肥胖、糖尿病、动脉粥样硬化、冠心病和高血压，目前认为与胰岛素抵抗有关。

**2. 痛风的病因**

一般只有部分高尿酸血症患者会发展成为痛风，当血尿酸浓度过高和（或）在酸性环境下，尿酸可析出结晶，沉积在骨关节、肾脏和皮下组织等，导致痛风性关节炎、痛风肾和痛风石等。原发性痛风患者少数为尿酸生成增多，大多数是由于尿酸排泄障碍引起。痛风常有阳性家族史，属多基因遗传缺陷。

**【临床表现】**

多发病于40岁以上男性，女性多在更年期后发病，病患群体常有家族遗传史。疾病病程分为4期。

**1. 无症状期**

仅有波动性或持续性高尿酸血症，从血尿酸增高到症状出现的时间较长，长达数年到数十年，部分终身不出现症状，但随年龄增加痛风患病率增加。

**2. 急性关节炎期**

（1）多在夜间或清晨突然发病，呈现剧痛，数小时内出现受累关节的红、肿、热、痛和功能障碍，首发关节常累及趾和第 1 跖趾关节，其次为踝、膝、腕、指、肘等。

（2）秋水仙碱治疗后，关节炎症状迅速缓解。

（3）部分会有发热、寒战、头痛等全身的症状。

（4）初次发作常呈自限性，数日内自行缓解，此时受累关节局部皮肤出现脱屑和瘙痒，为本病特有的表现。

（5）可伴有高尿酸血症，但部分急性发作时，血尿酸可正常。

（6）关节腔滑囊液可见尿酸盐结晶（显微镜检查），是诊断本病的依据。

（7）饮酒、暴食、过劳着凉、手术、外伤、精神紧张、高蛋白高嘌呤均可成为发作诱因。

**3. 痛风石及慢性关节炎期**

痛风石是痛风的特征性临床表现，可见于耳轮、跖趾、指间和掌指关节，常多关节受累，且多见于关节远端，表现为关节肿胀、僵硬、畸形及周围组织纤维化和变性，严重者患处周围皮肤发亮、变薄，破溃时则有豆渣样白色物质排出。

**4. 肾脏病变**

（1）痛风性肾病，随病情进展会出现夜间排尿增多，晚期出现肾功能不全的水肿、高血压等。

（2）尿酸性肾石病，大约 10% ~25% 的痛风患者伴有尿酸结石，常无症状，结石较大者会出现肾绞痛、血尿。

## 【检查与诊断】

**1. 检查**

（1）血尿酸测定，男性 150 ~ 380μmol/L，女性 100 ~ 3000μmol/L（更年期后接近男性）。

（2）尿尿酸测定，限制嘌呤饮食 5 天后，每日尿酸排出 > 3. 57mmol，可认为尿酸生成过多。

（3）滑囊液或痛风石内容物镜检及 X 线检查等。

**2. 诊断**

男性与绝经后女性血尿酸 > 420μmol/L，绝经前女性 > 350μmol/L，可诊断为高尿酸血症。中老年男性如果出现特征性关节炎表现、尿路结石或肾绞痛发作，并伴有高尿酸血症应该考虑痛风。关节液穿刺或痛风石活检证实为尿酸盐结晶可做出诊断。

## 【治疗】

**1. 防治目的**

（1）控制高尿酸血症，预防尿酸盐沉积。

（2）迅速终止急性关节炎发作。

（3）防止尿酸结石形成和肾功能损害。

**2. 一般治疗**

（1）控制饮食总热量。

（2）限制饮酒和高嘌呤食物大量摄入，高嘌呤食物指的是动物内脏，如心、肝、肾、脑，及啤酒、豆制品、海鲜、火锅汤等。每天饮水2000ml以上，以加速尿酸排泄。

（3）慎用抑制尿酸排泄药，如噻嗪类利尿剂。

（4）避免诱发疾病及治疗相关疾病。

**3. 高尿酸血症的治疗**

（1）排尿酸药，可以增加尿酸排泄，降低尿酸水平，适合肾功能良好者。已经有尿酸盐结石者，或者每日尿排除尿酸盐 > 3.57mmol 时不宜使用。用药期间多饮水，同时加服碳酸氢钠3～6g/天。用药剂量适宜从小剂量开始递增。常用药物有丙磺舒、苯溴马隆。

（2）抑制尿酸生成药物。别嘌呤醇，该药可以使尿酸生成减少，适合于尿酸生成过多或不适合使用排尿酸药物者，与排尿酸药合用效果更佳。

（3）中和尿酸药物，碳酸氢钠可以碱化尿液，使尿酸不易在尿中形成结晶（成人口服，3～6g/日，但是不宜长期使用，会造成代谢性碱中毒）。

**4. 急性痛风性关节炎期治疗**

此时患者要绝对卧床，抬高患肢，避免负重，迅速给秋水仙碱，越早越好。

（1）秋水仙碱，是治疗急性痛风性关节炎的特效药。90%的患者口服秋水仙碱后48小时内疼痛缓解。消化道的不良反应发生率占40%～75%。

### 销售提示

服用秋水仙碱者会导致维生素 $B_{12}$ 吸收不良，可能导致贫血，可考虑适当补充维生素 $B_{12}$。

（2）非甾体类抗炎药，常用药物有吲哚美辛、双氯芬酸、布洛芬、罗非昔布等。上述非甾体药物禁止联合使用，会加重药物不良反应。

（3）糖皮质激素，（1）和（2）中提及的药物治疗无效或不能使用秋水仙碱、非甾体类抗炎药时，可考虑使用糖皮质激素，如泼尼松，起始剂量每日0.5～1mg/kg，3～7天后减量或停用，疗程不要超过2周。可以同时口服秋水仙碱1～2mg/日，但糖皮质激素停药后容易出现症状“反跳”。

**5. 发作间歇期与慢性期处理**

按照高尿酸血症处理。

**6. 伴随代谢综合征的治疗**

根据伴有的代谢综合征进行相应的降脂、降压、降糖等处理（表7－12）。

**7. 爱心提示**

（1）急性发作时应注意卧床休息，局部用冷敷。

（2）不食用含嘌呤量高的食物，如肝、肾等内脏及豆制品等；多饮水；忌酒，特别是啤酒。

（3）肝肾功能不全者禁用丙磺舒与秋水仙碱。

（4）保健品方面一定要适当服用些碱性螺旋藻，有助于降低尿素水平及增加抗痛风药物疗效。

（5）肌内注射维生素 $B_{12}$、维生素 $B_1$、维生素 C 会引起尿酸增高。

**表 7－12　抗痛风药的分类与主要适应证列表**

| 药品类别 | 药品名称 | 适应证 |
|---|---|---|
| 抑制粒细胞浸润 | 秋水仙碱 | 痛风急性期发作、预防复发性痛风关节炎急性发作，不影响尿酸盐生成、溶解与排泄，无降血尿酸的作用 |
| 促进尿酸排泄药 | 丙磺舒 | 痛风间歇期、痛风慢性发作（无肾结石、尿尿酸低、肾功能正常） |
| | 苯溴马隆 | 反复发作的痛风性关节炎伴高尿酸血症及痛风石者（轻中度肾功能不全者） |
| 抑制尿酸生成药 | 别嘌醇 | 慢性痛风及痛风性肾病、尿尿酸高或排尿酸药无效时 |
| | 非布索坦 | 预防和治疗高尿酸血症及其引发的痛风，不用于高尿酸血症的痛风患者 |
| 非甾体类抗炎药 | 对乙酰氨基酚、吲哚美辛、双氯芬酸 | 急性期或急性发作时（首选） |
| | 布洛芬、尼美舒利 | 急性期或急性发作时（次选） |
| 糖皮质激素 | 泼尼松、泼尼松龙 | 急性期或急性发作时（次选） |

# 第六节　消渴

中医消渴是以多饮、多食、多尿、乏力、消瘦，或尿有甜味为主要临床表现的一种疾病。西医学上的糖尿病等可按此辨证论治。

**【病因】**

**1. 禀赋不足**

先天禀赋不足，尤以体质阴虚者患消渴病为多。

**2. 饮食失节**

长期过食肥甘，醇酒厚味，辛辣香燥，损伤脾胃，致脾胃运化失职，积热内蕴，化燥伤津，消谷耗液，消灼肺胃津液发为消渴。

**3. 情志失调**

长期过度的精神刺激，如郁怒伤肝，肝气郁结，或劳心竭虑，营谋强思等，以致郁久化火，火热内燔，消灼肺胃阴津而发为消渴。

**4. 劳欲过度**

房事不节，劳欲过度，肾精亏损，虚火内生，则火因水竭益烈，水因火烈而愈干，终致肾虚、肺燥、胃热俱现，发为消渴。

**【辨证论治】**

**1. 上消**

肺热津伤证（肺脏燥热，津液失布）

表现：口渴多饮，口舌干燥，尿频量多，烦热多汗，舌边尖红，苔薄黄，脉洪数。

治法：清热润肺，生津止渴。

药物：玉泉丸、参精止咳丸、糖尿灵片、玉兰降糖胶囊、二冬汤。

**2. 中消**

（1）胃热炽盛证

表现：多食易饥，口渴，尿多，形体消瘦，大便干燥，苔黄，脉滑实有力。

治法：清胃泻火，养阴增液。

药物：金芪降糖片、消渴安胶囊、消渴康颗粒。

（2）气阴亏虚证

表现：口渴引饮，能食与便溏并见，或饮食减少，精神不振，四肢乏力，体瘦，舌质淡红，苔白而干，脉弱。

治法：益气健脾，生津止渴。

药物：降糖舒胶囊、参芪降糖胶囊、糖尿乐胶囊、消渴灵片、降糖丹、降糖甲片、消渴平片、愈三消胶囊、糖脉康胶囊，或七味白术散合生脉饮、参芪消渴颗粒、养阴降糖片、消渴丸（内含格列本脲）。

**3. 下消**

（1）肾阴亏虚证

表现：尿量频多，混浊如脂膏，或尿甜，腰膝酸软，乏力，头晕耳鸣，口干唇燥，皮肤干燥，瘙痒，舌红苔少，脉细数。

治法：滋阴固肾。

药物：麦味地黄丸、降糖胶囊、六味地黄丸、糖尿灵片、甘露消渴胶囊、桑枝颗粒。

（2）阴阳两虚证

表现：小便频数，混浊如膏，甚至饮一溲一，面容憔悴，耳轮干枯，腰膝酸软，四肢欠温，畏寒肢冷，阳痿或月经不调，舌苔淡白而干，脉沉细无力。

治法：滋阴补阳，补肾固涩。

药物：金匮肾气丸、七味消渴胶囊。

**学习提示**

对于消渴同时伴有视物模糊、听力下降或白内障等并发症者，可以考虑同时加用杞菊地黄丸或明目地黄丸、羊肝丸、磁朱丸等。

### 归纳总结

| 中医消渴分型 | 主要表现 | 本店常用中成药 | 关联销售方案 |
| --- | --- | --- | --- |
| | | | |
| | | | |
| | | | |
| | | | |
| | | | |

# 第七节 常见代谢及营养性疾病试题及参考答案

## 一、常见代谢及营养性疾病试题

### （一）填空题（共计40分，每题1分）

1. 别嘌醇适合的人群是（　　）；服用秋水仙碱时，会造成维生素（　　）吸收不好，而有可能引起贫血。

2. 服用钙制剂时，为了最大化促进钙的吸收，应该加服的维生素是（　　）；孕妇及哺乳期妇女适合补充有机钙，因为（　　）；补钙时最好选用准字号的钙制剂因为（　　）。

3. 女性绝经期的骨质疏松症需要补充的营养素有蛋白质粉和（　　）、（　　）等。对于伴有疼痛者，可以加适量的非甾体类抗炎药，如（　　）、（　　）或塞来昔布等，但是上述非甾体类抗炎药物不可以联合使用，因为（　　）。

4. 体重指数，简称BMI，是诊断肥胖症最重要的指标。体重指数是（　　）属于偏瘦；体重指数在（　　）属于正常范围；体重指数在（　　）属于超重；体重指数（　　）是肥胖；但是在代谢综合征中的肥胖的体重指数则在（　　）。

5. 肥胖者的脂肪分布有性别差异，男性主要分布在内脏和上腹部皮下，称为（　　）肥胖，但是发生（　　）的危险性比较大；女性脂肪主要分布在下腹部、臀部和大腿部皮下，称为（　　），但是（　　）比较困难。

6. 肥胖者在用低能量饮食时，为了避免因食物减少引起维生素和矿物质不足，应适量摄入含维生素（　　）、（　　）、（　　）、（　　）和（　　）、（　　）、（　　）等微量营养素补充剂。

7. 目前研究显示，代谢综合征患者是发生（　　）的高危人群，与非代谢综合征患者相比，其获得（　　）和2型糖尿病的风险均显著增加。

8. 糖尿病的确诊：糖尿病症状+任意时间血浆葡萄糖≥（　　）mmol/L；或空腹血糖（FPG）≥（　　）mmol/L，或 OGTT2hPG≥11.1mmol/L。需要重复一次确认，诊断才能成立。任意时间指的是（　　）。治疗糖尿病的四大类口服降糖药物是（　　）、（　　）、（　　）、（　　）。

9. 具有辅助降血糖的营养素有（　　）、（　　）、（　　）等，具有辅助降血糖的微量元素是（　　）。

10. 糖尿病并发周围神经的慢性病变可以选用的药物是（　　）。

**（二）单项选择题（共 44 分，每题 2 分）**

1. 下列治疗骨质疏松症的药物中，属于骨吸收抑制剂的是（　　）。
A. 钙制剂　B. 氟制剂　C. 双膦酸盐
D. 维生素 D　E. 甲状旁腺

2. 注射胰岛素时，应该注意变换注射部位，两次注射点要间隔（　　）cm。
A. 1　B. 1.5　C. 2
D. 2.5　E. 3

3. 下列药物中，适合用于肾功能不全的老年糖尿病患者的是（　　）。
A. 氯磺丙脲　B. 格列本脲　C. 格列喹酮
D. 格列齐特　E. 甲苯磺丁脲

4. 最适合应用磺酰脲类降糖药物的糖尿病人群是（　　）。
A. 1 型糖尿病　B. 2 型糖尿病
C. 儿童和妊娠期糖尿病　D. 肝肾功能不全的糖尿病
E. Ⅱ型非肥胖糖尿病患者的非特殊人群

5. 下列磺酰脲类降糖药物中，可能引起白细胞减少的是（　　）。
A. 格列本脲　B. 格列美脲　C. 格列齐特
D. 格列吡嗪　E. 甲苯磺丁脲

6. 下列降糖药物中，作用快而且强的是（　　）。
A. 格列本脲　B. 瑞格列奈　C. 格列齐特
D. 格列吡嗪　E. 格列喹酮

7. 老年性骨质疏松的主要诱发因素是（　　）。
A. 体内激素过多　B. 年老体衰
C. 体内激素不平衡　D. 体内激素不足
E. 活性维生素 D 不足

8. 胰岛素药品未开启需要冷藏保存，不可冷冻。使用中的胰岛素笔芯不宜冷藏，室温下可以保存的时间（　　）周。
A. 2　B. 3　C. 4
D. 5　E. 6

9. 糖尿病患者注射胰岛素的方法取决于其制剂种类、起效和维持时间，以下适宜的注射方法（　　）。

A. 立即就餐则注射浅些　　B. 不能按时就餐则注射浅些

C. 不能按时就餐则注射深些　　D. 注射时血糖较高则浅些

E. 注射时血糖稍低则注射深些

10. 实施采用综合方案治疗糖尿病过程中，居于首位的措施是（　　）。

A. 运动疗法

B. 血糖监测

C. 糖尿病健康教育

D. 改善β细胞功能和减少组织对胰岛素的抵抗

E. 保护和逆转胰岛β细胞功能，尽早药物治疗、联合治疗、胰岛素治疗

11. 下列药物中，属于噻唑烷二酮胰岛素增敏剂的降糖药物是（　　）。

A. 格列喹酮　　B. 那格列奈　　C. 罗格列酮

D. 伏格列波糖　　E. 二甲双胍

12. 下列药物中，属于非促胰岛素分泌剂的降糖药物是（　　）。

A. 二甲双胍　　B. 瑞格列奈　　C. 格列齐特

D. 那格列奈　　E. 甲苯磺丁脲

13. 下列药物中，属于非磺酰脲类促胰岛素分泌剂的降糖药物是（　　）。

A. 格列本脲　　B. 二甲双胍　　C. 瑞格列奈

D. 阿卡波糖　　E. 吡格列酮

14. 治疗糖尿病合并妊娠患者，应该选用的抗糖尿病药物是（　　）。

A. 胰岛素　　B. 阿卡波糖　　C. 瑞格列奈

D. 吡格列酮　　E. 二甲双胍

15. 下列药物中，不会导致糖尿病患者血糖升高的是（　　）。

A. 氢氯噻嗪　　B. 氯丙嗪　　C. 加替沙星

D. 那格列奈　　E. 中长程应用泼尼松

16. 下列磺酰脲类降糖药物中，推荐轻、中度肾功能不全糖尿病患者应用的是（　　）。

A. 格列喹酮　　B. 格列美脲　　C. 格列齐特

D. 格列吡嗪　　E. 格列本脲

17. 下列葡萄糖耐量试验的结果中，属于正常参考值范围的是（　　）mmol/L。

A. 空腹血糖 >7.8　　B. 2 小时血糖 >7.8

C. 空腹血糖为 6.1　　D. 2 小时血糖 >7.2

E. 2 小时血糖 <7.2

18. 秋水仙碱治疗痛风的急性发作期时，推荐的首次剂量是（　　）mg。

A. 0.5～1　　B. 1～2　　C. 2～5
D. 5～10　　E. 10～20

19. 下列治疗痛风的药物中，能够抑制尿酸生成的是（　　）。
A. 丙磺舒　　B. 别嘌醇　　C. 秋水仙碱
D. 泼尼松龙　　E. 双氯芬酸钠

20. 补充钙剂最适合的时间是（　　）。
A. 餐中　　B. 清晨顿服　　C. 睡前顿服
D. 餐后给药　　E. 清晨与睡前各服用 1 次

21. 以下给药物时间，适宜给予含钙量高、日服 1 次的钙制剂的是（　　）。
A. 空腹　　B. 睡前　　C. 餐前
D. 餐后　　E. 餐中

22. 对合并糖尿病以及肾病的高血压病人降压的目标是（　　）mmHg。
A. ＜130/80　　B. ＜140/85　　C. ＜150/90
D. ＜160/95　　E. 170/100

### （三）问答题

1. 糖尿病慢性病管理中健康教育的内容都涵盖些什么？（6 分，每项 2 分）糖尿病社区健康教育的意义是什么？（4 分）

2. 消渴症中、下消的 2 种辨证分型是什么？（2 分）使用的基础中成药物分别是什么？（4 分）

## 二、常见代谢及营养性疾病试题参考答案

### （一）填空题

1. 适用于尿酸生成过多者、不适合使用排尿酸药物者或有尿酸性肾结石、痛风石及肾功能不全的高尿酸血症者　维生素 $B_{12}$　2. 维生素 D　更容易吸收，生物利用度高　有质量保证，而且经过临床试验　3. 大豆异黄酮　不饱和脂肪酸（如亚麻籽油）　阿司匹林　吲哚美辛　会增加非甾体类抗炎药物对人体的不良反应　4. ＜18.5　18.5～24　24～28　≥28　25　5. 中心型或腹型　代谢综合征　周围型肥胖　减肥　6. 维生素 A　维生素 $B_2$　维生素 $B_6$　维生素 C　锌　铁　钙　7. 心脑血管疾病　心血管病　8. 11.1　7.8　1 日内的任何时间，无论上次进食时间及食物摄入量　促胰岛素分泌剂　双胍类　胰岛素增敏剂　餐后血糖抑制剂　9. 蜂胶　苦瓜素　葛根粉　铬　10. 甲钴胺、硫辛酸、依帕司他等

### （二）选择题

1. C　2. C　3. C　4. E　5. E　6. A　7. B　8. C　9. B　10. E　11. C　12. A　13. C　14. A　15. D　16. A　17. E　18. A　19. B　20. E　21. B　22. A

### （三）问答题

1. 社区健康教育包括：①药店糖尿病慢性病管理专职人员的培训；②药店全体服务人员的培训教育；③针对糖尿病患者及其家属和普通公众的糖尿病的卫生保健教育。社区健康教育的意义请参见健康教育的认识来回答。

2. 肾阴亏虚，阴阳两虚。六味地黄胶囊、金匮肾气丸。

# 第八章

# 常见泌尿系统疾病

## 第一节　泌尿系统的知识点概要

泌尿系统是由肾脏、输尿管、膀胱、尿道及相关的血管、神经、淋巴管等组成，具有生成与排泄尿液的功能（图 8－1）。在这个系统中，肾脏功能尤其重要，它不仅是排泄器官，还是一个重要的内分泌器官，对调节和维持机体内环境稳定具有重要的作用。

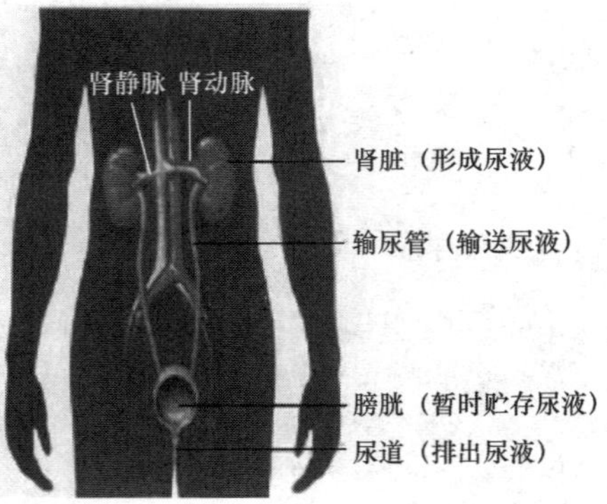


图 8－1　泌尿系统器官组成示意图

**【尿液的色量味】**

见表 8－1。

**表 8－1　正常与异常情况下尿液的量色味**

| 尿　液 | 正常情况 | 异常情况 |
|---|---|---|
| 量 | 正常成人 24 小时排尿量在1～2L | 如果 24 小时尿量超过 2.5L，排除饮水等因素，则有可能与肾脏、代谢、内分泌等疾病有关 |
| 色 | 透明的，淡黄色，新鲜的尿液多呈弱酸性 | 淡红色尿，可能是泌尿生殖系统疾病、出血性疾病；暗红色、棕红色，甚至酱红色，可能是溶血性贫血等；粉红色，可能是心肌梗死；深黄色，可能是黄疸，放置过久后，会呈现棕绿色；呈现黄白色或白色，放置后可有白色云雾状沉淀，常见泌尿系统化脓性感染 |
| 味 | 新鲜的有特殊微弱芳香气味 | 有氨味，常提示慢性膀胱炎和尿潴留；烂苹果的甜味，提示有糖尿病酮症酸中毒；大蒜味，可能是有机磷农药中毒 |

**【用尿液作为测试对象的试纸】**

①早孕试纸（早孕试纸在同房后的第7～14日就可以检测是否怀孕，但并非100%准确）；②尿糖试纸；③排卵（避孕）试纸（适用于备孕者或不备孕而性生活不使用安全套者）。

## 第二节　尿路感染

尿路感染，简称尿感，又称为泌尿道感染，是指各种病原微生物入侵泌尿道并生长繁殖而引起的尿路感染性疾病。本病多见于育龄期妇女、老年人、免疫力低下以及尿路畸形者，女性患者为男性患者的10倍。

按照发病部位，尿路感染可分为上尿路感染（指的是肾盂肾炎）与下尿路感染（指的是膀胱炎）。上尿路感染又分为急性和慢性，上下尿路感染易合并存在。本章节主要论述由细菌引起的尿路感染。

尿路梗阻，如肾及输尿管结石、尿道狭窄、前列腺肥大等均可引起尿潴留，而造成细菌繁殖。尿路损伤、尿路畸形、性别因素（如女性尿道口接近肛门容易导致细菌上行，所以女性患病率高）、机体抵抗力低等成为易感因素。流行病学中，女性的患病几率高于男性，已婚者高于未婚，50岁以上男性、60岁以上女性发病率增高。本病相当于中医学中的淋证。

**【病因】**

革兰阴性杆菌是尿路感染最常见致病菌，其中大肠杆菌占80%～90%（革兰阳性杆菌占超过10%），其次为变形杆菌、克雷伯杆菌等。变形杆菌见于伴有尿路结石者，大肠杆菌多见于无症状性细菌尿或首次发生尿路感染、单纯性尿路感染者，腺病毒可以在儿童和一些年轻人中引起急性出血性膀胱炎。

**【感染途径】**

上行感染，病原菌由尿道向上引起膀胱、输尿管、肾盂等的感染，占尿路感染的95%。

**【临床表现】**

**1. 膀胱炎**

占尿路感染发病率的60%以上。主要表现为尿频、尿急、尿痛（即膀胱刺激征）、下腹部疼痛、排尿不适，部分迅速出现排尿困难。尿液常混浊并有异味，约30%的患者会出现血尿，少数伴有腰痛、发热，体温不超过38℃，如有系统表现并且体温大于38℃，应考虑上尿路感染。该病多见于中青年妇女，亦见于老年妇女，常在性生活后发生，也可发生在月经后、妇科手术后，多继发于尿道炎、阴道炎、子宫颈炎或前列腺炎等。

**2. 肾盂肾炎**

（1）急性肾盂肾炎　可发生于各年龄段，育龄女性最多，起病急，可见以下表现：

①全身表现：高热、寒战、头痛、全身酸痛、恶心、呕吐等，体温多在38℃以上；②泌尿系统表现：尿频、尿急、尿痛、下腹部疼痛、排尿困难、腰痛（多为酸痛或钝痛）等，少数还有剧烈的腹部阵发性绞痛，沿着输尿管向膀胱方向放射；③检查时肾区有叩击痛。

（2）慢性肾盂肾炎　一半以上的患者有急性肾盂肾炎病史，会出现不同程度低热、间断性尿频、排尿不适、腰部酸痛以及肾小管功能受损的表现（如夜尿增多、低比重尿等）。病情持续可发展成慢性肾衰竭。

**学习提示**

慢性肾衰竭指的是慢性肾脏疾病引起肾小球滤过率下降，出现血液或尿液成分异常等的代谢紊乱的临床综合表现。

**3. 无症状性菌尿**

患者无尿路感染的症状，尿常规无明显异常，但是尿培养有细菌生长。

**【诊断】**

**1. 诊断标准**

尿路感染的症状 + 尿液细菌学检查。

**2. 感染部位定位诊断**

（1）根据临床表现定位：上尿路感染（如急性肾盂肾炎），常有发热寒战等，伴有明显腰痛，输尿管点和（或）肋脊点压痛、肾区叩击痛等；下尿路感染（如膀胱炎），常以膀胱刺激征为突出表现，一般少有发热、腰痛等。

**【治疗】**

**1. 治疗思路**

（1）一般治疗　患病后，注意休息3～5天，多饮水、勤排尿，发热者予以易消化富含维生素饮食（销售提示：维生素类产品推荐使用）；膀胱刺激征和血尿明显者，可口服碳酸氢钠片1g，3次/日，可碱化尿液，抑制细菌生长，缓解症状。（学习提示：碳酸氢钠对于应用磺胺类抗生素的，还可以增强药物的抗菌活性，并避免形成尿路结晶。）

（2）抗感染治疗。

**2. 用药原则**

（1）选用致病菌敏感的抗生素。一般首选对革兰阴性杆菌有效抗生素，尤其首发者。

（2）抗生素在尿和肾内浓度要高。

（3）选用肾毒性小、副作用小的抗生素。

（4）单一药物治疗失败、严重感染、混合感染、耐药菌株出现时应联合用药。

（5）不同的尿路感染制定不同的治疗时间。

**3. 具体疾病药物治疗**

（1）急性膀胱炎

①单剂量疗法：常用环丙沙星0.75g，氧氟沙星0.4g，新诺明2.0g，阿莫西林

3.0g；任选其一，1次顿服。

②短疗程疗法（又称3日疗法，目前更推荐此法）

A. 可选用磺胺类、喹诺酮类、半合成青霉素或头孢类等抗生素，任选一种，连用3天，约90%的患者可治愈。（备注：停服抗生素7天后，如果还可检测出真性细菌尿，应继续给予2周抗生素治疗；对于妊娠妇女、老年患者、糖尿病患者、机体免疫力低下者及男性患者不适宜使用单剂量及3日疗法，应该采用较长疗程。）

B. 可选用中药大败毒、三金片、热淋清、炎可宁片等。

（2）肾盂肾炎　首选对革兰阴性杆菌有效药物；72小时无效者，按照药敏结果换药。

①病情轻者，用喹诺酮类、半合成青霉素（如阿莫西林）、头孢菌素类等，连续口服14天。（使用提示：治疗14天后，90%可以治愈；如检测尿菌仍阳性，根据药敏选用的抗生素进行4~6周的继续治疗。）

②严重者住院静点。

（3）再发性尿路感染　再发性尿路感染包括复发和重新感染（再感染）。

①重新感染：治疗后症状消失，尿菌阴性，但停药6周后，再次出现真性细菌尿，菌株与上次不同，称为重新感染。治疗方法与首次发作相同，对半年内发生2次以上者，可用长程低剂量治疗，即每晚睡前排尿后，服用小剂量抗生素1次（如新诺明或氧氟沙星），每7~10天更换一次抗生素，连用半年。

②复发：治疗后症状消失，尿菌阴性，但停药6周后，再次出现真性细菌尿，菌株与上次相同称为复发。应用抗菌药物，疗程6周。反复发作者，给予长程低剂量抑菌疗法。

（4）妊娠期尿路感染　适合选用毒性小的抗菌药（如阿莫西林、呋喃妥因、头孢菌素），对于急性膀胱炎可用药3~7天。对于急性肾盂肾炎，可用药14天（最好选用第3代头孢，疗程2周）。

**【预防】**

（1）多饮水，勤排尿，是最有效的预防办法；饮食清淡，少辛辣刺激。

（2）保持会阴部清洁，尤其女性，大便时手纸由前向后擦拭。（销售提示：药店护理性洗液的科学合理的推荐使用。）

（3）与性生活感染有关的，性交后立即排尿，并口服1次常用量抗生素。

**【保健品的使用】**

服用维生素C及蜂胶胶囊（有助于提高机体抗病能力，减轻炎症表现）。

## 第三节　淋菌性尿道炎

淋菌性尿道炎是淋球菌引起的泌尿生殖系统的化脓性感染，属于淋病当中的单纯型淋病的一种。该病潜伏期短，传染性强，会导致多种并发症或后遗症。人是淋球菌的唯一天然宿主。淋球菌对一般消毒剂很敏感，如硝酸银、苯酚溶液、升汞溶液等很容易杀死淋球菌。

**【病因及传播途径】**

病因就是淋球菌感染（革兰阴性）。该病的传播途径就是性交及间接接触被淋球菌感染的物品（衣裤、被褥、毛巾、浴盆、坐便器等）而被传染。

**【临床表现】**

多发于性活跃的中青年，感染后3～5天发病，潜伏期患者具有传染性。初期症状有尿频、尿急、尿痛，很快会出现尿道口红肿并有稀薄液体流出，24小时候病情加重，分泌物变为黄色脓性，有时可伴发两侧腹股沟淋巴结出现急性炎症反应，如果后尿道受累，可出现终末血尿、血精、会阴部轻度坠胀等，男性夜间常有阴茎痛性勃起。一般全身症状较轻，少数会有发热、全身不适、食欲不好等。1～2周减轻，严重者男性可并发前列腺炎、精囊炎、附睾炎，甚至不育等。在女性中表现为尿道口红肿，有压痛及脓性分泌物。如并发前庭大腺炎还可表现为单侧前庭大腺红肿、疼痛，严重时形成脓肿，可有全身症状和发热。还可并发淋菌性宫颈炎，70%的淋菌性宫颈炎无症状或表现轻微，最常见为阴道分泌物增多、尿痛、非经期子宫出血、经血过多等，严重者可并发淋菌性盆腔炎，甚至造成不孕。

**【治疗】**

（1）因致病菌容易产生耐药菌株，现在青霉素已不作为首选，可用头孢类、环丙沙星（或氧氟沙星）、红霉素等；如环丙沙星500mg或氧氟沙星400mg，1次口服。

（2）中药炎可宁片等。

（3）若为衣原体或同时合并衣原体感染（表现类似，分泌物多呈浆液性），则可用阿奇霉素1g，1次口服，或多环西素200mg/日，分2次，连服7天。

（4）保健品及器械等：以维生素C、氨基酸口服液等为主；选用消杀类对衣物、坐便器等消毒处理。

**【治愈标准】**

治疗结束后2周内，在无性接触史的情况下，符合下述标准为治愈：①症状与体征全部消失；②治疗结束后4～7天淋球菌培养呈阴性。

## 第四节 尿石症

尿石症是最常见的泌尿外科疾病之一，结石可见于肾、膀胱、输尿管和尿道的任何部位，但以肾与输尿管结石为常见。尿石症的发病特点是男性多于女性，约为3∶1。上尿路结石多于下尿路结石，约5∶1以上，多见于青壮年，约占70%。近年来，上尿路结石（上尿路结石好发于20～50岁，男性多；男性35岁为发病年龄高峰，女性30岁与55岁为高峰）发病率明显上升，下尿路结石日趋少见，后者以继发结石多见，复发率高。发病有一定的地区性，南方高于北方。本病可以参照中医学中的癃闭与淋证进行治疗。

**【病因】**

目前，具体病因以及机制尚不明确，认为影响尿路结石产生的过程是多种因素互相影响及作用的结果，一般认为结石的产生与下列因素有关。

（1）自然环境因素：如气候、饮用水水质等（高温、干旱地区高发）。

（2）社会环境因素：如经济状况、生活质量等。

（3）种族遗传因素：有些结石有家族史（如胱氨酸结石）。

（4）营养成分的过量或不足：如过量动物蛋白、食糖过多，蔬菜、食物纤维、谷类摄入过少。

（5）人体的一些代谢异常：如草酸、胱氨酸和钙、磷、嘌呤等代谢异常。

（6）服用过量的药物：如长期、大量的维生素C、维生素D、磺胺类药物等。

（7）一些后天疾病：如痛风、甲状旁腺功能亢进、长期卧床等。

（8）泌尿系本身的因素：如感染、梗阻、异物滞留、肾脏本身的病理损害等。

## 一、上尿路结石（肾和输尿管结石）

上尿路结石的形成主要在肾脏，位于肾盏或肾盂中，较小者常集于下盏，而输尿管的结石多来自肾脏，常停留在三个生理狭窄（输尿管有三个狭窄部：一个在肾盂与输尿管移行处，也就是输尿管起始处；一个在越过小骨盆入口处；最后一个在进入膀胱壁的内部）。这些狭窄是结石、血块及坏死组织容易停留的部位，下1/3者多见（75%），多为单侧，双侧约占10%。男多于女，青壮年多发。

**【临床表现】**

上尿路结石的主要表现是与活动有关的血尿和疼痛。

**1. 疼痛**

（1）部位　腰部、肋脊角（肋脊角为第12肋骨与脊柱构成的夹角，其前为肾脏和输尿管上端所在的区域，是体格检查的重要骨骼标志；一侧肋脊角叩击痛与双侧肋脊角叩击痛考虑的有肾炎、肾结石、肾结核等）或上、中、下腹部。

（2）性质　隐痛、钝痛或绞痛发作，持续或间歇性（钝痛的结石一般在肾盂或肾盏内，绞痛的结石多为输尿管内，还可引起尿频、尿急、排终末尿痛）。

（3）肾绞痛特点　①突然发生、剧烈、刀割样；②持续或阵发性加剧；③向下腹、外阴、大腿内侧放射；④伴排尿、尿液异常和全身表现（如恶心、呕吐、出冷汗，面色苍白、呻吟不止等）。

（4）其他　输尿管末端结石，会有膀胱刺激征。

**2. 血尿**

多为镜下血尿，常在疼痛后相继出现；与活动有关，少数人仅为活动性血尿。

**3. 脓尿**

并发感染时，可呈现肾盂肾炎、膀胱炎的表现而被误诊或漏诊，延误治疗。

**【治疗】**

**1. 保守疗法（非手术治疗）**

针对结石 $<0.6cm$，表面光滑，结石以下部位尿路无梗阻、无感染、无肾功能损害者。

（1）患者每日饮水2000～3000ml，昼夜均匀。

（2）双氯芬酸钠栓剂肛塞　双氯芬酸钠能够减轻输尿管水肿，减少疼痛发作风险，促进结石排出，推荐应用于治疗输尿管结石。

（3）口服 $\alpha$ 受体阻滞剂（坦索罗辛）或钙离子通道拮抗剂

坦索罗辛是一种高选择性抗肾上腺素能受体阻滞剂，使输尿管下段平滑肌松弛，促进输尿管结石排出。

（4）中医中药　治疗以清热利湿、通淋排石为主，佐以理气活血，软坚散结。具体见后边中医淋证辨证施治部分。针灸疗法，可以作为辅助疗法，包括体针、电针等。常用穴位有肾俞、中脘、京门、三阴交和足三里等。

（5）药物溶石疗法　推荐应用于尿酸结石和胱氨酸结石。①尿酸结石：口服别嘌醇，根据血、尿的尿酸值调整药量；口服枸橼酸氢钾钠或碳酸氢钠片，以碱化尿液维持尿液pH在6.5～6.8；②胱氨酸结石：口服枸橼酸氢钾钠或碳酸氢钠片，以碱化尿液，维持尿液pH在7.0以上。治疗无效者，应用青霉胺，注意药物副作用。

（6）适度运动　根据结石部位的不同选择体位排石。泌尿系统结石运动法排石，泌尿系统结石发病率很高，除了使用药物、多饮水、手术、体外碎石等方法排石外，还要结合体位运动，有利于结石下移，排出体外。正常的尿液排泄运动是由肾盏、肾盂、输尿管、膀胱、尿道的顺序，而后排出体外的。泌尿系统结石的排出，也要沿着这条道路才能排出体外，所以要想排出泌尿系统结石，也要顺着这条排泄管道前进，否则结石不能被排出体外。

①肾结石：A. 肾上盏结石，居于肾的上部，应当采取直立式跑跳运动，有利于结石向肾盏方向移动，肾盏是结石排出肾脏的通道。B. 肾中盏结石，应当采取侧卧位，具体来说，左肾中盏结石，应当采取右侧卧位；右肾中盏结石，应当采取左侧卧位。肾下盏结石，应当采用倒立位运动。

②肾盂结石：要采取侧卧法，左肾盏结石，采取右侧卧法；右肾盏结石，采取左侧卧法。

③输尿管结石：直立性跑跳运动。

④膀胱结石：要使膀胱充盈，采取直立排尿法。其中的尿道结石：与膀胱结石采取的措施相同。

**2. 肾绞痛的治疗**

（1）非甾体类抗炎药物　常用药物有双氯芬酸钠和吲哚美辛等，吲哚美辛可以直接作用于输尿管，用法为25mg，口服，或者消炎痛栓剂100mg，肛塞。

（2）解痉药　①常用药物有硫酸阿托品和山莨菪碱，可以松弛输尿管平滑肌，缓解痉挛。②黄体酮可以抑制平滑肌的收缩而缓解痉挛，对止痛和排石有一定的疗效。③钙离子阻滞剂，硝苯地平10mg口服或舌下含化，对缓解肾绞痛有一定的作用。④α受体阻滞剂（坦索罗辛），在缓解输尿管平滑肌痉挛，治疗肾绞痛中具有一定的效果。

（3）对首次发作的肾绞痛治疗应该从非甾体抗炎药开始，如果疼痛持续，可换用其他药物。如果使用吗啡和其他阿片类药物应该与阿托品等解痉药一起联合使用。此外，针灸刺激肾俞、京门、三阴交或阿是穴也有解痉止痛的效果。

**【预防】**

因绝大多数结石含钙，因此本节只论述含钙结石的预防。

含钙尿路结石患者的预防措施应该从改变生活习惯和调整饮食结构开始，保持合适的体重指数、适当的体力活动、保持营养平衡和增加富含枸橼酸的水果（如柑橘、柠檬、苹果、山楂、菠萝、草莓等）摄入是预防结石复发的重要措施。只有在改变生活习惯和调整饮食结构无效时，才会考虑采用药物治疗。

**1. 增加水的摄入**

能增加尿量，从而降低尿路结石成分的过饱和状态，预防结石的复发。推荐每天的液体摄入量在2.5～3.0L以上，使每天的尿量保持在2.0～2.5L以上。建议尿石症患者在家中自行测量尿的比重，使尿的比重低于1.010为宜，以达到并维持可靠的尿液稀释度。

**2. 饮食调节**

（1）饮食钙的含量　低钙饮食虽然能够降低尿钙的排泄，但是可能会导致骨质疏松和增加尿液草酸的排泄。摄入正常钙质含量的饮食、限制动物蛋白和钠盐的摄入比传统的低钙饮食具有更好的预防结石复发的作用。正常范围或者适当程度的高钙饮食对于预防尿路含钙结石的复发具有临床治疗价值。但是，饮食含钙以外的补钙对于结石的预防可能不利，因为不加控制的高钙饮食会增加尿液的过饱和水平。通过药物补钙来预防含钙结石的复发仅适用于肠源性高草酸尿症，口服200～400mg枸橼酸钙在抑制尿液草酸排泄的同时，可以增加尿液枸橼酸的排泄。成人每天钙的摄入量应为800～1000mg。

（2）限制饮食中草酸的摄入　大量摄入富含草酸的食物后，尿液中的草酸排泄量会明显地增加。草酸钙结石患者尤其是高草酸尿症的患者应该避免摄入诸如甘蓝、杏仁、花生、甜菜、西芹、菠菜、大黄、红茶等富含草酸的食物。其中，菠菜中草酸的含量是最高的，草酸钙结石患者更应该注意忌食菠菜。低钙饮食会促进肠道对草酸盐的吸收，增加尿液草酸盐的排泄。补钙对于减少肠道草酸盐的吸收是有利的，然而，仅适用于肠源性高草酸尿症患者。

（3）限制钠盐的摄入　高钠饮食会增加尿钙的排泄，每天钠的摄入量应少于6g。

（4）限制蛋白质的过量摄入　低碳水化合物和高动物蛋白饮食与含钙结石的形成有关。高蛋白质饮食引起尿钙和尿草酸盐排泄增多的同时，使尿的枸橼酸排泄减少，并降低尿的pH，这是诱发尿路含钙结石形成的重要危险因素之一。避免过量摄入动物蛋白质，每天动物蛋白质的摄入量应该限制在150g以内，复发性结石患者每天的蛋白质摄入量不应该超过80g。

（5）减轻体重　超重是尿路结石形成至关重要的因素之一。推荐尿路结石患者的体重指数控制在BMI≤20kg/m$^2$。

（6）增加水果、蔬菜及粗纤维的摄入　饮食中水果和蔬菜的摄入可以稀释尿液中的成石危险因子，但并不影响尿钾和尿枸橼酸的浓度。因此，增加水果和蔬菜的摄入可以预防低枸橼酸尿症患者的结石复发。保健品选用膳食纤维素软胶囊、螺旋藻（属于碱性，利于排石）等。

（7）减少维生素C的摄入　维生素C经过自然转化后能够生成草酸。服用维生素C后尿草酸的排泄会显著增加，形成草酸钙结晶的危险程度也相应增加。建议复发性草酸钙结石患者避免摄入大剂量的维生素C。

（8）限制高嘌呤饮食　伴高尿酸尿症的草酸钙结石患者应避免高嘌呤饮食。

**3. 药物预防性治疗**

目前疗效较为肯定的有碱性枸橼酸盐、噻嗪类利尿剂和别嘌醇。

（1）噻嗪类利尿药　噻嗪类利尿药（如氢氯噻嗪和吲达帕胺等）可以降低正常患者的尿钙水平，降低尿液草酸盐的排泄水平，抑制钙的肠道吸收。另外，噻嗪类药物可以抑制骨质吸收，增加骨细胞的更新，防止伴高钙尿症结石患者发生骨质疏松现象。因此，噻嗪类利尿药的主要作用是减轻高钙尿症，适用于伴高钙尿症的含钙结石患者。常用剂量为双氢克尿噻25mg，每天2次。噻嗪类利尿药的主要副作用是低钾血症和低枸橼酸尿症，与枸橼酸钾一起应用可以减轻副作用，并且可以增强预防结石复发的作用。部分患者长期应用后可能会出现低血压、疲倦和男性勃起障碍，应该注意用药后发生低镁血症和低镁尿症的可能性。

（2）碱性枸橼酸盐　碱性枸橼酸盐能够增加尿枸橼酸的排泄，降低尿液草酸钙、磷酸钙和尿酸盐的过饱和度，提高对结晶聚集和生长的抑制能力，能有效地减少含钙结石的复发。临床上用于预防含钙结石复发的碱性枸橼酸盐种类，包括枸橼酸氢钾钠、枸橼酸钾、枸橼酸钠、枸橼酸钾钠和枸橼酸钾镁等制剂。枸橼酸钾和枸橼酸钠都具有良好的治疗效果，但是钠盐能够促进尿钙排泄。单纯应用枸橼酸钠盐时，降低尿钙的作用会有所减弱。临床研究也表明枸橼酸钾盐碱化尿液的效果比钠盐好，而且钾离子不会增加尿钙的排泄。因此，枸橼酸钾预防结石复发的作用比枸橼酸钠强。碱性枸橼酸盐的主要副作用是腹泻，患者服用后依从性较差。

（3）别嘌呤醇　别嘌呤醇可以减少尿酸盐的产生，降低血清尿酸盐的浓度，减少尿液尿酸盐的排泄。此外，别嘌呤醇还可以减少尿液草酸盐的排泄。推荐别嘌呤醇用于预防尿酸结石和伴高尿酸尿症的草酸钙结石患者，每次 100mg，3 次/日，或者 300mg，1 次/日。

（4）中药　目前认为对含钙结石具有一定预防作用的中草药包括泽泻、胖大海、金钱草、玉米须等。

## 二、膀胱结石与尿道结石

膀胱结石与尿道结石多见于 10 岁以下的男孩或有前列腺增生的老年人，与营养不良及低蛋白饮食有关。尿道结石大多来源于肾脏与膀胱。

**【临床表现】**

（1）膀胱结石的表现除了伴有膀胱刺激症状外，其典型表现是排尿突然中断，并感疼痛，放射至阴茎头部和尿道远端，伴排尿困难。常通过手搓拉阴茎，跳跑及改变姿势后缓解，并继续排尿。

（2）尿道结石的表现有膀胱刺激征，还伴有尿潴留以及会阴部剧痛，可有点滴排尿及尿痛、尿线变细，有时出现血尿等。

**【治疗】**

（1）下尿路结石的治疗主要以手术 + 抗感染为主（略）。

（2）中医药治疗（参考中医淋证篇章辨证施治部分）。

# 第五节　前列腺疾病

## 一、前列腺的基本解剖知识

前列腺是男性特有的性腺器官。前列腺形状如栗子，底朝上，与膀胱相贴，尖朝下，抵泌尿生殖膈，前面是耻骨联合，后方为直肠壶腹。直肠指诊时可触及前列腺的后面，可以通过指诊诊断前列腺是否肥大等，向上并可触及输精管壶腹和精囊腺（图 8－2）。

前列腺功能如下：①分泌前列腺液，前列腺液是精液的重要组成成分，对维持精子正常的生理功能具有重要作用，进而影响生育；②前列腺包绕尿道，与尿道括约肌一起控制排尿的功能；③具有内分泌的功能，内含有丰富的 5α－还原酶，对双氢睾酮的产生具有影响；④具有运输精子与精液的功能。

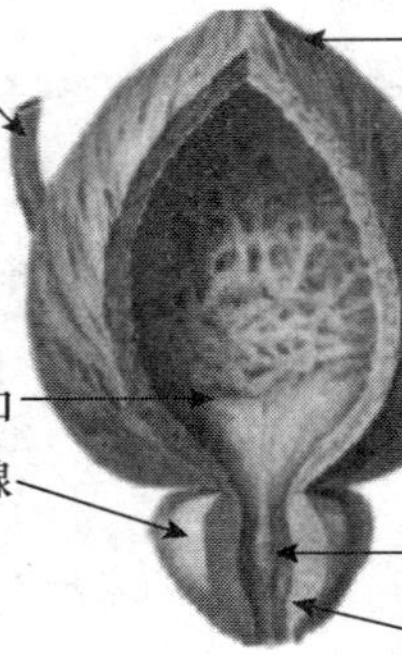


(1)

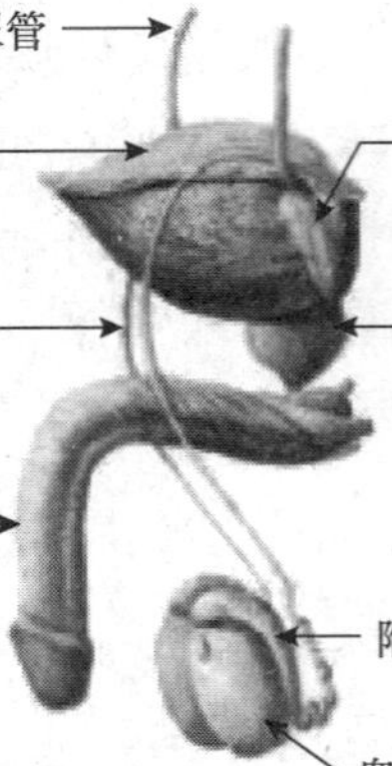


(2)

图8－2 男性生殖系统解剖图

## 二、前列腺炎

前列腺炎是指前列腺在病原体或（和）某些非感染因素作用下，患者出现以骨盆区域疼痛或不适、排尿异常等症状为特征的一组疾病。前列腺炎是成年男性的常见疾病，大约有50%的男性在一生中的某个时期会受到前列腺炎的影响，50岁以下的成年男性患病率较高。部分前列腺炎可能严重地影响患者的生活质量。

按照疾病病程时间的长短，可分为急性前列腺炎和慢性前列腺炎。此外，前列腺炎发病也可能与季节、饮食、性活动、泌尿生殖道炎症、良性前列腺增生或下尿路综合征、职业以及精神心理因素等有关。前列腺炎发病的重要诱因包括：酗酒、嗜辛辣食品、不适当性活动、久坐引起前列腺长期充血，受凉、过劳导致机体抵抗力下降或特异体质，盆底肌肉长期慢性挤压，导尿等医源性损伤等。本病相当于中医学中的淋证。

### （一）急性细菌性前列腺炎

急性前列腺炎（相当于新分类法的1型前列腺炎）是前列腺的急性感染性疾病，有明显的下尿路感染症状及畏寒、发热、肌痛等全身症状，尿液、前列腺液中白细胞数量升高，甚至出现脓细胞。

**【病因】**

病原体感染是急性前列腺炎的主要致病因素。由于机体抵抗力低下，细菌或其他病原体感染前列腺并迅速大量生长繁殖，感染途径多为血行感染和经尿道逆行感染。病原体主要为大肠埃希菌，其次为金黄色葡萄球菌、肺炎克雷伯菌、变形杆菌、假单胞菌属等，绝大多数为单一病原菌感染。

**【临床表现】**

常突然发病，表现为寒战、发热、疲乏无力等全身症状，伴有会阴部和耻骨上疼痛，以及尿路刺激症状和排尿困难，甚至急性尿潴留，部分会伴发急性膀胱炎、附睾炎等。

【治疗】

**1. 治疗原则**

主要是应用广谱抗生素、对症治疗、支持治疗（注意休息，多饮水）。

**2. 治疗药物**

（1）开始时可经静脉滴注广谱抗生素（根据敏感菌选抗菌药），如广谱青霉素、三代头孢菌素、氨基糖甙类或氟喹诺酮等；待患者的发热等症状改善后，可以改用口服药物（如氟喹诺酮），疗程至少4周。症状较轻的患者也应口服抗生素2~4周。

（2）根据发热情况，选用解热镇痛消炎药。

### （二）慢性前列腺炎

慢性前列腺炎包括慢性细菌性前列腺炎（相当于新分类法的2型前列腺炎）与慢性非细菌性前列腺炎（相当于新分类法的3型前列腺炎）。慢性细菌性前列腺炎约占慢性前列腺炎的5%~8%。有反复发作的下尿路感染症状，持续时间超过3个月。慢性非细菌性前列腺炎是前列腺炎中最常见的类型，约占慢性前列腺炎的90%左右，主要表现为长期、反复的骨盆区域疼痛或不适，持续时间超过3个月，可伴有不同程度的排尿症状和性功能障碍，严重影响患者的生活质量。

【病因】

见表8-2。

**表8-2　慢性前列腺炎的病因**

| 分　类 | 病　因 |
|---|---|
| Ⅱ型 | ①主要为病原体感染，以逆行感染为主，病原体主要为葡萄球菌属，其次为大肠埃希菌、棒状杆菌属及肠球菌属等；②前列腺结石和尿液反流可能是病原体持续存在和感染复发的重要原因 |
| Ⅲ型 | 发病机制未明，病因学十分复杂：①虽然常规细菌检查未能发现病原体，但仍可能与某些细菌、沙眼衣原体、支原体等感染有关；②排尿功能失调；③精神心理因素；④神经内分泌因素；⑤盆腔相关疾病因素 |

【表现】

见表8-3。

**表8-3　慢性前列腺炎的表现**

| 分　类 | 表　现 |
|---|---|
| Ⅱ型 | 除了疼痛和排尿异常外，还表现为反复发作的下尿路感染 |
| Ⅲ型 | 主要表现为骨盆区域疼痛，可见于会阴、阴茎、肛周部、尿道、耻骨部、腰骶部等部位。排尿异常可表现为尿急、尿频、尿痛、夜尿增多等。由于慢性疼痛久治不愈，患者生活质量下降，并可能有性功能障碍、焦虑、抑郁、失眠、记忆力下降等 |

## 【治疗】

### 1. 抗生素的使用（表8-4）

表8-4 抗生素的使用

| 分 类 | 药物治疗（抗生素） |
|---|---|
| Ⅱ型 | 选择能够穿透前列腺包膜的抗生素，常用的抗生素是氟喹诺酮类药物，如环丙沙星、左氧氟沙星和洛美沙星等抗生素治疗，至少维持4~6周 |
| Ⅲ型 | 推荐先口服氟喹诺酮等抗生素2~4周，然后根据疗效反馈决定是否继续抗生素治疗。只在患者的临床症状确有减轻时，才建议继续应用抗生素。建议总疗程为4~6周。部分患者可能存在沙眼衣原体或支原体等病原体感染，可以口服大环内酯类等抗生素治疗 |

### 2. α-受体阻滞剂的使用

α-受体阻滞剂能松弛前列腺和膀胱等部位的平滑肌而改善下尿路症状和疼痛，因而成为治疗2型、3型前列腺炎的基本药物。可以使用的α-受体阻滞剂主要有阿夫唑嗪、多沙唑嗪、萘哌地尔、坦索罗辛和特拉唑嗪等。治疗中应注意该类药物导致的眩晕和体位性低血压等不良反应。α-受体阻滞剂的疗程至少应在12周以上。

### 3. 非甾体抗炎镇痛药

非甾体抗炎镇痛药主要是缓解疼痛和不适。

### 4. 植物制剂

植物制剂主要指花粉类制剂与植物提取物，其药理作用如非特异性抗炎、抗水肿、促进膀胱逼尿肌收缩与尿道平滑肌松弛等作用较为广泛。常用的植物制剂有前列康、普适泰、槲皮素（洋葱、苹果、绿茶中含量多）、沙巴棕软胶囊等。其用法用量需依据患者的具体病情而定，通常疗程以月为单位。

### 5. M-受体阻滞剂

对伴有膀胱过度活动症，表现如尿急、尿频和夜尿多但无尿路梗阻的前列腺炎患者，可以使用M-受体阻滞剂酒石酸托特罗定治疗。

### 6. 抗抑郁药及抗焦虑药

对合并抑郁、焦虑的慢性前列腺炎患者，在治疗前列腺炎的同时，根据病情选择使用抗抑郁药及抗焦虑药。可选择的抗抑郁药及抗焦虑药主要有三环类抗抑郁剂、选择性5-羟色胺再摄取抑制剂和苯二氮䓬类药物等。

### 7. 其他疗法

前列腺按摩及坐浴等热疗法。

### 8. 爱心提示

慢性前列腺炎患者应注意戒酒，忌辛辣刺激食物，多饮水。避免憋尿、久坐和疲劳。注意保暖，加强体育锻炼。

### 销售提示

慢性非细菌性前列腺炎关联销售方案：天然植物药（舍尼通、普适泰、保前列、护前列、前列通、前列回春、前列泰）+α－受体阻滞剂（阿夫唑嗪、多沙唑嗪、坦索罗辛、萘哌地尔、特拉唑嗪）+营养素（番茄红素胶囊、锯棕榈复合片、花粉螺旋藻胶囊）。

## 三、良性前列腺增生症

良性前列腺增生是引起中老年男性排尿障碍最为常见的一种良性疾病，亦称为良性肥大。良性前列腺增生的发病率随年龄的增长而增加，最初通常发生在 40 岁以后，到 60 岁时大于 50%，80 岁时高达 83%。随着年龄的增长，排尿困难等症状也随之增加。大约有 50% 的前列腺增生患者有中度到重度下尿路症状。本病相当于中医学中的癃闭。

**【病因】**

认为与性激素平衡失调及遗传因素等有关。

**【临床表现】**

良性前列腺增生症引起的下尿路症状主要表现为储尿期症状、排尿期症状（排尿起始延迟、排尿费力、尿流射程短、尿线细、断续或滴沥）、排尿后症状（不能排尽膀胱内的尿液，多数会因饮酒、劳累、气候改变而发生会加重）及相关合并症。各种症状可先后出现或在整个病程中进行性发展。部分患者可以出现膀胱过度活动症的表现，即一种以尿急症状为特征的症候群，常伴有尿频和夜尿症状，可伴或不伴有急迫性尿失禁。夜尿即夜间尿频，指夜间排尿次数≥2 次。

**【治疗】**

**1. 生活方式的指导**

适当限制饮水可以缓解尿频症状。例如，在夜间和出席公共社交场合时限水。但每日水的摄入不应少于 1500ml。酒精和咖啡具有利尿和刺激作用，可以引起尿量增多、尿频、尿急等症状。所以，应适当限制酒精类和含咖啡因类饮料的摄入。指导患者排空膀胱的技巧，如重复排尿等；膀胱训练，鼓励患者适当憋尿，以增加膀胱容量和排尿间歇时间。

**2. 药物治疗**

药物治疗良性前列腺增生患者的短期目标是缓解患者的下尿路症状，长期目标是延缓疾病的发展，预防合并症的发生。在减少药物治疗副作用的同时保持患者较高的生活质量是药物治疗的总体目标。

（1）α-受体阻滞剂 α-受体阻滞剂（主要用于改善前列腺肥大者排尿困难等下尿路表现）分为非选择性α-受体阻滞剂，如酚苄明；选择性$\alpha_1$-受体阻滞剂，如多沙唑嗪、阿呋唑嗪、特拉唑嗪和高选择性$\alpha_1$-受体阻滞剂，如坦索罗辛、萘哌地尔。α-受体阻滞剂常见副作用包括头晕、头痛、无力、困倦、体位性低血压、逆行射精等，体位性低血压更容易发生在老年及高血压患者中。

（2）5α-还原酶抑制剂 5α-还原酶抑制剂可以缩小前列腺体积，进而达到改善排尿困难的治疗目的，包括非那雄胺、度他雄胺和依立雄胺。5α-还原酶抑制剂适用于治疗有前列腺体积增大伴下尿路症状的前列腺增生患者。对于具有疾病进展高危性的患者，5α-还原酶抑制剂可用于防止前列腺增生的进展。应该告知患者如果不接受治疗可能出现临床进展的危险（指的是降低急性尿潴留与前列腺癌的发生率），同时也应充分考虑该类治疗带来的副作用和较长的疗程。

## 销售提示

药店员工一定要提示顾客疾病的发生发展给顾客带来的远期危害，以督促顾客最大化地坚持科学合理的用药疗程，以提高生活与生命质量。

5α-还原酶抑制剂最常见的副作用包括勃起功能障碍、射精异常、性欲低下和其他，如男性乳房女性化、乳腺痛等。

（3）植物制剂 如普适泰等适用于前列腺良性增生及相关下尿路症状的治疗，但是循证医学提供的该药的证据还不多。

（4）联合用药 联合用药是指联合应用α-受体阻滞剂（改善排尿困难等表现）和5α-还原酶抑制剂（缩小增生的前列腺及改善排尿困难表现）。联合治疗适用于前列腺体积增大、有下尿路症状的前列腺增生患者以及临床进展危险较大的患者更适合联合治疗。采用联合治疗前应充分考虑患者疾病临床进展的危险性、患者意愿、经济状况、联合治疗带来的费用增长等。经临床证实，联合治疗的长期疗效一定优于单药治疗（表8-5）。

**表8-5 治疗良性前列腺增生具体药品及作用**

| 关联销售商品类别 | 具体药品 | 作　用 |
|---|---|---|
| α-受体阻滞剂 | 酚苄明、特拉唑嗪、阿呋唑嗪、坦洛新 | 可以改善梗阻，缓解排尿等 |
| 5α-还原酶抑制剂 | 非那雄胺、依立雄胺 | 使增生前列腺缩小 |
| 天然植物药 | 舍尼通、保前列、护前列、伯泌松、前列康 | 含有天然的抗雄激素成分，使增生前列腺缩小 |
| 保健品 | 番茄红素软胶囊、花粉螺旋藻胶囊、锯棕榈复合片 | 含有具有辅助降低前列腺增生的天然成分 |

注：老年患者尤其更适合选用谷丙甘氨酸胶囊。

（5）中药　请参照中医学癃闭的辨证分型部分予以治疗。

**销售提示**

良性前列腺增生的关联销售方案：

①α－受体阻滞剂＋5α－还原酶抑制剂＋保健品。

②α－受体阻滞剂＋天然植物药＋保健品。

③5α－还原酶抑制剂＋天然植物药＋保健品。

④α－受体阻滞剂＋5α－还原酶抑制剂＋天然植物药＋保健品。

## 四、淋证

淋证是指以小便频数短涩、淋沥刺痛、小腹拘急引痛为主症的病症。西医学中的急、慢性尿路感染，尿路结石，急、慢性前列腺炎，泌尿道结核等凡是具有以下淋证表现者，均可以参照本病辨证论治。

**【病因】**

**1. 外感湿热**

因下阴不洁，秽浊之邪从下侵入机体，上犯膀胱，或有小肠邪热、心经火热、下肢丹毒（“丹毒”是一皮肤病，以皮肤突然发红，色如涂丹为主要表现的急性感染性疾病，好发于下肢和面部。其临床表现为起病急，局部出现界限清楚之片状红疹，颜色鲜红，并稍隆起，压之褪色。皮肤表面紧张炽热，迅速向四周蔓延，有烧灼样痛，伴高热畏寒及头痛等）等他脏外感之热邪传入膀胱，发为淋证。

**2. 饮食不节**

平素多食辛热肥甘之品，或嗜酒太过，脾胃运化失常，积湿生热，下注膀胱，变成淋证。由此说明淋证发病多由湿热导致，其湿热不但来源于外感，也可以有饮食不当而产生。

**3. 情志失调**

情志不遂，肝气郁结，膀胱气滞，或气郁化火，气火郁于膀胱，导致淋证。

**4. 禀赋不足或劳伤久病**

禀赋不足，肾与膀胱先天畸形，或久病缠身，劳伤过度，房事不节，多产多育，或久淋不愈，耗伤正气，或妊娠、产后脾肾气虚，膀胱容易感受外邪，导致本病。

**【辨证论治】**

**1. 热淋**

表现：小便频数短涩，灼热刺痛，溺色黄赤，少腹拘急胀痛，或有寒热，口苦，呕恶，或有腰痛拒按，或有大便秘结，苔黄腻，脉滑数。

治法：清热利湿通淋。

药物：八正散、导赤丸、荡涤灵颗粒、分清五淋丸、复方石淋通片、复方石韦片、癃清片、尿感宁颗粒、清淋颗粒、三金片、肾舒颗粒、五淋丸、清热通淋胶囊、消淋败毒散、前列泰片、前列通瘀胶囊。

**2. 石淋**

表现：尿中夹有沙石，排尿涩痛，或排尿时突然中断，尿道窘迫疼痛，少腹拘急，往往突发，一侧腰腹绞痛难忍，甚则牵及外阴，尿中带血，舌红苔薄黄，脉弦或数。

治法：清热利湿，排石通淋。

药物：石韦胶囊、金钱草片、石淋通片、复方金钱草颗粒、肾石通颗粒、尿路通片、消石片、排石颗粒、五淋化石丸。如果石淋日久，出现神疲乏力，少腹坠胀，可用补中益气丸配伍金钱草片。

**3. 劳淋**

表现：小便不甚赤涩，溺痛不甚，但淋沥不已，时作时止，遇劳即发，腰膝酸软，神疲乏力，病程绵长，舌质淡，脉细弱。

治法：补脾益肾。

药物：无比山药丸（用于久病造成的脾肾两虚）、补中益气丸（如果出现小腹坠胀，少气懒言则用该药）、前列舒丸、前列舒乐颗粒、前列回春胶囊。如出现阴虚火旺，面红烦赤，尿黄并伴有灼热不适，可用知柏地黄丸；如出现肾阳虚，则可用桂附地黄丸。

**4. 气淋**

表现：郁怒之后，小便涩滞，淋沥不宣，少腹胀满疼痛，苔薄白，脉弦。

治法：理气疏导，通淋利尿。

药物：沉香散。

**5. 血淋**

表现：小便热涩赤痛，尿色深红，或带有血块，疼痛急剧，或心烦，舌尖红，苔黄，脉滑数。

治法：清热通淋，凉血止血。

药物：五淋化石丸、琥珀消石颗粒、宁泌泰胶囊、八正合剂、结石康胶囊。

**6. 膏淋**

表现：小便浑浊乳白或如泔水，上有浮油，放置后可有成定，伴有絮状凝块，或混有血液、血块，尿道热涩疼痛，尿时阻塞不畅，口感，苔黄腻，舌质红，脉濡数。

治法：清热利湿，分清泄浊。

药物：分清止淋丸、五淋化石丸、分清五淋丸、结石通片、八正合剂、五淋丸。

## 归纳总结

| 中医淋证分型 | 主要表现 | 本店中成药 | 关联销售方案 |
|---|---|---|---|
| | | | |
| | | | |
| | | | |
| | | | |

## 五、癃闭

癃闭是以小便量少，排尿困难，甚则小便闭塞不通为主症的一种病症。其中小便不畅，点滴而短少，病势较缓者，称为癃；小便闭塞，点滴不通，病势较急者，称为闭。西医学中各种原因引起的尿潴留及无尿症，如神经性尿闭、尿道结石、尿道狭窄、前列腺增生所出现的尿潴留及肾功能不全引起的少尿、无尿均可参照本病辨证论治。

**【病因】**

**1. 外邪侵袭**

下阴不节，湿热秽浊之邪上犯膀胱，膀胱气化不利，则为癃闭；或湿热毒邪犯肺，热邪壅滞，肺气闭塞，水道通调失司，不能下输膀胱；亦有因燥热犯肺，肺燥津伤，水源枯竭，而成癃闭。

**2. 饮食不节**

久嗜醇酒、肥甘、辛辣之品，导致脾胃运化功能失常，内湿自生，酿湿生热，阻滞于中，下注膀胱，气化不利，乃成癃闭；或饮食不足，饥饱失调，脾胃气虚，中气下陷，无以气化，则生癃闭。

**3. 情志内伤**

惊恐、忧思、郁怒、紧张引起肝气郁结，疏泄失司，从而影响三焦水液的运送及气化功能，导致水道通调受阻，形成癃闭。

**4. 瘀浊内停**

瘀血败精阻塞于内，或痰瘀积块，或砂石内生，尿路阻塞，小便难以排出，即成癃闭。

**5. 体虚久病**

年老体弱或久病体虚，可致肾阳不足，命门火衰，所谓“无阳则阴无以生”，致膀胱气化无权，而溺（指小便尿液）不得生；或因久病、热病、耗损津液，导致肾阴不足，所谓“无阴则阳无以化”，乃致水府枯竭而无尿。

**【辨证论治】**

**1. 膀胱湿热证**

表现：小便点滴不通，或量极少而短赤灼热，小腹胀满，口苦口黏，或口渴不欲饮，或大便不畅，舌质红，苔黄腻，脉数。

治法：清利湿热，通利小便。

药物：八正颗粒、前列安栓、前列回春胶囊、尿塞通片、前列泰片、前列通片；如伴有心烦、口舌生疮糜烂者，可加导赤丸。

**2. 肺热壅盛证**

表现：小便不畅或点滴不通，咽干，烦渴欲饮，呼吸急促或有咳嗽，舌红苔薄黄，脉数。

治法：清泄肺热，通利水道。

药物：清肺饮；如伴有尿赤灼热，小腹胀满，可加八正颗粒。

**3. 肝郁气滞证**

表现：小便不通或通而不爽，情志抑郁，或多愁善怒，胁腹胀满，舌红苔薄黄，脉弦。

治法：疏理气机，通利小便。

药物：沉香散。

**4. 浊瘀阻塞证**

表现：小便点滴而下，或尿如细线，甚则阻塞不通，小腹胀满疼痛，舌紫暗或有瘀点，脉涩。

治法：行瘀散结，通利水道。

药物：代抵当丸、泽桂癃爽胶囊、前列桂黄片、癃闭通胶囊；若有结石，可加金钱草片等。

**5. 脾气不升证**

表现：小腹坠胀，时欲小便而不得出，或量少而不畅，神疲乏力，食欲不振，气短语声低微，舌淡，苔薄脉细。

治法：升清降浊，化气行水。

药物：补中益气丸、参苓白术散。

**6. 肾阳衰惫证**

表现：小便不通或点滴不爽，排出无力，面色㿠白，神气怯弱，畏寒肢冷，腰膝冷而酸软无力，舌淡胖，苔薄白，脉沉细或弱。

治法：温补肾阳，化气利水。

药物：济生肾气丸、前列舒乐颗粒。

## 归纳总结

| 中医癃闭分型 | 主要表现 | 本店常用中成药 | 关联销售方案 |
|---|---|---|---|
| | | | |
| | | | |
| | | | |
| | | | |
| | | | |
| | | | |

# 附录

## 社区健康教育或公益活动

### 表 8－6　慢性前列腺炎症状指数的自测表

姓名　年龄　文化　职业　家庭住址　联系电话　评定日期及次数

<table>
<tr><td colspan="12">题目/评分标准</td><td>得分</td></tr>
<tr><td rowspan="4">1. 在过去 1 周里，下述部位有过疼痛或不适吗？</td><td colspan="5">a. 直肠（肛门）和睾丸（阴囊）之间即会阴部</td><td colspan="3">是（1 分）</td><td colspan="3">否（0 分）</td><td></td></tr>
<tr><td colspan="5">b. 睾丸</td><td colspan="3">是（1 分）</td><td colspan="3">否（0 分）</td><td></td></tr>
<tr><td colspan="5">c. 阴茎的头部（与排尿无相关性）</td><td colspan="3">是（1 分）</td><td colspan="3">否（0 分）</td><td></td></tr>
<tr><td colspan="5">d. 腰部以下，膀胱或耻骨区</td><td colspan="3">是（1 分）</td><td colspan="3">否（0 分）</td><td></td></tr>
<tr><td rowspan="2">2. 在过去 1 周里，你是否经历过以下事件？</td><td colspan="5">a. 排尿时有尿道烧灼感或疼痛</td><td colspan="3">是（1 分）</td><td colspan="3">否（0 分）</td><td></td></tr>
<tr><td colspan="5">b. 在性高潮后（射精）或性交期间有疼痛或不适</td><td colspan="3">是（1 分）</td><td colspan="3">否（0 分）</td><td></td></tr>
<tr><td rowspan="2">3. 在过去 1 周是否总是感觉到上述这些部位疼痛或不适？</td><td colspan="2">从不</td><td colspan="2">少数几次</td><td colspan="2">有时</td><td colspan="2">多数时候</td><td colspan="2">几乎总是</td><td>总是</td><td rowspan="2"></td></tr>
<tr><td colspan="2">0</td><td colspan="2">1</td><td colspan="2">2</td><td colspan="2">3</td><td colspan="2">4</td><td>5</td></tr>
<tr><td rowspan="2">4. 1～10，哪个数字可以描述你过去 1 周发生疼痛或不适时的“平均程度”？</td><td>0</td><td>1</td><td>2</td><td>3</td><td>4</td><td>5</td><td>6</td><td>7</td><td>8</td><td>9</td><td>10</td><td rowspan="2"></td></tr>
<tr><td colspan="11">以上 0～11 数字，“0”表示无疼痛，2～9 依次增加，“10”表示可以想象到的最严重疼痛</td></tr>
<tr><td rowspan="2">5. 在过去 1 周里，排尿结束后，是否经常有排尿不尽感？</td><td colspan="2">没有</td><td colspan="2">少于 1/5</td><td colspan="2">少于 1/2</td><td colspan="2">大约 1/2</td><td colspan="2">大于 1/2</td><td>总是</td><td rowspan="2"></td></tr>
<tr><td colspan="2">0</td><td colspan="2">1</td><td colspan="2">2</td><td colspan="2">3</td><td colspan="2">4</td><td>5</td></tr>
<tr><td rowspan="2">6. 在过去 1 周里，是否在排尿后少于 2 小时内经常感到又要排尿？</td><td colspan="2">没有</td><td colspan="2">少于 1/5</td><td colspan="2">少于 1/2</td><td colspan="2">大约 1/2</td><td colspan="2">大于 1/2</td><td>总是</td><td rowspan="2"></td></tr>
<tr><td colspan="2">0</td><td colspan="2">1</td><td colspan="2">2</td><td colspan="2">3</td><td colspan="2">4</td><td>5</td></tr>
<tr><td>1～6 题分数合计</td><td colspan="12"></td></tr>
<tr><td rowspan="2">7. 在过去 1 周里，你的症状是否总是影响日常工作？</td><td colspan="2">没有</td><td colspan="2">少于 1/5</td><td colspan="2">少于 1/2</td><td colspan="2">大约 1/2</td><td colspan="2">大于 1/2</td><td>总是</td><td rowspan="2"></td></tr>
<tr><td colspan="2">0</td><td colspan="2">1</td><td colspan="2">2</td><td colspan="2">3</td><td colspan="2">4</td><td>5</td></tr>
<tr><td rowspan="2">8. 在过去的 1 周里，你是否总是想到你的症状？</td><td colspan="2">没有</td><td colspan="2">几乎不</td><td colspan="2">有时候</td><td colspan="2">许　多时候</td><td colspan="2"></td><td></td><td rowspan="2"></td></tr>
<tr><td colspan="2">0</td><td colspan="2">1</td><td colspan="2">2</td><td colspan="2">3</td><td colspan="2"></td><td></td></tr>
</table>

续表

| 题目/评分标准 | | | | | | | | 得分 |
|---|---|---|---|---|---|---|---|---|
| 9. 如果在你以后的日常生活中，过去1周出现的症状总是伴随着你，你的感觉怎么样？ | 快乐 | 高兴 | 大多时候满意 | 满意和不满意各占一半 | 大多数时候不满意 | 不高兴 | 难受 | |
| | 0 | 1 | 2 | 3 | 4 | 5 | 6 | |

注：1. 这项测试主要包括三部分内容，有9个问题（0～43分）。第1部分评估疼痛部位、频率和严重程度，由问题1～4组成（分制在0～21分之间）；第2部分为排尿症状，评估排尿不尽感和尿频的严重程度，由问题5～6组成（分值在0～10分）；第3部分评估对生活质量的影响，由问题7～9组成（0～12分）。

2. 通过分数，你可以大致了解自己前列腺的状况，理论上是分数越高，情况越严重。

（1）症状严重程度（疼痛+排尿症状）：1+2+3+4+5+6=？

①轻度0～9；②中度10～18；③重度18～31。

（2）总体评分：1+2+3+4+5+6+7+8+9=？①轻度1～14；②中度15～29；③重度30～43。

**表8－7　前列腺增生症状评分表**

| 在最近1个月内，您是否有以下症状？ | 在五次中 | | | | | | 症状评分 |
|---|---|---|---|---|---|---|---|
| | 无 | <1次 | <半数 | 大约半数 | >半数 | 几乎每次 | |
| 1. 是否经常有尿不尽感？ | 0 | 1 | 2 | 3 | 4 | 5 | |
| 2. 两次排尿间隔是否经常小于两小时？ | 0 | 1 | 2 | 3 | 4 | 5 | |
| 3. 是否曾经有间断性排尿？ | 0 | 1 | 2 | 3 | 4 | 5 | |
| 4. 是否有排尿不能等待现象？ | 0 | 1 | 2 | 3 | 4 | 5 | |
| 5. 是否有尿线变细现象？ | 0 | 1 | 2 | 3 | 4 | 5 | |
| 6. 是否需要用力及使劲才能开始排尿？ | 0 | 1 | 2 | 3 | 4 | 5 | |
| 7. 从入睡到早起需要起来排尿几次？ | 无 | 1 | 2 | 3 | 4 | 5 | |
| | 0 | 1 | 2 | 3 | 4 | 5 | |

注：①评分患者分类如下，（总分0～35分）轻度症状：0～7分；中度症状：8～19分；重度症状：20～35分；②该表最大化提供了药店员工与患者之间交流的平台，能够使药店员工很好地了解患者的疾病状态，进一步督促患者在日常生活及药物使用方面做到坚持。③可以在社区健康讲座中根据社区该类型顾客情况因地制宜的使用。④上述评分小于7的患者可以先不用药物治疗，在生活上予以指导。

## 第六节　阳痿

阳痿是指成年男子性交时，由于阴茎痿软不举，或举而不坚，或坚而不久，无法进行正常性生活的病症。但对发热、过度劳累、情绪反常等因素造成的一时性阴茎勃起障碍，不能视为病态。根据本病的临床特点，西医学中各种功能及器质性疾病造成的阳痿，可参照本病辨证论治。

### 【病因】

**1. 禀赋不足，劳伤久病**

先天不足或恣情纵欲，房事过度，或手淫、早婚，均可造成精气虚损，命门火衰而致阳事不举。此外久病劳伤，损及脾胃，气血化源不足，可致宗筋失养而成阳痿。

**2. 七情失调**

情志不遂，思欲过度，忧思郁怒，则肝失疏泄，宗筋所聚无能，乃成阳痿；或过思多虑，损伤心脾，气血不足，宗筋失养；或大惊猝恐，伤于心肾，气机逆乱，气血不达宗筋，不能作强，则阳事不举。

**3. 饮食不节**

过食醇酒厚味，脾胃运化失常，聚湿生热，湿热下注肝肾，经络阻滞，气血不荣宗筋，乃成阳痿。

**4. 外邪侵袭**

久居湿地或湿热外侵，蕴结肝经，下注宗筋，或寒湿伤阳，阳为阴遏，发为阳痿。

## 【辨证论治】

**1. 命门火衰证**

表现：阳事不举，或举而不坚，精薄清冷，神疲倦怠，畏寒肢冷，面色㿠白，头晕耳鸣，腰膝酸软，夜尿清长，舌淡胖，苔薄白，脉沉细。

治法：温肾壮阳。

药物：赞育丸、右归丸、五子衍宗丸、男宝胶囊、龟龄集、雷龙片、青娥丸、补肾强身胶囊、海马三肾丸、鹿角胶、复方虫草口服液。

**2. 心脾亏虚证**

表现：阳痿不举，心悸，失眠多梦，神疲乏力，面色萎黄，食少纳呆，腹胀便溏，舌淡，苔薄白，脉细弱。

治法：补益心脾。

药物：归脾丸。

**3. 肝郁不舒证**

表现：阳事不起，或起而不坚，心情抑郁，胸胁胀痛，脘闷不适，失少便溏，苔薄白，脉弦。

治法：疏肝解郁。

药物：逍遥丸。

**4. 惊恐伤肾证**

表现：阳痿不振，心悸易惊，胆怯多疑，夜多噩梦，常有被惊吓史，苔薄白，脉弦细。

治法：益肾宁神。

药物：启阳娱心丹。

**5. 湿热下注证**

表现：阴茎萎软，阴囊潮湿，瘙痒腥臭，睾丸坠胀作痛，小便赤涩灼痛，胁胀腹闷，肢体困倦，泛恶口苦，舌红苔黄腻，脉滑数。

治法：清利湿热。

药物：龙胆泻肝丸。

## 销售提示

1. 目前西药治疗男性性功能勃起障碍或早泄的药物主要是枸橼酸西地那非片（用于阳痿）他达拉非片（用于早泄）、盐酸伐地那非片（用于阳痿）等。

2. 阳痿及早泄的关联销售方案

①西地那非+达泊西汀+玛卡片（用于阳痿及早泄者）。

②他达拉非+固精补肾丸、龟龄集、鹿角胶（用于命门火衰型早泄或阳痿）。

## 归纳总结

| 中医阳痿分型 | 主要表现 | 本店常用中成药 | 关联销售方案 |
|---|---|---|---|
| | | | |
| | | | |
| | | | |
| | | | |
| | | | |

# 第七节　常见泌尿系统疾病测试题及参考答案

## 一、常见泌尿系统疾病测试题

### （一）填空题（共计50分，每空2分）

1. 早孕试纸在男女同房后（　　）日可以检测是否怀孕。

2. 泌尿系统疾病中的下尿路感染中的膀胱炎，主要表现是膀胱刺激征，即（　　）、（　　）、（　　）。膀胱刺激征明显的患者可口服（　　）来碱化尿液，可缓解膀胱刺激征症状。

3. 急性膀胱炎可选用喹诺酮类药物，如（　　）或（　　）等；淋菌性尿道炎，可以选用的抗生素有（　　）、（　　）、（　　）类。

4. 对于肾结石中的尿酸成分结石，可以服用抑制尿酸生成药物（　　）；肾绞痛发作时可以口服（　　）缓解疼痛，尤其首次发作者。

5. 前列腺炎相当于中医学中的（　　）；慢性非细菌性前列腺炎，可以首先考虑口服的抗生素是（　　）类。为缓解慢性前列腺炎的下尿路症状以及疼痛，可以选用α受体阻滞剂，如（　　）或（　　）。

6. 前列腺肥大相当于中医学中的（　　），一般发病年龄在（　　）岁之后。

7. 可以改善前列腺肥大体积增大以及排尿困难的药物是（　　）；对于前列腺体积

增大而且有下尿路症状的患者临床建议最好联合用药，指的是α－受体阻滞剂＋5α－还原酸抑制剂，具体药物如（　　）＋（　　）联合使用。

8. 西医学中的急、慢性尿路感染，尿路结石及急、慢性前列腺炎，可参照中医学中（　　）辨证论治。

9. 中医临床上湿热下注型的阳痿首选中成药物是（　　）。

10. 逍遥丸可用于中医临床中（　　）类型的阳痿，归脾丸可用于（　　）类型中医学中的阳痿。

**（二）选择题（共计30分，每题2分）**

1. 某男阴茎痿软，平时阴囊潮湿、瘙痒而且具有腥臭味，睾丸肿胀并且伴有疼痛，两胁不舒服胀满感，平时还有口苦、心烦易怒等表现，应该向该男顾客推荐的中成药是（　　）。

A. 加味逍遥丸　　B. 逍遥丸
C. 柴胡疏肝丸　　D. 龙胆泻肝丸

2. 八正颗粒用于治疗中医癃闭类型的是（　　）。

A. 肝郁气滞　　B. 脾气不升
C. 膀胱湿热　　D. 肾阳虚衰

3. 前列舒乐颗粒可用于治疗中医癃闭的类型是（　　）。

A. 肝郁气滞　　B. 脾气不升
C. 膀胱湿热　　D. 肾脾亏虚

4. 三金片用于治疗中医淋证中（　　）类型。

A. 热淋　　B. 石淋　　C. 气淋　　D. 膏淋

5. 下列能缩小前列腺体积，进而能得到改善排尿困难的药物（　　）。

A. 非那雄胺　　B. 特拉唑嗪
C. 坦索罗辛　　D. 酚苄明

6. 前列腺肥大的下尿路表现不包括（　　）。

A. 排尿费力　　B. 尿滴沥
C. 尿液排不尽　　D. 血尿

7. 良性前列腺增生多发生在（　　）岁后。

A. 40岁　　B. 50岁　　C. 60岁　　D. 38岁后

8. 使用5α－受体阻滞剂，如非那雄胺来缩小增生的前列腺，疗程至少在（　　）周以上。

A. 9周　　B. 10周　　C. 11周　　D. 12周

9. 治疗慢性细菌性前列腺炎，应选用能穿透前列腺包膜的抗生素是（　　）。

A. 阿莫西林克拉维酸钾　　B. 左氧氟沙星
C. 阿奇霉素　　D. 头孢克肟片

10. 治疗慢性细菌性前列腺炎，使用抗生素的疗程至少（　　）周。

A. 1 ~ 2　　B. 2 ~ 4　　C. 3 ~ 4　　D. 4 ~ 6

11. 前列腺增生者禁止使用的药物是（　　）。

A. 多潘立酮　　B. 斯达舒　　C. 西咪替丁　　D. 灭吐灵

12. 肾结石的病人对于钙制剂的使用描述正确的是（　　）。

A. 可以治疗肾结石　　B. 不能够使用治

C. 会加重肾结石　　D. 可以适当补充

13. 尿路结石的患者体重指数最好在（　　）以下

A. 20　　B. 21　　C. 23　　D. 24

14. 下列那些药品不是用于缓解肾绞痛的（　　）

A. 阿托品　　B. 硝苯地平

C. 坦索罗辛　　D. 别嘌醇

15. 淋病患者的直接传播途径是（　　）。

A. 性交　　B. 坐便器　　C. 内衣裤　　D. 毛巾

**（三）问答题（共计 20 分）**

1. 中医临床上癃闭分几种类型？（4 分）每种类型可使用中成药物？（每答对一型 1 分，共计 6 分）

2. 案例题（10 分）

一老年男性顾客，60 岁，最近慢性胃炎发作，吃了些斯达舒，几天前无明显诱因出现尿频、尿不尽、尿疼及出现下腹部胀疼不适的表现。经医院医生检查诊断为前列腺增生及慢性胃炎。请根据学习的专业知识向该顾客推荐药物（5 分），并且给予爱心提示（5 分）。

## 二、常见泌尿系统疾病测试题参考答案

**（一）填空题**

1. 7 ~ 14 日　2. 尿频　尿急　尿痛　碳酸氢钠　3. 环丙沙星　氧氟沙星　喹诺酮类　头孢类　大环内酯类　4. 别嘌醇　非甾体类抗炎药　5. 淋证　喹诺酮类　特拉唑嗪　坦索罗辛　6. 癃闭　40 岁　7. 非那雄胺等 5α－还原酶抑制剂　特拉唑嗪　非那雄胺　8. 淋证　9. 龙胆泻肝丸　10. 肝郁不舒　心脾亏虚

**（二）单项选择题**

1. D　2. C　3. D　4. A　5. A　6. D　7. A　8. D　9. B　10. D　11. B　12. D　13. A　14. D　15. A

**（三）问答题**

1. 略。（答案参照书内癃闭知识篇章）

2. 案例题

推荐药物：α－受体阻滞剂＋5α－还原酸抑制剂联合使用，如特拉唑嗪＋非那雄胺；或α－受体阻滞剂＋天然植物药，如酚苄明＋前列康或舍尼通。同时慢性胃炎不使用斯达舒，改用奥美拉唑加上改善消化不良的药物。

爱心提示：不能使用斯达舒（因其含有颠茄，前列腺增生者禁用）。其他爱心提示参见良性前列腺增生的生活方式指导。

# 第九章

# 常见风湿性疾病及骨关节等疾病

## 第一节 风湿性疾病概述

风湿性疾病是指影响骨、关节及其周围软组织，如肌肉、滑囊、肌腱、筋膜、神经等的一组疾病，包括各种关节炎在内的弥漫性结缔组织病，是风湿病的重要组成部分。但是风湿病不只限于弥漫性结缔组织病（简称结缔组织病）。

除有风湿病的慢性病程、肌肉关节病变外，结缔组织病还有以下特点：

（1）属于自身免疫病（自身免疫性是指免疫细胞，如淋巴细胞丧失了对自身组织的耐受性，以至于对自身组织出现免疫反应并且导致组织损伤；用白话解释就是免疫细胞本应对外防御，现在出问题了，开始自己针对自己了）。

（2）以血管和结缔组织慢性炎症的病理改变为基础。

（3）病变累及多个系统，包括肌肉、骨骼系统。

（4）异质性（异质性就是同一疾病，不同患者的临床表现和预后差异很大）。

（5）用糖皮质激素治疗有一定的效果。

（6）疾病多为慢性病程，逐渐累及多个器官和系统，只有早期诊断，合理治疗，才能够使患者得到良好的预后。本病相当于中医学中的痹证。

### 知识拓展

结缔组织是人和高等动物的基本组织之一，由细胞、纤维和细胞外间质组成。细胞有巨噬细胞、成纤维细胞、浆细胞、肥大细胞等。纤维包括胶原纤维、弹性纤维和网状纤维，主要有联系各组织和器官的作用。基质是略带胶黏性的液质，填充于细胞和纤维之间，为物质代谢交换的媒介。纤维和基质又合称为“间质”，是结缔组织中最多的成分。结缔组织具有很强的再生能力，创伤的愈合多通过它的增生而完成。结缔组织又分为疏松结缔组织（如皮下组织）、致密结缔组织（如肌腱）、脂肪组织等。

## 【分类】

见表 9－1。

**表 9－1　风湿性疾病的范畴和简单分类表**

| 类　别 | 疾　病 |
|---|---|
| 弥漫性结缔组织病 | 类风湿性关节炎、红斑狼疮、血管炎等 |
| 脊柱关节病 | 强直性脊柱炎、银屑病性关节炎等 |
| 退行性病变 | 骨关节炎（原发性、继发性）（50 岁以上发病率达 50% 以上） |
| 与代谢及内分泌相关的 | 痛风等 |
| 与感染相关的 | 风湿热（与链球菌感染有关）、反应性关节炎等 |
| 神经血管性疾病 | 雷诺病等 |
| 骨与软骨病变 | 骨质疏松、肥大性骨关节病等 |
| 非关节性风湿病 | 椎间盘病变、关节周围病变、特发性腰痛等 |

## 【特点】

见表 9－2。

**表 9－2　药店常见的关节炎特点列表**

| 类　别 | 类风湿 | 骨性关节炎 | 痛风 |
|---|---|---|---|
| 周围关节炎 | 有 | 有 | 有 |
| 起病急缓 | 缓慢 | 缓慢 | 急骤 |
| 首发关节 | 近端指间关节、掌指关节、腕关节 | 膝、腰、远端指间关节 | 第 1 跖趾关节 |
| 疼痛性质 | 持续，休息后加重 | 活动后加重 | 疼痛剧烈，夜间重 |
| 肿的性质 | 软组织为主 | 骨性肥大 | 红、肿、热 |
| 畸形情况 | 常见 | 小部分 | 少见 |
| 疾病演变情况 | 对称性多关节炎 | 负重关节症状明显 | 反复发作 |
| 脊柱炎和（或）髂骶关节病变 | 偶尔有 | 腰椎增生，唇样改变 | 无 |

## 【治疗】

风湿病的治疗措施包括患者教育、物理治疗、矫形、锻炼、药物等。其中，药物治疗包括非甾体类抗炎药（改变风湿病关节肿痛的对症药）、糖皮质激素（治疗风湿的一线药物）、改变病情的抗风湿药（防止与延缓类风湿骨结构破坏药物）（表 9－3）。

**表 9－3　常见改变病情的抗风湿药列表**

| 药　物 | 适应证 |
|---|---|
| 环孢素 | 主要用于心、肝、肾、肺、骨髓移植的抗排异反应，可与肾上腺皮质激素或其他免疫抑制剂合用，也可用于治疗类风湿性关节炎、系统性红斑狼疮、肾病型慢性肾炎、自身免疫性溶血性贫血、银屑病、葡萄膜炎等自身免疫性疾病 |
| 吗替麦考酚酯 | 主要用于心、肝、肾、骨髓移植的抗排异反应，也可用于不耐受其他免疫抑制剂或疗效不佳的类风湿性关节炎、系统性红斑狼疮、原发性肾小球肾炎、银屑病等自身免疫性疾病 |

续表

| 药　物 | 适应证 |
| --- | --- |
| 来氟米特 | 用于类风湿性关节炎、系统性红斑狼疮等自身免疫性疾病，也可用于器官移植的抗排异反应 |
| 硫唑嘌呤 | 适应证同上，一般在糖皮质激素不能控制时才会使用 |
| 甲氨蝶呤 | 原为抗肿瘤药，后调整剂量用作免疫抑制，应用该药24小时内，给予适量的甲酰四氢叶酸可对抗其毒性，不影响药物效果，适应证基本同上 |
| 环磷酰胺 | 用于各种自身免疫性疾病，对于严重的类风湿及红斑狼疮，大多都有效，与糖皮质激素合用效果更好；还可用于溃疡性结肠炎等 |
| 青霉胺 | 用于类风湿、慢性活动性肝炎、硬皮病等自身免疫性疾病，有明显的疗效，对类风湿的各种临床表现有明显改善，活动性肝炎有50%氨基转移酶下降或正常 |
| 雷公藤总苷 | 用于类风湿、红斑狼疮、白塞综合征、肾小球肾炎等，外用于银屑病的治疗 |

注：①上述改变病情的抗风湿药都属于免疫抑制剂，既抑制免疫病理反应，又干扰正常的免疫；免疫抑制剂在治疗自身免疫性疾病方面的疗效，只能是暂时缓解症状，延缓疾病进展，但不能根治。②免疫抑制剂共同的不良反应有长期应用会降低机体抗感染的免疫力，诱发细菌、病毒、真菌感染；导致畸胎影响发育；女性会造成卵巢功能降低与闭经；男性可导致精子缺乏与无精；长期使用增加肿瘤的发病率。④要知道免疫抑制药与免疫增强药是两回事，免疫增强药是增强机体的免疫功能，使低下的免疫功能恢复正常；或替代体内缺乏的免疫活性物质发挥作用；临床主要用于原发或继发的免疫缺陷性疾病（如艾滋病）；难治性细菌、真菌、病毒感染（如带状疱疹、复发性口疮、流行性乙型脑炎等）；肿瘤的辅助治疗。常见的药物有重组人干扰素、胸腺肽、转移因子、银耳多糖、香菇多糖、人免疫球蛋白等。

## 第二节　类风湿关节炎

类风湿关节炎是以对称性多关节炎为主要临床表现的异质性、系统性、自身免疫性疾病。该病是慢性、进行性、侵蚀性疾病，如果未进行适当的治疗，病情会逐渐加重发展。该病也是造成患者丧失劳动力和致残的主要原因之一。

### 【病因】

病因不清，目前认为该病的发生是遗传因素、免疫紊乱、环境因素（认为与可能病毒等的感染有关，但不是直接因素）三者共同作用的结果。

### 【临床表现】

类风湿关节炎可以发生于任何年龄，80%发生于35～50岁，女性患者约是男性的3倍。起病缓慢隐匿，在出现明显关节症状前可有数周的低热，少数会有高热、乏力、全身不适、体重下降等表现，以后逐渐出现典型关节症状。主要临床表现是从关节症状到关节外多系统受累。

**1. 关节的主要表现**

从短暂轻微的少关节炎到急剧进行性的多关节炎均可出现。

（1）晨僵　95%以上的患者会出现晨僵（晨僵指的是早晨起床后病变关节感觉僵硬，如胶着样感觉，持续时间至少1小时才有诊断意义）。

（2）痛与压痛　关节痛是最早出现的症状，最常出现的部位是腕、掌指关节、近端指间关节，其次是足趾、膝、踝、肘、肩等关节，多呈现对称性与持续性，受累的关节往往有压痛，受累关节的皮肤呈褐色色素沉着。

（3）关节肿及关节畸形　受累关节都可肿胀，常见部位是掌指关节、近端指间关节、膝等关节，也多呈现对称性。关节畸形见于疾病晚期患者，常见的是腕和肘关节强直、掌指关节半脱位、手指向尺侧倾斜和呈现“天鹅颈样”和“纽扣花样”。其他如颈椎关节、肩髋关节等亦可不同程度的受累。

**2. 关节外的主要表现**

主要包括类风湿结节（类风湿最常见的关节外表现，约30%左右的患者出现，多位于受压部位的皮下，如前臂、跟腱等处）、类风湿血管炎（主要是累及小动脉的坏死性小动脉炎，可表现为指或趾端坏死、皮肤溃疡、外周神经病变等）及淋巴结肿大、心脏受累、间质性肺病、贫血、葡萄膜炎，巩膜炎、干燥综合征（40%左右的患者在各个时期会出现口干、眼干等干燥综合征的表现）等。

**【诊断标准】**

目前仍沿用美国风湿病学会诊断的分类标准：以下7项中如果出现≥4条就可以确诊类风湿关节炎。包括：①晨僵至少1小时（≥6周）；②3个或3个以上的关节受累（≥6周）；③手关节（腕、掌指、近端指关节中至少1个）受累（≥6周）；④对称性关节炎（≥6周）；⑤有类风湿皮下结节；⑥X线片改变（至少骨质疏松或关节间隙狭窄）；⑦血清类风湿因子阳性（滴度>1：32）。

**【治疗】**

治疗类风湿关节炎的主要目的在于减轻关节炎症反应，抑制病变发展，尽可能保护关节和肌肉的功能，最终达到病情缓解、减轻痛苦、提高生活质量的目标。该病的治疗原则包括患者教育（让患者从中西医的角度来正确认识疾病及发展等，树立信心，积极坚持配合治疗）、早期治疗、联合用药、个体化治疗方案以及功能锻炼等。在饮食上要给予高蛋白质、高维生素、营养丰富的清淡、易消化的食物，忌辛辣、刺激性食物。

**销售提示**

对该类顾客建议其平时服用蛋白质粉及维生素B族、C族等。

**1. 一般性治疗**

关节肿痛明显者应强调休息及关节制动（急性期），而在关节肿痛缓解后应注意早期开始关节的功能锻炼（恢复期的关节康复锻炼，主要是关节活动度的恢复训练。锻炼关节前辅以温热疗法，以改善局部血液循环，起到消炎、镇痛的作用。关节活动包括：①指关节，握拳与手指平伸交替运动；②腕关节，两手合拳，反复交替用力向一侧屈曲；③肘关节，手掌向上，两臂向前平伸，迅速屈伸肘关节；④肩关节，做前后旋转运动及上臂外展运动；⑤膝关节，做下蹲及向前抬腿运动；⑥髋关节，取坐位，做髋关节屈伸及旋转运动。3～4次/天，10～15分钟/次。患者根据自己对疼痛的耐受程度确定关节活动量，禁止过度剧烈的活动，活动量和时间随着病情的好转递减，病情完全缓解时停止。患者根据自己对疼痛的耐受程度确定关节活动量，禁止过度剧烈的活动）。另外，理疗（频谱治疗仪、红外线照射等）、外用药等（如消肿止痛酊、万通筋骨贴、云南白药膏、风湿鸿茅药酒外涂等）辅助治疗可快速缓解关节症状。

**2. 药物治疗**

方案应个体化，常用的 4 大类药物主要包括非甾体类抗炎药、改变病情的抗风湿药、糖皮质激素及植物药等。

（1）非甾体抗炎药

非甾体抗炎药是改变关节炎症状的药物，因不能控制病情，所以必须与改变病情的抗风湿药同服。常用的有塞来昔布、美洛昔康、双氯芬酸、吲哚美辛、萘普生、布洛芬等。

①效果不明显而换药的时机：只有在第一种非甾体类抗炎药在足量使用 1 ~2 周无效后，才改为另外一种。

②老年人选药：老年人适宜选用半衰期短的非甾体类抗炎药；对于有溃疡病史的老年人适宜选用选择性 COX –2 抑制剂以减少胃肠道不良反应（如美洛昔康、塞来昔布、尼美舒利，也可选用阿司匹林、舒林酸等）；老年人对于贝诺酯、萘普生、吲哚美辛、双氯芬酸钠、吡罗昔康、安乃近慎用。

③儿童用药：对乙酰氨基酚（2 岁以上）、阿司匹林、萘普生、双氯芬酸钠、布洛芬（2 岁以上）；2 岁以下用药为布洛芬、对乙酰氨基酚，但要在医生指导下使用。

④非甾体抗炎药的联合应用：避免 2 种及 2 种以上的非甾体类抗炎药联合使用，因为效果不叠加，反而不良反应加大。

（2）改变病情的抗风湿药

该类药物发挥作用较慢，临床症状的明显改善大约需 1 ~6 个月。常用的有甲氨蝶呤、羟氯喹、来氟米特、柳氮磺吡啶、白芍总苷等。首选推荐甲氨蝶呤，视情况可用多种抗风湿药联合治疗（联合用药时机：受累关节超过 20 个，起病 2 年内就出现关节骨破坏，类风湿因子持续处在高水平，有关节外症状），如甲氨蝶呤 + 来氟米特，甲氨蝶呤 + 柳氮磺吡啶，甲氨蝶呤 + 植物药。

①甲氨蝶呤：属于抗类风湿首选药物，并且是与其他药物联合时的基本药物，用药疗程至少半年。

②柳氮磺吡啶：可用于类风湿，也可用于溃疡性结肠炎，治疗类风湿一般 1 ~2 个月显效。

③羟氯喹和氯喹：长期服用可以出现视物盲点，每 6 ~12 个月做眼底检查，少数服用氯喹后出现心肌损害。

（3）糖皮质激素

在急性关节炎发作时可给予短效激素，如泼尼松不超过 10mg/日。也可以关节腔内注射激素，但是 1 年内不可以超过 3 次。

（4）植物药制剂

主要有雷公藤多苷、青藤碱、白芍总苷等。

（5）保健品的使用

氨糖软骨素加钙片、螺旋藻、辅酶 Q10（对于服用改变病情的抗风湿药者可降低药物副作用）、蛋白质粉、冬虫夏草胶囊、羊胎素软胶囊、角鲨烯软胶囊（对于服用改变病情的抗风湿药者可降低药物副作用）等。

**【预后】**

大多数类分湿关节炎，在病程早期的 2 ~3 年内致残率较高，如果未能及时诊断和治疗，3 年内关节破坏达 70%。积极正确的治疗可以使 50% ~80% 以上的患者病情缓解。

**学习提示**

可以作为社区该类顾客健康教育的内容，也可以作为爱心提示，告知患者疾病的发生发展及可能带来的远期危害，以促使该类患者最大化地科学合理足疗程用药与坚持配合治疗。

## 第三节　原发性骨关节炎

### 一、骨质增生概述

骨关节炎是由于关节软骨完整性破坏以及关节边缘软骨下骨板病变，导致关节症状和体征的一组异质性疾病，也称为退行性关节病、骨质增生、骨关节病。45 ~65 岁患病率达 30%，65 岁以上达 70%。按照是否有明确病因，可分为原发性骨关节炎和继发性骨关节炎；按照关节分布，可分为局限性和全身性骨关节炎。以下着重讨论原发性骨关节炎。本病相当于中医学中的痹症。

**【病因】**

（1）一般因素：包括遗传因素、高龄、肥胖、性激素、骨密度、过度运动、吸烟以及存在其他疾病等。

（2）机械因素：如创伤、关节形态异常、长期从事反复使用某些关节的职业因素或剧烈的活动等。

**【临床表现】**

**1. 症状**

（1）疼痛　疼痛是本病的主要表现，也是导致关节功能障碍的主要原因。疼痛的特点是隐匿发作，持续钝痛，多发生于活动后，经过休息可以缓解。随着病情的进展，关节活动因疼痛而受限，甚至休息时也可发生疼痛（睡眠时，患者可能痛醒）。

（2）晨僵和黏着感　晨僵提示滑膜炎的存在。但与类风湿关节炎不同，时间比较短暂，一般不超过 30 分钟。黏着感指关节静置一段时间后，开始活动感到僵硬，如黏住一般，稍微活动可缓解。上述表现多见于老年人下肢关节。

**2. 体征**

（1）关节肿胀。

（2）受累关节局部有压痛，被动运动时产生疼痛。

（3）关节活动弹响（也称为骨摩擦音）主要是膝关节（检查办法：患者取坐位，检查者一手活动膝关节，一手按在所查关节上，关节活动时可感到“咔哒”声，可能是软骨缺失或关节面欠光滑）。

（4）病变关节活动受限。

**3. 常见受累关节及临床特点**

（1）膝、手、髋、足关节骨质增生（表9－4）

**表9－4　常见关节受累部位及临床特点**

| 受累部位 | 临床特点 |
|---|---|
| 膝关节 | ①早期以疼痛和僵硬为主，单侧或双侧交替，多发生于上下楼时；②关节有肿胀压痛和骨摩擦音以及膝内翻畸形等 |
| 手 | 多见于中老年女性；远端指间关节最常累及，也可见于近端指间关节和第1腕掌关节；特征性表现是指间关节背面内、外侧有骨样肿大结节，位于远端的指间关节者称Heberden结节；位于近端的指间关节者称为Bouchard结节。具有遗传倾向，常母女均患。第1腕掌关节因骨质增生会出现方形手 |
| 髋 | 多见于年长者，男性患病率高；主要症状为隐匿发生的疼痛，可放射至臀外侧、腹股沟、大腿内侧，有时会集中在膝的位置，而忽略真正病变部位，关节活动会受限及出现跛行 |
| 足 | 第1跖趾关节最常见，疼痛表现可因穿过紧的鞋子而加重，可见骨性肥大与外翻 |

（2）脊柱部位骨质增生（表9－5）

**表9－5　脊柱受累部位及临床特点**

<table>
<tr><th colspan="2">受累部位</th><th>临床特点</th></tr>
<tr><td rowspan="3">脊柱</td><td>颈椎</td><td>最多见于第5颈椎，颈项疼痛、僵硬，感觉活动受限，根据压迫的部位又分为5种类型</td></tr>
<tr><td>腰椎</td><td>多见于第3～5腰椎，骨突关节受累会引起腰痛，椎间盘病可引起腰臀疼痛并放射至下肢。部分患者常在弯腰动作中如刷牙、漱口或从地上捡东西时，突发剧烈腰痛，不能挺腰和活动，并伴有坐骨神经痛。咳嗽、喷嚏、用力排便均可加重腰痛。易发于长途汽车驾驶员、长期弯腰工作者等，年龄在30～50岁的中年人</td></tr>
<tr><td colspan="2">伸展时疼痛加重多提示骨突关节病变，屈曲时加重，多提示椎间盘病变</td></tr>
</table>

## 【治疗】

**1. 非药物治疗**

非药物治疗包括患者教育和自我调理，要养成良好的生活方式与饮食习惯，适当的理疗、针灸、减肥，多吃新鲜蔬菜与水果，摄入适量的维生素D等。

**2. 药物治疗**

药物治疗以对症治疗为主。

（1）疼痛耐受不了时，可采用口服药物（非甾体类抗炎药）配合外用贴剂给药：如对乙酰氨基酚 + 消痛贴膏（或远红外治疗贴）；如伴有麻木表现时，加用维生素 B 族；如伴有骨质疏松时，加用钙制剂与维生素 D。

## 销售提示

还可以加用维生素 A、C、E 等抗氧化剂（详见下面知识补充部分），可以通过预防软骨的氧化损伤，调节关节腔内炎症反应，以及参与胶原的合成过程来发挥治疗骨质增生的作用。

为降低非甾体抗炎药胃肠道的不良反应，可以在使用传统的非甾体类抗炎药同加 $H_2$ 受体拮抗剂或质子泵抑制剂；或者选用 COX－2 非甾体类抗炎药，如吡罗昔康、美洛昔康、塞来昔布、帕瑞昔布、萘丁美酮、尼美舒利等。

（2）对于有膝关节骨质增生者可以使用慢作用药如透明质酸关节内注射（可以较长时间缓解症状和改善关节功能）。

（3）其他制剂：氨基葡萄糖、硫酸软骨素 A（表 9－6）。

**表 9－6　其他制剂及其作用**

| 名　称 | 作　用 |
| --- | --- |
| 氨基葡萄糖 | 氨基葡萄糖是软骨基质中的主要成分，保持关节腔润滑和缓冲压力的作用，对受损的软骨细胞具有一定的保护作用，抗炎类药物仅可以改善骨质增生的症状，而合成的硫酸氨基葡萄糖还可控制症状发展，有利于软骨的修复；对于一些伴有循环系统疾病、肝肾功能差、肺部疾病、糖尿病的患者同样具有安全性 |
| 硫酸软骨素 A | 在心血管和关节病防治方面有重要作用：①可以减少脂质沉着于动脉壁，降低血胆固醇，对中枢神经有镇静、镇痛作用，用于动脉硬化、高脂血症、冠心病、头痛、偏头痛等；②具有催生关节滑液，润滑关节软骨表面，减少摩擦，使关节更为灵活的同时，为关节软骨输送足够的营养物质，改善骨质增生；③制成滴眼可用于治疗角膜炎、角膜溃疡、角膜损伤等 |

（4）中成药（表 9－7）

**表 9－7　主要中成药及其功能主治**

| 名　称 | 功能主治 |
| --- | --- |
| 颈舒颗粒 | 瘀血阻络证中的神经根型颈椎病 |
| 颈复康颗粒 | 气滞瘀血证中的神经根型颈椎病 |
| 骨刺丸 | 风寒湿痹证中的骨质增生（包括骨质增生引起的足跟痛） |
| 壮骨伸筋胶囊 | 肝肾亏虚寒湿阻络证中的神经根型颈椎病 |
| 骨刺宁片 | 瘀血阻络中的骨质增生 |
| 抗骨增生片 | 肝肾不足瘀血阻络中的骨质增生 |
| 根痛平颗粒 | 风寒阻络证中的骨质增生 |

备注：学习者根据自己门店情况从剂型、价格、购买人群年龄段等角度予以归纳总结。

### 知识补充

#### 关于抗氧化剂

抗氧化剂指的是能够阻止氧气不良影响的一类物质，它是能帮助捕获并中和自由基，从而祛除自由基对人体损害的物质。（科学研究发现人体细胞电子被抢夺是万病之源，自由基是一种缺乏电子的物质，它进入人体后会到处争夺电子。自由基与人体衰老、动脉粥样硬化、脑缺血及脑血栓等息息相关。）药店中的抗氧化的保健食品有维生素E、维生素C、谷胱甘肽、β-胡萝卜素、番茄红素、茶多酚、蜂蜜、维生素B、花青素（如黑枸杞）、燕麦片、大豆异黄酮等。

## 二、颈椎病

颈椎病又称为颈椎综合征，指的是颈椎、椎间盘退行性改变及其继发的病理改变累及其周围组织结构（神经根、脊髓、椎动脉、交感神经等）出现相应的临床系列表现。如果只有颈椎的退行性改变而无临床表现者，则称为颈椎退行性改变。随着现代从事低头工作方式人群增多，加之电脑、手机、空调的广泛使用，人们屈颈和遭受风、寒、湿的机会不断增加，使颈椎病的患病率不断上升，且发病年龄开始逐渐年轻化。

### 知识扩展

颈椎间盘是位于颈椎两椎体之间，由软骨板、纤维环、髓核组成的一个密封体。上下有软骨板，是透明软骨覆盖于椎体上。上下的软骨板与纤维环一起将髓核密封起来。纤维环由胶原纤维束的纤维软骨构成，位于髓核的四周。颈部纤维环前厚后薄，髓核易向后外侧脱出，突入椎管或椎间孔，压迫脊髓或脊神经造成颈椎间盘脱出症（图9-1）。

### 【病因】

**1. 颈椎的退行性改变**

颈椎退行性改变是颈椎病发病的主要原因，其中椎间盘的退变尤为重要，是颈椎结构退变的第一因素，并由此导致一系列颈椎病的系列表现。

**2. 慢性劳损**

诸如不当的工作姿势（低头工作者）、不适当的对颈椎有影响的体育锻炼（倒立）、不当的睡眠体位（枕头的高度以及柔软度）都可造成颈椎的慢性劳损。

### 【分型】

颈椎病根据受累组织和结构的不同临床上分为：神经根型、脊髓型、交感神经型、椎动脉型、颈型（又称软组织型）、其他型（目前主要是食道压迫型）。如果2种以上类型同时存在，称为“混合型”。

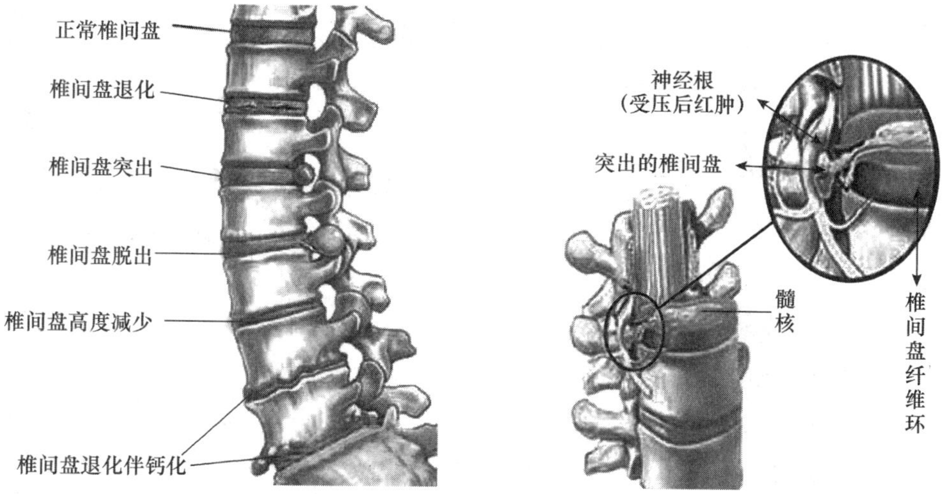


（1）　　　　（2）

图 9－1　椎间盘示意图

## 【临床表现】

### 1. 神经根型颈椎病

该类型颈椎病在各型中发病率最高，约占 60% ～70%，是临床上最常见的类型。多为单侧发病，但是也有双侧发病者。多见于 30～50 岁者，一般起病缓慢，但是也有急性发病者。男性比女性的发病率高 1 倍。

（1）颈痛和颈部发僵，是最早出现的症状。有些患者还有肩部及肩胛骨内侧缘疼痛。

（2）上肢放射性疼痛或麻木，这种疼痛和麻木沿着受累神经根的走行和支配区放射，具有特征性，因此称为根型疼痛。疼痛或麻木呈发作性、持续性。有时症状的出现与缓解和患者颈部的位置和姿势有明显关系。颈部活动、咳嗽、喷嚏、用力及深呼吸等，可以造成症状的加重。

（3）患侧上肢感觉沉重、握力减退，有时出现持物坠落。可有血管运动神经的症状，如手部肿胀等，晚期可以出现肌肉萎缩。

### 2. 脊髓型颈椎病

该类型颈椎病的发病率占颈椎病的 12% ～20%，由于可造成肢体瘫痪，因而致残率高。通常起病缓慢，以 40～60 岁的中年人为多，多数患者无颈部外伤史。

（1）多数患者首先出现一侧或双侧下肢麻木、沉重感，随后逐渐出现行走困难，下肢的感觉肌肉发紧、抬步慢，不能快走；继而出现上下楼梯时需要借助上肢扶着拉手等才能登上台阶。严重者步态不稳，行走困难，患者双脚有踩棉花的感觉。部分患者起病隐匿，往往是在想追赶即将驶离的公共汽车，却突然出现双腿不能快走而发现。

（2）出现一侧或双侧上肢麻木、疼痛、双手无力、不灵活，写字、系扣、持筷等精细动作难以完成，手持的物件容易掉落，严重者甚至不能自己进食。

（3）患者躯干部出现感觉异常，常感觉在胸部、腹部，或双下肢有如皮带样的捆绑感，称为“束带感”。同时下肢还可伴有烧灼、冰凉等感觉。

（4）部分患者出现膀胱和直肠功能障碍，如排尿无力、尿频、尿急、尿不尽、尿失禁或尿潴留等排尿障碍，以及大便秘结、性功能减退等表现。如果病情进一步发展，患者须拄拐或借助他人搀扶才能行走，直至出现双下肢呈痉挛性瘫痪，卧床不起，生活不能自理。

**3. 交感神经型颈椎病**

下列表现往往与颈部活动有明显关系，坐位或站立时加重，卧位时减轻或消失。颈部活动多、长时间低头，在电脑前工作时间过长或劳累时明显，休息后好转。

（1）头面部表现，如头晕或眩晕、头痛或偏头痛、头沉、枕部痛，睡眠欠佳、记忆力减退、注意力不易集中等。偶尔有因头晕而跌倒者，面部或某一肢体多汗、无汗、畏寒或发热，有时感觉疼痛、麻木。

（2）眼耳鼻喉部表现，眼胀、干涩或多泪、视力变化、视物不清、眼前好像有雾等；耳鸣、听力下降、鼻塞、咽部异物感、口干、声带疲劳、味觉改变等。

（3）胃肠道表现：恶心，甚至呕吐、腹胀、腹泻、消化不良、嗳气以及咽部异物感等。

（4）心血管表现：心悸、胸闷、心率变化、心律失常、血压变化等。

**4. 椎动脉型颈椎病**

（1）发作性眩晕，复视（复视就是将一个物体看成两个物体的意思）并且伴有眼震（眼震是一种不受意念控制的眼球节律性运动），有时伴随恶心、呕吐、耳鸣或听力下降；这些症状都与颈部位置改变有关。

（2）下肢突然无力摔倒，但是意识清醒，多在头颈处于某一位置时发生。

（3）偶有肢体麻木、感觉异常。可出现一过性瘫痪，发作性昏迷。

**5. 颈型颈椎病**

该类型颈椎病是机体在受风寒侵袭、感冒、疲劳、睡眠姿势不当或枕高不适宜，使颈椎过伸或过屈，颈项部某些肌肉、韧带、神经受到牵张或压迫所致。多在夜间或晨起时发病，有自然缓解和反复发作的倾向，多见于30～40岁女性。

会有颈项强直、疼痛，可有整个肩背疼痛发僵，不能作点头、仰头及转头活动，呈斜颈姿势。需要转颈时，躯干必须同时转动，也可出现头晕的症状。少数患者可出现反射性肩臂手疼痛、胀麻，咳嗽或打喷嚏时症状不加重。

**【物理检查诊断】**

颈椎病的简易检查即物理检查，不需要借助仪器。

**1. 前屈旋颈试验**

令患者颈部前屈，嘱其向左右旋转活动。如颈椎处出现疼痛，表明颈椎小关节有退行性变。

**2. 椎间孔挤压试验（压顶试验）**

令患者头偏向患侧，检查者左手掌放于患者头顶部、右手握拳轻叩左手背，则出现肢体放射性痛或麻木，表示力量向下传递到椎间孔变小，有根性损害。对根性疼痛厉害者，检查者用双手重叠放于头顶、向下加压，即可诱发或加剧症状。

**3. 臂丛牵拉试验**

患者低头，检查者一手扶患者患侧头颈部，另一手握患肢腕部，作相反方向推拉，看患者是否感到放射痛或麻木，若患肢出现放射痛、麻木，提示为神经根型颈椎病。

**4. 上肢后伸试验**

检查者一手置于健侧肩部起固定作用，另一手握于患者腕部，并使其逐渐向后、向外呈伸展状，以增加对颈神经根牵拉，若患肢出现放射痛，表明颈神经根或臂丛有受压或损伤。

**5. 大致部位检查**

微微低头，从最突出的即是第 7 颈椎开始往上，用手轻轻地按压颈椎及左右两侧，有疼痛的位置考虑可能的病变颈椎。

## 【治疗】

目前，颈椎病的保守治疗主要是采用中西医结合以及康复治疗等综合疗法，药物方面采用中医药治疗手段结合西药消炎镇痛、扩张血管、利尿脱水、营养神经等。

**1. 疾病发作期治疗**

①颈复康（用于风湿瘀阻型，具体见中医痹症篇）+维生素 $B_1$、维生素 $B_6$（伴有麻木、刺痛者，可加神经营养药物）+非甾体类镇痛药（伴有疼痛者）+消痛贴膏或红外线贴（伴有疼痛或颈部僵硬）。

②配合针灸止痛或穴位按摩止痛或病变局部进行中药离子导入或局部封闭、牵引等措施。

**2. 疾病慢性期治疗**

口服中成药+中药外敷贴膏+辨证的基础上中药熏洗+针刺推拿治疗+钙制剂（如同时伴有骨质疏松者）+（硫糖软骨素 A+氨基葡萄糖胶囊）+氟桂利嗪（压迫椎动脉伴有眩晕者）+矫形支具（颈围、颈托等）使用+保健品抗氧化剂等。

**销售提示**

氨基葡萄糖要使用 8 周以上，持续使用 1 年疗效更稳定。

## 【预防与社区健康教育】

（1）保健操，平时无任何颈椎病的症状者，可以每日早、晚各数次进行缓慢屈、伸、左右侧屈及旋转颈部的运动，可降低颈椎病发病率。

（2）避免长期低头姿势，避免长时间低头工作，各种办公室伏案工作、电脑操作等人员，这种工作体位容易使颈部肌肉、韧带长时间受到牵拉而劳损，促使颈椎椎间盘发生退变。一般工作1小时左右后要改变一下体位，平时要改变不良的工作和生活习惯，如卧在床上阅读、看电视等。

（3）颈部要放置在生理状态下休息，一般成人颈部垫高约10cm较好，高枕会使颈部处于屈曲状态，其结果与低头姿势相同；侧卧时，枕头要加高至头部不出现侧屈的高度。

（4）避免颈部外伤，乘车外出应系好安全带并避免在车上睡觉，以免急刹车时因颈部肌肉松弛而损伤颈椎。

（5）避免风寒与潮湿，夏天注意避免风扇、空调直接吹向颈部，出汗后不要直接吹冷风，或用冷水冲洗头颈部，或在凉枕上睡觉。

（6）针对青少年进行颈椎健康教育。在中国，随着青少年学业竞争压力的加剧，长时间看书学习对广大青少年的颈椎健康造成了极大的危害，从而出现颈椎病发病低龄化的趋势。药店不仅要在社区中开展颈椎病预防教育，还要把预防教育开展到中小学乃至大学中，大力宣传有关颈椎的保健知识，教育学生们树立颈椎的保健意识，重视颈椎健康，从源头上预防颈椎病，还可以在一定程度上拓展药店经营商圈及打造专业化品牌知名度。

（7）健康教育互动环节：教大家做诸如“米字操”（表9－8）等预防或减轻颈椎病的简单易学的小体操。

**表9－8　“米字操”步骤分解**

| 步　骤 | 具体动作分解 |
|---|---|
| 预备式 | 可以盘坐在垫子上，或者坐在椅子上，腰背挺直，尽量让颈部伸展，下颌略收，双臂放松下垂，肩膀向后微微张开；感觉整个身体充分拉伸，保持5秒钟，然后慢慢放松；注意不要闭眼，目视前方 |
| 前屈式 | 自预备式，缓慢向前屈颈低头，双肩打开，肩膀有向后牵引的趋势，直至颈肩肌肉感到绷紧为止，保持5秒钟，然后缓慢放松回复原位。如果已经出现颈部不适的状况，那么不建议做“米”字操中的后仰动作，以免症状加重 |
| 左侧式 | 自预备式，头部缓慢偏向左侧，感觉让左耳向左肩贴近，使右侧颈肩肌肉感到绷紧为止，同时右臂尽力向下伸，脊柱保持挺直。之后缓慢放松回复到预备式 |
| 右侧式 | 自预备式，头部慢慢偏向右侧，让右耳与右肩靠近。与左侧式方向相反，动作一致 |
| 左转式 | 自预备式，头部向左侧扭转，目光尽量看向身体后方，但是身体不能转动，保持5秒钟，最后恢复原位 |
| 右转式 | 自预备式，头部向右侧扭转，与左转式方向相反，动作一致 |

（8）健康教育自测及爱心提示环节：利用自测表（表9－9），提示顾客疾病所处阶段或状态以及未来可能的发展以及坚持治疗后的预后等，有利于顾客坚持足疗程用药等。

表 9-9　颈椎病患者脊髓功能状态自评（40 分法）

| 自评项目 | 具体内容 | 评分标准 | 得分 |
|---|---|---|---|
| 上肢功能（左右分查，共 16 分） | 无使用功能 | 0 分 | |
| | 勉强握食品进餐，不能系扣写字 | 2 分 | |
| | 能持勺子进餐，勉强系扣，写字扭曲 | 4 分 | |
| | 能持筷子进餐，能系扣，但不灵活 | 6 分 | |
| | 基本正常 | 8 分 | |
| 下肢功能（左右不分，共 12 分） | 不能端坐，站立 | 0 分 | |
| | 能端坐，但不能站立 | 2 分 | |
| | 能站立，但不能行走 | 4 分 | |
| | 扶双拐或需人费力搀扶勉强行走 | 6 分 | |
| | 扶单拐或扶梯上下楼行走 | 8 分 | |
| | 能独立行走，跛行步态 | 10 分 | |
| | 基本正常 | 12 分 | |
| 括约肌功能（共 6 分） | 尿潴留，或大小便失禁 | 0 分 | |
| | 大小便困难或其他障碍 | 3 分 | |
| | 基本正常 | 6 分 | |
| 四肢感觉（上下肢分查，共 4 分） | 麻、痛、紧、沉或痛觉减退 | 0 分 | |
| | 基本正常 | 2 分 | |
| 束带感觉（躯干部，共 2 分） | 有紧束感觉 | 0 分 | |
| | 基本正常 | 2 分 | |
| 合计总分 | | | |

注：1 级，0～10 分，完全不能实现日常生活活动；2 级，11～20 分，基本不能实现日常生活活动；3 级，21～30分，部分实现日常生活活动；4 级，30～40 分，基本能实现日常生活活动。

## 三、腰椎间盘突出症

腰椎间盘突出症指的是腰椎间盘发生退行性病变以后，因某种原因（损伤、过劳等）导致纤维环部分或全部破裂，连同髓核一并向外膨出，压迫神经根或脊髓引起腰痛和一系列神经症状的疾病。腰椎间盘突出症以腰 4～5、腰 5～骶 1 发病率最高，约占 95%。相当于中医学中的痹症。

**【病因】**

腰椎间盘的退行性病变（即老化）是基本因素，其次是损伤等因素。常见的诱发因素有增加腹压、腰部姿势不正、突然负重、妊娠、受寒和受潮等。

**【临床表现】**

（1）本病多常发生于青壮年。患者曾有过腰部外伤、慢性劳损或受寒湿史，大部分患者在发病前有慢性腰痛史。腰痛发作时会向臀部及下肢放射过膝，腹压增加（如咳嗽、喷嚏）时疼痛会加重。病变部位的椎体旁有压痛，并向下肢放射，腰部活动受限。急性发作时腰腿疼痛剧烈，并伴有下肢放射性疼痛，腰部活动功能严重受限，生活不能自理。

（2）简单检查时直腿抬高或加强试验、挺腹试验均可阳性，膝、跟腱反射减弱或消失，趾背伸力减弱。

**知识拓展**

①挺腹试验：患者仰卧，双手放于腹部或两侧，以头部及两足跟为着力点，将腰部和臀部向上抬。如出现腰痛或患肢放射痛即为阳性，说明神经根周围存在软组织损伤和无菌性炎症。②直腿抬高试验：患者双下肢伸直仰卧，检查者一手扶住患者膝部，使其膝关节伸直，另一手握住踝部并徐徐将之抬高，直至患者产生下肢放射痛为止，记录此时下肢与床面的角度，即为直腿抬高角度。正常人一般可达80°左右，且无放射痛。若抬高不足70°，且伴有下肢后侧的放射痛，则为阳性。在此基础上还可以进行直腿抬高加强试验，即检查者将患者下肢抬高到最大限度后，放下约10°左右，在患者不注意时，突然将足背屈，若能引起下肢放射痛即为阳性。该实验阳性常见于腰椎间盘突出症，也可见于单纯性坐骨神经痛。

**【治疗】**

本病的保守治疗参照颈椎病的保守疗法以及中医腰痛及痹症章节予以综合治疗。

## 第四节　肩周炎

肩周炎又称为漏肩风、冻结肩、凝肩，是肩周肌肉、肌腱、滑囊和关节囊等软组织的慢性炎症，以肩关节疼痛和活动障碍为主要症状。本病的好发年龄在50岁左右（所以又称之为“五十肩”），女性发病率略高于男性，多见于体力劳动者。如得不到有效的治疗，有可能严重影响肩关节的功能活动。

**【病因】**

肩部的软组织退行性病变，对各种外力的承受能力减弱，肩部的长期过度活动、姿势不良等所产生的慢性致伤力，上肢外伤后肩部固定过久，肩周组织继发萎缩、粘连，肩部急性挫伤、牵拉伤后因治疗不当等，均可导致肩周炎。

**【临床表现】**

（1）本病大多发生在40岁以上的中老年人。病程长，最初为肩部轻度疼痛，以后逐渐加重，呈现持续性的钝痛或刀割样痛，疼痛可向颈项及上肢（特别是肘部）扩散，当肩部偶然受到碰撞或牵拉时，常可引起撕裂样剧痛，肩痛昼轻夜重为本病一大特点。若因受寒而致痛者，则对气候变化特别敏感。疾病常因天气变化及劳累而诱发。

（2）肩关节向各方向活动均可受限，以外展、上举、内旋、外旋更为明显。随着病情进展，肩关节各方向的主动和被动活动均受限，特别是梳头、穿衣、洗脸、叉腰等动作均难以完成，严重时肘关节功能也可受影响，屈肘时手不能摸到同侧肩部，尤其在手臂后伸时不能完成屈肘动作。

（3）患者患肩怕冷，很多患者终年用棉垫包肩，即使在暑天，肩部也不敢吹风。多数患者在肩关节周围可触到明显而广泛的压痛点。病人在体检时做肩关节外展试验阳性（肩关节外展试验是对肩关节及其周围组织的检查，用于诊断肩关节病变。阳性表示肩关节及其周围组织有病变，多见于肩关节脱位或骨折、肩关节炎、肩关节粘连以及锁骨骨折等。本试验阴性表示病人肩部痛系内脏疾病的反射痛。该实验主要针对的人群：肩部有异常疼痛的人群）。患侧肩外展需侧身耸肩。

**【治疗】**

本病部分患者可自愈，但不会完全恢复。治疗主要以保守疗法为主。

（1）急性期以理疗为主（热疗、针灸、按摩）+患肩功能锻炼（俯身患肩前后内外摆动法、俯身画圈法、爬墙法等；爬墙法的步骤：面对墙直立，足尖抵住墙角线，双手同时向上逐渐伸展，如同壁虎爬墙，待患肢上举至极限时，就是疼痛无法忍受时，用患手中指在墙上留一痕迹，下次爬墙时超越此痕迹，连续10分钟左右）。

（2）药物：口服+外用（表9-10）。

**关联使用案例：**治肩周炎的中成药+非甾体类抗炎药（伴有疼痛时使用）+琥珀止痛膏（伴有疼痛时使用，用于痰瘀互结引起的神经性疼痛、风湿痹痛、跌打瘀痛等）+药酒（可以平时口服，发作时口服加外用擦涂患肩部位）+硫酸软骨素A（平时服用）或氨糖软骨素加钙片。

**表9-10 主要药物名称及功能主治**

| 名　称 | 功能主治 |
|---|---|
| 附桂骨痛胶囊 | 阳虚、寒湿所致的肩周炎 |
| 通络祛痛膏 | 畏寒肢冷属于瘀血停滞、寒湿阻络的肩周炎 |
| 祛痹舒肩丸 | 风寒湿痹、肝肾亏虚所致的肩周炎 |

## 第五节　腰肌劳损

腰肌劳损，又称为“功能性腰痛”或“腰臀肌筋膜炎”，主要是指腰骶部肌肉、筋膜等软组织慢性损伤。在慢性腰痛中，腰肌劳损占的比例最大，是腰痛的常见原因之一，属于中医学的腰痛范畴。

**【病因】**

（1）腰肌劳损多由急性腰扭伤后失治、误治，反复多次损伤所造成。

（2）由于劳动中长时间的维持某种不平衡体位及习惯性姿势不良引起，如长期从事弯腰工作、长时期坐位、久站等。

（3）慢性的腰肌劳损还会与气候、环境条件有一定关系，气温过低或湿度太大都可促发或加重腰肌劳损。

**【临床表现】**

患者有长期腰痛史，反复发作；腰骶部一侧或两侧酸痛不舒，时轻时重，缠绵不愈。腰部的酸痛会在劳累后加剧，休息后减轻。患者不能坚持弯腰工作，常被迫时时伸腰或以拳头击腰部以缓解疼痛，腰部有压痛点。

**【治疗】**

**1. 一般治疗**

避免过度劳累，平时采用理疗、推拿按摩、自我功能锻炼（如采取俯卧位，去枕，然后用力挺胸抬头，双手双脚向空中伸展）等措施。

**2. 药物治疗**

中成药（按中医腰痛辨证给药）＋非甾体类抗炎药＋外用贴剂或膏剂＋药酒等根据表现进行关联使用。

## 第六节　扭伤

扭伤是指四肢关节多在外力作用下，使关节发生超常范围的活动，造成关节内外或躯体部的软组织（如肌肉、肌腱、韧带、血管等）损伤，而无骨折、脱臼、皮肉破损等情况。

**【临床表现】**

扭伤的主要表现为：①损伤部位疼痛肿胀和关节活动受限，伤处肌肤发红或青紫，兼见皮色发红，多为皮肉受伤，青色多为筋伤，紫色多为瘀血留滞；②扭伤容易发生于腰、踝、膝、肩、腕、肘、髋等部位。

**【治疗】**

（1）踝部扭伤初期，48小时内，应用冷敷。

**学习提示**

冷敷的目的在防止内出血持续。热敷和冷敷都是物理疗法，作用却截然不同。血遇热而活，遇寒则凝，所以在受伤早期宜冷敷，以减少局部血肿；在出血停止以后再热敷，可加速消散伤处周围的瘀血。一般而言，受伤24~48小时后始用热敷。

（2）口服药物（跌打丸、舒筋活血片、七厘散或临时止痛药）＋外用药物（镇痛活络酊、红花油、云南白药喷剂等）＋维生素C。

## 第七节　痹症

痹症是由于风、寒、湿、热等外邪闭塞经络，气血运行不畅所导致的，以肌肉、关节、筋骨发生酸痛、麻木、重着、酸痛、僵硬、变形、屈伸不利，甚至关节肿大等表现的病症。轻者病在四肢关节肌肉，重者可在内脏。西医学中的风湿性关节炎、类风湿性关节炎、强直性脊柱炎、痛风、系统性红斑狼疮、增生性骨关节炎（骨质增生）等出现痹症的临床表现时，可参照以下辨证论治。

**【病因】**

**1. 感受风寒湿邪**

久居潮湿之地、严寒冻伤、贪凉露宿、睡卧当风、暴雨浇淋、水中作业或汗出入水等，外邪注于肌腠（肌腠指的是皮肤与肌肉交接处）经络，滞留于关节筋骨，导致气血痹阻而发为风寒湿痹。由于感受风、寒、湿邪各有所偏盛，而有行痹、痛痹、着痹之分别。若素体阳气偏盛，内有蓄热，复感风寒湿邪，可从阳化热；或风寒湿痹经久不愈，亦可蕴而化热。

**2. 感受风湿热邪**

久居炎热潮湿之地，外感风湿热邪，袭于肌腠，壅于经络，痹阻气血经脉，滞留于关节筋骨，发为风湿热痹。

**3. 劳逸不当**

劳欲过度，将息失宜（将息失宜的意思是调养休息不恰当），精气亏损，卫外不固；或激烈活动后体力下降，防御功能降低，汗出肌疏，外邪乘袭。

**4. 久病体虚**

老年体虚，肝肾不足，肢体筋脉失养；或病后、产后气血不足，腠理空疏，外邪乘虚而入。

**【辨证论治】**

**1. 风寒湿痹证**

（1）行痹（*表现风的症状，游走性为主*）

表现：肢体关节，肌肉酸痛，游走不定，关节屈伸不利；初起可见恶风、发热等表现，舌苔薄白，脉浮或脉缓。

治法：祛风通络，散寒除湿。

药物：追风透骨丸、木瓜片、雷公藤片、祛风止痛片、抗风湿药酒、疏风活络片。

（2）痛痹（*表现寒的症状，以痛为主*）

表现：肢体关节疼痛较剧，痛有定处，得热痛减，遇寒痛增，关节屈伸不利，局部皮肤或有寒冷感。舌质淡，舌苔白，脉弦紧。

治法：温经散寒，祛风除湿。

药物：风湿定胶囊、强力天麻杜仲胶囊、风湿马钱片、风湿痹痛胶囊、风湿关节炎片、风湿骨痛丸、风湿镇痛片、药艾条、追风舒经活血片、寒湿痹颗粒、附马开痹片。

（3）着痹（*表现湿的症状，以关节不灵活为主*）

表现：肢体关节或肌肉重着酸痛，或有肿胀，手足沉重，活动不便，肌肤麻木不仁。舌质淡，舌苔白腻，脉濡缓。

治法：除湿通络，祛风散寒。

药物：小活络丹、风痛安胶囊、风湿灵片、风湿定片、风痛片、正清风痛宁、伸筋片、追风透骨丸、追风活络丸、痹痛宁胶囊、腰息痛（内含对乙酰氨基酚，不要与非甾体抗炎药合用）、木瓜丸。

**2. 风湿热痹证**

表现：游走性关节疼痛，局部灼热红肿，得冷稍舒，痛不可触；可病及一个或多个关节，可有皮下结节或红斑。多兼有发热、恶风、口渴、烦躁不安等全身症状。舌质红，舌苔黄或黄腻，脉滑数或浮数。

治法：清热通络，祛风除湿。

药物：风痛安胶囊、风湿圣药胶囊、克痹骨泰片、痛风定胶囊、湿热痹颗粒、昆明山海棠。

**3. 痰瘀痹阻证**

表现：痹症日久，肌肉、关节刺痛（表示与瘀证有关），固定不移，或关节肌肤紫暗、肿胀，按之较硬，肢体顽麻或重着，或关节僵硬变形，屈伸不利，有硬结瘀斑，面色暗，眼睑浮肿，或胸闷痰多。舌质紫暗或有瘀斑（表示有瘀证），舌苔白腻，脉弦涩。

治法：化痰行瘀，蠲痹通络。

药物：瘀血痹片、腰痹通胶囊、强筋健骨丸。

**4. 肝肾亏虚证**

表现：痹症日久不愈，关节屈伸不利，肌肉瘦削，腰膝酸软，或畏寒肢冷，阳痿遗精，或骨蒸劳热，心烦口渴。舌质淡红，苔薄白或少津，脉沉细弱或细数。

治法：培补肝肾，舒筋止痛。

药物：阳虚者，畏寒肢冷，可用独活寄生丸、风湿寒痛片、玄七通痹胶囊、金关片、益肾蠲痹丸、桂龙药酒、鸿茅药酒、壮骨伸筋胶囊、杜仲壮骨胶囊、尪痹复康颗粒、七味通痹口服液、金乌骨通胶囊（苗药）；阴虚者，腰膝疼痛，低热心烦，或午后潮热，可用芪鹿逐痹胶囊、舒筋通络颗粒。

## 归纳总结

| 中医痹症类型 | 主要表现 | 本店常用中成药物 | 关联销售方案 |
| --- | --- | --- | --- |
| | | | |
| | | | |
| | | | |
| | | | |

## 第八节　腰痛

腰痛是指因外感、内伤或挫闪导致腰部气血运行不畅，或失于濡养，引起腰脊或脊旁部位疼痛为主要症状的一种病症。西医学中的腰椎骨质增生、腰椎间盘病变、腰肌劳损、强直性脊柱炎、腰肌纤维炎等以腰痛为主要症状者均可参照以下辨证施治。

**【病因】**

**1. 外邪侵袭**

多由居处潮湿，或劳作汗水遇风，衣着单薄，或冒雨着凉，或暑夏贪凉，腰府失护，风、寒、湿、热之邪乘虚侵入，阻滞经脉，气血运行不畅而发腰痛。湿性黏滞，所以感受外邪多离不开湿邪为患。

**2. 体虚年衰**

先天禀赋不足，加之劳役负重，或久病体虚，或年老体衰，或房事不节，以致肾之精气虚亏，腰府失养。

**3. 跌仆闪挫**

举重抬升，暴力扭转，坠堕跌打，或体位不正，用力不当，屏气闪挫，导致腰部经络气血运行不畅，气血阻滞不通，瘀血留滞而发生疼痛。

**【辨证论治】**

**1. 寒湿腰痛**

表现：腰部冷痛重着，转侧不利，逐渐加重；静卧痛不减，遇寒冷、阴雨天则加重。舌质淡，苔白腻，脉沉而迟缓。

治法：散寒行湿，温经通络。

药物：风湿寒痛片、追风活络丸、追风透骨丸、寒湿痹丸、腰息痛胶囊、腰痛宁胶囊、舒筋活络丸、腰椎痹痛丸。

**2. 湿热腰痛**

表现：腰部疼痛，重着而热，暑湿阴雨天气症状加重，活动后有可能减轻。身体困重，小便短赤，苔黄腻。脉濡数或弦数。

治法：清热利湿，舒筋止痛。

药物：四妙丸。

**3. 瘀血腰痛**

表现：腰痛如刺，痛有定处，痛处拒按，日轻夜重。轻者俯仰不便，重则不能转侧。舌质暗紫，或有瘀斑，脉涩。部分病人有跌仆闪挫病史。

治法：活血化瘀，理气止痛。

药物：壮骨关节丸、风痛灵搽剂、盘龙七片、腰痹通胶囊、三七伤药片、跌打丸、伸筋丹胶囊。

**4. 肾虚腰痛**

表现：偏阳虚者，腰部隐隐作痛，酸软无力，缠绵不愈，局部发凉，喜温喜按，遇劳更甚，卧则减轻，常反复发作。少腹拘急，面色㿠白，肢寒畏冷，舌淡，脉沉细数。偏阴虚者，腰部隐隐作痛，酸软无力，缠绵不愈，心烦失眠，口燥咽干，面色潮红，手足心热，舌红少苔，脉弦细数。

治法：偏阳虚者，宜温补肾阳，温煦经脉，杜仲壮骨胶囊、独活寄生丸、右归丸、桂龙药酒；偏阴虚者，宜滋补肾阴，濡养筋脉左归丸、知柏地黄丸、大补阴丸、杜仲丸（用于阴阳俱损、阴虚内热者）、舒筋通络颗粒。以上如无明显的阴阳偏盛，可服用青娥丸；因为平时房事过度而导致的腰痛可用河车大造丸。

寒湿腰痛、肾虚腰痛、瘀血腰痛在内服药物的基础上，尚可配合熨法治疗，以肉桂、吴茱萸、葱头、花椒，捣匀炒热，以布裹包熨痛处，冷则再炒熨之。

**归纳总结**

| 中医腰痛类型 | 主要表现 | 本药店中成药物 | 关联销售方案 |
|---|---|---|---|
| | | | |
| | | | |
| | | | |
| | | | |

# 第九节　常见风湿骨病测试题及参考答案

## 一、常见风湿骨病试测题

### （一）填空题（共计 70 分，每空 2 分）

1. 类风湿性关节炎晨僵持续（　　）以上才具有诊断意义。

2. 治疗类风湿性关节炎的四大类药物主要包括（　　）、（　　）、（　　）、（　　）。

3. 对于非甾体类抗炎药，2 岁以下儿童可以使用的有（　　）、（　　），但必须在医生的指导下使用。

4. 类风湿性关节炎可以推荐的保健品是（　　）、（　　）。

5. 骨质增生患者可以服用的维生素（　　）、（　　）、（　　）等抗氧化剂，可以通过预防软骨氧化损伤，调节关节腔内炎症反应，从而缓解骨质增生的表现。

6. 颈椎病中最常见的类型是（　　）颈椎病，大约占整个颈椎病的 70%，如果颈椎病患者伴有肢体麻木、刺痛等表现，应该加服营养神经的维生素（　　）、（　　）；如果伴有骨质疏松应加用（　　）；如果颈椎病患者伴有眩晕者，有可能是压迫椎动脉引起，此时应该加服扩血管药物，如（　　）。

7. 颈椎病患者加用硫糖软骨素的目的是（　　）；加用氨基葡萄糖胶囊的目的是（　　）。

8. 对于骨质增生患者，氨基葡萄糖最少要使用（　　）以上，持续使用（　　）年以上疗效才更稳定。

9. 腰椎间盘突出引起的腰痛发作时会向（　　）及（　　）放射；肩周炎的疼痛特点是白天（　　）、夜间（　　）。

10. 类风湿性关节炎、颈椎病、腰椎间盘突出、腰肌劳损如果伴随有疼痛表现，会共性使用的药物是（　　）类药物。

11. 扭伤者如果受伤部位皮肤发红，一般多为（　　）受伤，如果皮肤发青，一般多为（　　）受伤，如果皮肤为紫色，则有（　　）存在。

12. 一般在发生扭伤的48小时内，应对扭伤部位予以（　　），受伤48小时后应对扭伤部位进行（　　）。

13. 西医中的痛风、骨质增生、类风湿关节炎应按中医的（　　）辨证论治。

14. 西医中腰椎间盘病变、腰肌劳损，应按中医的（　　）辨证施治。

15. （　　）岁以下不能使用尼美舒利。

16. 钙制剂分为有机钙与无机钙，二者相对而言，吸收比较好但是钙含量低的是（　　）。

### （二）单项选择题（共计30分，每题1.5分）

1. 下列属于免疫增强药物的是（　　）。

A. 转移因子　B. 雷公藤苷　C. 维生素C　D. 甲氨蝶呤

2. 下列不是类风湿关节炎的典型表现的是（　　）。

A. 晨僵　B. 关节压痛

C. 关节畸形　D. 男性发病率高

3. 下列描述正确的是（　　）。

A. 类风湿关节炎者可以使用蛋白质粉

B. 类风湿关节炎者不可以使用维生素C

C. 类风湿关节炎是溶血性链球菌感染导致

D. 类风湿关节炎疼痛严重时可以同时使用2种解热镇痛药

4. 为降低非甾体类抗炎药带来的不良反应，服用非甾体类抗炎药物时可加用的药物是（　　）。

A. 维生素C　B. 质子泵抑制剂

C. 维生素B　D. 尼美舒利

5. 对氨基葡萄糖的描述错误的是（　　）。
A. 属于软骨基质中的成分
B. 具有保持关节润滑及缓解压力的作用
C. 有利于软骨的修复
D. 糖尿病病人不能用
6. 对硫酸软骨素描述错误的是（　　）。
A. 可以改善骨质增生　B. 可以促进钙吸收
C. 可以用于高脂血症　D. 可以为关节软骨输送营养
7. 下列哪些不是颈椎病的分类中的类型（　　）。
A. 神经根型　B. 脊髓型　C. 椎动脉型　D. 颈动脉型
8. 下列不是神经根型颈椎病表现的是（　　）。
A. 颈痛　B. 上肢疼痛与麻木
C. 持物坠落　D. 高血压
9. 具有踩棉花的感觉是哪一种类型颈椎病的表现（　　）。
A. 神经根型　B. 椎动脉型　C. 颈动脉型　D. 脊髓型
10. 知柏地黄丸最适合用于下列哪种腰痛（　　）。
A. 寒湿腰痛　B. 瘀血腰痛　C. 湿热腰痛　D. 肾虚腰痛
11. 独活寄生丸可用于下列哪种痹症（　　）。
A. 风寒湿痹　B. 风湿热痹　C. 肝肾亏虚　D. 痰瘀痹阻
12. 三七药片可用于下列哪一种类型的腰痛（　　）。
A. 寒湿腰痛　B. 瘀血腰痛　C. 湿热腰痛　D. 肾虚腰痛
13. 下列对于肩周炎的描述错误的是（　　）。
A. 好发于50岁左右人群　B. 肩痛昼轻夜重
C. 会因天气及劳累而发作　D. 不能使用氨糖软骨素
14. 下列关联销售不正确的是（　　）。
A. 颈椎病　颈复康+维生素 $B_1$+布洛芬+硫酸软骨素
B. 腰肌劳损　腰息痛+万通筋骨贴+扑热息痛
C. 肩周炎　附桂骨痛胶囊+扑热息痛+氨糖软骨素
D. 扭伤　舒筋活血片+镇痛活络酊
15. 在颈椎病中，使用维生素 $B_1$ 的理由是（　　）。
A. 营养神经药　B. 用来防治末梢神经炎药
C. 提高机体抵抗力　D. 具有辅助镇痛作用
16. 下列属于中西药复方制剂药物是（　　）。
A. 颈复康　B. 氨糖软骨素　C. 腰息痛　D. 硫糖软骨素
17. 下列哪种疾病发作时一般不会伴有放射痛（　　）。

A. 颈椎病 B. 腰椎间盘突出 C. 肩周炎 D. 腰肌劳损

18. 下列不具有晨僵表现的疾病是（ ）。

A. 类风湿关节炎
B. 膝关节骨质增生
C. 腰肌劳损
D. 颈椎病

19. 下列描述不正确的是（ ）。

A. 补钙同时应该加维生素 D
B. 颈椎病有麻木感时应该加维生素 $B_2$
C. 颈椎病有疼痛时应该加非甾体类抗炎药
D. 颈椎病可以加硫酸软骨素

20. 某女性患者来药店主诉浑身关节游走性的疼痛，并且有关节部位灼热红肿的感觉，患者关节遇到凉的会感觉舒服些，平时该患者还有发热、口渴、烦躁不安等表现。请根据该顾客上述表现判断该顾客最有可能属于下列哪一种疾病（ ）。

A. 痛痹 B. 着痹 C. 风湿热痹 D. 痰瘀痹阻

## 二、常见风湿骨病测试题参考答案

### （一）填空题

1. 1 小时 2. 非甾体类抗炎药 抗风湿药 糖皮质激素 植物药 3. 对乙酰氨基酚 布洛芬 4. 蛋白质粉 维生素 C 5. 维生素 A 维生素 C 维生素 A 6. 神经根型 维生素 $B_1$ 维生素 $B_6$ 钙制剂 西比灵 7. 为关节软骨提供足够的营养 改变骨质增生 控制骨质增生的发展，有利于软骨的恢复 8. 8 周 1 年 9. 臀部 大腿 轻重 10. 非甾体类抗炎药 11. 皮肉 筋 瘀血 12. 冷敷 热敷 13. 痹症 14. 中医腰痛 15. 12 岁 16. 有机钙

### （二）单项选择题

1. A 2. D 3. A 4. B 5. D 6. B 7. D 8. D 9. B 10. D 11. C 12. B 13. D 14. C 15. A 16. C 17. D 18. C 19. B 20. C

# 第十章

# 常见皮肤疾病

皮肤作为人体最大的器官以及人体内外环境的分界，具有屏障、吸收、感受、分泌和排泄、调节体温、代谢物质等功能，并且是重要的免疫器官。

## 【正常皮肤的分类】

见表 10－1。

**表 10－1　正常皮肤的分类**

| 皮肤类型 | 角质层含水量 | pH（酸碱度）情况 | 皮肤特点 |
|---|---|---|---|
| 干性皮肤（又称干燥型皮肤） | <10% | >6.5，适合选用过脂皂使用 | 皮质分泌量少，皮肤干燥，缺少油脂，皮纹细，毛孔不明显，洗脸后有紧绷感，对外界刺激（如气候、温度变化）敏感，易出现皮肤皲裂、脱屑和皱纹。干性皮肤既与先天性因素有关，也与经常风吹日晒、使用碱性洗涤剂过多有关，毛发发干 |
| 中性皮肤（也称普通型皮肤） | 20%左右 | 4.5 ～ 6.5，适合选用软皂使用 | 皮脂分泌量适中，皮肤表面光滑细嫩，不干燥，不油腻，有弹性，对外界刺激适应性较强，属于最理想的皮肤类型 |
| 油性皮肤（也称多脂性皮肤） | 20%左右 | <4.5，适合选用硬皂使用 | 多见于中青年及肥胖者，皮脂分泌旺盛，皮肤外观油腻发亮，毛孔粗大，易黏附灰尘；肤色较深，但弹性好。不宜起皱，对外界刺激不敏感。油性皮肤多与雄激素分泌旺盛、偏食高脂食物，及香浓调味品有关，易患痤疮、脂溢性皮炎等，毛发发亮 |
| 混合性皮肤 | 20%左右 | | 属于干性、油性、中性皮肤混合存在的一种情况，面部中央呈油性，双面颊、双颞部呈中性或干性，躯干部皮肤与头面部一致 |
| 敏感性皮肤（也称过敏性皮肤） | 不一 | 避免引起过敏的皂 | 多见于过敏体质者，皮肤对外界刺激反应性强，对冷、热、风、紫外线、化妆品较敏感；易出现红斑、丘疹、瘙痒等表现 |

## 【皮肤的保养】

（1）保持良好的心情，心情抑郁、紧张等，会加速皮肤衰老。

（2）保持充足睡眠，尤其晚上 10 点到凌晨 2 点，此时皮肤细胞是代谢最旺盛的时间段。

（3）合理饮食，禁烟酒，预防便秘；维生素与微量元素缺乏，（销售提示：平时要适当补充维生素 C、维生素 E 和 β－胡萝卜素有利于防止皮肤老化。）皮肤就会干燥、色素沉着、脱屑等，加速皮肤老化。

（4）坚持体育锻炼，可增加皮肤新陈代谢与供氧。

（5）选用合适的洗涤剂与水清理面部皮肤，水要选用软质水（山区的水含有较多钙盐、镁盐，应先煮沸后再加入适量小苏打变成软水后再使用），温度在35～38℃左右。

（6）避免强光照射，养成外出打伞或外涂防晒剂的习惯。

（7）选择合适化妆品，选择合适的保湿、抗衰老、抗氧化化妆品及面膜，避免含激素、汞、砷等化妆品。

**销售提示**

使用不同作用的面膜对于正常人及部分如寻常痤疮、黄褐斑、脂溢性皮炎、雀斑、面部皱纹、需要皮肤增白等人群其效果已经获得西医临床的肯定。

**【人体各部位易发皮肤病分布示意图】**

见图10－1。

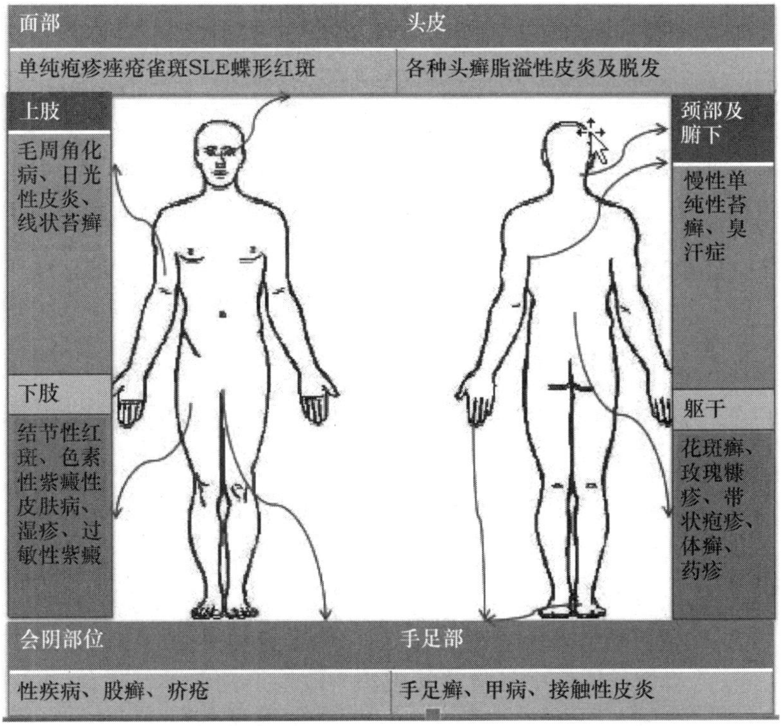


（备注：SLE指的是系统性红斑狼疮）

图10－1　人体各部位皮肤疾病分布示意图

## 第一节　真菌性皮肤病

真菌性皮肤病指的是皮肤感染真菌后引起的感染性疾病。临床上，根据真菌入侵组织深浅程度不同，将致病真菌分为浅部真菌和深部真菌。浅部真菌主要侵犯人体的毛发、皮肤、甲板，其引起的疾病统称为癣。本章主要论述皮肤癣病中的手足癣及甲真菌病。

## 一、手癣和足癣

手足癣病指的是皮肤癣菌侵犯手或（和）足、掌趾（指）而引起的浅部真菌感染性皮肤病。该病主要通过接触传染，用手搔抓足癣部位、与患者共用足盆、拖鞋等相互传染以及穿着不透气的皮鞋、球鞋、塑料鞋易诱发本病。

**【临床表现】**

手足癣的发病特点是多发于成年人；南方高于北方，夏季重、冬季轻，或夏季发作、冬季痊愈。皮损会由一侧传播到对侧，足癣多双脚犯病，手癣多单侧。临床上分为3种常见类型。

**1. 水疱鳞屑型**

好发于指（趾）间、掌心、足趾、足侧。表现为手或足群集或散发性水疱，不易破溃，伴瘙痒，水疱数天后干涸，呈现领圈状脱屑；皮损可不断向周围蔓延，病情稳定时以脱屑为主。

**2. 浸渍糜烂型**

好发于指（趾）缝，足癣尤其以第3～4和4～5趾间多见。表现为指（趾）间皮肤浸渍发白、糜烂和裂隙，继发细菌感染时有恶臭味，伴有不同程度的瘙痒。多汗症或穿不透气鞋的人群中常见。

**3. 角化型**

好发于掌跖部或足跟部，皮肤干燥，角质增厚，表面粗糙脱屑，纹理加深，易发生皲裂，一般无瘙痒，有皲裂时疼痛。

**【治疗】**

**1. 治疗原则**

口服+外用。癣病的治疗以外用药物为主，治疗成功的关键在于坚持用药，疗程一般需要1～2个月，角化过度型手足癣及外用药物效果不良者可以联合口服药物。

**2. 药物使用**

（1）外用药物选用原则，应该根据手足癣不同的临床分型选用不同剂型的外用药物（表10－2）。

**学习提示**

这个外用药物选用原则，一线员工一定记住，有利于我们根据剂型、疾病分类选用外用药物，更加有利于顾客病情恢复，在打造顾客忠诚度的同时，推荐目标商品，可以作为话术使用。

**表 10－2　手足癣类型及药物使用**

| 手足癣类型 | 最适合的外用剂型 | 药物举例 |
|---|---|---|
| 水泡鳞屑型 | 选择刺激性小的霜剂和水剂 | 联苯苄唑霜剂 |
| 浸渍糜烂型 | 选择粉剂 | 咪康唑粉、枯矾粉 |
| 角化过度型 | 选择剥脱及渗透作用强的制剂 | 复方苯甲酸软膏 |

（2）内服药物，如伊曲康唑疗程 2～4 周，特比萘芬疗程 2～4 周。

**3. 关联销售方案**

（1）口服伊曲康唑＋蜂胶胶囊＋外用硝酸咪康唑霜。

（2）口服氟康唑＋大蒜精油胶囊＋外用特比萘芬软膏。

（3）对于角化过度型可以推荐足光散泡脚后涂抹外用膏剂，如效果不好，可推荐纱布予以封包（涂完外用药物用纱布包裹，可以最大化促进药物吸收）；还可以推荐顾客向鞋内抛洒阿司匹林或酮康唑片剂碾碎后的粉末，最大化消灭鞋内真菌。

（4）以上使用蜂胶、大蒜精油胶囊目的在于二者具有抑制真菌繁殖的作用，可以辅助加快病情康复。

### 销售提示

皮肤病外用药物剂型选用依据表 10－3。

**表 10－3　皮肤病外用药物剂型选择**

| 皮损特点 | | 选用剂型 | 本店药物举例 |
|---|---|---|---|
| 急性皮炎 | 仅有红斑、丘疹、无渗液 | 粉剂、洗剂 | |
| | 炎症重、糜烂、渗出多 | 溶液 | |
| | 有糜烂，但渗出不多 | 糊剂 | |
| 亚急性皮炎 | 渗出不多者 | 糊剂、油剂 | |
| | 无糜烂者 | 乳剂、糊剂 | |
| 慢性皮炎 | | 乳剂、软膏剂、硬膏剂、酊剂、涂膜剂 | |
| 单纯瘙痒无皮损 | | 乳剂、酊剂 | |

## 二、甲真菌病

由各种真菌引起的甲板或甲下组织感染，称为甲真菌病。甲癣特指皮肤癣菌引起的甲病。甲癣常来源于手足癣，由手足癣直接感染，免疫功能低下、糖尿病及遗传等是易感因素。

**【临床表现】**

手足癣患者中，大约 50% 伴有甲真菌病，指甲甲板不同程度受损、变色、无光泽、增厚、凹凸不平，或部分或全部脱落等。本病病程长，治疗较为困难，若不治疗，可伴随终身。

**【治疗】**

**1. 治疗原则**

积极治疗手足癣、体股癣，预防本病发生。

**2. 药物使用**

该病用药原则，口服配合外用。

（1）口服药物，如伊曲康唑，400mg/日，分2次服用，1周/月，为1疗程；指甲受累，则2～3个疗程，趾甲受累3～4个疗程。特比萘芬，250mg/日，指甲受累，疗程4～6周，趾甲受累疗程6～9周。

（2）外用药物，如第1步，尿素软膏+纱布（封包处理，目的是使病甲软化剥离），直到病甲去除；第2步，外用环吡酮软膏或酮康唑乳膏等。

**3. 关联销售方案**

口服伊曲康唑+大蒜精油胶囊或蜂胶胶囊或维生素C+外用尿素软膏+纱布+酮康唑乳膏。

## 第二节　细菌性皮肤病

### 一、毛囊炎与疖

毛囊炎、疖等是一组累及毛囊及其周围组织的细菌感染性疾病。金黄色葡萄球菌感染是常见病因。免疫功能低下、糖尿病、长期应用糖皮质激素、高温、多汗、卫生习惯不好、搔抓等是常见诱因。

**【临床表现】**

**1. 毛囊炎**

毛囊炎是局限于毛囊口的化脓性炎症，好发于头面部、颈部、臀部及外阴。典型症状为粟粒大毛囊性红色丘疹，数天内中央逐渐形成丘脓疱，中心有一毛发贯穿，周围有明显红晕，破后排除少量脓液，继而结痂痊愈，一般不留瘢痕，自觉疼痛或微瘙痒。发生于头皮的毛囊炎，可以起脱发，称为脱发性毛囊炎，发生于胡须部的称为须疮。

**2. 疖**

疖是毛囊深部及其周围组织的化脓性炎症，好发于头面部、颈及臀部。初期为毛囊性炎性红色丘疹，以后逐渐向周围扩散，形成硬结，伴有局部红肿热痛，数日后中央变软，顶端发生黄白色点状脓栓，破后有脓液流出，以后逐渐消退而愈合。发生于鼻部和唇部（周围）的疖，易引起海绵窦静脉炎及脑脓肿，因此该部位的疖不要用手挤压。反复发作者应检查血糖，排除糖尿病。

**【治疗】**

口服+外用。口服头孢克肟分散片（也可选用青霉素类、喹诺酮类、大环内酯类抗生素）＋清热解毒中成药物（如猴耳环颗粒）＋维生素C（提高机体抵抗细菌感染能力）或蛋白质粉或转移因子口服液（疖病患者使用）＋外用鱼石脂软膏或碘酊或莫匹罗星软膏（未化脓时使用）。

### 二、寻常型脓疱疮

**【病因】**

脓疱疮是金黄色葡萄球菌（占50%～70%）及溶血性链球菌等引起的皮肤急性化脓性炎症，可接触或自身接种传染。少数可诱发肾炎或风湿热，主要与溶血性链球菌感染有关。

**【临床表现】**

本病传染性强，常会在托儿所、幼儿园发生流行；可发于任何部位，但以面部等暴露部位多发。皮损初为红斑点或小丘疹，迅速转化为脓疱，周围有明显红晕，壁薄，易破溃，脓液干燥后形成蜜黄色厚痂，会因搔抓扩散。陈旧的结痂会在6～10天后脱落，不留瘢痕。病情严重者会引起全身中毒症状及淋巴结炎，甚至肾小球肾炎等。

**【治疗】**

**1. 用药原则：口服＋外用**

（1）外用药物，脓疱未破溃者，用硫黄炉甘石洗剂；脓疱破溃者，1∶5000高锰酸钾液或0.5%新霉素液清洗湿敷，再外用莫匹罗星软膏等。

（2）口服药物，头孢类抗生素。

**2. 关联销售方案**

口服头孢克肟分散片＋氨基酸口服液（提高机体抵抗力）或维生素C＋外用莫匹罗星软膏＋消毒液（如84消毒液，要对污染衣物及环境及时消毒，以减少疾病传播）。

## 第三节　病毒性皮肤病

病毒性皮肤病是指病毒感染引起的、以皮肤黏膜病变为主的一类疾病。不同病毒感染所引起的皮损存在很大差异，可表现为疣、疱疹、红斑发疹型（如麻疹）。

### 一、单纯疱疹

单纯疱疹是由单纯疱疹病毒引起的、以簇集性水疱为特征，有自限性（自限性指的是在不治疗的情况下到一定时间自己便痊愈）并容易反复发作的病毒性皮肤病。

**【病因及传播】**

单纯疱疹是由单纯疱疹病毒感染所致。胃肠功能紊乱、经期、过度疲劳等机体免疫力下降时可诱发。Ⅰ型的单纯疱疹主要发生于儿童，通过接吻或公用餐具传播，主要引起生殖器以外的皮肤黏膜及脑部感染。Ⅱ型单纯疱疹主要发生于青年人和成人，通过密切性接触传播，主要引起生殖器部位或新生儿感染。

**【临床表现】**

临床上，分为初发型与复发型。初发型皮损范围广泛，自觉症状明显，病程比复发稍长。

**1. 初发型**

药店会遇到较多的是疱疹性龈口炎与疱疹性湿疹，其他类型本篇暂不论述。

（1）疱疹性龈口炎　该类型比较常见，多发于1～5岁儿童，好发于口腔、牙龈、舌、硬腭、咽等部位。皮损表现为迅速发生的群集性小水疱，很快破溃形成表浅溃疡，也可开始即表现为红斑、浅溃疡。疼痛比较明显，可伴有发热、咽痛及局部淋巴结肿痛，自然病程1～2周。

**学习提示**

溃疡：属于继发性皮损，皮肤或黏膜缺损形成的创面，可深达皮肤深层如真皮（皮肤表皮层的下层是真皮层），可以由感染、损伤、肿瘤、血管炎等引起。红斑是皮损中斑疹的一种，属于原发性皮损，指的是皮肤黏膜的局限性颜色改变，与周围皮肤平齐，无隆起或凹陷，大小可不一，形状可不规则，直径一般小于1cm，直径大于1cm时成为斑片。

（2）疱疹性湿疹　常发生于患有湿疹和特应性皮炎的婴幼儿，多见于躯干上部、颈部、头部。皮损表现为原皮损处红肿并出现散在的密集型水疱或脓疱，融合成片，水疱中央有脐凹，周围有红晕，病情严重者可在1周内泛发全身，并伴有发热等全身症状。

**2. 复发型**

部分患者原发感染消退后，在诱发因素的刺激下，在同一部位反复发作，多见于成年人，皮损好发于皮肤黏膜交界处，如口周、口角、鼻、眼、面颊部及外阴部位（外阴部位的属于生殖器疱疹）等，也可见于口腔黏膜部位。发作初期局部先出现灼热，然后出现红斑，其上群集有针头大小的水疱及丘疹，数天后水疱破溃易形成糜烂，后结痂继而愈合。病程1～2周，易反复发作。

**学习提示**

丘疹：丘疹属于原发性皮损，是局限性、实质性、直径小于1cm表浅隆起性皮损，可以表现为扁平（如扁平疣）、粗糙不平呈现乳头状（如寻常疣）、颜色可呈现紫色（如扁平苔癣）、淡黄色（如高血脂中的黄色瘤）、黑褐色（如色素痣）等。形态介于丘疹与斑疹之间的稍隆起皮损称之为斑丘疹，丘疹顶部有小水疱时成为丘疱疹，丘疹顶部有小脓疱时成为丘脓疱疹。

**【治疗】**

**1. 治疗原则：口服＋外用**

（1）口服抗病毒药，如阿昔洛韦分散片或板蓝根颗粒或抗病毒口服液＋外用阿昔洛韦乳膏或新洁尔灭（对于有龈口炎者予以含漱使用）。继发感染可口服头孢克肟分散片加外用莫匹罗星软膏。

（2）对于初发者药物使用，口服阿昔洛韦200mg/次，5次/天；或400mg/次，3次/天；或伐昔洛韦1000mg/次，2次/天，疗程7～10天，同时外用抗病毒软膏。

（3）对于发作者药物使用，同（2），疗程5天。

（4）对于频繁复发者（1年发作6次以上）药物使用，口服阿昔洛韦400mg/次，3次/天；或伐昔洛韦500mg/次，1次/天，连续口服6～12个月。

**2. 关联销售方案**

西药物（口服+外用）+中成药（如烦躁易怒、口苦咽干者等口服龙胆泻肝片，根据下面带状疱疹中医辨证分型使用）+增加机体免疫力的营养素（如氨基酸口服液、葡萄籽胶囊、维生素C等）

## 二、带状疱疹

带状疱疹是由水痘－带状疱疹病毒引起的沿单侧周围神经分布的群集性疱疹，并以伴有明显神经痛为特征的一种皮肤病。本病痊愈后可以获得持久的免疫，因此一般不会复发。

**【临床表现】**

**1. 多发人群**

好发于成年人，随着年龄增大而呈上升趋势。

**2. 典型表现**

发疹前可有轻度乏力、低热、纳差等全身表现，患处皮肤自觉灼热或灼痛，触碰有明显的痛觉敏感，持续1～5天，也可没有前驱表现直接发疹。皮损好发部位依次为肋间神经、颈神经、三叉神经和腰骶神经支配区域。患处先出现潮红斑，很快出现粟粒到黄豆粒大小的丘疹，簇状分布不融合，继而迅速变为水疱，疱壁紧张发亮，内部液体澄清，外围绕以红晕，各簇水疱之间皮肤正常。皮损可发生于身体的一侧，沿单侧周围神经走向，呈带状分布，一般不超越身体正中线。神经痛为本病特征之一，可以在发病前或伴随皮损出现，老年患者常较为剧烈。一般病程2～3周，老年人病程可3～4周。水疱干涸、结痂脱落后留有暂时性红斑或色素沉着。

**3. 特殊表现**

部分患者可出现于眼部（多见于老年人）、耳部带状疱疹及带状疱疹后遗神经痛（指的是带状疱疹在皮损消退4周后神经痛仍然持续存在）。

**【治疗】**

本病的治疗原则是抗病毒，止痛，消炎，防止并发症。

**1. 药物治疗（口服+外用）**

（1）口服药物

①抗病毒药物：如阿昔洛韦800mg/次，5次/日；或伐昔洛韦1000mg/次，3次/

日；疗程7天。

**销售提示**

抗病毒药物使用足量而且越早越好，尤其对于50岁以上发病者，有利于减轻患者神经痛，缩短病程。

②止痛药物：去痛片（索密痛片）、吲哚美辛、布洛芬等。

**销售提示**

还可以加维生素E，有利于缓解疼痛及预防后遗神经痛。

③营养神经药物：如维生素$B_1$和维生素$B_{12}$，有利于缓解神经痛表现。

④糖皮质激素（主要用于病程7天内、无其他相关疾病的老年患者）：如泼尼松30～40mg/日，疗程7～10天。

（2）外用药物

①疱疹未破者，使用阿昔洛韦软膏外涂；如破溃者，可用新霉素软膏或莫匹罗星软膏。

②对于合并眼部带状疱疹者，用阿昔洛韦眼膏或疱疹净（碘苷）滴眼液滴眼。

**2. 器械治疗**

可用频谱治疗仪照射皮损部位，有利于缓解疼痛。

**3. 关联销售指导方案**

西药抗病毒药（口服+外用）+止痛药+预防及营养减缓神经痛营养素（如维生素$B_1$或维生素E或螺旋藻）+中成药（根据辨证分型选用龙胆泻肝片、参苓白术颗粒、元胡止痛片等）。

**【中医辨证论治】**

**1. 肝胆湿热证**

表现：皮肤潮红，疱壁紧张，灼热刺痛；伴口苦咽干，急躁易怒，大便发干，小便发黄；舌红，苔薄黄或黄腻，脉弦滑。

治法：清利湿热，解毒止痛。

药物：龙胆泻肝丸。

**2. 脾虚湿蕴证**

表现：皮损颜色较浅，疱壁松弛，破后糜烂、渗出，疼痛轻，口不渴，纳差或食后腹胀，大便时溏，女性患者常见白带多。舌淡体胖，苔白或白腻，脉沉缓或滑。

治法：健脾利湿，佐以解毒。

药物：参苓白术颗粒。

**3. 气滞血瘀证**

表现：皮损大部分消退，或有血痂、红斑色暗，疼痛不止或隐痛绵绵；伴心烦，夜寐不宁，或咳嗽，动则加重；舌质暗紫，苔白，脉细涩。

治法：活血化瘀，行气止痛。

药物：元胡止痛片、柴胡舒肝丸、血府逐瘀丸。

## 三、疣

疣是由人乳头瘤病毒感染所引起的皮肤黏膜良性赘生物，包括寻常疣、扁平疣、跖疣及尖锐湿疣等。

**【病因】**

该病主要通过直接接触患者、健康带病毒者或间接接触传染致病。外伤、免疫缺陷、免疫功能低下是发生感染的重要因素，其中以16～30岁人群为主。

**【临床表现】**

该病的潜伏期为6周～2年，常见的临床类型如下。

**1. 寻常疣**

又称瘊子，5～20岁为易发人群，皮损可发生于身体任何部位，但主要好发于手部，手在水中长期浸泡是常见的诱发因素。典型皮损表现为黄豆大小或更大的半球状角化丘疹，表面粗糙、坚硬，色灰黄或灰褐色或皮肤色，可因自身接种数目逐渐增多。病程漫长，亦有自然退化者。多数无症状或感觉轻微，出现于甲周的皮损称为甲周疣，可破坏指（趾）甲的生长，引起疼痛。

**2. 扁平疣**

又称青年扁平疣，好发于颜面、手背、前臂等处，典型皮损表现为米粒到黄豆大小淡褐色或正常皮色扁平隆起性丘疹，圆形或椭圆形，表面光滑，质硬，数目众多，常密集，搔抓后皮损可沿抓痕成串珠状或条状排列。病程漫长，可自行消退，部分可复发。

**3. 跖疣**

为发生于足底部的寻常疣。跖外伤、摩擦、受压部位多见，主要以跖骨中部区域为主，皮疹起初是细小发亮的丘疹，逐渐增到黄豆大小或更大，在逐渐增大时由于压迫形成淡黄色或黄褐色胼胝样扁平丘疹或斑块，表面粗糙，界限清楚，中间微凹，边缘为稍高的角质环，去除角质层后，中心可见点状出血形成的小黑点，可有疼痛和压痛，也可无。

**【治疗】**

**1. 外用药物**

（1）扁平疣可用维生素A酸乳膏、阿达帕林凝胶、酞丁胺外涂治疗。

（2）寻常疣、跖疣可用酞丁胺霜或5－氟尿嘧啶软膏外涂。

**2. 口服药物**

清热解毒中药＋免疫调节剂（如干扰素、转移因子、左旋咪唑等）。

**3. 保健食品的使用**

维生素C、螺旋藻等提高机体抗病能力的产品。

# 第四节　皮炎与湿疹

## 一、接触性皮炎

接触性皮炎是接触外界刺激物（刺激物一般指的是能够引起皮肤损害的酸类物质、碱性物质等）或致敏物质（致敏物质指的是含有某些化学成分的皮革制品、橡胶制品、染发剂、皮毛制品、化妆品、洗发水、指甲油、杀虫剂等）后在皮肤黏膜接触部位发生的炎症性反应。

**【临床表现】**

本病根据病程可以分为急性、亚急性和慢性，具体表现如下。

**1. 急性接触性皮炎发病急**

在接触部位发生境界清楚的水肿性红斑，其上可有丘疹或丘疱疹；严重者可出现水疱，常自觉瘙痒、灼痛。目前，临床把接触化妆品、婴儿接触尿布、油漆等引起的皮炎称为特殊类型接触性皮炎。

**2. 病程有局限性**

去除病因接触物后，经适当治疗 1～2 周后可痊愈，遗留暂时性色素沉着。但若再接触致敏原可再发作，反复接触，反复发作。如处理不当可发展为亚急性或慢性炎症，局部呈苔癣样病变（苔藓样变指的是患病部位皮肤增厚、干燥、粗糙、色素沉着或减退等表现）。

**3. 自觉症状**

轻者瘙痒，重者灼痛或胀痛。全身反应严重者会伴有发热、畏寒、头痛恶心及呕吐等。

**【治疗】**

该病治疗原则是脱离接触物，并且对症处理。

**1. 口服药物**

抗组胺药物（如氯雷他定、西替利嗪等）或糖皮质激素类（如泼尼松、地塞米松等）。

**2. 外用药物**

如炉甘石洗剂、硼酸氧化锌冰片软膏、丹皮酚软膏、莫匹罗星软膏、复方氟米松软膏、氧化锌软膏等。

**销售提示**

外用药物选用原则，急性期有渗出时，以选用溶液剂型为主；亚急性期有少量渗出时，以选用油剂为主，无渗出时宜选用霜剂；慢性期以选用膏剂为主；当有感染时，宜选用抗生素软膏外涂。

## 二、湿疹

湿疹是由多种内、外因素共同引起的，临床上急性期皮损以丘疱疹为主，具有明显渗出倾向，慢性期以苔藓样变为主，而且病情易反复的皮肤疾病。

**【病因】**

内部因素与神经功能障碍、内分泌失调（如月经紊乱及妊娠等）、消化不良、肠道疾病、新陈代谢异常、慢性感染性病灶（如慢性胆囊炎、扁桃体炎、肠寄生虫病等）等有一定的关系。外部因素与饮食（如鱼、虾、牛羊肉等）、吸入物（如花粉、尘螨等）、动物皮毛、各种化学物质（如化妆品、肥皂）、生活环境（如日光、炎热、干燥）等有关。

**【临床表现】**

根据病程及临床特点，本病可以分为急性、亚急性、慢性湿疹。

**1. 急性湿疹**

好发于面、耳、手、足、前臂、小腿外漏部位，严重者可泛发于全身，常对称分布。皮损呈多形性，常表现在红斑基础上针头到粟粒大小丘疹、丘疱疹，严重时出现小水疱，并融合成片，且境界不清楚，常因为搔抓形成点状糜烂面，有明显的浆液性渗出。自觉瘙痒剧烈，会因为搔抓、热水洗烫而加重皮损。

**2. 亚急性湿疹**

急性湿疹炎症症状减轻后或者不适当处理导致病程变久而发展，具体表现是红肿以及渗出减轻，仍可见少量丘疹或丘疱疹，皮损暗红色，可以有少许鳞屑或轻度浸润；自觉瘙痒，搔抓后仍出现糜烂。如在外界因素或致敏原刺激下或处理不当，会再次导致急性发作。

**3. 慢性湿疹**

多因急性、亚急性湿疹反复发作演变而成，亦可开始即呈现慢性炎症。患处皮肤表现为浸润性暗红斑上有丘疹、抓痕、鳞屑，局部皮肤增厚、表面粗糙，有不同程度的苔藓样变、色素沉着或色素减退。自觉明显瘙痒，常呈现阵发性。病情时轻时重，可以迁延数月或数年甚至终身。常发部位于小腿、足、肘窝、手、乳房、外阴、阴囊、肛门等处，多呈现对称发病。目前，临床上把发生在手部、哺乳期女性的乳房部位、发生于四肢的钱币状湿疹以及发生在阴囊、外阴、肛门部位的湿疹称为特殊类型的湿疹。

**4. 婴儿湿疹**

俗称奶癣，发生于婴儿面部、头皮的一种急性及亚急性湿疹，好发于 2 ~ 3 个月婴儿的面颊、额部、眉间和头部，重者躯干、四肢亦可发疹。初期皮损为对称性分布的红斑，后渐出现丘疹、丘疱疹、水疱，常因搔抓、摩擦导致水疱破裂，形成渗出性糜烂面，水疱干涸后可形成黄色痂皮，患儿自觉剧痒。如继发感染会出现脓疱或脓痂，会伴有局部淋巴结肿大和发热的表现。部分患儿皮损表面干燥，表现为小丘疹上面覆盖少量灰白色糠秕状脱屑，还可以表现脂溢性，表现为红斑丘疹上附着淡黄色脂性黏液，后者会形成结痂，瘙痒不明显。患儿多伴有胃肠功能障碍，有吐奶、腹泻或便秘等表现。

【诊断及鉴别】

急性湿疹与急性接触性皮炎、慢性湿疹与慢性单纯性苔藓、手足湿疹与手足癣鉴别如下（分别见表10－4，表10－5，表10－6）。

表10－4　急性湿疹与急性接触性皮炎的鉴别

| 鉴别点 | 急性湿疹 | 急性接触性皮炎 |
|---|---|---|
| 病因 | 复杂，多属内因 | 多属外因，有接触外界刺激物的接触史 |
| 好发部位 | 任何部位 | 主要在接触部位 |
| 皮损特点 | 多形性，对称，无大疱及坏死，炎症轻 | 单一形态，可有大疱及坏死，炎症重 |
| 皮损境界 | 不清楚 | 清楚 |
| 自觉表现 | 瘙痒，一般不痛 | 瘙痒，灼热或疼痛 |
| 病程 | 较长，易复发 | 较短，去除病因可自愈，不接触不复发 |

表10－5　慢性湿疹与慢性单纯性苔藓的鉴别

| 鉴别点 | 慢性湿疹 | 慢性单纯性苔藓 |
|---|---|---|
| 病史 | 由急性湿疹发展而来，有反复发作的亚急性病史，急性期先有皮损后出现瘙痒感 | 多先有痒感，搔抓后出现皮损 |
| 病因 | 各种内外因素 | 神经精神因素为主 |
| 好发部位 | 身体任何部位 | 颈项、肘膝关节伸侧、腰骶部 |
| 皮损特点 | 米粒大小灰褐色丘疹，融合成片，浸润肥厚，有色素沉着 | 多角形扁平丘疹，密集成片，呈苔藓样变，边缘可见扁平发亮丘疹 |
| 转化 | 可以变成急性发作，有渗出倾向 | 慢性，干燥 |

表10－6　手足湿疹与手足癣的鉴别

| 鉴别点 | 手足湿疹 | 手足癣 |
|---|---|---|
| 好发部位 | 手、足背 | 掌跖或指趾间 |
| 皮损性质 | 多形性，易渗出，境界不清，多对称分布 | 深在性水疱，无红晕，领圈状脱屑，境界清楚，常单发 |
| 甲损害 | 甲病少见 | 常伴有甲增厚、污秽、脱落 |

【治疗】

**1. 药物使用**

（1）外用药物

①有渗出时，可以选用硼酸洗液加纱布湿敷。

②无渗出者可选用肤康宝、氟轻松软膏、益康唑曲安奈德软膏、哈西奈德软膏、卤米松软膏、氧化锌软膏等外涂。

③慢性期可选用软膏、硬膏剂型外涂（如他克莫司软膏等）。

（2）口服药物

①内服抗组胺药物，如氯雷他定、苯海拉明、异丙嗪，并可服用镇静药，还可以选用复方甘草酸苷片口服。

### 销售提示

用于治疗各种慢性肝病、肝功能异常、湿疹、皮炎、荨麻疹等。

②急性期可以加服钙剂、维生素 C、螺旋藻。

### 销售提示

使用钙制剂可以增加毛细血管致密度、降低通透性，使渗出减少，具有消炎、消肿、抗过敏的作用，主要用于急性湿疹期，也就是使用钙制剂可以增加抗过敏药物的作用，减轻炎症，缩短病程；使用维生素 C，可以降低毛细血管的通透性，它还是体内氧化系统的重要组成成分，主要用于皮肤病中的过敏性疾病、慢性炎症性疾病、色素性皮肤病的辅助治疗。

③有继发感染者口服抗生素（如头孢克肟、环丙沙星、氨苄西林等）。

**2. 儿童湿疹**

儿童湿疹要同时治疗消化功能障碍，除去肠寄生虫，排除过敏原。饮食上尽量母乳哺乳，而且不要过饱。具体药物使用如下：

（1）口服药物如健儿消食口服液、健儿清解液（销售提示：该药物要考虑患儿在有一定的热证及消化不良表现时使用）、儿滞灵冲剂、鞣酸蛋白酵母散（销售提示：该药物对治疗有腹泻伴有消化不良患儿效果好）、酪酸梭菌活菌胶囊、枯草杆菌肠球菌二联活菌颗粒、婴儿健脾散、肥儿丸、山麦健脾口服液等；有寄生虫者服用磷酸哌嗪宝塔糖、阿苯达唑片等。

（2）外用药物如他克莫司软膏（2 岁以上使用）、地奈德乳膏（儿童不宜长期使用，影响发育）、儿肤康搽剂（中药制剂）、吡美莫司乳膏（2 岁以上）、氟轻松维生素 $B_6$ 乳膏（长期应用会出现色素沉着、血管扩张、继发感染或轻度萎缩等不良反应）。

**3. 关联销售方案**

药物（口服＋外用）＋保健品（螺旋藻、钙营养素）＋器械（纱布用于湿疹急性期湿敷）。

**4. 爱心提示**

注意尽量避免辛辣刺激饮食（如饮酒、辣椒等），不宜用热水沐浴，不宜用碱性肥皂，外用药物涂抹面积一定要大于皮损面积。

**【中医辨证论治】**

**1. 病因**

中医学认为湿疹的病因分为先天与后天因素。

（1）先天因素　包括两种情况：一种与遗传有关，就是所谓的过敏体质，由于先天禀赋特殊，对某些特殊物质过度敏感，一经接触、食入立即触发本病，此种情况较难预测；二是该类人群平时脾胃虚弱而导致体内湿气偏盛，易患本病。

（2）后天因素　又可分为内因、外因。

①内因：最常见的是由于饮食不节，过食辛辣肥甘厚味及荤腥动风之品，过食或者频食酒肉、鱼、虾、蟹、蛋等腥荤动风之物容易损伤脾胃，脾失健运，湿从内生，而发为本病；或因长期精神紧张，导致肝郁不疏，日久则肝病传脾，导致脾失健运，而发为本病。

②外因：包括六淫，常与暑、湿、火有关，夏天暑湿盛，湿疹多发。内有湿邪之人，外感火热之邪，湿热相搏，易发病，如存在慢性胆囊炎、扁桃体炎、肠寄生虫病等慢性感染病灶的人群。

**2. 辨证论治**

（1）湿热蕴结型

表现：发病急，病程短，心烦，口渴，大便秘结，小便赤少；皮损潮红灼热，肿胀，渗出显著；舌质红，舌苔白或黄，脉弦滑或滑数。

治法：清热凉血除湿。

药物：龙胆泻肝片、防风通圣丸、连翘败毒丸、皮肤病血毒丸、清热散结片、除湿止痒洗液、消风止痒颗粒。

（2）脾虚湿蕴型

表现：病程日久，口渴不思饮，大便不干或有溏泻；皮损粗糙肥厚或兼有少量渗液，或可见抓痕、鳞屑；舌质淡，舌体胖或有齿痕，舌苔白或腻，脉沉缓或滑。

治法：健脾利湿清热。

药物：参苓白术颗粒、丹皮酚软膏外用。

（3）血虚风燥型

表现：皮损肥厚，角化皲裂，或有抓痕、血痂；舌质淡，舌苔白，脉沉细或沉缓。

治法：健脾燥湿，养血润肤。

药物：二妙丸、湿毒清胶囊。

# 第五节 皮肤附属器疾病

## 一、脂溢性皮炎

脂溢性皮炎，又称为脂溢性湿疹，是皮脂溢出较多部位的皮肤慢性炎症，在面部常与痤疮并发。

**【病因】**

临床认为该病的发病机制可能与遗传、性激素失调、痤疮丙酸杆菌感染、局部皮肤刺激、精神因素、维生素B族缺乏、胃肠道障碍、饮食因素等有关。

**【临床表现】**

该病可发生于任何年龄阶段。①好发于头皮、颜面、背、胸等皮脂溢出较多的部位。②皮损初发为毛囊性丘疹，逐渐融合为暗红或黄红色斑片，其上覆有油腻性鳞屑或痂，可见渗出、结痂和糜烂并呈现湿疹样表现；严重者泛发全身，发展成皮肤呈现弥漫性潮红或显著脱屑的脂溢性红皮病；伴有不同程度的瘙痒，多为慢性病程，容易反复发作。发生在头皮的损害分为鳞屑型（常表现红斑或红色毛囊丘疹并有小片糠秕状脱屑，头发干燥、细软、稀疏或脱落）和结痂型（胖人多见，头皮厚积片状、黏着油腻性黄色或棕色痂，痂下炎症明显，兼有糜烂渗出表现）。

**【治疗】**

**1. 药物使用**

（1）外用药物　外用药物治疗以去脂、消炎、杀菌、止痒为原则，可选用含抗真菌药混合制剂（复方咪康唑、复方益康唑霜）；头部有皮损者可选用酮康唑洗发香波（每周洗头2次）等；有液体渗出时可选用氧化锌软膏、呋喃西林凝胶、金霉素眼膏等外涂。

（2）口服药物

①瘙痒剧烈时，可口服抗组胺药（如西替利嗪、氯雷他定）、镇静剂（如地西泮等）。

②口服维生素 $B_6$、维生素 $B_2$ 和复合维生素B族加锌制剂有利于炎症恢复，缩短病程。

③有真菌感染，可加伊曲康唑0.1g/日，连服2~3周。

④有细菌感染时，可以口服抗生素，如红霉素、阿奇霉素、环丙沙星等。

⑤如病变范围较大、炎症明显，可加服泼尼松片+雷公藤多苷20mg/次，3次/日，疗程5~7天。

## 使用提示

脂溢性皮炎口服中成药物使用列表如下（表10-7）。

表10-7 常用中成药功效及适用人群

| 中成药物 | 功效 | 适用人群 |
| --- | --- | --- |
| 龙胆泻肝丸 | 清肝胆，利湿热 | 用于急性发作期，湿热盛，皮损红肿，有渗出，伴见口苦咽干、小便黄赤、大便秘结、舌红苔黄、脉弦数者 |
| 防风通圣丸 | 解表通里，清热解毒 | 用于急性期皮损色红，并有渗出、糜烂、结黄厚痂、瘙痒较明显，伴心烦口渴、大便秘结、色红苔黄、脉弦数者 |
| 栀子金花丸 | 清热泻火，凉血解毒 | 用于肺胃热盛，见皮损发于面部色红者。本病急性期皮损新生较多；伴有热口干，口舌生疮，便秘尿黄，舌红苔黄，脉弦洪数 |
| 茵陈五苓丸 | 清湿热，利小便 | 用于皮损色红、瘙痒，伴见脘腹胀满、小便不利等症 |
| 三黄片 | 清热解毒，泻火通便 | 用于急性期皮损色红，并有渗出、糜烂、结黄厚痂、瘙痒较明显，伴有心烦口渴、小便短赤、大便秘结、舌红苔黄、脉弦数者 |
| 复方青黛胶囊 | 清热凉血，解毒消斑 | 用于皮疹色鲜红、鳞屑多、瘙痒明显者 |
| 二妙丸 | 燥湿清热 | 用于皮损色黄红或油腻性鳞屑者 |
| 参苓白术丸 | 补脾胃，益肺气 | 用于皮肤干燥无光泽或有轻肿、脱屑多、瘙痒，伴乏力、食少纳呆、脘腹胀闷、便溏、舌淡胖有齿痕、苔薄白或白腻、脉弱者 |

（3）关联销售方案　药物（口服+外用；根据上述不同情况选用口服与外用药物及中成药物）+保健品（维生素B族、含锌螺旋藻、蜂胶等）。

（4）爱心提示　提示顾客平素生活规律，选用中性清洁剂清洗皮肤，避免搔抓等。饮食上尽量不吃辛辣、油腻、刺激性大的食物；注意多吃蔬菜、水果等含维生素多的食物，清淡饮食。

## 二、寻常痤疮

寻常痤疮是一种累及毛囊皮脂腺的慢性炎症性疾病，具有一定的损容性，各年龄段均可发病，但以青少年发病率为高的皮肤病。

**【病因】**

目前认为该病的发病与雄激素（指的是青春期后体内雄激素产生增加或雌雄激素水平失衡）、皮质分泌增加、毛囊皮脂腺开口过度角化、痤疮杆菌感染等有关，部分还与内分泌障碍、遗传、自身免疫等有关。

**【临床表现】**

（1）多发于15~30岁青年男女，皮损好发于面部、额部，其次胸、背、肩部，多对称性分布，常伴有皮脂溢出。痤疮的各种类型皮损均是由毛囊不同深度的炎症以及其他继发性的反应造成的，包括因为毛囊皮脂腺导管阻滞所导致的粉刺、发生于毛囊口处的表浅脓疱、炎性丘疹、结节、囊肿及瘢痕等。

（2）皮损初期为圆锥形丘疹（如白、黑头粉刺，白头粉刺可以挑挤出白黄色豆腐渣样物质，而黑头粉刺是内含脂肪栓氧化导致形成），皮损加重后发展到炎性丘疹（顶端可有脓疱），继续发展可形成大小不等的暗红结节或囊肿，挤压时有波动感，经久不愈可化脓形成脓肿，破溃后形成窦道和瘢痕。该病一般无自觉症状，炎症明显时会伴有疼痛。该病病程慢性，部分到中年可缓解，但会留有色素沉着或瘢痕。

（3）根据病情轻重，临床上痤疮分1～4级（表10－8）。

**表10－8　临床病情程度及特点**

| 病情程度 | 特　点 |
|---|---|
| 1级 | 散在到多发的黑头粉刺，可伴有散在分布的炎性丘疹 |
| 2级 | 1级＋炎性皮损数目增加，出现潜在性疱疹，但局限于面部 |
| 3级 | 2级＋深在性疱疹，分布于面部、颈部和胸背部 |
| 4级 | 3级＋结节、囊肿，伴有瘢痕形成，发生于上半身 |

注：药店一线员工要学会利用痤疮分级，提示顾客用药方面应该足疗程及科学合理地使用口服与外用药物。

（4）特殊类型痤疮：由于使用雄激素、糖皮质激素引起的痤疮；与月经周期密切相关引起的痤疮；使用皮肤清洁剂，如化妆品、香波、防晒剂、增白剂、发胶、香皂、洗面奶等引起的化妆品痤疮；婴儿期痤疮；男性青年表现为严重结节、囊肿、窦道、瘢痕等的聚合性痤疮等。

**【治疗】**

该疾病的治疗原则是去脂＋溶解角质＋杀菌＋消炎＋调节激素水平。

**1. 药物使用**

口服＋外用药物联合使用，治疗效果才更好。

（1）抗生素药物　如四环素1g/天，连续4周，后改为0.5g/天，连用8周；也可用红霉素、多环西素、米诺环素等；还可以同时加服异维A酸，可以减少皮脂分泌、黑头粉刺形成，抑制痤疮丙酸杆菌，对3级以上等痤疮效果良好。

（2）抗雄激素药物　使用达英35（适合患有痤疮而月经不正常或月经前皮损加重者）3～4个疗程后有较明显疗效。月经来潮第1天开始，1粒/天，连服21天，停药7天1疗程，月经来潮再继续上法服用。螺内酯60mg/日，连用1个月，部分患者有效，应定期查血钾和血压。西咪替丁0.6g/天，口服30天。

（3）对于严重的结节性痤疮、聚合性痤疮、囊肿性痤疮，可以考虑小剂量口服糖皮质激素，如泼尼松、地塞米松等。

（4）中成药物使用（见下面辨证分型）如丹参酮胶囊、当归苦参丸、栀子金花丸、复方珍珠暗疮片、银翘解毒丸、血府逐瘀汤胶囊、复方丹参片等。

（5）外用药物使用

①阿达帕林凝胶、他扎罗汀凝胶。

## 销售提示

属于第3代维生素A酸类药物，用于粉刺溶解与排除，对于轻中度痤疮效果好。

②抗生素软膏，如红霉素、氯霉素、克林霉素软膏、克林霉素甲硝唑搽剂等，适用于皮肤干燥和敏感的痤疮患者。

③过氧苯甲酰凝胶（用于杀灭痤疮丙酸杆菌，溶解粉刺与收敛作用）与红霉素软膏合用效果更好。

④其他如克痤隐酮凝胶、夫西地酸乳膏、复方片仔癀软膏等。

**2. 关联销售方案**

药物（口服+外用；根据痤疮分级及上述不同情况选用口服与外用药物及中成药物）+保健品（螺旋藻、有便秘者选用复方芦荟胶囊、维生素B族、含锌营养素）+器械（如面膜、专用挤压器）。

**3. 器械使用**

粉刺需用专门粉刺挤压器挤压或药物面膜。

**4. 爱心提示**

痤疮患者平时要清水洗脸，多吃富含维生素食物，少吃辛辣刺激、含糖多与油腻性食物等；防止便秘；少使用油膏类化妆品，不要用手挤压搔抓粉刺。

**【中医辨证论治】**

治疗面部脂溢性皮炎、酒渣鼻以及光敏性皮肤病，可借鉴中医学辨证思路（表10-9）。

**表10-9　分型、表现及治疗药物**

| 分型 | 表现 | 药物 |
|---|---|---|
| 肺胃蕴热证 | 面部或兼前胸、后背多脂部位红斑、炎性丘疹，色红，局部脂溢明显，可见黑白头粉刺，或有痒痛，心烦，口干口苦，大便秘结；舌质红，苔薄黄，脉浮数 | 金花消痤丸、通便消痤丸、一清胶囊 |
| 湿热蕴毒证 | 皮疹红肿疼痛，或有脓疱，伴口臭，便秘，尿黄，舌红，苔黄腻，脉滑数 | 防风通圣丸、复方珍珠暗疮片 |
| 痰湿瘀结证 | 皮疹色暗红，以结节、囊肿为主，或有纳呆，便溏，舌淡胖，苔薄，脉滑 | 当归苦参丸、大黄䗪虫丸 |
| 冲任不调证 | 见于女性患者，月经前皮疹明显增多加重，月经后皮疹减少或减轻，可伴有月经不调，月经量少，经前心烦易怒，乳房胀痛不止，舌红苔薄黄，脉弦细数 | 柴胡舒肝丸 |

## 三、斑秃

斑秃，俗称"鬼剃头"，也称圆形脱发，是一种突然发生的局限性斑状脱发，可以发生于身体任何部位。

【病因】

病因可能与精神、内分泌失调、遗传、自身免疫性疾病等因素有关，大约 25% 的患者有家族史。

【临床表现】

本病可以发生于任何年龄，但以青壮年为多发。比较典型的表现是头发突然成片脱落，呈圆形或椭圆形，皮肤正常，数目不等，边界清楚，直径 1～10cm。患处皮肤光滑无炎症，无鳞屑，无瘢痕。无自觉症状，常为无意中或被他人发现。将拔下的头发放在放大镜下，可见毛发下段变细，如惊叹号（!）。按病期可以分为进展期、静止期、恢复期，进展期。脱发区边缘头发松动，很容易拔出，静止期头发不松动，大多数脱发静止 3～4 个月后进入恢复期；恢复期有细软色浅的绒毛样的新毛发长出，最后完全恢复正常。临床上，头发全部脱落者，称为全秃；全身毛发均脱落者，称为普秃；普秃及全秃者病程可持续数月至数年，部分患者可自愈；但普秃和全秃患者年龄越小，治疗越难。

【治疗】

**1. 药物使用**

（1）口服药物

①口服胱氨酸（该药品用于病后和产后继发性脱发症、慢性肝炎的辅助治疗）、维生素 B 族、泛酸钙（辅酶 A 的组成部分，用于维生素 B 缺乏、周围神经炎等）、复方甘草酸苷片等有助于生发。②针对伴有精神紧张、焦虑、失眠等患者，可服谷维素、地西泮和养血安神的中成药。③对于全秃与普秃及脱发发展迅速者，可口服糖皮质激素，如泼尼松 15～30mg/天，持续 2 个月。④中成药可选用口服首乌片、斑秃丸、养血生发胶囊等。

（2）外用药物　外用米诺地尔酊（口服剂型可用于顽固性高血压及肾性高血压，不引起体位性低血压）等，2 次/日，2～3 个月可有毛发新生。

**2. 爱心提示**

提示顾客注意生活规律，精神放松，心态平衡，保证睡眠。

**学习提示**

酊剂指的是把生药浸在酒精里或把化学药物溶解在酒精里而成的药剂。

【中医辨证论治】

见表 10－10。

**表 10－10　中医斑秃分型、表现及治疗药物**

| 分　型 | 表　现 | 中成药 |
|---|---|---|
| 肝肾不足证 | 脱发并伴有面色苍白，腰膝酸软，遗精滑泄，精神萎靡等 | 七宝美髯丹、健肾生发丸、右归丸、左归丸、斑秃丸等 |
| 气血两虚证 | 脱发伴有头晕目眩，失眠多梦，舌胖苔薄等 | 人参养荣丸、神应养真丸 |
| 气滞血郁证 | 脱发伴有情志不舒，同时伴有胸胁胀闷、刺痛、女子月经不调等 | 逍遥丸、四物颗粒、泻肝安神丸 |

## 四、臭汗症

汗腺分泌液具有特殊臭味或以汗液被分解而释放出臭味为表现的皮肤病。

**【病因】**

与青春期激素分泌、细菌分解、种族遗传、饮食（如部分使用大蒜、生葱者）因素等有关。

**【临床表现】**

足部臭汗症表现为足底和脚趾间发臭，经常与足部多汗症伴发。腋部臭汗症，又称为腋臭，为腋部发出的特殊刺鼻臭味，天热汗多或运动后最为明显，可同时伴有色汗（以黄色多见），多见于年轻女性，常有家族史。少数患者外阴、肛门、乳晕也可累及。

**【治疗】**

**1. 外用药物**

对于腋臭者，可以选用西施兰夏露（乌洛托品溶液）、足光散，或腋臭粉（枯矾30g、蛤蜊壳粉15g、樟脑15g，共同研成细末使用）等。对于足臭者，可用高锰酸钾片化水浸泡（按照高锰酸钾与水1∶5000的比例配制），每天30分钟，3～5周。

**2. 爱心提示**

提示顾客勤洗澡、勤换衣、保持皮肤干燥清洁，剪除腋毛。由于刺激性食物引起者，尽量不吃蒜、葱等。

## 五、多汗症、汗疱疹与剥脱性角质松解症

### （一）多汗症

多汗症是指在正常生活环境和条件下，以患者局部或全身皮肤异常多汗为表现的皮肤疾病。

**【病因】**

多汗症主要是由精神因素、偏瘫或脑震荡等引起的自主神经损伤或功能紊乱以及内分泌功能失调（如甲状腺功能亢进症、糖尿病等）等引起，有时也可是某些疾病的伴随症状。服用大量糖皮质激素也会出现多汗。

**学习提示**

**1. 甲亢**

甲亢是甲状腺功能亢进症的简称，是由于甲状腺合成释放过多的甲状腺激素，造成机体代谢亢进和交感神经兴奋，引起心悸、出汗、进食和便次增多和体重减少的病症。多数患者还常同时伴有突眼、眼睑水肿、视力减退等症状。治疗药物有硫脲类中的丙硫氧嘧啶和甲硫氧嘧啶以及咪唑类中的甲巯咪唑、卡比马唑、甲巯咪唑等。

**2. 甲减**

甲减是甲状腺功能减退症的简称，是由于甲状腺激素合成及分泌减少，或其生理效应不足导致机体代谢降低的一种疾病。以易疲劳、面色苍白、皮肤干燥发凉怕冷、体重增加、颜面眼角皮肤水肿、记忆力减退、声音嘶哑、毛发稀疏、反应迟钝、嗜睡、精神抑郁、便秘、月经不调、肌肉痉挛等身体多个系统异常表现的疾病。治疗药物有甲状腺片、左甲状腺素钠片等（一般需要终身服药）。

**【临床表现】**

以局部性多汗为常见，男女均可发生，多见于掌跖、腋下、腹股沟、会阴部，其次为前额、鼻尖和胸部，其中以掌跖最常见，无明显季节区别；常初发于儿童或青春期，一般持续数年，至25岁后自然减轻。患者常伴有末梢血液循环功能障碍，如手足皮肤湿冷、青紫或苍白、易患冻疮等。足部多汗者多伴有足臭，易继发细菌、真菌感染；腋窝及阴部多汗同时伴有臭汗症，伴发毛囊炎及疖等。

**【治疗】**

**1. 外用药物**

如西施兰霞（乌洛托品溶液）、5%明矾溶液或4%甲醛溶液等。

**2. 口服药物**

①镇静剂的使用，如苯巴比妥、氯丙嗪等。②抗胆碱能药物，如阿托品、颠茄等，患者口干可加服维生素C。③中成药物使用，见下中医汗证辨证分型。

**【中医汗证】**

汗证是指人体阴阳失调，营卫不和，腠理不固引起的汗液外泄失常的一类病证。不因外界环境因素影响，表现为白昼汗出，动则益甚，常伴气虚不固的症状，为自汗；而寐中汗出，醒后即止，常伴阴虚内热的症状，为盗汗。西医学中的甲状腺功能亢进症、自主神经功能紊乱、更年期综合征、风湿热、结核病、低血糖、虚脱、休克及肝病等某些传染病以汗出为主要表现者，均可参考本篇进行辨证论治。

**【病因】**

**1. 营卫不和**

属于阴阳偏盛或偏衰之体，或风邪侵袭表虚之体，导致营卫不和，卫（肺主气，属卫）外失司而致汗出。

**2. 肺气亏虚**

素体虚弱、病后体虚、久患咳喘导致肺气不足，肌表疏松，腠理（皮肤的意思）不固而汗自出。

**3. 心血不足**

劳心过度或久病血虚，均可以导致心血不足，心失所养，心液不藏而外泄则自汗或盗汗。

**4. 阴虚火旺**

烦劳过度、亡血失精、邪热耗阴，导致阴精亏虚，虚火内生，阴精被扰，不能自藏而外泄，导致自汗或盗汗。

**5. 邪热郁蒸**

情志不舒，肝郁化火；或嗜食辛辣，湿热偏盛，或感受风热、暑热、风寒化热导致邪热郁蒸，津液外泄而致汗出增多。

**【辨证论治】**

**1. 营卫不和证**

表现：自汗恶风，周身酸楚；伴有微发热，头痛，或失眠，多梦，心悸；苔薄白，脉浮或缓。

治法：调和营卫。

药物：桂枝汤。

**2. 肺气虚弱证**

表现：自汗恶风，动则益甚；久病体虚，平时不耐风寒，易于感冒，体倦乏力；苔薄白，脉细弱。

治法：益气固表。

药物：玉屏风颗粒。

**3. 心血不足证**

表现：睡则汗出，醒则自止，心悸怔忡，失眠多梦；眩晕健忘，气短神疲，面色少华或萎黄，口唇色淡；舌质红，苔薄，脉虚或细。

治法：补血养心。

药物：归脾丸。

**4. 阴虚火旺证**

表现：寐则汗出，虚烦少寐，五心烦热；久咳虚喘，形体消瘦，两颧发红，午后潮热，女子月经不调，男子梦遗；舌质红少津，少苔，脉细数。

治法：滋阴降火。

药物：麦味地黄丸。

**5. 邪热郁蒸证**

表现：蒸蒸汗出，汗液质黏，或衣服黄染，面赤烘热，口苦口渴，烦躁不安，小便色黄，舌苔薄黄，脉弦数。

治法：清肝泄热，化湿合营。

药物：龙胆泻肝片。

**（二）汗疱疹**

汗疱疹是对称性发生在掌跖、指趾屈侧皮肤的复发性水疱皮肤病，常伴手足多汗。

【病因】

目前认为精神因素、病灶感染（尤其是皮肤癣菌病）、局部过敏及刺激、过敏性体质及神经系统功能失调可能与本病有关。

【临床表现】

好发于手掌、足底和指（趾）侧缘。皮损位于表皮深处的针尖至粟粒大小圆形小水疱，周围无红晕，内含清澈浆液或变浑浊，水疱可融合大疱，一般不自行破裂，干涸后形成衣领状脱屑。自觉不同程度瘙痒或灼热感。病程慢性，春秋季易发。注意与剥脱性角质松解症、水疱型手癣进行区别。

【治疗】

早期口服抗组胺药（如西替利嗪、扑尔敏等），外用干燥止痒剂，如炉甘石洗剂等；后期以脱屑为主时外用尿素软膏外涂。

**（三）剥脱性角质松解症**

剥脱性角质松解症是发生在掌跖部的表浅角质剥脱性皮肤病，具体病因不明。

【临床表现】

皮损初期呈针头大小白点，逐渐向四周扩大，表皮与基底分离，形成类似疱液干涸的疱膜，容易自然破裂，或经撕脱成为薄纸样的鳞屑，其下皮肤正常，无炎性表现。皮损不断扩大，互相融合，可累及大片皮肤，局部无瘙痒感。通常累及掌跖，偶见手足背侧，对称分布；一般1～2个月可逐渐好转自愈。但反复发作，有明显的季节性，温暖季节如春夏、夏秋季节变换时容易发病，多数病人伴有手足多汗。

**学习提示**

本病重点在无水疱、无炎性、反复发作及季节性。

【治疗】

口服药物：①玉屏风颗粒或黄芪生脉饮，适用于气虚不耐风寒、手足多汗者；②归脾丸，适合手部点状脱屑、皮肤干燥、面色无华、脾胃不良者。以上可同时外用复方黄连膏或尿素软膏等。

## 第六节　荨麻疹与药疹

### 一、荨麻疹

荨麻疹，俗称为风疹块，是一种皮肤、血管反应性扩张及渗透性增加并伴有瘙痒的皮肤病，以一过性风团为主要表现，严重者可出现过敏性休克和喉部水肿。

【病因】

病因包括食物（如动物性蛋白的鱼虾、蟹贝、肉类、牛奶、蛋类以及植物类的菌类、番茄、葱蒜等）或某些药物（青霉素、各种疫苗、呋喃唑酮、磺胺、阿司匹林、可待因、阿托品等）、理化（如冷热、日光、挤压等）、动植物因素（动物皮毛、昆虫毒素、花粉、海蜇毒素、荨麻等）、精神因素（如精神紧张）、遗传因素、感染因素（如肝炎、上呼吸道感染、扁桃体炎、鼻窦炎、寄生虫感染等）等。

【临床表现】

任何年龄均可发病。根据病程，可分为急性荨麻疹与慢性荨麻疹。具体如下：

**1. 急性荨麻疹**

发病急，突然自觉皮肤瘙痒，很快在瘙痒部位出现大小不等的鲜红色风团，呈现圆形、椭圆形或不规则形，部位不定，可以孤立分布或扩大融合成片，呈橘皮样外观，皮肤表面凸凹不平。严重者可出现心慌、烦躁、血压降低等过敏性休克表现或恶心、呕吐、腹泻、腹痛等胃肠道表现，风团持续数分钟至数小时变红斑而渐消退，皮损一般不超过24小时，瘙痒消失，不留痕迹，会此起彼伏，反复发作。

**2. 慢性荨麻疹**

风团反复发作，迁延6周以上者，变为慢性。患者全身表现较轻，风团时多时少，反复发生，可达数月或数年；偶可急性发作，表现为急性荨麻疹；部分药物（非甾体类抗炎药、青霉素、血管紧张素转换酶抑制剂、酒精等）会加剧荨麻疹的症状。

**3. 特殊型荨麻疹**

（1）皮肤划痕症（也称人工荨麻疹）　用手搔抓或钝器划过皮肤后，沿着划痕出现条状隆起，伴有瘙痒，不久后可自行消退。可持续数周、数月或数年，平均持续2～3年可自愈。病毒感染、药物（如青霉素）、情绪改变可加重病情，但大多患者病因不明。

（2）寒冷型荨麻疹　一种为家族常染色体显性遗传性（大致指的是父亲、母亲之一是某遗传病患者，就会遗传给他们的子女，子女中半数可能发病），较少见，出生不久或早年发病，皮损反复出现。另外一种较常见，表现为接触冷风、冷水、冷物后，暴露或接触部位的皮肤产生风团或斑块状水肿，严重者可出现手、唇部发麻，胸闷、心悸、腹痛、腹泻、晕厥等，有时候进食冷饮还会引起口腔及喉头水肿。冰块实验或冷水浸浴试验呈阳性（冰块试验阳性指的是把冰块置于前臂处，经2分钟左右，接触处的皮肤可出现风团）。

（3）胆碱能性荨麻疹　多见于青年，主要由于运动、受热、情绪紧张、进食热饮或乙醇饮料后，出现直径2～4mm圆形丘疹性风团，周围有程度不一的红晕，常散发于躯干上部和上肢，互不融合，自觉剧痒、麻刺和烧灼感，可于0.5～1小时内消退。偶尔会伴有流涎、头痛、脉缓、瞳孔缩小及痉挛性腹痛及腹泻等。

（4）日光性荨麻疹　皮肤暴露于日光数分钟后，局部迅速出现红斑、风团、瘙痒，部分患者甚至可以在日光透过玻璃照射后发病，自觉瘙痒与刺痛。

（5）压力性荨麻疹　是指身体受压部位，如掌、跖、臀、上肢等处受一定压力后发生红斑、水肿，伴痒感，8～72 小时后可以自行消退，手足、躯干、臀部、口唇、面部最容易受累。

（6）血管性水肿　又称为巨大型荨麻疹，好发于组织疏松部位，如口唇、眼睑、外生殖器、手、足等。突然出现局限性肿胀，紧张发亮，边缘不清，压之无凹陷。持续数小时至 2～3 天消退，但可在同一部位反复发作，常伴发荨麻疹。瘙痒较轻，有麻木胀感。常单发，偶发 2 处以上。发生于喉部者，可引起喉头水肿、窒息，甚至死亡。

**【治疗】**

治疗原则为去除病因，抗过敏及对症处理。

**1. 急性荨麻疹**

抗组胺药物（首选没有镇静作用的抗组胺药物，如氯雷他定、西替利嗪；较严重的荨麻疹则选用第 1 代 $H_1$ 受体拮抗剂，如扑尔敏）+维生素 C 或钙制剂（与抗组胺药物具有协同作用）+山莨菪碱或阿托品（伴有腹痛时使用）+外用药物（夏季选用炉甘石洗液或祛风止痒洗液，冬季选用苯海拉明霜等止痒外用药）。

**2. 慢性荨麻疹**

在急性用药方案基础上：①当一种抗组胺药物无效，可以 2～3 种联合使用或交替使用；②顽固性荨麻疹单独使用 $H_1$ 受体拮抗剂效果不好时，可以考虑（$H_1$ + $H_2$）受体拮抗剂联合使用（如氯苯那敏 + 西咪替丁）；还可以加用利血平、氨茶碱、氯喹、氨茶碱等口服。

**3. 特殊类型荨麻疹**

①皮肤划痕症用药组合：抗组胺药物 + 酮替芬；②寒冷性荨麻疹用药组合：抗组胺药物 + 酮替芬（或赛庚啶、多赛平）；③胆碱能性荨麻疹用药组合：抗组胺药物 + 西替利嗪（或酮替芬、阿托品、丙胺太林）；④日光性荨麻疹用药组合：抗组胺药物 + 氯喹；⑤压力性荨麻疹用药组合：抗组胺药物 + 羟嗪。以上同时可选用口服维生素 C 及钙剂，外用药物如苯海拉明霜等。

**4. 血管性水肿**

血管性水肿与一般荨麻疹的治疗相同（苯海拉明对严重者更有效）。

**5. 中成药物的使用**

如玉屏风颗粒、清开灵片、鱼腥草片、防风通圣丸、肤痒颗粒、消风止痒颗粒、湿毒清胶囊、乌蛇止痒丸等具体见中医辨证分型治疗选用。

**【中医辨证论治】**

中医学认为急性荨麻疹多为实证，慢性荨麻疹多为虚证或虚实夹杂。

**1. 风热犯表证**

表现：常见于急性荨麻疹。风团色红灼热，瘙痒较剧，可伴有发热，恶寒，咽喉肿痛或呕吐、腹痛、便秘，遇热皮疹加重。舌质红苔薄白或薄黄，脉浮数。

治法：清宣风热透表。

药物：银翘片、乌蛇止痒丸。

**2. 风寒束表证**

表现：皮疹色呈粉白，遇风寒皮疹加重，口不渴，或有腹泻。舌质淡红，舌体胖，苔白，脉浮紧。

治法：疏风散寒解表。

药物：五苓散、防风通圣丸。

**3. 胃肠湿热证**

表现：皮疹片大红色，瘙痒剧烈，可伴有脘腹疼痛，恶心呕吐，大便秘结或泄泻。舌质红苔黄或黄腻，脉弦滑数。

治法：通腑清热除湿。

药物：防风通圣丸。

**4. 血热毒盛证**

表现：见于严重泛发的急性荨麻疹。全身满布风团，颜色鲜红灼热，剧烈瘙痒。伴发热、头痛、烦躁，口干咽痛，大便秘结，小便短赤。舌红苔黄，脉滑数。

治法：凉血清热解毒。

药物：肤痒颗粒。

**5. 血虚风燥证**

表现：多见于老年人、体质虚弱容易疲劳的人。皮疹反复发作，迁延日久，午后或夜间加重，可伴心烦易怒、口干、手足心热。舌质淡红，苔白而少津，脉沉细。

治法：养血疏风润燥。

药物：八珍丸、湿毒清胶囊、消风止痒颗粒。

**6. 里热表虚证**

表现：多见于慢性荨麻疹，午后到夜晚加重，既有内热表现，又有畏风表现，但无腑实或积滞。

治法：清退虚热，益气固表。

药物：玉屏风颗粒。

## 二、药疹

药疹，又称为药物性皮炎，是药物经口服、注射或通过皮肤黏膜吸收，或栓剂、外用药物吸收而进入人体内，引起皮肤黏膜炎症反应，多数由于机体对某种药物（多为抗生素、解热镇痛药等）过敏所致。

**【病因】**

除个体因素在不同时期对药物的敏感性有关外，更主要的是药物性因素（表10－11）。

表 10－11　药疹的治疗药物

| 类　别 | 药物举例 |
|---|---|
| 抗生素 | 青霉素、头孢菌素类、磺胺类、四环素类、氯霉素类等 |
| 解热镇痛药 | 阿司匹林、扑热息痛等 |
| 镇静催眠药物及抗癫痫药物 | 苯巴比妥、苯妥英钠、卡马西平等 |
| 血清制剂、疫苗及其他 | 狂犬疫苗、破伤风、抗痛风药、抗甲状腺功能药物等 |

## 【临床表现】

**1. 麻疹样或猩红热样红斑型药疹**

又称为发疹型药疹，药疹中最常见的类型，属于轻型药疹。常见于应用解热止痛药、巴比妥、青霉素、链霉素、磺胺等药物而引发。表现为突然发疹，常同时伴有轻或中度发热，中或重度瘙痒。麻疹样红斑型药疹皮肤损害与麻疹酷似，为散在或密集的红色针头到粟粒大小丘疹，以躯干为多，对称分布，可泛发全身。猩红热样型药疹的损害与猩红热相似，初起为米粒到豆大的红斑或斑丘疹，从面、颈、上肢、躯干顺序向下发展，2～3 天可遍布全身并相互融合，尤其以皱褶部位及四肢屈侧更为明显，瘙痒也明显。二者皮损可同时或先后出现，病程大约 1～2 周，若不及时治疗，会变成重型药疹。

**2. 荨麻疹型药疹**

此型较常见，多为青霉素、β—内酰胺类抗生素（如氨苄西林、头孢菌素等）、血清制品、痢特灵、水杨酸盐（如阿司匹林）等药物引起。表现与急性荨麻疹相似，也可伴有发热、关节痛、淋巴结肿大、血管性水肿等，并可累及内脏，甚至发生过敏性休克。

**3. 光感型药疹**

服药后需经紫外线作用才出现皮损，分为光毒及光过敏性反应两类。主要的诱发药物有氯丙嗪、磺胺类、四环素、灰黄霉素、补骨脂、避孕药、苯海拉明、奎宁、异烟肼、维生素 $B_1$、氨甲蝶呤等。临床表现是：①光毒反应性损害，可发生于初次服药的患者，经日晒后 2～8 小时，曝光部位皮肤出现红斑、水肿或大疱，停药后消退较快；②光过敏反应性损害则于曝光后有 5～20 天的致敏潜伏期，以后再曝光时，于数分钟至 48 小时内发病，该类型少见。皮损可为红斑风团性损害，也可为丘疹、水肿性斑块、结节、水疱或湿疹样等多形态性损害。除曝光部位外，非曝光部位也可发生。二者均会伴有瘙痒。

## 【治疗】

药疹的治疗首先是停用致敏药物及可疑药物：①轻型药疹口服抗组胺药物＋维生素 C＋泼尼松，直至皮损发展停止；局部皮肤外用炉甘石溶液或糖皮质激素霜剂（当局部表现以红斑丘疹为主时使用）或乳酸依沙吖啶或硼酸溶液加纱布湿敷（当局部表现以渗出为主时使用）；②重型药疹到医院处理。

# 第七节 物理性皮肤病

## 一、日光性皮肤病

根据作用机制，日光性皮炎可分为光毒性反应和光超敏反应，二者在临床上有时不容易区分，可同时存在或以其中一种为主（表10－12）。

**表10－12 光毒反应及光超敏反应的对比**

| 鉴别点 | 光毒反应 | 光超敏反应 |
| --- | --- | --- |
| 发病人群 | 任何个体 | 少数过敏体质人群 |
| 潜伏期 | 没有 | 有 |
| 皮损形态 | 表现为日晒伤症状 | 皮损多形，表现复杂 |
| 发病部位 | 限于日晒部位 | 不限于日晒部位 |
| 病程 | 发病急，病程短 | 病程长，可反复发作 |

### （一）日晒伤

又称为日光性皮炎或晒斑，是强烈日光照射后引起的曝晒处皮肤一种急性光毒反应，反应的强弱与照射角度、时间、范围、环境、肤色和地理海拔高度不同而有差异。本病多见于光照强烈地区和炎热季节。

**【病因】**

与光线中的紫外线及皮肤白、嫩、薄等有关。

**【临床表现】**

多发生于春、夏二季，妇女以及浅肤色、高原紫外线强地区的人群易发病。一般日照后30分钟至10小时内，暴露部位出现边界清楚的弥漫性红斑，呈鲜红色，边界清楚；后红斑渐渐淡去、消退和脱屑，会留有色素沉着；严重者可出现水疱和大疱，可破裂结痂；自觉灼热、疼痛，严重时可伴有发热、心悸、恶心、呕吐等全身症状。

**【治疗】**

**1. 药物使用**

（1）口服药物　可口服抗组胺药（要避免食用异丙嗪及扑尔敏等光敏药物）、维生素C，有疼痛表现时服用非甾体类抗炎药（如布洛芬等），严重者可用皮质激素（如泼尼松等）治疗。

（2）外用药物　以消炎护肤为原则，选用炉甘石洗剂或糖皮质激素霜剂外敷，严重者可选用硼酸溶液加纱布湿敷或冰牛奶湿敷。

**2. 爱心提示**

避免阳光曝晒（直射），外用遮光剂及涂擦护肤防晒霜（二氧化钛或二苯甲酮霜）；适当户外活动，以增强皮肤对日光的耐受性。避免使用扑尔敏、异丙嗪等光敏药物。

### （二）多形性日光疹

多形性日光疹是一种特发性、间歇性反复发作，以多形性皮损为特征的光感性皮肤病。

**【病因】**

目前认为该病的发生可能与遗传、内分泌、微量元素、代谢异常等有关。

**【临床表现】**

发病与季节有关，一般春、夏二季加重，秋、冬二季减轻；多见于中青年女性，好发于曝光部位（如面部、颈后、颈前 V 形区、手背或前臂伸侧），而头发及衣物遮盖部位多不累及。常在日晒 1 小时内自觉瘙痒，数日后出现皮损。皮损形态多样，常见的有小丘疹、丘疱疹，也可表现为水肿性红斑、大丘疹等，但针对单一个体而言，皮损以单一形态为主。患者自觉瘙痒显著，一般全身症状轻微，但是容易反复发作，病程长短不一。

**【治疗】**

主要以口服配合外用为主，药物使用基本同日光性皮炎。在口服药物时，对于症状明显、反复发作者，可以口服烟酰胺、氯喹、羟氯喹、β－胡萝卜素等。

## 二、冻疮

冻疮是寒冷引起的末梢部位组织的局限性、瘀血性、炎症性的皮肤疾病。

**【病因】**

自主神经功能紊乱、肢体血液循环不良、手足多汗、缺乏运动、营养不良、贫血等，加上长期暴露在寒冷潮湿的环境中等因素。

**【临床表现】**

好发于气温较低、潮湿、地区多雾和湿冷的地区。春季自愈，冬季复发。各年龄段均可以发病，但是多见于儿童、青年女性或末梢血液循环不良者。好发于手足部、面颊、耳郭、鼻尖等处，皮损为局限性暗紫色水肿性红斑或结节，皮温低、按之褪色、境界清。严重者肿胀明显，可发生水疱，破溃后形成溃疡，自觉肿胀与瘙痒，遇热后瘙痒加重，有溃疡者自觉疼痛，愈后会留有色素沉着或遗留萎缩性瘢痕。

**【治疗】**

**1. 药物使用**

（1）口服药物　可口服扩张血管药物（如烟酸、维生素 E、硝苯地平、复方丹参片等）。

（2）外用药物　可用活血化瘀、舒筋活络、扩张血管的防止冻疮的中西药制剂，如维生素 E 软膏、冻疮膏、樟脑软膏、辣椒酊软膏用于冻疮未溃破处。溃破处可用红霉素、四环素等抗生素软膏外涂。

**2. 爱心提示**

平时加强锻炼或运动，改善手、足、耳、面部皮肤末梢循环，注意保暖；多食用高蛋白及维生素丰富的食物。

## 三、鸡眼与胼胝

鸡眼与胼胝均是长期压迫和摩擦诱发的角质层增厚的病症。其病因均与长期的机械性刺激（如摩擦与挤压）引起的角质层过度增生有关。

**【临床表现】**

**1. 鸡眼**

本病好发于成年人，女性多见。多见于足跖前中部、小趾外侧或趾内侧缘，也可见于趾背或足跟。皮损为境界清楚的绿豆至黄豆大淡黄色或深黄色倒圆锥形角质增生栓，表面光滑，与皮面平行或稍隆起。行走或站立时疼痛或压痛明显。

**2. 胼胝**

好发于掌跖受压迫和摩擦处黄色或蜡黄色增厚的角质性斑块，扁平或稍隆起，中央较厚边缘薄，质地坚实，边界不清，表面光滑，而且皮纹清晰。局部汗液分泌减少，感觉迟钝，多无自觉症状，严重者可疼痛。

**【治疗】**

鸡眼可以选用鸡眼膏、水杨酸软膏。胼胝无需治疗，如需外用药物，可选用硫黄水杨酸软膏、维 A 酸软膏等。

## 四、手足皲裂

手足皲裂是指手足部皮肤因各种原因所致的干燥和皲裂的表现，既可以是独立的疾病，亦可是某些皮肤病伴随的表现。

**【病因】**

掌跖皮肤角质较厚，无皮脂腺，缺乏脂质润泽，容易干燥皲裂；再加上长期摩擦，酸碱、有机溶剂刺激，真菌感染因素等均可诱发手足皲裂。

**【临床表现】**

老年人、鱼鳞病、毛周角化症、角化型手足癣等患者容易发生手足皲裂。手足皲裂好发于冬季，常见部位是手工劳动者的足跟、手掌、手指屈侧等部位皮肤，表现为皮肤干燥粗糙，角化肥厚，有长短深浅不一的皲裂，皮损多沿皮纹方向发生。活动时牵拉常导致皲裂增大或渗血，可伴有疼痛。

**【治疗】**

（1）经常使用护肤软膏外搽手足部容易皲裂的皮肤。

（2）外用药物使用，选用维 A 酸软膏、尿素软膏、橡皮膏、水杨酸软膏等。

（3）因某些疾病（如湿疹、手足癣等）引起的皲裂，则治疗原发病。

（4）中成药的使用：皲裂初期，可以使用湿毒清胶囊、除湿丸、肤痒颗粒（祛风散寒，养血润肤）；对于皲裂时间久而迁延者，可以给予润肤丸、八珍颗粒、十全大补丸、养阴生血合剂（养血润肤）等。

## 五、痱子

痱子，还称为粟粒疹，是夏季或炎热环境下常见的表浅性、炎症性皮肤病。

**【病因】**

由于闷热环境下汗液不易蒸发或排汗导管受阻而产生。

**【临床表现】**

临床上分为 4 种类型，具体表现如下：

**1. 白痱**

又称为晶型粟粒痱，常见于卧床不起、体质虚弱、大量出汗者。好发于躯干与间擦部位。皮损为成批出现的针头大小的表浅透明水疱，周围无红晕，易破。一般无自觉症状。1～2 天内吸收，留有细小脱屑。

**2. 红痱**

又称为红色粟粒疹，最常见，多见于幼儿、家庭妇女、高温作业者，好发于腋窝、肘窝、额、颈、躯干、妇女乳房下等。表现为密集排列的针头大小丘疹、丘疱疹，周围有红晕，伴有灼热、刺痒感，皮损消退后有轻度脱屑。

**3. 脓痱**

又称为脓疱性粟粒疹，多由红痱发展而来，好发于皮肤皱褶以及小儿头颈部。皮损为密集的丘疹顶端有针头大小浅在脓疱。

**4. 深痱**

又称为深部粟粒疹，多发生在热带地区反复发生红痱者，好发于颈部、躯干等部位。皮损为密集的、与汗孔一致的非炎性丘疱疹，出汗时皮损增大，不出汗时皮损不明显，全身皮肤出汗减少或无汗，但面部多汗。一般不瘙痒，皮损广泛时可出现头痛、发热、头晕等全身症状。

**【治疗】**

（1）外用痱子粉或炉甘石洗剂，脓痱可用黄连扑粉或鱼石脂炉甘石溶液。

（2）瘙痒明显的服用抗组胺药物加维生素 C，脓痱者加用抗生素（如氨苄西林、阿莫西林克拉维酸钾等）。

（3）中药可选用藿香正气水、十滴水以及清热解毒中药（如炎热清颗粒、金银花颗粒等）。

## 第八节　银屑病

银屑病是一种以红色丘疹或斑块上覆盖多层银白色鳞屑为特征的慢性、复发性、炎症性皮肤病。大多数患者冬季复发或加重，夏季缓解。其中，寻常型银屑病俗称为“牛皮癣”。

**【病因】**

目前认为，银屑病是遗传因素与环境因素等多种因素相互作用的遗传病。其中，环境因素可能与感染（如溶血性链球菌感染的部分人群）、代谢、内分泌、外伤、精神紧张等因素有关。

**【临床表现】**

根据银屑病的临床特征，可分为寻常型、关节炎型、脓疱型、红皮病型，其中寻常型占99%以上，而其他类型也大多数由寻常型银屑病转化而来。外用刺激性药物、系统使用糖皮质激素、免疫抑制过程中突然停药、感染及精神压力等均可以诱发本病。本篇重点阐述寻常型银屑病。

**1. 寻常型银屑病**

（1）皮损可发生于全身各处，但是以四肢伸侧，特别是肘部、膝部和骶尾部最为常见，常呈现对称性。皮损初期为红色丘疹或斑丘疹，逐渐扩展成为境界清楚的红色斑块，可呈现多种形态（如点滴状、斑块状、钱币状、地图状、牡蛎壳状等）上面覆有银白色鳞屑，刮除成层鳞屑，犹如轻刮蜡滴（蜡滴现象），刮除银白色鳞屑后露出发亮的红色发光半透明薄膜（薄膜现象），刮除薄膜可见点状出血。蜡滴现象、薄膜现象、点状出血被称为寻常型银屑病“三联征”，具有诊断价值。患者多自觉不同程度的瘙痒，不同部位的皮损也有差异，面部皮损多为点滴状浸润性红斑、丘疹或脂溢性皮炎样改变；头皮皮损鳞屑比较厚，发生于头皮者头发成束状（束状发），但不脱发；发于指甲时可出现顶针点状凹陷；发生在腋下、乳房和腹股沟等皱褶部位常由于多汗和摩擦，导致皮损鳞屑减少并可出现糜烂、渗出及裂隙。少数病人可发于口唇、阴茎龟头等处，呈境界明显的淡红色浸润斑，表面干燥，鳞屑不明显，但刮后可见银白鳞屑。

（2）寻常型银屑病病程一般分三期：①进行期：旧皮损未消退，新皮损不断出现；皮损浸润明显，鳞屑较厚，周围有红晕，各种机械性刺激如针刺、搔抓或涂性质剧烈药物，常可在受刺激部位引起新的皮损，称为同形反应现象。②稳定期或静止期：病情稳定，暂停发展，炎症减轻，基本无新皮损出现。③退行期（恢复期）：皮损炎症基本消退，缩小变平，周围出现浅色晕，浅色晕逐渐扩大，皮疹消退，遗留浅色斑而达到临床治愈的效果。

**2. 其他三种类型的银屑病**

（1）脓疱型银屑病　分为泛发型和局限型。泛发型指（为最重型）在红斑基础上出现密集的针尖大至粟粒大黄色脓疱，局限型好发于手掌与足跖。

（2）关节病型银屑病　在寻常型的基础上手、腕、足等指（趾）端小关节红肿疼痛、晨僵、活动受限及畸形，以小关节多见。

（3）红皮型银屑病　在原有皮损基础上出现潮红扩大成片，皮肤呈弥漫性红斑，肿胀、炎症浸润明显。

## 【诊断与鉴别】

几种常见的皮肤病症鉴别如下（表 10－13）。

**表 10－13　常见皮肤疾病症状鉴别**

| 鉴别疾病 | 区别点 |
|---|---|
| 脂溢性皮炎与头皮银屑病 | 皮损是边缘不清的红斑，上面覆盖有黄色油腻性细小鳞屑，毛发可稀疏、变细、脱落，但无束状发 |
| 头癣与头皮银屑病 | 皮损上面覆有灰白色糠秕样鳞屑，有断发及脱发，多见于儿童，属于真菌感染 |
| 扁平苔癣 | 皮损为多角形扁平紫红色丘疹，可融合成鳞屑型斑块，黏膜常受累，病程慢性，不具备银屑病的“三联征” |
| 慢性湿疹 | 湿疹有剧烈瘙痒，皮肤浸润肥厚、苔藓样变，不具备银屑病的“三联征” |

## 【治疗】

**1. 口服药物**（表 10－14）

**表 10－14　口服药物适用人群**

| 种　类 | 具体药物 | 适用人群 |
|---|---|---|
| 中成药 | 复方青黛胶囊 | （用于血热型）皮损鲜红、新皮损不断出现，鳞屑不能覆盖红斑，有典型“三联征”表现及同形反应，伴有瘙痒及心烦易怒，口干舌燥，大便干，小便黄者 |
| | 消银片、湿毒清胶囊 | （用于血热、血虚风燥型）皮损点滴状，基底鲜红，表面覆盖有银白色鳞屑，鳞屑厚，干燥瘙痒 |
| | 独活寄生丸 | 适用于关节病型的银屑病 |
| $H_1$ 受体拮抗剂 | 西替利嗪或盐酸依匹斯汀胶囊 | 伴有瘙痒的银屑病 |
| 免疫调节剂 | 转移因子胶囊、复方氨肽素片 | 对于伴有免疫力低下者 |
| 免疫抑制剂 | 甲氨蝶呤、雷公藤苷 | 适于寻常型以外的银屑病 |
| 糖皮质激素 | 泼尼松、地塞米松 | 适于寻常型以外的银屑病 |
| 角质剥脱剂 | 阿维 A 酯、维 A 酸 | 各种类型银屑病的辅助治疗 |

**2. 外用药物**

皮质激素霜剂（大面积长期应用会引起全身不良反应，停药后有可能诱发脓疱性或红皮病性银屑病）、维A酸霜剂、水杨酸软膏、钙泊三醇软膏（但不适用于面部及皮肤皱褶处）、吡硫翁锌气雾剂、他克莫司软膏、钙泊三醇倍他米松软膏、丙酸氯倍他索乳膏、他卡西醇软膏、他扎罗汀凝胶（尤其适合治疗斑块型银屑病）等外涂。

**3. 爱心提示**

加强锻炼，增强体质，避免上呼吸道感染以及劳累、精神紧张等；生活规律，避免皮肤损伤；不盲目追求根治和速效疗法，选用安全、有效的方法控制症状，减少复发，延长缓解时间。治疗上只能达到近期疗效，不能防止复发。不要相信广告100%可以治愈的说法。

## 第九节　瘙痒性皮肤病

瘙痒性皮肤病包括一组以瘙痒为突出表现的皮肤病，多数病因复杂，发病机制不明，一般多认为直接或间接与神经或精神因素密切相关，反复搔抓，造成瘙痒－搔抓－瘙痒的恶性循环。

### 一、神经性皮炎

神经性皮炎又称为慢性单纯性苔藓，是一种常见的慢性皮肤神经功能障碍性皮肤病。

**【病因】**

目前认为该病可能与自主神经功能紊乱，如过度紧张、兴奋、忧郁、疲劳、焦虑、急躁等；饮食（如辛辣刺激、鱼虾等）、局部刺激（衣领、毛织品、化学物品等）等有关。

**【临床表现】**

神经性皮炎易发人群为中青年，好发于颈项部两侧、双肘伸侧、腘窝、骶尾部、腕部、踝部，亦可见于腰背部、眼睑、四肢及外阴等部位。皮损多局限于一处或两侧对称分布。患者首先感觉局部瘙痒，尤其夜间明显，后出现密集的针头至米粒大正常皮色或淡褐色、淡红色多角形扁平丘疹，稍具光泽，覆盖少量秕糠状鳞屑，进而丘疹互相融合成片，因痒常搔抓刺激皮肤渐增厚，形成苔藓样变，境界清楚，患处皮损周围常见抓痕、血痂。本病病程漫长，常年不愈或反复发作。

**【治疗】**

**1. 联合用药**

（1）口服抗组胺药物（用于止痒）＋谷维素、复合维生素B族（伴有精神紧张等，用于调节自主神经功能）+镇静安眠类药物（如地西泮、多塞平，用于瘙痒不能耐受者）+中成药［可按照辨证选用如湿毒清胶囊、乌蛇止痒丸、龙胆泻肝片（用于有外阴肛门瘙痒、潮湿发热、口干口苦、小便短赤、女子带下色黄臭秽等肝经湿热表现者）］、丹栀逍遥散（用于有皮损色红、心烦易怒、失眠多梦、两胁不舒、眩晕、口干等肝郁气滞表现者）、参苓白术丸（具有消化不良者）、六味地黄丸、当归片。

（2）外用止痒药：如炉甘石洗剂、糖皮质激素制剂（无极膏、糠酸莫米松乳膏、卤米松软膏）。

**2. 爱心提示**

提示顾客生活规律，劳逸结合，心情开朗，消除精神紧张或抑郁；避免皮损处搔抓、摩擦、烫洗；避免辛辣、刺激性强的饮食和饮料等。

## 二、瘙痒症

瘙痒症是一种只有瘙痒、无原发性皮肤损害的皮肤病。

**【病因】**

多认为与某些疾病有关，如肝肾疾病、感染性疾病（如真菌、滴虫感染）、内分泌和代谢疾病（如甲状腺功能亢进症、甲状腺功能减退症、糖尿病、恶性肿瘤等）等，也可能与妊娠、药物或食物、环境、生活习惯、皮肤情况以及神经、精神因素有关。

**【临床表现】**

**1. 一般表现**

一般无原发性皮损表现，瘙痒是本病特征性表现，还有自觉烧灼、蚁行感。全身性瘙痒症表现痒无定处，以夜间为重，开始仅有痒感，而无任何原发皮疹，由于搔抓出现广泛条状或点状抓痕、血痂、色素沉着，终致皮肤肥厚可继发感染，如毛囊炎、疖肿等。局限性瘙痒症常见于肛门、阴部等，局部仅自觉瘙痒，并无皮疹，日久可致皮肤增厚，湿疹样改变。注意与慢性湿疹、神经性皮炎的鉴别。

**2. 临床特殊类型瘙痒症**

（1）老年瘙痒症　老人因皮肤萎缩、干燥、粗糙，容易瘙痒，以躯干多见。

（2）冬季瘙痒症　由寒冷诱发，伴有皮肤干燥，脱衣睡觉时加重。

（3）夏季瘙痒症　高热与潮湿是诱因，出汗使瘙痒加剧。

**【治疗】**

**1. 用药**

（1）口服药物　抗组胺药（如氯雷他定）+维生素 C 或钙制剂+中成药（按照治疗神经性皮炎使用的中成药予以选用）。

（2）外用药物　樟脑软膏、复方薄荷脑软膏或炉甘石洗剂+糖皮质激素霜（如无极膏）+尿素维生素 E 软膏（尤其针对皮肤干燥者更好）。

**2. 爱心提示**

避免搔抓、摩擦及烫洗等刺激，减少使用清洁剂的次数，浴后及时外涂润肤油。保持室内温度和湿度的稳定。

# 第十节　色素障碍性皮肤病

## 一、白癜风

白癜风是一种后天获得性色素脱失性皮肤病，肤色深的人群比肤色浅的发病率高，我国患病率近2%。

**【病因】**

目前认为该疾病与遗传、免疫功能、精神及神经因素、内分泌、代谢等因素有关。

**【临床表现】**

白癜风为后天发生，无性别区别；任何年龄均可发病，多在青壮年，大约50%的患者在20岁以前发病。部分患者发病有明显的季节性，一般春夏严重，冬季缓解；好发部位是暴露及摩擦部位，如颜面部、颈部、手背、腕部、前臂及腰骶部等，口唇、阴唇、龟头、包皮均可累计，少数人可遍及全身。皮损初发为一到几片色素减退斑，边界不清楚，逐渐扩大为边界清楚色素脱失斑，呈现乳白色，即白斑。白斑中毛发可变白也可正常，发生在头部者，可仅有白发而无白斑，大多数无自觉症状。病程慢性迁延，有时候可以自行好转或消退。在病程发展期，白斑可以向正常皮肤发展，有时候会因为压力、外伤、摩擦等机械性刺激继发白癜风（同形反应）。

根据皮损范围与分布，可将本病分为：

（1）局限型　①单侧型（节段型）：一处或多处白斑呈节段分布，在中线处突然消失；②黏膜型：仅累及黏膜。

（2）泛发型　①寻常型：广泛且散在分布的白斑；②面部肢端型：分布于面部和四肢；③混合型：节段型、面部肢端型和（或）寻常型混合分布。

（3）全身型　全部或几乎全部色素脱失。

其中90%以上的白癜风是散在型，剩余发病案例中局限型比泛发型更多。

**【治疗】**

**1. 药物治疗**

（1）口服药物　甲氧沙林（补骨脂内酯）口服后照射紫外线+免疫调节剂如左旋咪唑等+糖皮质激素，如泼尼松（尤其适合泛发型的进展期）。

（2）外用药物　皮质类固醇激素如丙酸倍氯美松软膏、卤米松霜剂、去炎松尿素软膏等局部封包治疗（尤其适合局限性及早期损害的）。

**备注：**

最好采用综合疗法（药物+光疗等），疗程最少3个月。

（3）白癜风的中成药治疗　白癜风胶囊、白灵片、二至丸、六味地黄丸、金匮肾气丸、桂枝茯苓胶囊、小金丹等。

**2. 爱心提示**

经常锻炼身体，生活有规律，避免精神创伤及劳累，避免外伤、曝晒。维生素C对皮肤色素有脱失作用，不要过量食用含维生素C丰富的食物。

**学习提示**

一定提示顾客足疗程用药，要有耐心。

## 二、雀斑

雀斑为常见于面部的点状黄褐色色素沉着斑，为常染色体显性遗传，日晒可诱发并加重，女性多于男性。

**【临床表现】**

雀斑多始见于5岁左右的儿童，好发于面部（特别是鼻部）及手背，也可见于肩部及背部。皮损为边界清楚的黄褐色至深褐色针尖到米粒大小的斑点，孤立而不融合，数目不定，无自觉症状。皮损受紫外线照射后加重，所以春夏重，秋冬轻，一般无自觉症状。

**【治疗】**

避免日晒，外出时涂遮光剂（二氧化钛霜等）、防晒剂。可用脱色剂如双氧水溶液、氢醌霜涂抹患处，必要时冷冻治疗。

# 第十一节　毛周角化病

毛周角化病，又称为毛发苔藓或毛发角化病，是一种毛囊漏斗角化的异常性皮肤病。

**【病因】**

目前该病病因尚不明确，认为此病有遗传倾向，为常染色体显性遗传性皮肤病，与代谢障碍、维生素A缺乏等有关。

**【临床表现】**

本病常见于青少年，发生率高达50%，皮损常随年龄增长而改善，皮损为针尖到粟粒大小与毛孔一致的坚硬丘疹，不融合，顶端有淡褐色角质栓，内含卷曲的毛发，剥去角栓后遗留漏斗状小凹陷，但不久又在此凹陷中新生出角栓，丘疹的炎症程度不一，可无红斑或有明显的红斑，后者易导致炎症后色素沉着。皮疹数目较多，分布对称，好发于上臂、股外侧和臀部，部分患者可累及腹部，受累部位有特殊的粗糙感，皮损冬季加重，夏季减轻，一般无自觉症状，亦可伴有轻度瘙痒。

【治疗】

**1. 药物使用**

（1）口服　维生素A、维生素E或维A酸、维生素C，对于有消化不良者可加中成药参苓白术颗粒。

（2）外用　维A酸软膏、尿素软膏或水杨酸软膏，可同时加用卤米松霜外涂。

**2. 爱心提示**

冬季洗澡不宜过勤，也不宜过多使用碱性强的洗浴用品。在饮食上，可摄取一些富含维生素A的食物，如胡萝卜等新鲜蔬菜水果；洗澡后要涂抹有护肤作用的油脂，以保护皮肤的柔润。

## 第十二节　常见皮肤疾病测试题及参考答案

### 一、常见皮肤疾病测试题

#### （一）填空题（每题1分，共计55分）

1. 手足癣的病因是（　　）感染，该疾病的季节性发病特点是（　　），该病在临床上的常见3种分型是（　　）、（　　）、（　　）。手足癣外用药物需要足疗程，其疗程的时间是（　　）。手足癣疾病在关联销售中可以选用抑制真菌生长的保健品是（　　）、（　　），对于角化过度型手足癣适合使用外用药物剂型是（　　）。

2. 甲真菌病口服伊曲康唑的使用方法：该药物的服用疗程是（　　）；对于患病部位在手指甲，需要服药（　　）疗程，在脚趾甲需要服药（　　）疗程。

3. 患有毛囊炎或疖的患者，可以选用口服抗生素来治疗疾病，如可以选用青霉素类、（　　）类、（　　）类等抗生素药物。

4. 单纯疱疹的病因是（　　），对于初发者需要联合用药：需使用的口服药物是（　　），外用药物是（　　），联合用药的疗程是（　　）；对于复发者，该疾病的用药疗程需（　　）天。

5. 带状疱疹易发人群是（　　），治疗时可以选用的营养神经的药物是（　　）、（　　），该类药物有利于缓解本病的神经痛；对于该病伴有消化不良表现者，患者可选择口服中成药是（　　），如果伴有口苦、咽干、烦躁易怒、大便干燥、小便发黄者可选用的口服中成药是（　　）；如果患者皮损暗红、疼痛不止、舌质暗紫，可以选用的中成药是（　　）。

6. 扁平疣可使用的口服的免疫调节剂有（　　）。

7. 湿疹的疾病的 3 个阶段（　　）、（　　）、（　　）；其中慢性期湿疹皮损表现是以皮肤（　　）样变为主。

8. 湿疹急性期皮损以（　　）为主，可以口服钙制剂加维生素 C，理由是（　　）。

9. 婴儿湿疹如伴有消化不良（如吐奶等）以及大便干燥便秘表现时可选用用清热助消化的中成药，如（　　）。

10. 如有男性顾客有阴囊部湿疹，最有可能选用的中成药是（　　）。

11. 脂溢性皮炎可以口服的维生素有（　　）、（　　）；可以口服的微量元素是（　　）；寻常痤疮可以选用的保健品是（　　）、（　　）；寻常痤疮如果使用西咪替丁用法是每天服用（　　），口服（　　）天；如此使用用的是该药具有抑制体内（　　）激素的作用。

12. 如果顾客在服用阿托品时会出现口干表现，为缓解此表现，可以服用的维生素是（　　）。

13. 在中医汗证中，阴虚火旺者表现盗汗、五心烦热等表现，可选用中成药是（　　）。

14. 对于顽固性荨麻疹可以考虑（$H_1 + H_2$）联合使用，例如（　　）+（　　）。（提示：写出具体的 $H_1$ 与 $H_2$ 的药品名称即可）

15. 寻常型银屑病的典型“三联征”表现（　　）、（　　）、（　　），该病可以加用的免疫调节剂是（　　）。

16. 黄褐斑可以加服的维生素是（　　）、（　　）；毛周角化病可以加服的维生素是（　　）、（　　）、（　　）。

**（二）选择题**（1～25 题为单项选择题，26～30 题为多项选择题，共计 30 分，每题 1 分）

1. 扁平疣的传播途径是（　　）。
   A. 直接接触　　B. 间接接触
   C. 动物传播　　D. 机体免疫力下降

2. 下列关于跖疣与鸡眼的病因描述中，正确的是（　　）。
   A. 分别是病毒感染与物理刺激　　B. 均是物理刺激导致
   C. 分别是物理摩擦与病毒感染　　D. 均是病毒感染导致

3. 对于湿疹的急性期渗出明显的可以选用最适合的外用药物剂型是（　　）。
   A. 溶液剂型　B. 霜剂剂型　C. 软膏剂型　D. 硬膏剂型

4. 湿疹患者爱心提示的生活禁忌是（　　）。
   A. 不禁忌喝白酒　　B. 可洗热水澡

C. 避免激素药物　D. 避免刺激性饮食

5. 手足癣的病因是（　　）。
A. 溶血性链球菌　B. 金黄色葡萄球菌
C. 病毒感染　D. 真菌感染

6. 发生疖肿的患者禁忌（　　）。
A. 口服药物　B. 外涂药物　C. 挤压疖肿　D. 冷敷疖肿

7. 下列哪些物质是不可能导致接触性皮炎的（　　）。
A. 花粉　B. 金属　C. 药物　D. 食用水

8. 激素类药物可以最大化使用的疾病是（　　）。
A. 真菌性皮肤病　B. 带状疱疹
C. 湿疹　D. 寻常疣

9. 接触性皮炎和湿疹的慢性期皮肤都会（　　）。
A. 皮损境界清楚　B. 皮损多形
C. 出现单一皮损　D. 呈现苔癣样变

10. 单纯疱疹可以使用的药物是（　　）。
A. 哈西奈德　B. 地塞米松　C. 利巴韦林　D. 卤米松

11. 手足癣可以选用的具有抑制真菌生长繁殖的保健品是（　　）。
A. 葡萄籽胶囊　B. 大豆卵磷脂
C. 蜂胶胶囊　D. 氨糖软骨素

12. 糖尿病人易患的皮肤病是（　　）。
A. 毛囊炎　B. 脂溢性皮炎　C. 神经性皮炎　D. 瘊子

13. 下列哪些药物可以作为带状疱疹的治疗药物（　　）。
A. 维 A 酸　B. 阿达帕林凝胶
C. 氟尿嘧啶乳膏　D. 阿昔洛韦软膏

14. 下列说法是正确的是（　　）。
A. 接触性皮炎的病程具有局限性
B. 接触性皮炎的发病部位具有局限性
C. 湿疹的皮损发作不具有广泛性
D. 湿疹的病程具有局限性

15. 婴儿湿疹伴有吐奶者并有便秘者，可能需要选用的药物是（　　）。
A. 健儿清解液　B. 小儿氨酚黄那敏颗粒
C. 山麦健脾口服液　D. 乳酸菌素片

16. 牛皮癣的季节性发病特点是（　　）。
A. 冬天重，夏季轻　B. 夏天重，冬季轻
C. 不受季节影响　D. 春秋重，冬夏轻

17. 雀斑的季节性发病特点是（　　）。

A. 冬秋重，春夏轻　　B. 春夏重，秋冬轻

C. 与季节无关　　D. 各季节一样

18. 下列哪些是神经性皮炎与慢性湿疹共同皮损表现（　　）。

A. 水疱　　B. 渗出　　C. 苔藓样变　　D. 糜烂

19. 下列可以使用锌制剂的疾病是（　　）。

A. 手足癣　　B. 黄褐斑

C. 寻常痤疮　　D. 日光性皮炎

20. 下列可以加用钙制剂及维生素 C 药物的是（　　）。

A. 湿疹急性期　　B. 手足癣

C. 单纯疱疹　　D. 银屑病

（以下选择题为多项选择题）

21. 下列伴有瘙痒的皮肤病是（　　）

A. 湿疹　　B. 接触性皮炎　　C. 荨麻疹　　D. 雀斑

22. 下列会发生传染的皮肤病是（　　）

A. 跖疣　　B. 手足皲裂　　C. 牛皮癣　　D. 手足癣

23. 下列会造成毛发损害的皮肤疾病是（　　）

A. 白癜风　　B. 牛皮癣　　C. 斑秃　　D. 毛囊炎

24. 下列多发于女性的皮肤疾病是（　　）

A. 雀斑　　B. 黄褐斑　　C. 湿疹　　D. 瘙痒症

25. 下列发病与季节有关的皮肤疾病是（　　）

A. 手足癣　　B. 牛皮癣　　C. 雀斑　　D. 神经性皮炎

26. 可以使用抗组胺药物治疗的疾病是（　　）

A. 湿疹　　B. 神经性皮炎　　C. 瘙痒症　　D. 牛皮癣

27. 可以使用维生素 B 族及锌制剂的皮肤病是（　　）

A. 寻常痤疮　　B. 黄褐斑　　C. 脂溢性湿疹　　D. 雀斑

28. 可以使用龙胆泻肝片的皮肤疾病是（　　）

A. 湿疹　　B. 带状疱疹　　C. 多汗症　　D. 瘙痒症

29. 下列可以使用维生素 C 的皮肤病是（　　）

A. 雀斑　　B. 黄褐斑　　C. 湿疹

D. 毛周角化病　　E. 荨麻疹

30. 下列和真菌感染有关的疾病是（　　）

A. 牛皮癣　　B. 手足癣　　C. 脂溢性皮炎

D. 念珠菌性阴道炎　　E. 灰指甲

### （三）问答题（共计15分）

1. 填表（共计8分，每空1分）

慢性湿疹与慢性单纯性苔藓的鉴别

| 鉴别点 | 慢性湿疹 | 慢性单纯性苔藓 |
|---|---|---|
| 病史 | | |
| 病因 | | |
| 好发部位 | | |
| 皮损特点 | | |
| 转化 | | |

2. 黄女士来药店诉说：最近发现自己身体的多处皮肤上长有许多的红色小丘疹，刚开始呈现的是点状，接下来不久黄女士就发现以前的点状丘疹在逐渐扩大，相互融合，形成了边界明显的斑片，而且上边附有银白色鳞屑状的皮屑，刮除鳞屑后会出现淡红色发光的半透明薄膜，刮除薄膜会出现细小的出血点。请根据以上叙述诊断该女士有可能是何种疾病？（3分）请推荐用药（2分）并给予爱心提示。（2分）

## 二、常见皮肤疾病测试题参考答案

### （一）填空题

1. 真菌　夏季重，冬季轻　水疱鳞屑型　角化型　糜烂型　1~2个月　蜂胶胶囊　大蒜精油胶囊　膏剂　2. 1周　2~3　3~4个　3. 大环内酯类　喹诺酮类　4. 病毒　阿昔洛韦胶囊　阿昔洛韦软膏　7~10天　5天　5. 成年人　维生素$B_1$　维生素$B_2$　参苓白术颗粒　龙胆泻肝片　血府逐瘀丸　6. 转移因子胶囊　7. 急性湿疹　亚急性湿疹　慢性湿疹　苔藓样变　8. 渗出　可以使渗出减少　同时具有消炎　消肿　抗过敏作用　9. 健儿清解液　10. 龙胆泻肝片　11. 维生素$B_6$　维生素$B_{12}$　锌制剂　维生素B族　螺旋藻或葡萄籽胶囊　0.6g　30天　雄激素　12. 维生素C　13. 六味地黄丸　14. 扑尔敏　西咪替丁　15 白色鳞屑　蜡滴状薄膜　点状出血　16. 维生素C　维生素E　维生素A　维生素E　维生素C

### （二）选择题

1. A　2. A　3. A　4. D　5. D　6. C　7. D　8. C　9. D　10. C　11. C　12. A　13. D　14. B　15. A　16. A　17. B　18. C　19. C　20. A　21. ABC　22. AD　23. CD　24. AB　25. ABC　26. ABCD　27. AC　28. ABCD　29. BCDE　30. BCDE

### （三）问答题

1. 略。（见慢性湿疹与神经性皮炎鉴别详知识表）

2. 该患者为寻常型银屑病。其他详见寻常型银屑病知识内容。

# 第十一章

# 常见耳鼻喉疾病

## 【耳的主要生理功能】

耳分为外耳、中耳、内耳（图 11－1）。耳的主要生理功能就是听觉生理（收集声波、传递声波、声波转换与编码等）、平衡生理（是身体在空间保持适宜的位置）等。

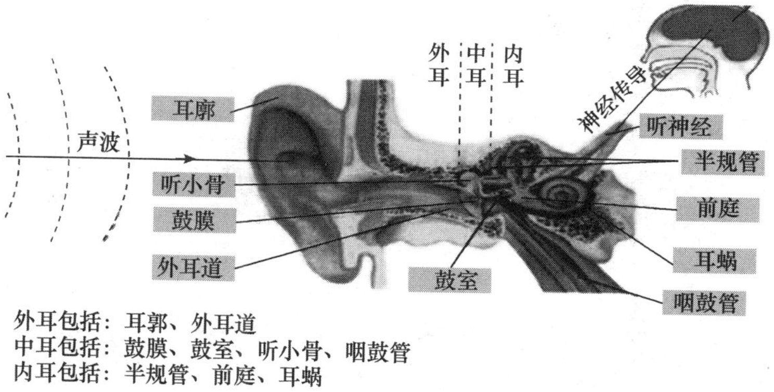


图 11－1　耳部生理结构

## 【耳部疾病常见症状】

见表 11－1。

**表 11－1　耳部相关疾病的常见症状**

| 症　状 | 相关疾病 |
|---|---|
| 耳痛 | 外耳与中耳的急性与亚急性炎症均可以引起耳痛，如外耳道慢性炎症为钝痛；外耳道疖肿、耳部带状疱疹为剧痛；中耳炎症为钝痛等 |
| 耳漏 | 又称为耳溢液，如外耳道湿疹、变应性中耳炎分泌物无黏性；脓性分泌物为化脓性中耳炎、外耳道疖、外耳道炎等 |
| 耳聋 | 病变部位可以在外耳、中耳、内耳 |
| 耳鸣 | 传导性耳聋的耳鸣为低音调，如机器轰鸣；感音神经性耳聋的耳鸣多为高音调，如蝉鸣；梅尼埃病的耳鸣在眩晕后加重 |
| 眩晕 | 突然发病，自身与周围景物旋转及摇摆，与头位变动有关，伴有耳鸣、耳聋、眼颤等，如梅尼埃病、迷路炎等 |

外耳道炎及疖、外耳道湿疹、耳部疱疹可以按照皮肤病中的毛囊炎及疖、湿疹、带状疱疹予以治疗，以下不再论述。

## 第一节　分泌性中耳炎

分泌性中耳炎是以传导性聋和鼓室积液为主要特征的中耳非化脓性炎症，冬春季节多发，是儿童与成人常见的听力下降的原因之一。该疾病还称为非化脓性、渗出性、浆液性、卡他性中耳炎以及胶耳、中耳积液等病名。本病可以分为急性与慢性两种。急性分泌性中耳炎病程可延续6～8周，中耳炎症未愈者可称为慢性分泌性中耳炎。

**【病因】**

目前认为咽鼓管功能障碍、中耳局部感染（认为与流感嗜血杆菌、肺炎链球菌感染有关）和变态反应等是其主要病因。

**【临床表现】**

**1. 听力减退，自听增强**

有时候头向前倾或偏向一侧时，听力可以得到暂时性改善；如果积液黏稠，则听力不会因头位改变而变化。

**2. 耳痛**

急性者可有隐隐耳痛，但慢性一般没有，耳痛是患者的第一表现。

**3. 耳鸣**

多是低调间歇性，如“啪啪啪”声、嗡嗡声及流水声。当头部运动或打哈欠、擤鼻鼓气时，耳内出现气过水声。

**4. 耳闷**

耳内闷塞或闷胀感，按压耳屏后可暂时减轻。

**【治疗】**

首选保守疗法治疗3个月。

（1）急性期选择第3代头孢菌素（针对流感嗜血杆菌及溶血性链球菌效果较好），如头孢克肟片、头孢他美酯等。

（2）保持鼻腔咽鼓管通畅：萘甲唑啉滴鼻溶液和含有激素的抗生素滴鼻液（可以用如氯霉素眼药水与激素自己调配）交替滴鼻。

（3）辅助治疗：地塞米松片或泼尼松口服。

## 第二节　急性化脓性中耳炎

急性化脓性中耳炎是中耳黏膜的急性化脓性炎症，好发于儿童，冬春季节多见，常继发于上呼吸道感染。

**【病因】**

该疾病常见的致病菌为肺炎球菌、流感嗜血杆菌、溶血性链球菌、葡萄球菌等。

**【临床表现】**

**1. 耳痛**

多数患者鼓膜穿孔前疼痛剧烈，为搏动性跳痛或刺痛，可以向同侧头部或牙齿放射，鼓膜穿孔流脓后疼痛减轻。

**2. 听力减退及耳鸣**

病程最初患者会有明显的耳闷、低调耳鸣和听力减退。鼓膜穿孔排脓后耳聋反而减轻，原因是影响鼓膜活动的脓液已经排出。耳痛剧烈者，听觉障碍常被忽略，有的患者会伴有眩晕的表现。

**3. 流脓**

鼓膜穿孔后初期流脓血样液体，以后变为脓性分泌物。

**4. 全身表现**

可有轻重不一的畏寒、发热、倦怠、纳差。小儿还会伴有呕吐、腹泻等消化道表现。一旦鼓膜穿孔，则体温很快恢复正常，全身症状明显减轻。

**【治疗】**

**1. 口服药物**

口服青霉素类、头孢类药物 10 天，同时注意疏通大便。

**2. 外用药物**

（1）穿孔前可用酚甘油滴耳，用以消炎止痛；同时，萘甲唑啉滴鼻液和含有激素的抗生素滴鼻液交替滴鼻，以改善咽鼓管功能。

（2）穿孔后先用 3% 过氧化氢溶液清洗擦拭外耳道，彻底清除外耳道脓液；而后局部用 0.3% 氧氟沙星滴耳液滴耳，禁止使用粉剂，以免与脓液形成结块，影响引流脓液。脓液减少后可用乙醇或 5% 氯霉素甘油或硼酸冰片滴耳液滴耳；感染完全控制或炎症消退后，部分患者鼓膜穿孔可自愈。

**3. 对因治疗**

治疗与之有关的原发病，如鼻炎、鼻窦炎、扁桃体炎等。

**销售提示**

口服抗生素+外用滴耳剂（改善咽鼓管畅通及外用控制感染药物）+复方芦荟胶囊（有大便干燥或便秘者保持大便疏通）+营养素（如维生素C、番茄红素软胶囊，用来提高机体抗病能力）。

## 第三节 梅尼埃病

梅尼埃病，是以膜迷路（内耳又称为迷路，内耳是由骨迷路与膜迷路组成）积水为病理基础，以反复发作性眩晕、听觉障碍、耳鸣和耳胀满感为典型特征的特发性内耳疾病。首次发病以30~50岁年龄居多，单耳患病约占85%，累及双侧，常在3年内先后患病，目前病因无定论。

**【临床表现】**

**1. 眩晕**

多为无先兆突发旋转型眩晕，少数在发作前会有轻微耳胀满、耳鸣、耳痒的表现。眩晕发作时患者常感自身与周围物体沿着一定方向与平面旋转，或为摇晃沉浮感；持续10分钟至数小时，长者可达数日到数周。眩晕同时伴有恶心、呕吐、出冷汗、面色苍白及血压下降等症状，不伴有头痛，无意识障碍。因为转头或睁眼可使眩晕加重，患者多闭目静卧。发作间歇期长短不一。

**2. 耳鸣**

间歇性或持续性，多与眩晕同时出现；眩晕发作后，耳鸣逐渐减轻，多次发作可使耳鸣转为永久性，并且在眩晕发作时，耳鸣会加重。

**3. 耳聋**

初次眩晕发作即可伴有单侧或双侧耳聋，间歇期听力常能全部或部分恢复，这种发作时与发作后听力波动现象是该病的一个特征。发作次数增多后，听力损失变得严重，会转化成不可逆的永久性感音性耳聋。

**4. 其他症状**

发作时会有头部胀满感、耳部闷胀感或复听表现（把一种声音听为完全不同的两种声音）。

**【诊断依据】**

（1）反复发作的旋转型眩晕，持续20分到数小时，至少发作2次以上；常伴有恶心、呕吐，平衡障碍，无意识丧失；可伴有水平或水平旋转型眼震（眼震就是眼球震颤，指的是一种不受意念控制的眼球节律性运动）。

（2）间歇或持续耳鸣。

（3）耳胀满感。

（4）排除其他可引起眩晕的疾病。

（5）至少一次听力测试为纯音性耳聋。

【治疗】

目前该病没有特效治疗方法，所用治疗手段只是缓解减轻症状而已。

**1. 发作期用药（表 11－2）**

**表 11－2　发作期药物及使用方法**

| 药物种类 | 具体药物 | 使用方法 |
|---|---|---|
| 抗组胺药 | 茶苯海明片 | 50mg/次，3 次/日 |
| 镇静剂 | 地西泮片、盐酸氯丙嗪 | 地西泮 5mg/次，3 次/天；氯丙嗪 25mg/次，3 次/天 |
| 自主神经调节药 | 谷维素，维生素 $B_1$ | 谷维素片 20mg/次，3 次/天 |
| 其他 | 氟桂利嗪胶囊 | 25mg/次，3 次/天 |

注：（1）氟桂利嗪胶囊即是钙拮抗剂又是抗组胺药物的一种，可以用于脑动脉硬化及脑梗恢复期、高血压所致的脑循环障碍、头部外伤及其后遗症、脑循环障碍所致的精神神经症状、晕动病、中枢与外周性眩晕、耳鸣、椎动脉供血不足、顽固性荨麻疹、偏头痛、癫痫、尿失禁、下肢静脉曲张、间歇性跛行等。

（2）氟桂利嗪胶囊用法：①脑动脉硬化、脑梗死后遗症恢复期：1 次/日，5～10mg，睡前服用；②中枢与外周性眩晕、椎动脉供血不足者：10～30mg/日，2～8 周 1 个疗程；③特发性耳鸣：1 次，10mg/日，睡觉前服用，10 天 1 个疗程；④偏头痛预防：5～10mg/次，2 次/日；⑤间歇性跛行：10～20mg/日。

**2. 间歇期用药**

血管扩张药、抗组胺药、中或弱效利尿剂（如中效氢氯噻嗪、弱效的螺内酯、氨苯蝶啶）、钙离子拮抗剂、维生素类（主要是 B 族）、中成药（主要是杞菊地黄丸、归脾丸、龙胆泻肝丸、巴戟口服液）等。

【中医辨证】

见表 11－3。

**表 11－3　中医辨证论治**

| 辨　证 | 表　现 | 治　法 | 药　物 |
|---|---|---|---|
| 髓海不足 | 眩晕发作频繁，发作时耳鸣、耳聋症状明显，精神萎靡，腰膝酸软，心烦失眠，多梦遗精，记忆力差，手足心热等 | 滋阴补肾，填精益髓 | 杞菊地黄丸 |
| 上气不足 | 眩晕发作时面色苍白，神疲思睡表情淡漠；唇甲不华，食少便溏，懒言气少，动则气喘心悸 | 益气补血，健脾安神 | 归脾丸、驴胶补血颗粒、养血清脑颗粒 |
| 寒水上泛 | 眩晕时心悸、恶寒、肢体不温；咯痰稀薄，腰痛背冷，精神萎靡，夜尿频长等 | 温肾壮阳，散寒利水 | 巴戟口服液 |
| 肝阳上扰 | 每因情绪波动而发眩晕，急躁心烦面赤；头痛，口苦咽干，胸胁苦满，少寐多梦等 | 平肝息风，滋阴潜阳 | 脑立清、抑眩宁、复方羚角降压片 |
| 痰浊中阻 | 眩晕，头额胀重，胸闷不舒，恶心呕吐较甚，痰涎多；心悸、纳呆、倦怠等 | 健脾燥湿，涤痰息风 | 眩晕宁颗粒、半夏天麻丸、晕复静片 |

## 第四节　耳聋

耳聋指的是听觉传导通路发生器质性或功能性病变导致不同程度听力损害的总称。

**【耳聋分类】**

根据耳聋的发生部位与性质，可将耳聋分为不同的类型。因声波传导径路外耳、中耳病变导致的听力障碍称为传导性聋。因声波感受与分析径路及内耳、听神经及听中枢病变引起者为感音神经性聋。两者兼有则为混合性聋。感音神经性聋按病变部位还可以再分为中枢性聋、神经性聋和感音性聋，但目前临床仍将三者合称为感音神经性聋。本篇重点论述感音神经性聋中以非遗传性获得性感音神经性聋。感音神经性聋以非遗传性获得性感音神经性聋最为多见（约 90%）。临床上，耳聋分为药物性、突发性、噪声性、老年性、创伤性、病毒细菌感染性、全身疾病相关性等。

**【耳聋与言语】**

先天性聋多为重度聋或全聋，患儿因不具备学习言语的实用听力而成为聋人，耳聋程度较重的后天性聋如发生在 3 岁左右亦可造成因聋致哑的后果。传导性聋和混合性聋多属轻度、中度或中重度聋，单侧患病常见，经治疗多可部分或完全恢复听力，故因聋致哑罕见；感音神经性聋则以双侧中重度、重度或极重度聋为主，一旦发生，很难治疗，若出现在婴幼儿、儿童或少年期，势必影响语言能力的形成与发展，是因聋致哑的主要原因。

**【非遗传性获得性感音神经性聋】**

发病率占临床确诊感音神经性聋的 90% 以上，较常见的主要是药物性聋、突发性聋、噪声性聋、老年性聋、创伤性聋、病毒或细菌感染性聋、全身疾病相关性聋等。

**1. 药物性聋**

因抗生素、水杨酸盐、利尿类、抗肿瘤类等药物应用过程或应用以后发生的感音神经性聋。常见的耳毒性药物有：氨基糖苷类抗生素，如链霉素、庆大霉素、卡那霉素、新霉素、妥布霉素等；多肽类抗生素，如万古霉素、多黏菌素等；抗肿瘤药物，如氮芥、卡铂、顺铂等；利尿类药物，如呋塞米（速尿）、依他尼酸（利尿酸）等；水杨酸盐类药物、含砷剂、抗疟剂等。此外，乙醇中毒，烟草中毒，磷、苯、砷、铅、一氧化碳中毒等亦可损害听觉系统。

药物性聋症状以耳鸣、耳聋与眩晕为主，可能出现在用药过程中，亦可能发生于停药后数日、数周甚至数月。

**2. 突发性聋**

突然发生原因不明的感音神经性聋，多在 3 日内听力急剧下降。目前认为可能与病毒感染、迷路水肿、血管病变和迷路病变、铁代谢障碍等有关。

**3. 老年性聋**

为伴随年龄老化（一般发生在60 岁以上）而发生的听觉系统退行性变导致的耳聋，

老年性聋临床表现为双侧逐渐发生的高频听力损失，并缓慢累及中频与低频听力，伴高调持续耳鸣。患者常感在噪声环境中言语辨别能力明显下降。

**4. 全身疾病相关性聋**

某些全身系统性疾病，如高血压与动脉硬化、糖尿病、慢性肾炎与肾功能衰竭、甲状腺功能低下、高脂血症、白血病等均可造成内耳损伤，导致感音神经性聋。

**5. 某些必需元素代谢障碍与感音神经性聋**

目前认为，碘、锌、铁、镁等必需元素代谢障碍与感音神经性耳聋、耳鸣有关。缺碘诱发的神经型地方性克汀病（克汀病指的是在甲状腺肿地区由于碘缺乏而引起的疾病）多数有中度感音神经性聋。长期严重缺碘可造成甲状腺功能低下，引起膜迷路积水，导致感音神经性聋。耳鸣、耳聋可能与锌缺乏有关。

**【治疗】**

目前尚无特效药物或手术疗法能使感音神经性聋患者完全恢复听力。

**1. 药物疗法**

（1）针对病因　如属于元素代谢障碍，则补充元素，如锌制剂、铁制剂等。

（2）辅助药物　①可以使用血管扩张剂：如西比灵、尼莫地平等；②降低血液黏稠度的药物：如维生素 C、辛伐他汀、阿托伐他汀、非诺贝特、烟酸、银杏叶片等；③神经营养药物：维生素 B 族等。

**2. 其他配合治疗**

①早期高压氧的使用；②适合的助听器选配及部分患者语言训练等。

**【中医辨证论治】**

见表 11－4。

**表 11－4　中医分型论治**

| 分型 | 起病 | 主症 | 兼症 | 治法 | 药物 |
|---|---|---|---|---|---|
| 风热侵袭 | 初期多有伤风感冒症状 | 耳鸣如闻风声，耳内胀闷，自声增强 | 发热、恶寒，头痛、鼻塞 | 疏风清热，散邪通窍 | 银翘解毒丸 |
| 肝火上扰 | 多于郁怒后发作或症状加重 | 耳鸣如闻风雷声，耳胀耳痛时轻时重 | 口苦咽干，急躁易怒，胁肋胀痛 | 清肝泻火，开郁通窍 | 龙胆泻肝丸、龙荟丸 |
| 痰火壅结 | 发病也较急，可因饮酒及食燥热物引起 | 耳鸣如闻机器声，耳内堵塞，头昏沉重 | 咳嗽，痰多，胸闷 | 清热化痰，和胃降浊 | 清火化痰丸、二陈丸 |
| 肾精亏损 | 起病缓，劳累失眠失精后症状加重 | 耳鸣声细，耳聋逐渐加重，夜间症状较甚 | 头晕目眩，颧红潮热，腰膝酸软 | 补肾益精，滋阴潜阳 | 耳聋左慈丸、补骨脂丸、复方补骨脂颗粒 |
| 脾胃虚弱 | 起病缓，劳累后症状加重，可与体位有关，站起时症状加重 | 耳鸣、耳聋，有突然耳内空虚或发凉的感觉 | 疲倦怠力，食少腹胀，大便溏薄 | 健脾益气，升阳通窍 | 补中益气颗粒 |

# 第五节　鼻部常见症状

**【鼻的生理功能】**

鼻是由外鼻、鼻腔、鼻窦3部分组成。鼻腔、鼻窦及其上皮结构赋予了鼻腔特殊的功能，如通气、过滤、清洁、加温、加湿、共鸣、反射、嗅觉等。

**【鼻部疾病常见症状】**

见表11－5。

**表11－5　鼻部常见症状及用药**

| 症状 | 鼻阻塞 | | | | | | | 鼻出血 |
|---|---|---|---|---|---|---|---|---|
| 病因 | 急性鼻炎 | 单纯性鼻炎 | 变应性鼻炎 | 药物性鼻炎 | 鼻窦炎 | 鼻部肿瘤 | 全身因素 | 鼻部外伤、炎症及心血管疾病、血液病、维生素及钙缺乏、肝肾损害、风湿热、内分泌失调、汞砷等中毒、长时间服用水杨酸类药物 |
| 表现及治疗 | 阻塞期短，会伴有全身发热等表现 | 阻塞为间歇性、交替性，时轻时重，侧卧时，下侧鼻塞较重 | 鼻阻塞阵发性，发作时伴有鼻痒喷嚏流清鼻涕 | 持续性的鼻阻塞 | 鼻阻塞多为一侧性，伴有脓涕 | 进行性加重，伴有鼻出血及头痛表现 | 甲减、糖尿病、服用降压药物均可以引起鼻塞，去除病因则消失 | （1）鼻局部处理：手指压迫法与纱布条填塞法止血<br>（2）药物使用：①镇静剂，如地西泮；②止血剂，如立止血（又称巴曲亭、血凝酶）、止血敏（又称酚磺乙胺）、氨苯甲酸（止血芳酸）云南白药等；③维生素，维生素C、维生素K等；④针对原发病，如有贫血者纠正贫血<br>（3）联合使用：止血敏＋氨苯甲酸；止血敏＋维生素K |
| 以上鼻塞治疗，均以治疗原发病为主，辅助使用滴鼻剂（除药物性鼻塞外） | | | | | | | | |

# 第六节　鼻窦炎及急性鼻炎与过敏性（变应）鼻炎

鼻窦是鼻腔周围多个含气的骨质腔，左右成对，共4对，分别是上颌窦、蝶窦、筛窦、额窦（图11－2）。它们隐蔽在鼻腔旁边，上颌窦位于鼻腔两旁、眼眶下面的上颌骨内；额窦在额骨内；筛窦位于鼻腔上部的两侧；蝶窦在鼻腔后方的蝶骨内。它们均以小的开口与鼻腔相通。鼻窦除参与湿润和温暖吸入的空气外，还对人的脸部造型、支撑头颅内部、减轻头颅重量等方面起到重要的作用。

鼻窦炎是鼻炎及鼻窦黏膜化脓性炎症的合称，因此称鼻窦炎为“鼻及鼻窦的炎症”更为恰当。鼻窦炎以慢性者居多，慢性中又以上颌窦炎最为常见。

**学习提示**

急性鼻炎、慢性鼻炎、萎缩性鼻炎及过敏性鼻炎，请见呼吸系统疾病篇章的论述。

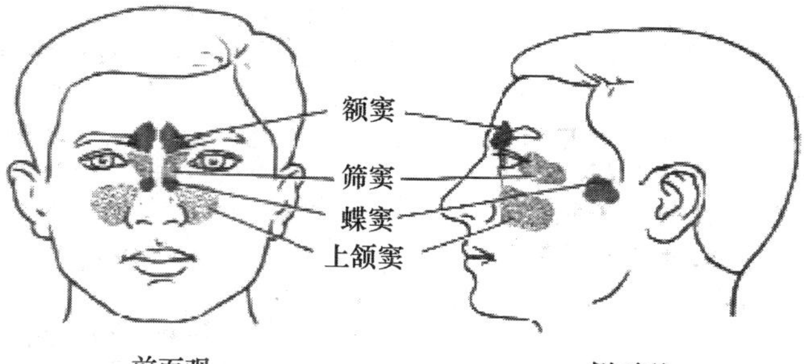


图 11-2　人体四组鼻窦示意图

## 一、急性鼻窦炎

急性鼻窦炎大多继发于急性鼻炎，严重者会累及周围组织及器官，引起严重并发症。

**【病因】**

**1. 致病病因**

急性鼻窦炎的致病菌多为化脓性球菌，如肺炎双球菌、溶血链球菌、葡萄球菌，其次为杆菌。此外，厌氧感染也常见，亦可混合感染。

**2. 诱因**

过度疲劳、受寒湿、营养不良、维生素缺乏等引起全身抵抗力降低以及上呼吸道感染、糖尿病、贫血等以及邻近器官感染（如慢性鼻炎、鼻息肉、鼻腔异物、扁桃体炎、牙齿根尖周炎）或创伤等。

**【临床表现】**

**1. 全身症状**

因继发于上呼吸道感染，故原症状加重，出现畏寒、发热、食欲减退、便秘、周身不适等。儿童则会出现呕吐、腹泻、咳嗽等消化道和呼吸道症状。

**2. 局部症状**

（1）鼻塞，多为持续性的患侧鼻塞；如果两侧鼻窦同时患病则为双侧持续性鼻塞。

（2）脓涕，鼻腔内大量脓性鼻涕，难以擤尽，脓涕中可待少许血液。（有的有恶臭，一般有恶臭者多由大肠杆菌或厌氧菌感染所致。）

（3）嗅觉改变，因鼻塞而出现嗅觉暂时减退或消失。

（4）头痛或局部头痛，本病最常见症状是头痛或局部疼痛；不同部位炎症疼痛特点不一，一般上颌窦、额窦的炎症疼痛多在额部与颌面部；而蝶窦与筛窦炎症疼痛则会在颅底与枕部（表 11-6）。

表 11-6　鼻窦炎部位及疼痛特点

| 鼻窦炎部位 | 疼痛特点 |
|---|---|
| 急性上颌窦炎 | 眼眶上额部痛，可能伴有同侧颌面部痛或上颌磨牙痛；晨起轻，午后重 |
| 急性筛窦炎 | 一般头痛较轻，局限于内眦或鼻根部，也可放射至头顶部 |
| 急性额窦炎 | 前额部周期性疼痛，晨起即感头痛，逐渐加重，至午后开始减轻，晚间则完全消失，次日又重复发作 |
| 急性蝶窦炎 | 颅底或眼球深处钝痛，可放射至头顶和耳后，亦可引起枕部痛，早晨轻，午后重 |

## 【治疗】

治疗原则：根除病因，解决鼻窦引流与通气，控制感染与预防并发症。

**1. 全身治疗**

（1）同上呼吸道感染的治疗。未明确病因者，选择广谱抗生素。（销售提示：员工一定要提醒顾客要足量使用抗生素，以及时控制感染，最大化防止并发症或者转为慢性；这也是销售话术的核心表达点。）

（2）如果是厌氧菌感染者（简单判断，脓涕同时有的有恶臭，一般有恶臭者多由大肠杆菌或厌氧菌感染所致），选用抗厌氧药物如甲硝唑或替硝唑。

（3）过敏体质者（伴有过敏性鼻炎或哮喘者）采用抗过敏治疗如选用氯雷他定或西替利嗪等抗组胺药物。

（4）中成药的使用详见鼻渊中医辨证论治部分。

**2. 局部治疗**

（1）鼻内用糖皮质激素和减充血剂和通气鼻贴等使用，用含有糖皮质激素的滴鼻剂和含有麻黄碱或萘甲唑啉的滴鼻剂外用滴鼻。

（2）鼻腔冲洗：Nacl + 庆大霉素（或硝唑类）+ 地塞米松注射液调配成鼻腔冲洗液进行鼻腔冲洗。

（3）物理与穿刺治疗：物理疗法主要是鼻部热敷或红外线照射，促进炎症消退来改善鼻部不舒服的症状。

## 【关联销售方案】

鼻窦炎发作大多是因机体免疫力低下而诱发，因此发作时以及平时服用提高机体抵抗力的保健品尤为重要：

（1）口服头孢克肟分散片（对因药物）+ 萘甲唑啉滴鼻液（改善鼻塞的缓解难受表现药物）+ 氨基酸口服液。

（2）口服替硝唑（伴有恶臭者）+ 麻黄碱滴鼻液或通气鼻贴（改善鼻塞）+ 氯雷他定（伴有过敏性鼻炎或哮喘者）+ 葡萄籽软胶囊（既提高机体体抗力，又可以缓解过敏表现）。

## 二、慢性鼻窦炎

慢性鼻窦炎多因急性鼻窦炎的反复发作而未彻底治愈迁延而来，可以单侧发病，但是临床上双侧发病率高。

**【病因】**

病因及致病菌与急性化脓性鼻窦炎类似。

**【临床表现】**

**1. 全身表现**

时有时无的精神不振、易疲倦、头痛头昏、记忆力减退、注意力不集中等。

**2. 局部表现**

主要症状以流脓涕、鼻塞为主；其次是头痛（一般无头痛，如伴有头痛会有以下特点：①伴随流脓鼻涕、鼻塞和嗅觉减退的表现；②多有时间性和固定部位，大多数是白天重夜间轻，多数为一侧，如果是双侧，则必然有一侧较重，上颌窦与额窦的鼻窦炎多疼痛在前额部；蝶窦与筛窦的鼻窦炎多疼痛在枕部；③经过减小充血的滴鼻剂处理，头痛会缓解；咳嗽、低头、用力及吸烟、饮酒、情绪激动时头痛会加重）、嗅觉减退或消失（大多数属于暂时性，少部分属于永久性）、视功能障碍（合并眼部并发症时出现）等。

**【治疗】**

①局部治疗同急性鼻窦炎；②医院穿刺治疗；③中成药使用。

**【中医辨证论治】**

见表 11－7。

**表 11－7　中医辨证分型及表现症状**

<table>
<tr><th colspan="2" rowspan="2">辨证分型</th><th colspan="3">实　证</th><th colspan="2">虚　证</th></tr>
<tr><th>肺经风热</th><th>胆腑郁热</th><th>脾胃湿热</th><th>肺气虚寒</th><th>脾气虚弱</th></tr>
<tr><td rowspan="5">局部症状特点</td><td>鼻涕</td><td>浓稠黄白量多</td><td>黄浊黏稠如脓样，有臭味</td><td>黄浊而量多，鼻涕不断，有臭味</td><td>白黏无臭味</td><td>白黏或黄稠而量多，无臭味</td></tr>
<tr><td>鼻塞</td><td>间断鼻塞</td><td>鼻塞较重</td><td>鼻塞较重</td><td>或重或轻</td><td>或重或轻</td></tr>
<tr><td>嗅觉</td><td colspan="3">嗅觉减退或消失</td><td colspan="2">嗅觉减退或消失</td></tr>
<tr><td>疼痛</td><td colspan="3">眉间或颧部叩压痛明显</td><td colspan="2">叩压痛不明显</td></tr>
<tr><td>检查</td><td colspan="3">鼻甲红肿，鼻道内可见分泌物</td><td colspan="2">鼻甲淡红肿胀，鼻道内可见分泌物</td></tr>
<tr><td colspan="2">全身表现</td><td>发热、恶寒、头痛、胸闷、咳嗽痰多、舌质红、苔黄</td><td>头痛剧烈、发热、口苦咽干、目眩耳鸣、耳聋、失眠多梦、烦躁、舌质红、苔黄</td><td>头痛剧烈重胀，倦怠腹胀、食欲不振，小便黄、舌质红、苔黄腻</td><td>头晕头昏、自汗恶风、气短乏力、声微懒言、咳嗽痰稀、舌质淡、苔薄白</td><td>头晕头重、肢倦乏力、食少腹胀或大便溏薄、面色萎黄、舌质淡、苔薄白</td></tr>
</table>

续表

| 辨证分型 | 实证 | | | 虚证 | |
|---|---|---|---|---|---|
| | 肺经风热 | 胆腑郁热 | 脾胃湿热 | 肺气虚寒 | 脾气虚弱 |
| 治法 | 疏风清热，芳香通窍 | 清泄胆热，利湿通窍 | 清脾泄热，利湿祛浊 | 温补肺气，疏散风寒 | 健脾益气，清利湿浊 |
| 药物 | 苍耳子胶囊+双黄连颗粒、藿胆片、鼻渊舒口服液、鼻窦炎口服液、鼻炎片、苍鹅鼻炎片、千柏鼻炎片、香菊片 | 龙胆泻肝片、藿胆鼻炎胶囊、鼻渊舒口服液 | 康乐鼻炎片 | 辛芩颗粒、通窍鼻炎片 | 参苓白术颗粒 |

## 第七节　酒渣鼻

酒渣鼻是发生在颜面中部，以皮肤潮红毛细血管扩张及丘疹、脓疱为表现的慢性皮肤病，通常伴有痤疮。

### 【病因】

与精神、饮食（饮酒、辛辣刺激等）、胃肠紊乱、内分泌失调、月经不调、毛囊蠕形螨感染等有关。

### 【临床表现】

该病女性多发，但严重者多为男性，常并发痤疮与脂溢性皮炎。按照病程进展分为三期。

**1. 红斑期**

鼻部、两颊、前额、下颏等部位对称性发生红斑；尤其在刺激性饮食、外界温度改变及精神兴奋时更明显，自觉灼热。红斑后会在鼻翼，鼻尖以及面颊等出现表浅如树枝状毛细血管扩张，使面部持久发红，并伴有毛囊口扩大与皮脂溢出。

**2. 丘疹脓疱期**

在红斑基础上发展过来，皮损时轻时重，数年或更久；中年妇女的皮损在经前加重。

**3. 鼻赘期**

上述病变加重，演变成紫红色结节状隆起，凹凸不平，毛囊口明显扩大；皮质分泌旺盛，发展时间约为数十年，几乎为40岁以上男性。注意与痤疮、脂溢性皮炎、外用糖皮质激素引起的皮肤改变鉴别。

### 【治疗】

**1. 治疗原则**

在消除诱因（诱因指的是辛辣刺激食物、饮酒、胃肠道疾病、便秘、内分泌紊乱、月经不调等）的基础上，予以口服加外用进行治疗。

**2. 药物使用**

（1）口服药物

①维生素及微量元素类药物：维生素 $B_2$、$B_6$ 及复合 B 族、锌制剂；②对于受月经期影响者，可内服谷维素、地西泮；③如有螨虫感染者，可以口服甲硝唑 1 个月；④炎症明显的可用四环素或红霉素服用 1 个月。

（2）外用药物（避免使用激素类） 外用复方硫黄洗剂及甲硝唑霜；脓疱多时用可用红霉素类、林可霉素软膏等。

# 第十二章

# 常见口腔疾病

**【口腔的组织器官】**

口腔是位于颌面部区域内，颜面的下 1/3，是由唇、颊、牙、舌、腭、口底、唾液腺及颌骨等组成的功能性器官。

**【口腔生理功能】**

口腔的组织器官具有摄食、咀嚼、感受味觉、吞咽、表情及辅助言语和呼吸等功能。

## 第一节　口角炎、唇炎及舌炎

**【病因】**

目前认为口角炎、舌炎、唇炎的发生与维生素 $B_2$、叶酸等缺乏有关。

**【临床表现】**

**1. 口角炎的表现**

口角湿白糜烂，发生裂缝，裂缝有口角横向延长约 1 厘米，上面覆盖有黄痂，两侧对称发生。

**2. 唇炎的表现**

唇黏膜鲜红、火红，剥脱糜烂，唇部纵裂增多、加深，尤以上唇为著；有的干燥脱屑，唇肿胀，有灼热感。

**3. 舌炎的表现**

舌黏膜发红，丝状乳头萎缩，菌状乳头充血增大，自觉疼痛，尤其在刺激食物及热饮时明显；舌背黏膜呈点彩状或杨梅状，或舌面光秃脱皮，呈地图状舌，严重者整个舌肿胀，舌背形成纵裂，舌边缘常出现牙痕。在饮食改进及维持良好消化功能前提下，症状可以很快消退。

**【治疗】**

主要是对因治疗：及时补充维生素 $B_1$ 及叶酸。

## 第二节 口腔念珠菌病

口腔念珠菌病是由感染念珠菌而引起的口腔黏膜疾病。

**【病因】**

主要由白色念珠菌感染引起；长期使用广谱抗生素、免疫抑制剂，先天免疫功能低下等；其他局部刺激，如义齿、口干、皮肤潮湿亦是念珠菌大量繁殖导致感染的因素。

**【临床表现】**

按其主要病变部位，分为念珠菌口炎、念珠菌唇炎、念珠菌口角炎。

**1. 念珠菌口炎**

（1）急性假膜型　新生婴儿多见，又称新生儿鹅口疮或雪口病。好发于颊、舌、软腭及唇部，可在婴儿出生 2～8 天后发生。在充血的黏膜上覆盖有色白如雪的柔软小斑点，逐渐融合成白色或蓝白色丝绒状斑片。早期黏膜充血明显，而陈旧的病损则充血减退，白色斑片呈淡黄色。斑片附着不十分紧密，稍用力可擦掉，暴露出充血的黏膜或轻度糜烂面。患儿烦躁不安，哭闹拒食。

（2）急性红斑型　多见于成年人，常由于广谱抗生素长期应用而致，故称为抗生素性口炎，还称为萎缩性口炎。大多数患者患有消耗性疾病或自身免疫性疾病，如白血病、营养不良、内分泌紊乱、肿瘤放化疗后等。主要表现为黏膜充血糜烂及舌背乳头呈团块状萎缩，周围舌苔增厚。患者常有味觉改变，口腔干燥灼痛。

（3）慢性红斑型　又称为义齿性口炎，多见于女性。损害部位常在上颌义齿腭侧组织而接触之腭、龈黏膜，表现为黏膜呈亮红色水肿，或有黄白色的条索状假膜，不易擦去。

（4）慢性肥厚型　又称为增殖型念珠菌口炎，可见于颊、舌背及腭部。颊黏膜病损常位于口角三角区，对称分布，呈结节状或颗粒状增生，或为附着紧密的白色角质斑块。腭部病损可由义齿性口炎的乳头增生发展而来。

**2. 念珠菌性唇炎**

多发生于 50 岁以上的患者。可同时伴有念珠菌性口炎及口角炎，发病部位一般在下唇，长期存在鲜红色糜烂面或散在突出的小颗粒。

**【治疗】**

**1. 口服药物**

口服抗真菌药物，如氟康唑或伊曲康唑等。同时加用提高免疫力的药物，如转移因子胶囊等。

**2. 局部药物**

（1）碳酸氢钠溶液是治疗婴儿鹅口疮的常用药物，用于清洗口腔、乳头。

（2）氯己定含漱液含漱及制霉菌素霜加上激素治疗义齿性口炎。可以与碳酸氢钠溶液交替漱口，效果更好。

（3）西地碘含化后吞服。

（4）咪康唑用于舌炎或口角炎，连用10日。

（5）0.05%的龙胆紫溶液，用于婴幼儿鹅口疮与口角炎。

**3. 保健品的使用**

抑制真菌繁殖的保健品，如蜂胶（首推保健品，可以快速缓解疼痛，消除炎症以及降低疾病复发几率）、大蒜精油胶囊；提高肌体免疫力的营养素，如氨基酸口服液、辅酶Q10等。

## 第三节　复发性口腔溃疡

复发性阿弗他溃疡，还称为复发性口疮、复发性阿弗他口炎等，也是常见的口腔黏膜疾病，患病率为20%左右，因为具有明显的灼痛，所以用希腊文“阿弗他”表示（“阿弗他”希腊文，灼痛的意思）。

**【病因】**

目前无统一说法，通常认为与免疫、遗传、系统性疾病（如消化性溃疡、溃疡性结肠炎、局限性肠炎、肝胆疾病、糖尿病、月经不调等有关）、环境因素以及食物中缺乏锌、铜、铁、硒等或维生素$B_1$、$B_2$、$B_6$及叶酸摄入不足等有关。

**【临床表现】**

病损表现为孤立的、圆形或椭圆形的浅表性溃疡，具有周期性、复发性及自限性的特点。对于反复不愈者警惕癌变可能。

（1）轻型，约占80%；溃疡不大，数目不多，每次1～5个孤立散在，直径2～4mm；圆形或椭圆形状，边界清楚；好发于角化程度较差区域，如唇、颊黏膜，发作时有“红、黄、凹、痛”的特点，也就是溃疡中间凹陷，外周大约有1mm的充血红晕带，表面覆盖有浅黄色假膜，灼痛感明显。一般分发作期（2～3天）、愈合期（4～5天）、间歇期（持续1～2周，具有不治自愈的自限性）。

（2）重型，单个发生，大而深，似弹坑状。直径可达10～30mm，初始发于口角，后向口腔后部移行，发作可长达月余或数月，也具有自限性。溃疡疼痛较重，自愈后会留有瘢痕。

（3）疱疹样，溃疡小，数目20余个，直径小于2mm，散在分布于黏膜任何部位，愈后不留瘢痕。

【治疗】

**1. 治疗原则：全身+局部**

**2. 全身治疗**

（1）糖皮质激素类药物使用，如泼尼松（用药病情得以控制后逐渐减量并停止）；免疫抑制剂类药物，如甲氨蝶呤、硫唑嘌呤等，一般用药2周，最长不可超过4~6周；使用免疫增强剂，如左旋咪唑、转移因子、胸腺肽等；中成药使用，如昆明山海棠片（具有良好的抗感染作用）。

（2）其他情况：如与消化性溃疡有关，加用$H_2$受体拮抗剂；如情绪不稳定，加用谷维素、安神补心丸稳定情绪。以上均可同时加服少量维生素B族与微量元素锌等。

**3. 局部治疗**

（1）消炎类药物　如外用糖皮质激素类软膏；同时使用含漱液漱口，如复方硼砂含漱液含10分钟，每天3~5次。

（2）含片　含服西地碘片（华素片）、溶菌酶片每日3次，具有抗菌、抗病毒、消肿的作用。

（3）散剂　锡类散、冰硼散及西瓜霜，患处局部涂抹3~4次/日。

（4）雾化吸入　庆大霉素8万单位+地塞米松5mg+2%利多卡因+200ml生理盐水制成雾化吸入剂，每日1次，3天1疗程。

（5）止痛类药物　盐酸达克罗宁软膏、利多卡因注射剂或普鲁卡注射剂患处涂抹或含漱，用以止痛。

**销售提示**

蜂胶胶囊（首推保健品，可以快速缓解疼痛，消除炎症以及降低疾病复发几率）、辅酶Q10、含锌螺旋藻或蛋白质粉（用于提高机体抵抗力）+西地碘含片（用于抗菌消肿）+盐酸达克罗宁软膏外涂（用于止痛）+维生素B族（对因治疗）。

## 第四节　急性化脓性腮腺炎

急性化脓性腮腺炎的病原菌为金黄色葡萄球菌，其次为链球菌。在机体抵抗力低下的情况下易发生。因现在卫生及生活条件提高，已经很少发病。

【临床表现】

（1）常单侧腮腺发病，双侧少见。疾病早期，腮腺区轻微疼痛，肿大，压痛。腮腺化脓期，疼痛加剧，持续性疼痛或跳痛，腮腺区以耳垂为中心肿胀明显，耳垂被上抬，按摩腺体可有脓液溢出，体温高达40℃。

（2）与流行性腮腺炎的鉴别：流行性腮腺炎多发生在春季，属于病毒感染；患者有传染接触史，一次感染终身免疫；好发人群为儿童，发病部位以双侧腮腺为多，腮腺唾液分泌液清亮无脓液，腮腺不形成脓肿，常经7～10天而痊愈。

【治疗】

（1）选用青霉素类或头孢类等抗革兰阳性球菌抗生素。

（2）口服氨基酸口服液+维生素C含服。

（3）炎症早期外敷如意金黄散，饮用酸性饮料。

（4）用温热硼酸或碳酸氢钠等漱口。

## 第五节　牙体牙髓病及牙周疾病

人的一生有两副天然牙，即乳牙与恒牙，一般从6～12岁之间，口腔内乳牙逐渐脱落，恒牙逐渐相继萌出，各乳牙萌出顺序及恒牙情况见下图表（表12－1，图12－1）。

**表12－1　乳牙萌出情况列表**

| 萌牙顺序 | 牙齿名称 | 萌牙时间 | 萌牙总数 |
|---|---|---|---|
| 1 | 下中切牙 | 4～10个月 | 2 |
| 2 | 上中切牙 | 4～10个月 | 2 |
| 3 | 上侧切牙 | 4～14个月 | 2 |
| 4 | 下侧切牙 | 6～14个月 | 2 |
| 5 | 第1乳磨牙 | 10～17个月 | 4 |
| 6 | 尖牙 | 16～24个月 | 4 |
| 7 | 第2乳磨牙 | 20～30个月 | 4 |

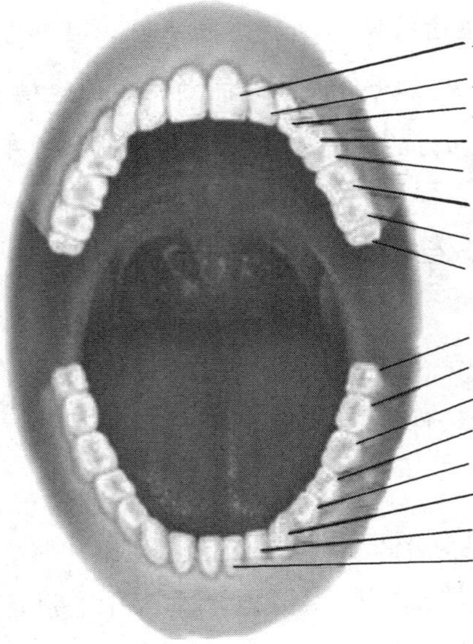


图12－1　各恒牙名称及排列情况

## 一、牙本质过敏症

牙本质过敏症，又称为过敏性牙本质。它不是一种独立的疾病，而是多种牙体疾病共有的症状。

**【病因】**

牙齿的磨耗、缺损、折断、龋病及牙周萎缩均可以导致牙本质暴露，而引发该疾病。

**【临床表现】**

牙本质过敏的发病年龄在40岁左右，主要表现为刺激痛，当刷牙、吃硬物、遇酸甜冷热刺激均可引起酸痛，尤其对机械性刺激最敏感。该病发作迅速，疼痛尖锐，时间短暂。患者可以自找出患牙。

**【治疗】**

局部涂擦氟化物制剂，如使用含氟牙膏（尤其适合龋齿者使用），但是效果因人而异。（龋齿指的是以细菌为主的多重因素下，牙体的硬组织，如牙釉质、牙本质及牙骨质发生慢性进行性破坏的一种疾病，平时注意口腔卫生与坚持刷牙是预防龋齿的好方法。）

**学习提示**

关于刷牙次数与时间

最好餐后、睡前各刷牙一次，最少要做到早、晚各刷牙1次及饭后漱口。牙时间以每次3分钟为好，刷牙一定要刷3个面，即唇颊面、腭舌面、咬合面。每年的9月20日是全国“爱牙日”，企业可以利用爱牙日前后走进学校，宣传保护牙齿，讲究口腔清洁卫生，预防口腔疾病等公益性活动，有利于打造企业品牌知名度。

## 二、牙髓病与根尖周病

牙髓病指的是牙髓组织的疾病，根尖周病指的是牙根尖部分周围组织的疾病。其病因相似，绝大多数根尖周病是由牙髓病发展而来，它们二者在治疗过程与措施上是一致的。一般只要治愈牙髓病，则根尖周病也可痊愈。

**【病因】**

细菌感染是主要致病因素，其次牙部的物理损伤是诱发因素。

**【临床表现】**

此类疾病包括急、慢性牙髓炎，急、慢性根尖周炎。它们都会有自发痛、咬合痛、持续性或阵发性疼痛或冷热刺激产生疼痛。患者会因为疼痛不愿意咀嚼，影响进食或休息，一般患者能够定位患牙位置。

**【治疗】**

人工牛黄甲硝唑胶囊（消炎杀菌）+解热镇痛药（止痛）+外用甲硝唑漱口液或氯己定漱口（尤其对有牙龈炎、牙龈出血、口臭者）。

## 三、牙周疾病

牙周疾病主要包括牙龈炎与牙周炎。牙龈病是一组发生在牙龈组织的病变，牙龈病一般不侵犯深部牙周组织，但是牙龈炎若未及时治疗，有可能发展成牙周炎。牙周炎是牙菌斑中的微生物引起牙周支持组织的慢性感染性疾病，导致牙周支持组织的炎症、牙周袋形成、进行性附着丧失和牙槽骨吸收，最后可能导致牙齿松动拔除。这是我国成人牙齿丧失的首要因素。牙周疾病表现及其治疗如下（表12－2）。

**表12－2　牙周疾病表现及治疗**

| 疾　病 | 表　现 | 治　疗 |
|---|---|---|
| 慢性龈缘炎 | 牙龈鲜红或暗红，牙龈轻触就会出血，患者常因刷牙或咬硬物牙龈易出血 | 彻底清除菌斑与牙石，用过氧化氢1%溶液冲洗牙龈沟，必要时用氯己定漱口剂漱口 |
| 慢性牙周炎 | 占牙周炎的95%，一般侵犯多数牙齿，病程长达数年到数十年，牙面上有大量牙石，呈现不同程度的慢性牙龈炎，晚期会出现牙松动、咀嚼无力和疼痛等 | 控制与清除牙菌斑、清除牙石是主要治疗措施，其他按照慢性牙龈炎处理 |

# 第十三章

# 常见眼科疾病

## 第一节　眼的解剖基础知识及眼部疾病常见症状

视觉器官包括眼球（巩膜、角膜、葡萄膜、视网膜、房水、晶状体、玻璃体等结构）、眼眶及眼的附属器（眼睑、结膜、泪腺、泪道、眼外肌肉等）、视路（视神经、大脑视皮层等）及眼部相关血管和神经结构等（图 13－1，图 13－2）。

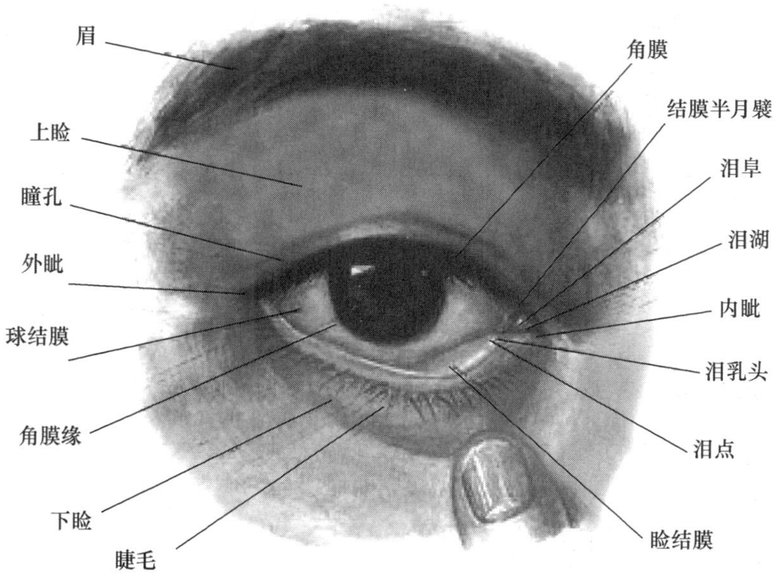


图 13－1　眼外部示意图

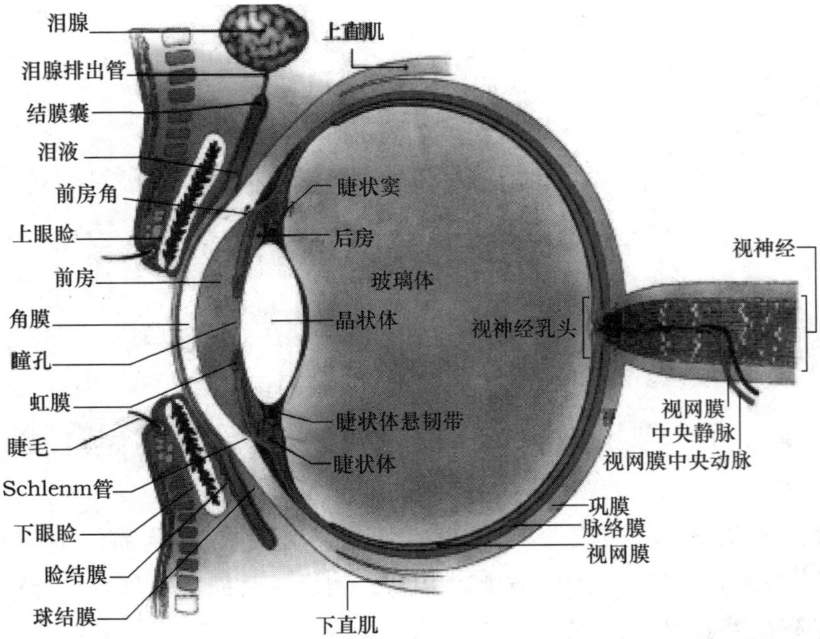


图 13－2　眼解剖结构示意图

**【眼部疾病主要症状】**

见表 13－1。

**表 13－1　眼部疾病主要症状**

| 主要症状 | | 具体表现 | 相关疾病 |
|---|---|---|---|
| 视力障碍 | 一过性视力丧失 | 视力可在 1 小时内恢复正常，通常不超过 24 小时 | 体位性低血压、椎－基底动脉供血不足、癔症、过度疲劳、偏头痛、一过性缺血发作等 |
| | 突然视力下降，无眼痛 | — | 视网膜脱离或动脉或静脉阻塞、玻璃体积血、视神经炎（一般伴有眼球运动痛）等 |
| | 逐渐视力下降，无眼痛 | — | 如白内障、屈光不正、青光眼、糖尿病性视网膜病变等 |
| | 突然视力下降，伴眼痛 | — | 如角膜炎、急性闭角型青光眼、眼内炎等 |
| 感觉异常 | | 眼部的刺痛、胀痛、痒、异物感、畏光等 | 如角膜炎、外伤、急性青光眼、沙眼等 |
| 外观异常 | | 充血、出血、分泌物、肿胀、新生物等 | 如结膜炎、角膜炎、翼状胬肉等 |

## 第二节　眼睑病

眼睑具有保护眼球的重要功能。眼睑疾病在药店中经常遇到的有睑腺炎、睑缘炎、病毒性及接触性眼睑皮炎等，病毒性眼睑皮样及接触性眼睑皮炎的表现类似于皮肤病中的眼部带状疱疹及眼部接触性皮炎。因此本章节重点论述睑腺炎与睑缘炎。

## 一、眼睑腺炎

睑腺炎是化脓性细菌侵入眼睑腺体而引起的一种急性炎症。如果侵犯的是睫毛毛囊或附属的皮脂腺，称为外睑腺炎，又称为麦粒肿；如果是内睑腺体感染，则称为内睑腺炎。

**【病因】**

大多数是葡萄球菌，特别是金黄色葡萄球菌感染眼睑腺体而引起。

**【临床表现】**

患处有急性炎症红、肿、热、痛的典型表现。分为内外睑腺炎，均有明显压痛的硬结，多数在 1 周左右痊愈。外睑腺炎的炎症主要位于睫毛根部眼睑缘处，开始红肿范围较分散，触诊可发现有明显压痛的硬结，疼痛剧烈，同侧耳前淋巴结肿大伴有压痛。内眼睑腺炎局限于睑板腺内，肿胀局限，疼痛明显，病变处有硬结，有压痛，睑结膜（睑结膜指的是眼睑内部覆盖的黏膜，球结膜则是眼球表面覆盖的黏膜）充血肿胀。

**【治疗】**

（1）早期患处局部热敷：10～15 分钟/次，3～4 次/天（目的促进血液循环、缓解症状，促进炎症消退）；抗生素滴眼液，如氧氟沙星滴眼液，4～6 次/天滴眼。

（2）伴有全身症状（如发热等）或反复发作者口服抗生素，如环丙沙星、头孢克肟分散片等；脓肿未形成时，口服抗生素，并可以同时加用维生素 $B_2$ 及维生素 C。

**学习提示**

提醒患者不可以挤压排脓，否则会使感染扩散，造成脓毒血栓或败血症，引起生命危险。

**【眼科外用药物剂型差异化】**

目前药店比较常见的眼科外用药物剂型主要有 3 种：滴眼剂、眼膏、胶样滴眼剂（即凝胶型滴眼剂）。

（1）滴眼剂是眼科中最常用的外用药物剂型，通常是翻开下眼睑，滴入下眼睑的结膜囊内。一般每次滴入滴眼剂只需要一滴即可。因为结膜囊中泪液容量大约为 10μl，而一滴滴眼液大约是 40μl。据临床研究，泪液以每分钟 16% 的速率更新，按照此速率可计算出滴眼后 4 分钟有 50% 药液留在泪液中，10 分钟为近 20%。所以为了最大化促进药物眼部吸收，最好嘱咐顾客重复滴眼药（指的是滴眼剂剂型），最短时间应为 5 分钟 1 次。要嘱咐顾客，滴眼后按压泪囊部位置并且闭眼数分钟（可同时做瞬目动作），以减少药物从泪道排泄，增加吸收。

（2）眼膏通常以凡士林、羊毛脂作基质。因为这些基质是脂溶性的，而角膜上皮均有脂性屏障，因此对于角膜类疾病选用膏剂，更有生物利用度。对于结膜类疾病，使用眼膏类药物，可以减少用药次数，增加药效持续时间，亦可减缓眼刺激症状。

(3) 胶样滴眼剂是为了提高滴眼液生物利用度，延长局部作用时间从而在原来滴眼液的基础上加入适量的黏性赋形剂，如甲基纤维维素、透明质酸钠、聚乙烯乙醇而制成。此种剂型滴眼剂滴到眼部之后变成胶样物。

## 二、睑缘炎

睑缘炎是睑缘皮肤、睫毛毛囊及其腺体的亚急性或慢性炎症。睑缘部位富于腺体组织和脂肪性分泌物，易沾染灰尘和病菌而致感染。临床上，睑缘炎分为 3 种类型：鳞屑性、溃疡性、眦部睑缘炎（表 13－2）。

**表 13－2　睑缘炎分类、表现及治疗**

| 分　类 | 病　因 | 表　现 | 治　疗 |
|---|---|---|---|
| 鳞屑性 | 眼睑皮脂腺及睑板腺分泌旺盛，以致皮脂溢出而发生轻度感染，是鳞屑性睑缘炎致病起因。各种物理、化学刺激（劣质化妆品等）、抵抗力降低、营养不良、睡眠不足、屈光不正以及视力疲劳等，加之眼部不卫生，都是其诱因 | 眼部皮肤刺疼、干燥感、奇痒；睑缘充血，睫毛及睑缘表面附有上皮鳞屑，睑缘表面可有点状皮脂溢出、皮脂集于睫毛根端，形成黄色蜡样分泌物，干后结痂，鳞屑与痂皮除去后，露出充血之睑缘表面，但无溃疡及脓点，睫毛易脱落，且能复生。如果炎症长期不愈，可致睑缘肥厚而不能与眼球紧密接触，可出现泪小点肿胀及向外翻转现象而致流泪 | 首先除去病因注意营养，锻炼身体，治疗全身其他慢性病。局部温生理盐水，除去痂皮。然后于睑缘涂用抗生素软膏如红霉素眼膏，每日 2～3 次，用药需至痊愈后 2 周，以防复发 |
| 溃疡性 | 常为金黄色葡萄球菌感染引起，也可由鳞屑型转化而来，多见于营养不良、贫血及慢性病的儿童 | 睑缘皮脂腺分泌多，干后结痂，并将睫毛粘成束，痂皮除去后，睫毛根部可见出血性溃疡及小脓疱。因病变导致睫毛易脱落，不易再生，形成秃睫，即使再生位置也不正，形成倒睫或睫毛乱生，刺激角膜；病变长期拖延，可使睑缘肥厚变形。伴发慢性结膜炎、泪溢，周围皮肤湿疹，甚至下睑外翻等，导致泪溢加重 | 同鳞屑型治疗 |
| 眦部 | 为莫阿双杆菌感染引起，也可与维生素 $B_2$ 缺乏有关 | 睑缘及附近皮肤明显充血糜烂，自觉干燥刺痒和异物感，常合并慢性结膜炎，多见于双侧 | 眼部每日 3～4 次硫酸锌滴眼液＋维生素 $B_2$ 口服 |

# 第三节　结膜疾病

结膜是覆盖于眼睑后和眼球前的一层半透明的黏膜组织，结膜部位最常见的疾病就是结膜炎，病程少于 3 周是急性结膜炎，病程大于 3 周是慢性结膜炎。其主要致病因素是微生物，如细菌、病毒、衣原体等。

## 一、细菌性结膜炎

细菌性结膜炎是人体在机体抵抗力低下时，发生细菌感染而引起的眼部结膜疾病，当眼部有炎症和脓性分泌物时，应该首先怀疑是否为细菌性结膜炎。

**【病因】**

主要是金黄色葡萄球菌、流感嗜血杆菌、肺炎链球菌等感染所致，干眼症、长期使用糖皮质激素可以成为诱发因素。

**【临床表现】**

黏液脓性渗出物是多数细菌性结膜炎的特征性表现。最初单眼发病，后期通过手接触双眼发病，患眼刺激感和充血，早晨起来眼部有分泌物，期初分泌物为浆液性，后来转化成黏液性及脓性，偶尔有眼睑水肿，视力一般不受影响。

**1. 超急性细菌性结膜炎（淋球菌居多）**

病原体淋菌通过生殖器-手传播。疾病潜伏期短（10 小时到 2～3 天不等）病情迅速，结膜充血水肿伴有大量脓性分泌物。约 15%～40% 可迅速引起角膜混浊，周边或中央角膜溃疡，不及时治疗可导致角膜穿孔。

**2. 急性或亚急性细菌性结膜炎**

又称为急性卡他性结膜炎或红眼病，传染性强，多见于春秋季节，流行于学校、工厂等集体生活场所。发病急，潜伏 1～3 天，两眼同时或间隔 1～2 天发病；发病 3～4 天结膜炎症最重，而后逐渐减轻，病程一般少于 3 周。最常见的致病菌是金黄色葡萄球菌、流感嗜血杆菌、肺炎双球菌。目前已知冬季发病主要是由肺炎双球菌引起，发病在春夏季节主要是流感嗜血杆菌引起的。

**3. 慢性细菌性结膜炎**

多由急性演变而来，多见于鼻泪管阻塞、慢性泪囊炎或慢性睑缘炎病人，持续时间长，单或双眼结膜发病，主要表现为眼痒、烧灼感、干涩、眼刺痛及视疲劳。结膜轻度充血，可有睑结膜增厚、乳头增生、分泌物为黏液性或白色泡沫样的表现。

**【治疗】**

**1. 治疗原则**

（1）去除病因，抗感染治疗。

（2）根据轻重可选择结膜囊冲洗、局部用药、全身或联合用药。

（3）不包扎患眼，佩戴太阳镜，减少光线刺激。

（4）超急性采取局部+全身治疗，成人急性和亚急性结膜炎采取滴眼剂，儿童选用眼膏，慢性与急性结膜炎治疗类似。

**2. 药物使用**

（1）局部用药　当分泌物多时，用生理盐水冲洗结膜囊；急性阶段每 1～2 小时滴

1次滴眼剂或外涂眼膏，氨基苷类（如庆大霉素、妥布霉素、链霉素滴眼液）或喹诺酮类（如氧氟沙星滴眼液）。慢性对杆菌肽和红霉素眼膏反应良好，还可适当加收敛剂0.25%硫酸锌滴眼剂；中成药的复方熊胆滴眼液、鱼腥草滴眼液。

（2）全身用药　口服阿奇霉素、多西环素或喹诺酮类（如环丙沙星或氧氟沙星）；如果患者伴有咽炎或急性化脓性中耳炎可口服头孢类或利福平；如果是慢性难治性结膜炎和伴有酒糟鼻患者，需口服多环西素，1～2次/日，持续3～5个月。

**学习提示**

急性期隔离，避免传染，消毒病人用过的洗漱用具等。

## 二、沙眼衣原体性结膜炎

衣原体是一种介于细菌与病毒之间的微生物。沙眼是沙眼衣原体感染所致的慢性传染性结膜角膜炎，是致盲的主因之一。

**【病因及传播途径】**

沙眼是由沙眼衣原体直接接触或污染物间接传播导致的，节肢昆虫也是传播媒介。易感因素是不良的卫生条件、营养不良及干旱炎热环境等。

**【临床表现】**

沙眼一般为双眼发病，起病缓慢。急性沙眼感染主要发生在学前和低年级学龄儿童，但在20岁左右，早期瘢痕并发症才变得明显。幼儿患沙眼后，症状不明显，可自行缓解，不留后遗症。成人沙眼为亚急性和急性发病，早期即出现并发症。

（1）沙眼初期表现为滤泡性慢性结膜炎，以后逐渐进展到结膜瘢痕形成。

（2）急性期：畏光、流泪、异物感，较多黏液或脓性分泌物。可出现眼睑红肿，结膜明显充血，乳头增生，上下穹窿部结膜满布滤泡，可合并弥漫性角膜上皮炎及耳前淋巴结肿大。

（3）慢性期：无明显不适，仅眼痒、异物感、干燥和烧灼感。结膜充血减轻，结膜污秽增厚，同时有乳头和滤泡增生，病变以上穹窿及睑板上缘结膜显著，并可出现垂帘状角膜血管翳（指的是角膜缘的血管进入角膜形成，正常角膜中无血管）。病变中，结膜病变逐渐为结缔组织取代，形成瘢痕。反复发作易造成倒睫与睑内翻，甚至失明。

（4）沙眼的角膜血管翳和沙眼睑结膜瘢痕是沙眼的特有体征。其分为3期：第1期，活动期，即出现角膜血管翳；第2期，退行期，出现睑结膜大部分瘢痕；第3期，完全瘢痕期，活动性病变完全消失，无传染性。

**【治疗】**

**1. 局部用药**

利福平滴眼液、酞丁胺滴眼剂或新霉素滴眼剂点眼，4次/天；夜间红霉素、四环素类软膏，疗程最少 10～12 周。

**2. 全身给药**

急性或严重的沙眼给予全身应用抗生素，一般疗程为 3～4 周，口服多环西素或红霉素等抗生素。

## 第四节 屈光不正

屈光指的是在眼球光学中，当光线从一种介质进入到另一种不同折射率的介质时，光线会在两种介质（屈光介质主要指的是角膜、房水、晶状体、玻璃体）的界面上发生的偏折现象。如果在眼睛调节放松状态下，无穷远处物体所成的像没有准确聚焦在视网膜上，就称为屈光不正，而此时如果正好聚焦在视网膜上，则称为“正视”。屈光不正包括近视、远视、散光、老视（老花眼）等（表 13－3）。

**表 13－3 屈光不正的不同分型及表现**

| 类型 | 定义及表现 |
|---|---|
| 近视 | 定义：在眼睛调节放松状态下，平行光线经眼球屈光系统后聚焦在视网膜之前<br>表现：根据近视度数分类：①轻度近视：＜300 度；②中度近视：300～600 度；③高度近视：＞600 度。远距离视物模糊，近距离视力好，近视初期常有远距离视力波动，注视远处物体时眯眼。近视度数较高者，除远视力差外、飞蚊症、眼前漂浮物、闪光感等症状，并可发生程度不等的眼底改变 |
| 远视 | 定义：在眼睛调节放松状态下，平行光线经眼球屈光系统后聚焦在视网膜之后<br>表现：根据远视度数分类：①低度远视：＜300 度；②重度远视：300～500 度；③高度远视：＞500 度，视力受影响，非常模糊 |
| 散光 | 定义：平行光线经眼球屈光系统后不能形成聚焦<br>表现：有轻度散光的人视力通常正常，但在看某一距离的物体时可能出现头痛、眼疲劳和视力模糊。有严重散光眼的人视物不清和扭曲。看远看近都不很清楚，近距离工作时间稍长即眼胀、头痛、阅读串行或重影 |
| 老视 | 定义：随着年龄增长，晶状体逐渐硬化，睫状肌的功能逐渐减低，从而引起眼的调节功能逐渐下降，大约在 40～50 岁开始，出现阅读等近距离工作困难<br>表现：①视近困难；②阅读需要更强的照明度；③视近不能持久；某些患者甚至出现眼胀、流泪、头痛等视疲劳症状 |

## 第五节 白内障

### 一、白内障

白内障是晶状体（晶状体是双凸性、有弹性、无血管的透明组织，是屈光的重要介质）病变中的一种，指的是晶状体浑浊。

【病因】

老化、遗传、代谢异常、外伤、辐射、中毒、局部营养障碍等，均可以引起晶状体损伤，使其渗透增加，丧失屏障作用，或导致晶状体代谢紊乱，使其发生蛋白变性，产生浑浊。

【常见分类】

（1）老年性：认为与饮酒、吸烟、紫外线照射等过多及心血管、高血压、妇女生育过多等有关。

（2）先天性：认为与遗传、病毒感染、放射线、母亲怀孕期间有如糖尿病、甲状腺功能减退症等全身性疾病有关，一般从儿童时候开始发病。

（3）外伤性：有过眼部外伤史，多见于儿童与年轻人。

（4）代谢性：与糖、钙等代谢相关的糖尿病性白内障、低钙性白内障。

（5）药物及中毒性：认为是由长期使用或接触糖皮质激素、氯丙嗪、含汞药物等导致的。

【临床表现】

①视力障碍：与晶状体浑浊程度及部位相关；②屈光改变：由于晶状体浑浊产生近视或散光的表现；③单眼复视或多视以及一部分患者伴有畏光与炫光表现；④对某些光，如蓝色光的色觉敏感度下降；⑤视野缺损（眼球不动，向前注视一点，所能看到的空间范围，成为视野；视野缺损即视野范围受损。）；⑥体征：裂隙灯下可见晶状体浑浊。

【治疗】

**1. 治疗原则**

针对病因及手术治疗。

**2. 药物保守治疗**

（1）局部可考虑用谷胱甘肽滴眼液、苄达赖氨酸滴眼液、麝珠明目滴眼液、吡诺克辛钠滴眼液、法可林滴眼液、珍珠明目滴眼液等。

（2）口服维生素 C、维生素 $B_2$、石斛夜光丸、障眼明片、杞菊地黄丸、知柏地黄丸等。

## 二、中医圆翳内障

圆翳内障是指随着年龄增长而晶珠（指的是晶状体）逐渐浑浊，视力缓慢下降，终致失明的眼病。本病多见于 50 岁以上的老人，随年龄增长患病率增高且晶珠混浊加重。可一眼或两眼先后或同时发病，病程一般较长。中医学中的圆翳内障多相当于西医学中的年龄相关性白内障，即老年性白内障。

【病因】

（1）年老体弱，肝肾不足，精血亏损，不能滋养晶珠而浑浊；或可阴血不足，虚热内生，上灼晶珠，致晶珠混浊。

（2）年老脾虚气弱，运化失健，精微输布乏力，不能濡养晶珠而浑浊；或水湿内生，上泛晶珠而浑浊。

（3）肝热上扰目窍，致晶珠逐渐浑浊。

**【辨证论治】**

**1. 肝肾不足证**

表现：视物昏花，视力缓降，晶珠浑浊；或头昏耳鸣，少寐健忘，腰酸腿软，口干；舌红苔少，脉细；或见耳鸣耳聋，潮热盗汗，虚烦不寐，口咽干痛，小便短黄，大便秘；舌红少津，苔薄黄，脉细弦数。

治法：补益肝肾，清热明目。

药物：杞菊地黄丸、障眼明片、金花明目丸、明目地黄丸、石斛夜光丸、复明片、益视颗粒。如果有虚火上炎、潮热虚烦、口咽干燥者，可用知柏地黄丸；外用珍珠明目滴眼液、麝珠明目滴眼液。

**2. 脾气虚弱证**

表现：视物模糊，视力缓降，或视近尚明而视远模糊，晶珠浑浊；伴面色萎黄，少气懒言，肢体倦怠，色淡苔白，脉缓弱。

治法：益气健脾，利水渗湿。

药物：四君子丸、参苓白术颗粒。

**3. 肝热上扰证**

表现：视物不清，视力缓降，晶珠浑浊，或有眵泪（眼屎的意思），目涩胀；时有头昏痛，口苦咽干，便结；舌红苔薄黄，脉弦或弦数。

治法：清热平肝，明目退障。

药物：障翳散、明目羊肝丸。

## 第六节　其他眼病

### 一、眼外伤之紫外线损伤

紫外线损伤，又称为电光性眼炎或雪盲，属于眼部外伤的一种常见情况。

**【病因】**

由于电焊、高原、雪地及水面反光造成眼部紫外线损伤。

**【临床表现】**

眼部损伤可在紫外线照射后 3～12 小时发作，有强烈的异物感、刺痛、畏光、流泪及眼睑痉挛、结膜混合性充血、角膜上皮点状脱落的表现与体征。可以在 24 小时后症状减轻或痊愈。

【治疗】

(1) 对症处理：可外用盐酸奥布卡因滴眼液或地卡因滴眼来止痛，外涂抗生素(如红霉素眼膏等)软膏并予以眼部包扎。简便的应急措施是用煮过而又冷却的人奶或鲜牛奶点眼，也能止痛。

(2) 预防：佩戴面罩或防护镜。

## 二、干眼症

干眼症，又称为角结膜干燥症，是指任何原因造成泪液的质或量异常或动力学异常，导致泪膜稳定性下降，并伴有眼部不适和(或)眼表组织病变特征的多种疾病的总称。

【病因】

临床认为部分自身免疫性疾病会造成泪腺发炎、外伤、感染，以及长期点某些眼药水、长期戴隐形眼镜或服用某些药物都会造成泪液分泌不足。

【临床表现】

目前低头族(一天到晚离不开手机、平板电脑者)更容易发生干眼，其表现为眼睛干涩、容易疲倦、眼痒、有异物感、有灼热感、眼分泌物黏稠、怕风、畏光、对外界刺激很敏感；有时眼睛太干，基本泪液不足，反而刺激反射性泪液分泌，而造成常常流泪；较严重者眼睛会红肿、充血、眼睑角质化等。这种损伤日久则可造成角膜、结膜病变，并会影响视力。

【治疗】

**1. 局部治疗**

消除诱因，应避免长时间使用电脑，少接触空调及烟尘环境等干眼诱因。选用人工泪液，长期或严重者应尽量使用不含防腐剂的人工泪液。避免服用可减少泪液分泌的药物，如降血压药、抗抑郁药、阿托品类药物等。

**2. 全身治疗**

(1) 口服鱼肝油及β-胡萝卜素、葡萄籽软胶囊、大豆卵磷脂等(可以缓解视疲劳等)。

(2) 口服溴己新、毛果芸香碱、新斯的明可以促进部分患者泪液分泌，但疗效不稳定。

**知识拓展**

维生素缺乏在五官科的表现(表13-4)。

表 13-4　维生素缺乏的表现

| 缺乏 | 导致疾病及表现 |
|---|---|
| 维生素 A | 夜盲症、角膜软化症、牙龈炎、牙龈增生肥大、牙釉质发育不好、下颌恒牙萌出迟缓、干眼症 |
| 维生素 $B_2$ | 脂溢性睑缘炎、结膜炎、酒糟鼻、口角炎、唇炎、舌炎 |
| 维生素 C | 眼内出血（结膜、眼睑、玻璃体、视网膜等）、白内障、牙龈炎、牙龈增生及出血 |
| 维生素 D | 在眼科常见于3岁以下儿童，可有眼球突出、眼睑痉挛、屈光不正、低钙性白内障，佝偻病（方头、牙釉质发育不良、易患龋齿、牙列萌出迟缓、不正常的上下牙咬合关系） |
| 维生素 $B_1$ | 干眼、脚气病、视神经萎缩、牙龈出血及牙龈黏膜异常光滑、紫玫瑰红色牙龈、口腔黏膜过敏及舌灼痛 |
| 叶酸 | 舌炎、口角炎、牙龈炎 |

# 第七节　常见五官科疾病测试题及参考答案

## 一、常见五官科疾病测试题

### （一）填空题（共计 70 分，每空 2 分）

1. 梅尼埃病可以使用（　　）维生素，可以用来调节神经功能。

2. 耳聋患者可以考虑补充的微量元素有（　　）、（　　）制剂，同时可以补充的维生素是（　　）。

3. 鼻出血患者可以使用的维生素是（　　）、（　　）。

4. 鼻窦炎患者伴有恶臭的脓性鼻涕，此时可以考虑推荐的抗生素是（　　）。

5. 如果慢性鼻窦炎患者急性发作，伴有严重的打喷嚏、流脓鼻涕等过敏表现，应推荐的对因药物是（　　），缓解喷嚏、流脓鼻涕的药物是（　　）；可推荐的保健品是（　　）。

6. 酒渣鼻患者可以使用的维生素是（　　），可以使用的微量元素是（　　）制剂。

7. 口角炎的发生与维生素（　　）、（　　）缺乏有关。

8. 口腔念珠菌病可以推荐口服的抗生素是（　　）类药物。

9. 具有抑制真菌繁殖的保健品是（　　）、（　　）。

10. 复发性口腔溃疡与维生素（　　）及（　　）摄入不足有关，还与食物中微量元素（　　）、（　　）、（　　）铜等缺乏有关。

11. 口腔溃疡，可以服用的免疫增强类商品（　　）、（　　）。

12. 龋齿患者适合使用含（　　）成分牙膏刷牙。

13. 牙髓炎患者可以服用的抗生素是（　　）。

14. 眼睑腺炎（麦粒肿）患者可以口服环丙沙星等喹诺酮类抗生素，同时可加服维生素（　　）、（　　）。

15. 凝胶型滴眼剂的好处是（　　）。

16. 红眼病多见于（　　）季节发病，急性发作时可以使用的抗生素滴眼液有（　　）或（　　）类抗生素滴眼液。

17. 白内障患者可以使用的维生素有（　　）、（　　）。

18. 有干眼表现的人，可以服用维生素（　　）。

**（二）选择题（共计30分，每题2分）**

1. 龙胆泻肝片用于中医（　　）型鼻窦炎。
A. 肺经风热　B. 胆腑郁热　C. 肺气虚寒　D. 脾气虚弱

2. 以下与维生素 $B_2$ 缺乏有关的疾病是（　　）。
A. 鼻窦炎　B. 急性化脓性中耳炎
C. 酒渣鼻　D. 过敏性鼻炎

3. 急性化脓性腮腺炎病因是（　　）。
A. 病毒　B. 细菌
C. 真菌　D. 免疫力低下

4. 珍珠明目滴眼液可以用于（　　）型中医白内障。
A. 脾气虚弱型　B. 肝热上扰型
C. 肝肾不足型　D. 湿热蕴结型

5. 干眼病患者可以使用的维生素是（　　）。
A. 维生素 C　B. 维生素 D　C. 维生素 E　D. 维生素 A

6. 眼干燥症患者使用β-胡萝卜素的目的是（　　）。
A. 提高免疫力　B. 促进泪液分泌
C. 缓解视疲劳　D. 预防并发病

7. 口角炎、舌炎、唇炎、睑缘炎的病因，其中都与（　　）缺乏有关。
A. 维生素 A　B. 维生素 B　C. 维生素 C　D. 维生素 E

8. 需要使用锌制剂的疾病是（　　）。
A. 酒渣鼻　B. 白内障　C. 红眼病　D. 牙髓炎

9. 为防止食物或药物中的重金属砷、铅等对听觉系统的损害，可以服用维生素（　　），可以加速体内重金属的排出。
A. 维生素 A　B. 维生素 B　C. 维生素 C　D. 维生素 E

10. 牙龈出血者可以推荐的维生素是（　　）。
A. 维生素 A　B. 维生素 $B_6$　C. 维生素 C　D. 维生素 E

11. 下列疾病中，可以用麻黄碱滴鼻剂的是（　　）。
A. 过敏性鼻炎　B. 药物性鼻炎
C. 鼻黏膜肿胀　D. 鼻腔发干

12. 甲硝唑口颊片治疗口腔溃疡，最合理的使用方法是（　　）。

A. 三餐后　　B. 三餐前
C. 三餐后一小时　　D. 三餐前一小时

13. 使用地塞米松贴片治疗口腔溃疡注意事项（　　）。
A. 一日不得超过 1 片　　B. 一日不得超过 2 片
C. 一日不能超过 3 片　　D. 一日不能超过 4 片

14. 红眼病转成慢性结膜炎后，应选（　　）治疗。
A. 左氧氟沙星滴眼剂　　B. 碘苷滴眼剂
C. 羟苄唑滴眼剂　　D. 色甘酸钠滴眼剂

15. 口腔溃疡用（　　）后有食欲缺乏、口腔异味、恶心、呕吐、腹泻等不良反应。
A. 甲硝唑含漱剂　　B. 西地碘含片
C. 地塞米松黏贴片　　D. 氯己定含漱液

## 二、常见五官科疾病测试题参考答案

### （一）填空题

1. B 族　2. 锌　铁　维生素 B 族　3. 维生素 C　维生素 K　4. 硝唑类　5. 喹诺酮类　抗组胺药　葡萄籽软胶囊　6. 维生素 B 族　锌　7. 维生素 $B_2$　叶酸　8. 康唑　9. 蜂胶胶囊　大蒜精油　10. 维生素 B 族　叶酸　锌　铁　硒　11. 螺旋藻　氨基酸口服液　12. 氟　13. 硝唑类　14. 维生素 B　维生素 C　15. 提高药物利用度，延长药物作用时间　16. 春秋　喹诺酮　氨基苷类　17. 维生素 C　维生素 B　18. 维生素 A

### （二）选择题

1. B　2. C　3. B　4. B　5. D　6. C　7. B　8. A　9. C　10. C　11. C　12. A　13. C　14. A　15. A

# 第十四章

# 常见儿科疾病

## 第一节　鹅口疮

鹅口疮，又名雪口病、白色念珠菌病，是儿童口腔的一种常见疾病。主要表现是婴儿的口腔黏膜表面形成的白色斑膜，多见于婴幼儿。

**【病因】**

主要是由于白色念珠菌感染，会在长期服用抗生素、奶瓶及奶嘴消毒不彻底、母乳喂养时乳头不清洁、婴儿营养不良或身体虚弱等情况下发病。

**【临床表现】**

多见于新生儿，在唇、颊、舌、软硬腭及咽部上可见乳白色片状物，不易用棉签擦去，用力擦去后可露出潮红、粗糙的黏膜面。在感染轻微时，白斑不易被发现，婴儿仅在进食时会有痛苦的表情，严重时婴儿会因疼痛而烦躁不安、胃口不佳、啼哭、哺乳困难，有时还可以伴有轻度发热。

**【治疗】**

（1）局部：0.05%甲紫溶液，3次/日，1～2次/天（药店的1%甲紫溶液不适合直接涂抹黏膜部位，因其刺激性太大）；2%～4%小苏打溶液清洁婴儿口腔及哺乳妇女的乳头。

（2）广泛病变者，用制霉菌素粉涂布，3次/天，或用制霉菌素混悬液（50万单位加入10ml冷开水或鱼肝油中）涂布口腔，3次/天。

（3）如果长期使用广谱抗生素和糖皮质激素，及时停用。

## 第二节　疱疹性口腔炎

疱疹性口腔炎是一种由单纯疱疹病毒所致的口腔黏膜感染性疾病，临床上以出现簇集性小水疱为特征，有自限性，易复发。

【病因】

由单纯疱疹病毒传染引起。

【临床表现】

1～6 岁小儿常见，容易在上呼吸道感染、肺炎中并发，起病急，有发热，口腔黏膜可见2～3mm圆形成簇小水疱，易破，形成大面积糜烂面。疱疹多在两颊、唇内、牙龈，也可侵及舌及软腭，伴有颌下淋巴结肿大；病程约 7～10 天，有自限性。本病传染性极强，常在托幼机构等小范围内流行。

【治疗】

（1）保持口腔清洁，多饮水。

（2）局部涂抹疱疹净或 5% 金霉素鱼肝油糊剂，1 次/1～2 小时，疼痛者局部涂抹 2% 利多卡因。

（3）口服病毒灵，每日 10～20mg/kg，或利巴韦林颗粒，分 3 次口服，可与维生素 C 同服，效果更好。

（4）发热者，给予退热剂，如布洛芬，5～10mg/kg，每 4～8 小时 1 次。

## 第三节　手足口病

手足口病是以手、足、口腔发生水疱为特征，多发生于 5 岁以下儿童的一种肠道病毒的皮肤病。

【病因】

主要由柯萨奇病毒、肠道病毒等引起。

【临床表现】

多见于 2～10 岁儿童，以 5 岁以下更常见，可在幼儿园中流行。发疹前可有低热、头痛、纳差等表现，1～3 天后手、足、口部出现皮损，最初为红斑，很快发展成 2～4mm 的水疱，壁薄，内液清亮，周围有红晕，水疱破溃后形成灰白糜烂面或浅溃疡。口腔受累占 90% 以上，病程 1 周左右，愈后很少复发。

【治疗】

（1）抗病毒口服液或板蓝根颗粒内服。

（2）皮损处涂疱疹净；疼痛者局部涂 2% 利多卡因等。

## 第四节　小儿腹泻

小儿腹泻是一组由多种病原体及因素引起的，以大便次数增多和大便性状改变为特点的疾病。

【病因】

感染性腹泻多是由细菌或病毒等感染引起，非感染性腹泻多是由饮食、过敏、气候等因素引起。秋冬季多是由于轮状病毒感染引起，夏季多是由于细菌感染引起。

【临床表现】

**1. 轻型腹泻**

常由于饮食与外肠道感染引起。主要表现是食欲不振、吐奶或呕吐等，大便次数增多，每日10次以下。大便稀薄水样，黄绿色、粪质不多、伴有少量黏液或蛋花汤样，有酸味。精神尚可，脱水不明显。

**2. 重型腹泻**

大便每日超过10次，黄绿水样，量多四溅，混有黏液。伴有低热或高热、面色发灰，烦躁不安，进而昏迷、惊厥。严重者伴有重度脱水（眼眶、前囟凹陷，肢冷，皮肤干燥，弹性差）或明显中毒症状（如发热、烦躁不安、嗜睡等表现），甚至昏迷、休克。

【治疗】

（1）无脱水患儿应口服补液盐，20～40ml/kg，4小时内服完；轻中度脱水，口服补液盐，80～100ml/kg，4～6小时服完；重度脱水，静脉补液。

（2）如为病毒性肠炎（多为蛋花水样大便），应用利巴韦林15～30mg/kg，分3次服完，连续使用3～5天。

（3）如为细菌感染，可口服新诺明或红霉素、头孢菌素等抗生素。

（4）对症疗法：①伴有呕吐者，口服灭吐灵0.5～1mg/kg，分3次服完；②中毒症状消失，但腹泻仍不止，蒙脱石散0.5～1包，3次/日，或口服鞣酸蛋白0.1～0.3g/次；③食欲不振或消化不良，给予助消化药，如胃蛋白酶合剂2.5～5ml/次，胰酶0.15～0.3g/次，多酶片1～2片/次，3次/日；④对于感染性腹泻、抗生素性腹泻以及小儿慢性腹泻均可以加用微生态制剂菌，如双歧杆菌、乳酸杆菌等，只是不能与抗菌药物同时服用。

## 第五节 小儿细菌性痢疾

【病因】

由痢疾杆菌引起。

【临床表现】

夏秋多见，有不洁饮食史；典型菌痢表现是起病急，畏寒发热，体温高达39℃，同时出现腹痛、腹泻；大便初期水样表现，后变成黏液脓血便，量少，具有明显的里急后重，左下腹压痛。如果发生中毒则起病急骤，多见于2～7岁儿童，突然寒战，高热达40℃，反复惊厥，神志不清等。

【治疗】

**1. 一般治疗**

卧床休息，吃流食、半流食，必要时输液，纠正脱水。

**2. 对因治疗**

（1）复方新诺明：体重<40kg的小儿，每1kg口服1/20片（复方新诺明规格SMZ20mg及TMP4mg），1次/12小时；体重≥40kg的小儿，口服2片/次（复方新诺明规格SMZ0.4g及TMP80mg），12小时/1次。

（2）黄连素：每日15～20mg/kg，分3次口服，适用于轻症及年长患儿。

（3）对于发生中毒性菌痢的患儿最好到医院治疗。

## 第六节　小儿急性上呼吸道感染

【病因】

多为病毒，少部分为细菌。

【临床表现】

起病急，有不同程度的发热、畏寒、精神不振、流涕、喷嚏、咳嗽、鼻塞症状。婴幼儿因鼻塞而张口呼吸，拒哺乳。年长儿诉咽痛、头痛、乏力等。

【治疗】

**1. 一般治疗**

清淡饮食，多饮水，卧床休息。

**2. 对症治疗**

（1）体温超过38.5℃给予阿司匹林10mg/kg，1次/4～6小时；或棉球酒精擦浴等。

（2）鼻塞者，选用小儿萘甲唑啉滴鼻液滴鼻予以缓解。

（3）咳嗽者，根据痰液情况选择中西药止咳化痰药。

（4）病毒感染者，可用中药板蓝根冲剂、银翘散、羚羊感冒片等；合并细菌感染者，首选青霉素，如果对青霉素过敏者改用红霉素，每日30mg/kg，分4次口服。

## 第七节　急性支气管炎

急性支气管炎是指由于各种致病原引起的支气管黏膜炎症，气管也会同时受累的疾病。

**【病因】**

主要是由各种病毒、细菌、支原体等共同混合感染，以及烟尘刺激等引起。

**【临床表现】**

最初表现为上呼吸道感染，后来出现干咳、中等发热，大约2～3日症状减轻或消退。患儿常因咳嗽造成呕吐，同时影响睡眠。年长的患儿会主诉胸痛，咳嗽时有白色黏痰，治疗不及时会变成黄色浓痰，体检时可见咽部充血。

**【治疗】**

**1. 一般治疗**

适当休息，多饮水，多吃新鲜蔬菜和水果，或补充维生素C。

**2. 对症治疗**

（1）干咳者可用喷托维林（咳必清）6.25～12.5mg/次，2～3次/日；痰液多者，用甘草合剂、止咳糖浆或氯化铵合剂。

（2）合并细菌感染者，使用抗生素首选氨苄西林每日50～100mg/kg，分4次，或新诺明50mg/kg，分2次服用（6个月以下婴儿慎用）。

（3）有哮喘发作时，给氨茶碱4mg/kg，3次/日；哮喘严重者，每日强的松1～2mg/kg，分3次口服；或硝苯吡啶0.2～0.5mg/kg，3次/日，连用5天。

## 第八节　小儿缺铁性贫血

小儿缺铁性贫血是由于体内铁元素缺乏导致血红蛋白合成减少而发生的细胞低色素性贫血。

**【病因】**

因早产、双胞胎或母亲贫血或喂养不当导致铁摄入过少或铁流失。

**【临床表现】**

患病群体大多为6个月～2岁的婴幼儿，逐渐出现面色苍白、肌肉无力，不爱活动、食欲差；烦躁、精神不集中，常伴有异食癖；智力动作发育等与同龄孩子相比落后，少数可有反甲。

**【治疗】**

**1. 铁剂治疗**

硫酸亚铁0.3～0.6g/日，或富马酸亚铁0.2～0.4g/日，均分3次饭后服用。同时补充维生素C 100mg，3次/日，与铁剂同服利于人体对铁剂的吸收利用。

**2. 去除病因**

如果是由其他疾病引起，则治疗原发病，如慢性腹泻、寄生虫病等。

**3. 其他**

在以上基础上，可以适当少量补充些叶酸、维生素 $B_{12}$。

## 第九节 儿童多动症

儿童多动症是儿童时期常见的一类心理障碍性疾病。主要表现为与年龄和发育水平不相称的注意力不集中和注意时间短暂、活动过度和冲动等行为，常伴有学习困难、品行障碍和适应不良等。

**【病因】**

目前，临床具体原因不明，有些人认为该病是与某些微量元素缺乏有关，如锌等。

**【临床表现】**

大多数患儿 7 岁以前发病，病程多在 6 个月以上，以下行为中至少存在 8 种，即可诊断为多动症：手脚动作不停；难以静坐；易受外界刺激而分散注意力集中；在游戏或集体活动中，不能耐心等待轮换上场；别人话未问完，便抢着回答；不能按照别人提示完成事情；在学习或游戏中难以保持注意力集中；常一件事未完成，就开始作另一件；难以安静玩耍；经常话多；常打断或干扰别人活动；别人对他说话，常似听非听；常丢失物品；常不注意环境安全，四处乱跑等。

**【治疗】**

（1）药物首选哌甲酯，每日 0.2～0.5mg/kg，每天早晨、下午课前各 1 次，节假日停药。（哌甲酯属于中枢兴奋药，只限于 6 岁以上儿童使用；还可以用于治疗抑郁症、痴呆、脑外伤后遗症等。）

（2）在以上用药基础上补充一定的锌制剂（如葡萄糖酸锌颗粒等）。

## 第十节 水痘

水痘是由水痘－带状疱疹病毒初次感染引起的急性传染病，传染率很高。主要发生人群为婴幼儿，以发热及成批出现全身性红色斑丘疹、疱疹、痂疹等为主要特征的病毒性皮肤疾病。该疾病冬、春两季多发，其传染力强，接触或飞沫均可传染。儿童发病率可达 95% 以上，以学龄前儿童最为多见。

**【病因】**

由于水痘－带状疱疹病毒引起。

**【临床表现】**

学龄前儿童多见，托幼机构常集体发病；起病较急，可有发热、头痛、全身倦怠等前驱症状。发热和发疹同时发生，或者无发热即出现发疹。皮损以头皮、躯干较多，四肢少，呈向心性分布，最初如果在头皮及发际发现水痘即可确诊。皮疹开始为小斑疹、丘疹，很快变成疱疹，呈椭圆形，壁薄，易破，伴瘙痒，很快破溃成痂。1～3周后痂疹开始脱落，不会落下瘢痕，一般皮疹会（3～5天）分批出现。同一部位可见不同期的各型皮疹。患儿抵抗力低下时，皮损可进行性全身性播散，形成播散性水痘。

**【治疗】**

患儿皮损水疱破裂者，可涂抹1%～2%的龙胆紫溶液；伴有瘙痒者，可口服0.2%苯海拉明糖浆，每天0.5～1ml/kg，分2次口服，或扑尔敏2～4mg，2次/日。以上均可以同时服用维生素C。如果伴有疱疹性结膜炎，则选用0.1%疱疹净滴眼治疗。

## 第十一节　流行性腮腺炎

流行性腮腺炎，俗称为痄腮。它是由腮腺炎病毒引起的急性、全身性病毒性感染，以腮腺肿痛为主要特征，亦可累及其他唾液腺的呼吸道传染性疾病，常见于儿童和青少年。

**【病因】**

腮腺炎病毒引起。

**【临床表现】**

该病四季均有流行，但以冬、春二季常见。主要表现是以腮腺肿大发病，先一侧，后对侧。患病部位以耳垂为中心，向前后弥漫肿大，边缘不清，面部无红肿，有轻度压痛及弹性。患病1～3天达到病情高峰，可以持续3～5天，病程10～14天。少数患儿有发热（体温可达39℃以上）、头痛、咽痛、食欲不振，咀嚼时腮部疼痛等症状。

**【治疗】**

目前尚无特效药物，可以选用利巴韦林颗粒，伴有疼痛者可选用解热镇痛药，如布洛芬、阿司匹林等；中成药可以选用抗病毒口服液，10～20ml/次，每日2～3次；板蓝根颗粒亦可。

## 第十二节　肠蛔虫病

蛔虫是人体内最常见的寄生虫之一，蛔虫的成虫通常寄生于小肠部位，寿命6～12个月。

**【病因】**

由于食入被蛔虫卵污染的食物等。

【临床表现】

患儿有反复发作脐周痛，食欲不振、善饥、腹泻、便秘、荨麻疹、流涎、磨牙、烦躁不安等，重者出现营养不良。部分患儿伴有异食癖，伴有烦躁、头痛、睡眠不好等表现。

【治疗】

（1）阿苯达唑0.4g/次，顿服；重复使用应该间隔3周；左旋咪唑1.5～2.5mg/kg，1次顿服，连服2日。也可用其他驱虫药物如丙硫苯咪唑、甲苯咪唑和枸橼酸哌嗪等。

（2）中药使君子，用量为（岁数+1)g，最多不超过10g，炒熟后，清晨顿服，共3天。

## 第十三节　蛲虫病

蛲虫病是以引起肛门等部位瘙痒为特点的一种肠道寄生虫病，儿童感染率可达40%～70%。

【病因】

所吃食物等被蛲虫卵污染。

【临床表现】

患儿的肛门或会阴部瘙痒，夜睡不安、精神兴奋、小儿夜惊咬指以及小儿的异嗜症状，如嗜食土块、煤渣、食盐等。还可以引起食欲减退、恶心、呕吐、腹痛、腹泻、遗尿或交叉擦腿动作等症状。一般小儿入睡后在肛门处可以找到蛲虫。

【治疗】

**1. 口服药物**

（1）甲苯咪唑100mg顿服，必要时间隔2周再服1次。

（2）恩波吡维铵5mg/kg，口服，可以间隔2～3周再服用2～3次，7天后再服1次。服药后1～2天粪便会染成红色。

（3）噻嘧啶，每日5mg/kg口服，连服7天。

（4）阿苯达唑0.2～0.4g，1次顿服。

**2. 局部治疗**

肛门瘙痒者可每晚睡前洗净局部，用2%氧化氨基汞软膏涂布，可杀虫止痒，直至痊愈。

## 第十四节　小儿消化不良

【病因】

目前认为是多种因素综合作用的结果，如胃肠运动功能障碍、胃酸分泌异常、儿童脏器发育不完善、幽门螺杆菌感染因素等。

【临床表现】

上腹痛、腹胀、早饱、嗳气、恶心、呕吐、上腹灼热感等，这些症状持续存在或反复发作，但极少会全部同时出现，一般只出现一种或数种。这些表现影响了患儿进食，会导致长期营养摄入不足，患儿营养不良发生率较高，生长发育迟缓也可能发生。不少患儿合并有神经症、焦虑症等精神心理症状。

【治疗】

（1）促胃动力药物：多潘立酮。

（2）抗酸及抑酸药物：复方氢氧化铝、碳酸钙、法莫替丁。

（3）肠道益生菌：地衣芽孢杆菌胶囊、双歧杆菌嗜酸乳杆菌肠球菌三联活菌（金双歧）、乳酸菌素片。

（4）助消化药物：乳酶生、酵母片。

（5）中成药：健儿消食片、山麦健脾口服液、肥儿丸、保儿宁颗粒、儿滞灵冲剂、龙牡壮骨颗粒、太子金颗粒、小儿七星茶颗粒、健儿消食口服液、健儿清解液等。

## 附录

### 儿科用药须知

【用药剂量计算方法】

（1）每次（日）剂量 = 小儿体重 × 每次（日）药量/kg

小儿剂量 = 成人剂量 × 小儿体重（kg）/50

（2）小儿体重测算（单位 kg）

①1 岁内体重推算

前半年体重 = 出生时体重 + 月龄 ×0.7

后半年体重 =6 + 月龄 ×0.25

②2 ~10 岁体重推算

体重 = 年龄 ×2 +7 或 8

【儿科用药选择】

**1. 品种选择**

药品说明书中明确标明儿童禁用的品种不得使用；慎用则权衡利弊使用；不推荐使用，尽量不用；有潜在危害药物，尽量避免使用，在抗菌药中，一般选择青霉素、头孢菌素类或大环内酯类，而氨基苷类、喹诺酮类基本不用或很少使用。选择专业生产儿童药物的厂家药品。

**2. 剂型选择**

针对儿童不同年龄阶段及药物性质，尽可能选择适合儿童使用的滴剂、混悬剂、咀嚼片、泡腾片。选择半衰期长或做成缓释制剂的药物，减少服药次数，增加儿童用药依从性。选择水果口味，让儿童依从性更好。

**3. 儿童服药途径选择**

（1）口服给药　会受到多种因素影响，对于吞咽能力差的患儿尽量选用其他给药途径。

（2）直肠给药　在小儿服药困难情况下选择，如退烧药中的退热栓、小儿便秘中的开塞露等。

（3）透皮给药　透皮吸收安全、方便，患儿痛苦少，如晕车贴、通气鼻贴、退热贴等。

# 第十五章

# 药店商品销售技术

## 第一节　利用组方成分的差异化来认识和销售药品

**情况一**　药物组成成分相类似，而适应证（中成药称为功能主治，西药称为适应证）亦大致相同的药品。如何合理科学推荐给顾客，我们通过具体药物案例来阐述。

治疗儿童感冒的氨酚黄那敏（3 种成分）与复方氨酚烷胺（5 种成分）（表 15－1）。

**表 15－1　氨酚黄那敏与复方氨酚烷胺成分及作用比较**

| 项　目 | 组成成分 | 成分作用 |
| --- | --- | --- |
| 相同成分 | 对乙酰氨基酚、人工牛黄、扑尔敏 | 对乙酰氨基酚具有解热镇痛作用，缓解感冒中的发烧与头痛等；人工牛黄具有解热、抗惊厥的作用；扑尔敏具有抗过敏作用，缓解打喷嚏、流鼻涕表现等作用 |
| 差异化成分 | 金刚烷胺、咖啡因 | 金刚烷胺具有抗病毒作用；用于预防或治疗亚洲甲－Ⅱ型流感病毒所引起的呼吸道感染；咖啡因可以增加对乙酰氨基酚解热镇痛作用，拮抗扑尔敏所致嗜睡的作用 |

从上表中可见：氨酚黄那敏中不含有抗病毒成分金刚烷胺，而在西医临床上，绝大多数感冒都是由病毒引起的，所以在现实生活中，当顾客为孩子购买氨酚黄那敏的药物时，我们可以提醒顾客，一是感冒由病毒引起的，二为孩子使用感冒药最好用含有抗病毒成分的药物，效果才是最好的。而在药店实际销售中，很多一线员工说，有一部分顾客并不太了解感冒是病毒引起；其实想想，顾客不了解，更多责任在于我们一线销售员工。因为今天的药品销售，一线员工已经不再只是承担完成药品销售任务的简单销售角色了，还承担着广而告之即所谓顾客教育的角色，我们不但要经常性地告知顾客药品的功效，还要不断向每一位进店的顾客灌输一些疾病预防与健康养生的常识，甚至于本企业的一些服务理念，让顾客于潜移默化中接受并认知。

了解复方氨酚烷胺中含有抗病毒成分金刚烷胺，我们就知道复方氨酚烷胺对于大多数感冒而言应该是对因加对症的治疗，而氨酚黄那敏只是缓解感冒症状而已，此时我们就可以放心大胆地告诉顾客：一定要用含有抗病毒成分的感冒药效果才是最好的。其实这就是“一句话销售”（有关“一句话销售”后有专门论述）中应该具备的要素：信心转移（“一定…，效果最好…”）。当我们说出一句话的时候，一定要坚决肯定，不打折扣，才能让作为接收信息者的顾客，最大化地获得感觉并认知。但是很多时候我们这样讲了，顾客未必接受我们推荐的产品，有可能依然选择氨酚黄那敏。这个时候，建议大家一定做个简单的联合（药店中所有商品销售，都应遵循如此的基本思路）：那您最好给孩子加个抗病毒口服液或利巴韦林。

**中成药案例** 金鸡胶囊与千金胶囊（表15－2）。

**表15－2 金鸡胶囊与千金胶囊成分及功能比较**

| 项　目 | 组成成分 | 功能作用 |
|---|---|---|
| 相类似成分 | 金樱根、鸡血藤、千斤拔、功劳木、穿心莲、两面针（两面针） | 清热利湿 |
| 差异化成分 | 当归、党参 | 活血补血益气 |

从上表中可以知道两种商品的重要功能主治就是用于湿热瘀阻所致的带下病，但是患有湿热瘀阻证的带下病顾客，兼有气血虚弱表现时，推荐使用下边含有当归、党参药物效果会更好（中医学称之为“祛邪扶正”，白话来说就是既治疗又保养），那么如果顾客并不想改变对金鸡胶囊的使用，而顾客同时兼有气血虚弱表现，我们就要最大化地建议顾客考虑加益气补血药（同时考虑中药配伍禁忌），从而践行科学合理替换不成，即做简单的药物联合的思路。

**情况二** 药品适应证相类似，但成分几乎不一样。

**西药案例**

**表15－3 复方氨酚烷胺胶囊与盐酸伪麻黄碱缓释片**

| 药　品 | 成　分 | 适应证 |
|---|---|---|
| 复方氨酚烷胺胶囊 | 对乙酰氨基酚、金刚烷胺、咖啡因、人工牛黄、扑尔敏 | 缓解感冒各种症状 |
| 复方盐酸伪麻黄碱缓释胶囊 | 盐酸伪麻黄碱、扑尔敏 | 缓解感冒的鼻塞、流鼻涕、打喷嚏等表现 |

上表15－3中两种药物的科学替换：第一，可以从对疾病突出症状缓解角度出发，例如感冒患者鼻塞症状很突出，那么可以考虑使用复方盐酸伪麻黄碱缓释胶囊，但是感冒发生时都会多症状出现，那么相对来讲，复方氨酚烷胺胶囊就更合适。第二，从特定人群角度出发，我们在现实药店销售中发现，使用复方盐酸伪麻黄碱缓释胶囊的人群男性居多，在临床上，对于有前列腺增生的男性，在使用含有盐酸伪麻黄碱、阿托品、颠茄、山莨菪碱、扑尔敏等成分的药物时要求禁用或慎用，以防加重前列腺增生疾病的症状，而男性一般40岁以上即开始出现前列腺增生症状（一般从50岁开始有症状），所以针对这样一类男性群体在选用药物时，我们要提醒男性顾客使用含有上述成分多的药物时可能对前列腺带来的不良影响，从而达到让顾客合理选择药物的目的。

**中成药案例**

**表 15 -4　枣仁安神颗粒与天王补心丸**

| 药　品 | 成　分 | 功能主治 |
|---|---|---|
| 养血安神片 | 仙鹤草、首乌藤、墨旱莲、生地黄、熟地黄、合欢皮、鸡血藤 | 滋阴养血，补心安神，现代用于神经衰弱、更年期等 |
| 天王补心丸 | 丹参、当归、党参、石菖蒲、茯苓、麦冬、天冬、五味子、地黄、玄参、远志、酸枣仁、柏子仁、桔梗、朱砂、甘草 | 基本同上 |

上表 15 -4 中两种药品通过成分组方可以知道，天王补心丸不宜长期服用，和组方中朱砂（现代研究其主要成分为硫化汞）有关，因为含朱砂成分（包括雄黄等）药物摄入时间过长，会造成慢性肾衰竭，而一些老年性群体服用含有朱砂、雄黄（现代研究其主要成分为二硫化二砷）这类药物时间过长，除了可能带来的肾损害，还有可能引起听力下降，甚至药物性耳聋。相对于天王补心丸，养血安神片服用周期更长，以及相对更小的不良反应（当然对于具有失眠健忘、五心烦热、大便干燥者，相对养血安神片来说，还是可以短时间内首选天王补心丸）。如果顾客执意选择含有朱砂或雄黄成分药物，在提醒顾客服用该类药物后可能对身体带来不良反应的情况下，我们还要最大化建议顾客服用该类药物的同时加服维生素 C。因为临床上，维生素 C 可以促进人体从外界摄入到体内的汞或砷类等重金属物质的排泄，可在一定程度上减少体内蓄积。

**情况三**　药物成分中的剂量及辅料成分差异。

比如在某些西药复方感冒药中含有对乙酰氨基酚的成分，但是含量却不尽相同。含量高是不是疗效就一定好呢？答案是不一定，药物含量加大，同时带来的副反应自然也会增加，这一点一定要向顾客说明。

药物辅料成分的差异，有时候也会决定药物的使用效果，例如有些胃康灵胶囊，有的生产厂家辅料中加的是淀粉，而有的加的是碳酸氢钠，事实在对顾客回访中发现，多数对服用加有碳酸氢钠的顾客回馈药效比加淀粉似乎好一些。再比如，有些滴眼液的辅料为甲基纤维素（或透明质酸钠、聚乙烯乙醇、聚羧乙烯等属于黏度调节剂），因为甲基纤维素等可以形成黏稠的胶体溶液，延长了药物作用病变部位的时间，提高了滴眼液有效药物成分的生物利用度，同时最大化地降低了未加入黏度调节剂的滴眼液带来的药物全身不良反应。

**总结**

想更好地利用药物成分差异化进行药品科学合理的销售，更多地在于我们在此种思路的引导下，结合药店顾客、药店商品、药店员工的实际情况进行因地制宜、因人而异地科学复制加改良，最终不断归纳总结，变成自己的一技之长，才是我们更好地服务顾客、成人达己的根本。

## 第二节　利用剂型的差异化来认识和销售药品

药品的每种剂型，都有各自优势，但是如果单从给药途径、制法、形态、分散系统等角度分类并不能最大化地体现剂型真正的优势，想最大化地体现剂型优势，一定要结合药店遇到的顾客生理特点、顾客的疾病情况以及可供选用的药物剂型之间进行比较，才有说服力。

### 一、根据顾客疾病情况与生理特点等因素选用药物剂型

**1. 同一种疾病不同的分型或疾病发展的不同阶段决定了顾客选用的药物剂型**

**案例一**　手足癣是药店的夏季常见病，我们的店员在推荐药物的时候都很专业，都会本着口服加外用的原则予以推荐药物。可是，我们发现店员在推荐外用药物的时候，大多数并没有进一步问顾客的手足癣属于哪一种类型。要么根据顾客点名给药，要么根据自己心中的目标商品给药。而事实上，不同类型的手足癣（临床上，手足癣分 3 种类型）决定了只有选用不同剂型的抗真菌外用药物，才能达到最好的效果。所以对于水疱型手足癣外用药应选用刺激性小的霜剂或溶液剂（例如联苯苄唑霜）。而对于糜烂性手足癣应该选用粉剂（例如咪康唑粉）；如果糜烂性手足癣渗液明显时，应该先用一定比例的硼酸溶液湿敷，等到皮肤干燥后，再选用刺激性小的霜剂或溶液外涂；而对于角化型手足癣，则应选用软膏剂型外用药物，更有利于药物的吸收与作用时间的持续。

**结论**

从手足癣疾病的案例可以看出手足癣疾病的分型决定了手足癣外用药物的剂型，也决定了顾客选用的外用药物是否最大化合理有效，从而让顾客对店员产生进一步的信任感，达到双赢的结果。这种基于疾病类型不同而选用不同剂型药物的替换手段是科学合理的，是我们提倡的。但我们不鼓励利用此办法进行概念转换（即本来是 A 型病对应 B 剂型，故意和顾客说是 A 型病对应 C 剂型，来达到销售 C 商品的目的），想方设法达成员工自身目标商品的销售的行为。

**案例二**　许多一线店员，高血压患者，甚至于部分临床医生，都认为治疗高血压从剂型的角度来看，一定是缓释或控释剂型相对于普通剂型的降压药物更好。而事实上，从高血压的夜间血压变化的幅度，又可以将血压分为深杓型（夜间血压下降≥20%）、杓型（10%≤血压下降<20%）、非杓型（下降<10%）、反杓型（下降<0）。但是在实际治疗中发现对于深杓型高血压患者，在使用降压药物时，不能够让其夜间的血压降得更低，因为会增加夜间脑血栓形成的几率，而缓释或控释剂型对于某些深杓型高血压可加重其夜间降压程度。因此对于普通剂型降压药物有时候只要调整用药时间，在一定程度上也可以起到最大化的降压效果。

**结论**

①最新的剂型并不是对于任何患者都是最好的，只有适合的剂型才是最好的剂型。

②同一种疾病的不同发展阶段决定了顾客选用的药物剂型。

对于夏季常见皮肤病例，如湿疹与接触性皮炎等，疾病发展基本分为3个阶段，即急性期、亚急性期、慢性期。由于疾病不同阶段皮损的不同导致所选用外用药的剂型也不同，如果处于急性皮炎阶段而无液体附着皮肤表面，应选用外用药物剂型洗液或粉剂或霜剂。如有渗出，先选用具有收敛作用的溶液湿敷后，再用霜剂等。如果处于亚急性期可选用乳膏剂或油剂；如处于慢性期可选用软膏剂、凝胶剂、硬膏剂等。

③同一疾病的顾客不同年龄决定了顾客选用药物剂型（诸如干混悬剂、口崩分散片等都会考虑老年人与儿童年龄段因素）。

④同一疾病的不同时间段决定顾客使用药物剂型。

在眼科疾病的结膜炎中，为了不影响顾客白天的工作与生活，都会建议顾客白天使用滴眼液，但为了缩短疾病进程及加速疾病的愈合，同时一定要让顾客临睡前使用眼药膏。这种药品销售既考虑了药品剂型对人正常生活的影响，也利用了时间差的因素，最大化发挥剂型优势。另如治疗妇科炎症时，我们同样可以建议顾客晚上临睡前使用栓剂或凝胶剂等剂型，而白天为了缓解一些不舒服的症状（如瘙痒、异味感等），使用一些喷雾剂等剂型。同样的逻辑，在感冒疾病上，我们也可以考虑顾客白天与夜晚不同药品的使用，从而达到最基本药物的销售组合，起到简单提高客单价的目的。

## 二、从药物剂型本身作用特点选用合适药物剂型

### 1. 让顾客认识到剂型改变药物有效浓度（生物利用度）及作用速度

一些药物的剂型决定了药物起效时间的快慢，而药物起效的快慢，决定病程长短。药物无论经过哪种服用方式，一定要达到病灶部位才能发挥作用，因此让药物与病变部位直接接触并起作用。这样的药物剂型如一些用于急性扁桃体炎的滴丸、用于咽炎的含片、用于支气管哮喘的喷剂、用于阴道炎的栓剂、凝胶剂、阴道泡腾片等；另外一种情况就是保证药物以最短时间直接进入血液，通过血液循环更快地到达病灶，如用于冠心病的舌下含服的滴丸，用于盆腔炎的肛门栓等。这种直接作用于病变部位或是直接进入血液循环可以保证药物有效浓度最大化，在药理学上称为不经过首关清除，也就是药物在一定程度上不受肝脏与消化道的分解破坏，所以红霉素片剂为了降低胃酸的破坏，制成了肠溶剂型，就可以最大化地发挥抗菌作用。

### 2. 让顾客认识到剂型可以降低或消除药物不良反应

一些降糖药物与降压药物制成控释或缓释就可以防止传统剂型的药物带来的低血糖或血压忽高忽低的表现。把阿司匹林制成了肠溶胶囊，就可以大大缓解那些因长时间服用阿司匹林而产生的一些胃肠道的不良反应。

**3. 让顾客认识到剂型可最大化解决病变部位的盲区给药问题**

在妇科阴道炎症中，外用的剂型尽管解决了最大化直接与病变部位接触的问题，但是由于女性阴道特殊的生理结构，阴道后穹窿部（穹窿部是阴道包绕子宫颈形成的环形凹陷，其中以后穹窿部最深）是药物不很容易抵达的部位，同时也是病原微生物比较容易积聚的地方（这个地方病原微生物不能最大化地处理，也是一些女性阴道炎反复发作的原因），而成为一些药物可能的用药盲区，所以对于阴道栓剂而言，说明书会有“尽量推向阴道深处…”的表述。外用的凝胶剂型，由于注射器似的给药方式就可以相对于栓剂最大化解决盲区给药问题，更有利于炎症消除与恢复。阴道泡腾片相比栓剂而言，由于崩解后产生气体，气体推动有效成分也可相对最大化解决盲区给药问题。从皮肤病的角度来看，很多皮肤病外用药物剂型，要求涂抹外用药物面积一定要大于皮损面积，并对剂型有要求，在很大程度上，都是考虑皮肤给药盲区的问题。

## 三、深入挖掘利用与剂型相关联的药品综合优势向顾客合理推荐

想说服他人听从，就需要让他人能够最大化感觉到听从你能够带来什么好处（药店利益销售我们会在后边篇幅具体阐述），同样道理，想让顾客接受尝试新剂型药物，不要单从剂型的好处出发，还要综合考虑与剂型相关联的其他一些好处，共同呈现给顾客。

剂型 + 使用量、次数六味地黄胶囊相对于浓缩丸。

剂型 + 性价比　六味地黄胶囊相对浓缩丸平均每天消费金额（价格分解）；某些 2 天一枚的阴道栓；某些规格及含量的头孢克肟分散片或片剂胶囊。

剂型 + 多用途　阴道凝胶（既可以阴道内给药，又可以外阴涂抹，一药双用，或叫作花一种药物的钱等于买了两种药）（“一句话销售”）

剂型 + 方便携带（喷雾剂型，随时随地）

## 四、剂型是把双刃剑

事物都是两面的，有优点自然就有缺点。从纯粹销售商品的角度，我们不希望销售某商品时，潜移默化地把一些商品不具有优势的一面渗透给顾客。就如同止咳糖浆止咳效果很快（糖浆可以黏附呼吸道黏膜上纤毛，使其摆动速度下降，而先起到止咳作用），但是在一定时间内不能饮水（会稀释糖浆，从而黏附纤毛作用下降）。对于一些儿童而言，可能做不到。所以如何科学合理地把你的目标商品销售出去，需要一定的销售技巧。

# 第三节　药品销售资源挖掘与整合

在微信的朋友圈中，有朋友发了这样一个小故事：有个爹平时总认为自己的 10 岁

儿子在学习方面不够全力以赴，而儿子却认为自己在学习与做事情方面非常全力以赴。于是有一天爹带着儿子到田野中，面对田野里一块重约70市斤的大石头对儿子说，给你30分钟的时间如果能够搬起这块石头，那么我就认为你在对待学习与做事情方面是全力以赴的。儿子为了证明自己，花了30分钟的时间来搬石头，可是石头并没有被搬起来，然后儿子对爹说，我已经做到全力以赴了，之所以搬不起来，是因为自己的力气有限而已。爹却对他说，你并没有做到真正的全力以赴，我就站在你身边，如果你邀请我一起帮你搬这块石头。儿子恍然大悟：原来，真正的全力以赴是懂得发现与利用身边一切可以利用的资源！

从上边的小故事可以看出所谓的资源整合其实就是挖掘与利用身边的资源而已。那么从药店商品销售的角度来看，如何利用商品自身及自身以外的资源来最大化地达到商品销售的目的呢？

## 一、销售商品本身的资源整合利用

### （一）药品包装盒上的资源利用

#### 1. 利用绿色OTC标示

药品包装盒上的绿色OTC标示大家都知道指乙类非处方药，它在一定程度上代表此类药品副作用更小，安全性更高，可以不在专业人士的指导下，自主选择购买使用。从药店消费人群中的老年人或儿童的角度看，由于这一类人群的生理特点，他们的药物使用需要更高的安全性与更低的副作用，所以当我们推荐的目标产品具有上述标示时，完全可以从绿色OTC所能够给顾客带来更低副作用、更高安全性等角度对顾客进行建议购买。（当然，这种安全性高与副作用低的前提，离不开对症，也离不开与顾客自己选择的目标商品的参照比较。）

#### 2. 利用有效成分含量

大家平时都会发现口服的阿莫西林克拉维酸钾有的产品包装盒上面写着（2∶1）或（4∶1）或（7∶1），前边的2、4、7代表阿莫西林的含量，而后边的1代表的是克拉维酸的含量。那么，是不是4∶1中的阿莫西林含量就一定小于7∶1的呢？而事实上未必。结合药品说明书我们会发现片剂0.475g（7∶1）中的阿莫西林含量是0.4g少于片剂0.625g（4∶1）中含阿莫西林的0.5g。因此在该类药物推荐时，不能单纯地以表面的配比大小来比较推荐，还要具体考虑说明书中的实际含量数据，有的放矢地向顾客介绍。这一点，也是相应药品采购环节，采购人员应该留心与议价时候注意的地方。

#### 3. 利用包装盒上生产厂家

在实际药店销售中，许多一线员工会和顾客讲：“您给孩子用药最好用这个厂子生产的，人家某儿童制药厂是专门生产儿童药物的……”“您最好用这个抗生素吧，人家某制药厂是专业生产抗生素的”。凡此种种，都会在一部分顾客身上获得销售达成。

**4. 利用药品包装盒上的药物规格与价格签（价格分解）**

许多六味地黄胶囊的单盒价格可能会高于六味地黄浓缩丸的单盒价格，这个时候我们要根据不同剂型药物每天的使用次数、服用剂量、可使用天数，再结合销售单价分别测算好每天服用药物的价钱，就可以计算出究竟使用哪种剂型的六味地黄丸是划算的，从而消除顾客单纯从单盒单价角度感觉药品比较带来表面价格高的顾虑。诸如头孢克肟片不同剂型之间价格分解、聚甲酚磺醛栓与其他栓剂的价格分解等，门店许多药品都可以采用从价格分解带来的性价比角度帮助顾客合理选择药品。

### （二）药品说明书上的资源利用

**案例一　维 U 颠茄铝胶囊的说明书**

知识点利用 1：该药品说明书的不良反应提示老年人长期应用会导致骨质疏松，所以在药店销售中当我们遇到属于骨质疏松的易发人群时，首先问清楚顾客是否经常性使用该药物。其二告知顾客常用该药会导致的后果，以更好地帮助顾客合理选择药物。同时对于用该药物习惯难以改变的人，要考虑建议生活中饮食或保健品钙剂的补充（从销售的角度我们可以称之为在科学合理替换不成情况下，为了降低可能带来的不良反应，合理联合；即药品销售最基本 2 步思维，对于有些顾客先做科学合理简单替换，替换不成再做科学合理简单联合或所谓关联，再不成尊重顾客自己选择）。

知识点利用 2：说明书的禁忌中提到前列腺肥大（肥大即是增生）患者禁用（使用后，会因成分中颠茄加重一些不舒服的表现）。西医学中，一般男性从 40 岁开始会出现前列腺的增生，只是没有症状而已，大多数患者从 50 岁开始出现症状。因此从安全合理用药角度来看，我们有必要对超过 40 岁的男性在使用该药物时提出爱心提示，避免用药后解决了一种不舒服症状，却带来了另外一种不舒服的表现（例如，对于一些适合顾客基本的话术：最好别用某类药物，对男人前列腺不好）。

**案例二**　维生素 E 胶丸的说明书在药物的相互作用中提到，口服避孕药可以加速维生素 E 的代谢，导致维生素 E 的缺乏，这无形中告诉对于选用服用避孕药的患者我们要提示一些顾客适当加服维生素 E，同时也从另外一个侧面，要求我们应提醒对于长时间使用避孕药物的人群应该考虑女性非口服药物避孕措施使用，例如避孕套、避孕膜等的推荐。

### 结论

药店中许多药品的最大化、合理化销售或联合用药都可从说明书中找到突破口，例如西咪替丁、胃康灵、扑尔敏等，所以许多药店都要求一线销售员工抄或背说明书，这无可厚非，但是一定要知道可以有效利用的知识点在哪里，说明书真的是无声的老师。

### （三）家庭过期药品回收利用（资源再生）

可以联合制药企业一起搞家庭药箱过期 OTC 药品回收，只要是从药店购买某药厂的产品，就可以持该药店会员卡（未有会员卡者可办理）按照原购买价格相应折扣作价，换购该药厂的推出的指定新商品。

也可以药店自己搞家庭药箱过期药品回收，而且回收范围与换购范围扩大，只要是家庭药箱中的过期 OTC 药品或保健品，无论从哪里购买，无论是否持有该药店会员卡，均可相应作价，例如换购该药店指定 800 个商品。

亦可购满指定额度商品，送家庭药箱一个，从此持有该药店配备的家庭药箱编号，可以随时到该药店指定地点，进行商品换购。

## 二、销售商品自身之外资源整合利用

### （一）门店 POP、体重秤、花车与销售商品整合利用

夏季是女性瘦身减肥类商品的销售季节。云南东部某县城药店员工把体重秤放在顾客容易发现并使用的地方，又在体重秤上方书写悬挂 POP，内容大致是根据体重指数（BMI = 体重 KG/身高 $m^2$；在 24 ~ 28 之间属于肥胖前期，需要合理饮食或选择某保健食品，BMI≥28 属于肥胖，需要合理饮食或选择某商品），同时在体重秤附近摆上花车，花车内放上相应的保健商品。当顾客使用体重秤时，店员会在合适机会过去，帮顾客算算体重指数，如果感觉顾客对相应商品有需求的苗头会进一步沟通。根据药店老板提供的数据，其中 2013 年 6、7、8 三个月某减肥瘦身商品的销售同比去年，值得学习与复制。

### （二）在爆炸花上写上爱心提示与关联用语

例一，服用紧急避孕药别忘加服某牌维生素 E，防止维生素 E 流失（或者有人改成保护卵巢、防止内分泌紊乱，当然要改成让顾客能听得懂，有道理，而不能乱改写）。

例二，服用排尿酸药物，别忘加服某牌碱性螺旋藻，排尿酸效果更好。事实发现总有一些视觉型顾客，会做到相应商品的关联购买。

### （三）利用媒体上的一些报道指导顾客合理选用商品

有网络和报媒曾报道一些含有马兜铃酸的中药对肾脏的危害，一些有爱心的员工，把报媒剪下或从网上打印下来，提醒顾客那些含有马兜铃酸的中药不能长时间用。诸如一些含有雄黄、朱砂等中药都有过报媒报道，对一线员工在合理推荐、指导用药方面都起到了积极的作用。（上述药物还需要一线员工自行归纳总结，在此不一一列举。）

## 三、资源整合利用拓展

### （一）利用对手商品资源袭击对手

在某省的某地区，省级连锁企业 A 掌握了该省区域连锁企业 B 的部分总代系列品种目录（大约系列总代商品采购价是零售价的 20%），A 通过运作，以类似 B 企业的采购价格从其他省份采购到大多数 B 企业总代商品，A 区域药店通过逐级申请准备在某日促销，促销商品均以 B 企业的总代系列商品折扣降价（大约销售价格是零售价 40% ~

50%），B 企业后来因为发现了 A 企业在小区里面发放的促销海报，采取提前与厂家沟通及内部商讨等一系列应对方案，基本化险为夷，避免了一场被“背后捅刀”事件。从这个真实的案例可以看出，如果 A 企业的采购部门平时只关注自己企业商品采购、B 企业对商品数据管控很严格，发生此种事件几率是极低的。但是从另外一个角度来看，我们掌握了市场对手一些商品数据，尽管不会为了恶意打击对手，但是也会为本企业商品采购、商品梳理、商品销售提供一定的有力帮助。从以上的事实案例看到企业之间的竞争，表面上是员工、商品、顾客的竞争，事实上在今天企业间的竞争更应该是一条价值链与另一条价值链的竞争（价值链的上游供货商真正能做到品种的商控，价值链的中间能做到差异化品种的选择与员工最大化福利、制造好的职业发展平台，价值链的末端真正以顾客需求为目标）。当然，我们不鼓励类似上述的恶意竞争行为！

### （二）销售人员自身销售支持资源（肢体语言）利用

药店的销售绝不是销售员工仅仅停留于张张嘴（问病）、用耳听（听顾客阐述）、眼观六路（观察顾客购买行为以相应处理等），还要发扬积极动手的能力。在云南保山地区的龙马药业的泰龙建材城药店，在开业最初，顾客很少，但总有一些年长的老人家喜欢到该店在买点常用药之余闲来无事坐坐。该药店员工在闲暇时通过陪老人聊天发现有些老人家颈椎或腰椎不太好，药店员工根据平时掌握的推拿知识，只要在有空的情况下会主动帮助老人做颈部或腰部的简单按摩，这些老人很感动，逐渐开始在自己社区宣传该店，甚至于现场协助销售。其实对于一些颈、腰椎病、风湿性疾病，在销售相关的一些外用药物的时候，我们鼓励员工用试用装主动帮患者对病患部位外涂药物并揉搓（以促进药物更好吸收），都会最大化地达成目标商品的销售，同时与顾客进一步建立信任。所以我们去诊所、医院看病，如果医生因为患者发烧主动摸摸额头，或其他疾病做触诊，我们都会感觉医生很亲切，而且会更进一步相信这样的医生；也就是说，所谓的肢体语言销售法，其实是无形增加了销售员的亲和力，解决顾客相对信任，表现了销售者的专业性，三种合力，可以最大化促成合理销售。

### （三）企业内部微信群的协助销售使用

企业公众微信账号已经被大家运用得炉火纯青，但对于内部销售员工微信群，我们更建议每天或定期由不同门店的人员主导发布能够对日常销售带来帮助的有关药物、疾病、销售案例（成功与失败案例均有）的内容供大家学习与参照，不但可以随时随地学习，时间久了，还会成为了企业第一手新员工传帮带的电子教材。

### （四）小连锁及单体药店的关乎销售商品以外的经营性资源整合

由于篇幅所限，本人会用专门篇幅阐述。

如今更多药店经营者都在关注将要实行的网上售处方药的放开，其实在一定程度上就是线上、线下资源整合的最好时机，在市场瞬息万变的今天，谁能够适应变化，谁能够做到最大化资源整合，谁的日子就会过得很滋润。所以，达尔文在《物种论》写道：

能够生存下来并繁衍生息的不是最大的，亦不是最小的，而是能够不断适应变化的。我们今天的医药零售行业又何尝不如此？这种变化又何尝不要求我们适时地对内外环境的更多资源加以发掘与整合利用。

## 第四节 药品卖点提炼及“一句话”销售技术

药品信息能否正确地传达给目标顾客，决定了目标商品的销售达成。而销售员工传递给目标顾客的商品信息最好是商品的销售卖点，因此在销售之前提炼好商品的销售卖点至关重要。那么如何提炼好商品销售的卖点呢？笔者以为从药品属性、药品差异化、药品给顾客利益、药品证明信息四个方面提炼更能够有的放矢地指导我们销售目标药品。

### 【药品属性】

**1. 含义**

药品属性指的是药品的适应证（或功能主治）、药品的重要成分、药品的不良反应等。药品属性又可以分为隐性属性与显性属性。实际的药品销售中，大多数员工只关注了药品的显性适应证，而隐性适应证则容易被忽略。例如，西药的促胃动力药物西沙比利，从显性适应证角度来看，就是用于增加胃肠推进性蠕动的一类药物，但是从临床药理角度，西沙比利属于促全胃肠动力药（意思是不仅促胃的动力，还促进小肠、大肠动力）。由此，可能在服用该药物时，患者会产生大便不成形或轻微腹泻的表现，而促进全胃动力，即是该药物的隐性属性。所以，我们在销售此类药物时，要考虑药物隐性属性是否同顾客隐性表现相对应（也就是不仅仅要考虑顾客显性的胃动力不足的消化不良表现，还要考虑顾客平时隐性大便情况，如果是大便干燥，我们可以推荐选用西沙比利，而如果平时大便不成形，我们则考虑使用促半胃肠动力药多潘立酮）。许多药物，均可以从适应证或功能主治的显、隐性角度出发，结合疾病的显、隐性表现进行合理销售（表15－5）。

**表15－5 药物显性及隐性方面对比**

| 药物显性方面与疾病显性方面相对应 | 药物隐性方面与疾病隐性方面相对应 | 备 注 |
|---|---|---|
| 妇科外用洗液显性适应证（去白带、异味、止痒、杀菌等），针对妇科炎症显性表现（白带多、异味、瘙痒等） | 妇科外用洗液的隐性适应证（洗液偏酸性、偏碱性）针对妇科炎症的隐性表现（滴虫性、细菌性、老年性阴道炎阴道内环境pH偏高，霉菌性pH偏低） | 针对pH偏高的采用酸性洗液，针对pH变低的采用碱性洗液 |
| 西药降压药物显性适应证方面（降血压），针对疾病显性方面（血压高） | 西药降压药物隐性适应证（不会给男性顾客造成阳痿或前列腺增生者带来不良反应），针对男性高血压患者隐性表现（前列腺肥大或性功能差） | 针对性功能差（隐性表现）的男性高血压患者，应首选普利类或地平类降压药物，针对有前列腺肥大（隐性表现）的高血压患者应首选哌唑嗪或特拉唑嗪类降压药物 |

**2. 药品使用人群定位**

药品属性第二方面的重要意义在于确实了解药品究竟可以用于那些人，也就是真正药品适应证（或功能主治）的问题。从销售角度来看，药品的适应证范围扩大了，药品的销售范围就扩大了。在一定程度上，药品适应证范围的扩大，可能属于超说明书使用，但是不是所有的超说明书使用都是不合理的药物使用（当然，在适应证扩展使用上，更加要求药师在正确指导下进行）（表 15－6）。

**表 15－6　药品常见适应证及扩展适应证举例**

| 药　品 | 常见适应证 | 常用扩展适应证 |
|---|---|---|
| 西咪替丁 | 治疗胃十二指肠溃疡、上消化道出血、反流性食管炎等 | ①西咪替丁与抗过敏药物联合使用治疗顽固性荨麻疹；②治疗痤疮；③与维生素 C 合用治疗带状疱疹 |
| 阿司匹林 | 用于发热、头痛、神经痛、风湿热、类风湿性关节炎、预防心肌梗死、血栓、动脉硬化等 | ①治疗胆道蛔虫病；②粉剂外用治疗足癣；③预防老年性白内障 |
| 谷维素 | 神经官能症、经前紧张综合征、更年期综合征的镇静助眠 | 高脂血症，糖尿病，与维生素 $B_1$ 合用治疗功能性消化不良 |
| 参苓白术颗粒 | 用于脾胃虚弱所致的食欲减退、腹胀、便溏、身体消瘦、四肢乏力等 | ①湿疹；②带状疱疹；③季节性手脱皮 |
| 乌鸡白凤丸 | 用于更年期、月经不调、痛经、盆腔炎、流产后身体恢复等 | ①前列腺增生；②荨麻疹；③过敏性鼻炎 |

## 【药品差异化及药品给顾客带来的利益】

**1. 药品的差异化**

药品的差异化指的是药品从剂型、规格含量、性价比等的角度出发，提炼卖点，进而让顾客依据差异化做出合理选择。需要注意的是，如果谈药品差异化，那么一定要找相应的参照商品来比较，否则所谓的差异化并没有实际意义。

我们仅以六味地黄胶囊与六味地黄浓缩丸举例（表 15－7）。

**表 15－7　六味地黄胶囊与六味地黄浓缩丸对比**

| 六味地黄胶囊（浓缩丸） | 剂型 | 规格含量 | 性价比 | 品牌 |
|---|---|---|---|---|
| 给顾客带来的利益 | 考虑胶囊与浓缩丸哪种剂型在服用次数等更方便 | 通过规格含量比较出哪种是单位含量更高的药品 | 计算哪一种药品平均每天服用所花费的钱数更节省 | 从品牌与非品牌角度，告知品牌产品质量更有保证 |

**2. 突出差异化而给顾客带来的利益**

药品本身给顾客带来的好处，才是顾客可能改变购买药品意向的直接原因，所以了解顾客对药品的关注点很重要。根据关注点谈利益，而不用一一去谈药品利益。假如顾客关注价格，我们要从性价比角度出发；顾客关注服用是否方便，我们要从剂型角度；顾客关注质量，我们要从品牌角度出发。总之，我们记住一点，顾客购买意向的改变，一定是因为感觉到商品足够大的“外利”。

## 【药品证明信息】

所谓的药品证明信息，是用来证明药品给顾客带来的好处或相应不良反应的信息。该证明信息分为药品本身的证明信息以及药品外部的证明信息（表15－8）。

**表15－8　药品证明信息表**

| 证明信息类型 | | 注　解 |
|---|---|---|
| 本身信息 | 包装盒上的如绿色OTC标示，说明书上成分、使用、品牌生产厂家、药品本身剂型等 | 向顾客讲解绿OTC标示药品的好处，药品说明书来证实药品成分含量及性价比等，品牌药厂产品质量的保证 |
| 外界信息 | 销售人员杜撰或事实转达的 | “购买这个商品的回头客很多”“你们小区的某某人就是用这个治好的” |
| | 媒体上报道的药品疗效、新近不良反应等 | |

上述药品的外界信息使用，建议销售人员尽量用一些事实案例转述给顾客，提高其可信度及促成成交几率。事实案例中尽量含有使用者的基本信息（姓名、居住地、使用时间等），这就要求我们的一线销售人员平时掌握重要顾客的信息。

综上所述，药品卖点提炼建议从以下几个方面进行。

| 药品 | 药品属性 | 药品差异化 | 药品利益 | 药品证明信息 |
|---|---|---|---|---|
| 药品1 | | | | |
| 药品2 | | | | |

## 【关于“一句话销售”】

在解读“一句话销售”之前，我们一定要了解营销的含义。简而言之，“营”是经营，是过程；“销”是销售，是结果。犹如用枪打鸟，举枪瞄准是“营”，打到鸟儿是“销”。了解了营销的本质，那么“一句话销售”自然就成了一句话式的营销。所以这一句话当中一定既要含有过程性的要素，同时还要有达成结果性的要素。零售药店销售关乎顾客健康的商品，“一句话销售”更应该含有专业、有亲和力、有爱心、有承诺的措辞才更有说服力。

**1. 有专业的话术**

作为药店销售员工，要了解最基本的常见病的病因、疾病的显性与隐性表现、疾病的发展及预后。要了解常用药品的适应证或功能主治、不良反应、禁忌、服用方法等。

案例 A：顾客 A 购买小儿氨酚黄那敏来治疗孩子感冒，我们知道大多数的感冒由病毒引起，那么此时我们就要和顾客讲：感冒大多是由病毒引起的，给孩子吃感冒药一定要吃含有抗病毒成分的感冒药，效果才最好。（这里面的一句话就可能达到含抗病毒成分金刚烷胺的复方氨酚烷胺药物的销售，或者可以达到顾客同时购买抗病毒的中西药产品的销售目标。）

点评：此“一句话营销”里面要求员工对疾病病因了解、销售的药品成分及功能的掌握。

案例 B：一老年人来购买维 U 颠茄铝胶囊，我们知道该药其中的不良反应之一是易引起便秘；而部分老年人是便秘的易发人群。我们采用的一句话方式是：大妈您大便情况怎么样？无非三种情况——干燥、正常、大便不成形。设若是前两种，我们即可提示顾客：您不要吃这个药，它会……，您最好用……。

点评：此“一句话销售”里面要求了解了药物的不良反应与顾客显性疾病表现外的大便的隐性表现而使用。

案例 C：一带状疱疹顾客来买阿昔洛韦片，我们知道带状疱疹的并发症是神经痛与疱疹愈后的可能后遗神经痛。我们建议的一句话：您一定要吃些维生素 E，可以最大程度减轻疼痛和将来的后遗神经痛。

点评：此一句话需要了解顾客并发症和可能的愈后情况。

凡此种种，需要药店专业人士在日常销售中通过对疾病与药品的了解积累提炼总结。

**2. 亲和力的话术**

顾客一进门，员工招呼：您好！张大爷。

点评：这种接待顾客的招呼声，会给我们制造和谐融洽的销售沟通氛围，同时会给我们带来更大的回头率，甚至于转客户的介绍。当然这需要我们的销售员工平时下些许功夫来记住一些常客的信息，诸如姓名、家庭住址、生日等。

**3. 有承诺肯定、暗示的措辞**

了解顾客疾病表现和药品功效后，为了推荐目标商品而针对犹豫不决型顾客使用。

案例 A：您就用这个外用洗液吧，用上以后您的瘙痒绝对会减轻的。

点评：如果给顾客推荐的药物是对症的，完全可以用 100% 承诺肯定的语气打消顾客对商品效果的顾虑。

案例 B：大姐，这个剂型的药物最适合给孩子用，绝对水果口味，一点都不苦的！

点评：“绝对”与“一点都不苦”就是 100% 承诺与暗示措辞的使用。

**4. 爱心提示性语言**

案例 A：您这溃疡一定要足疗程用药，否则这病会导致穿孔或大出血，那就难治疗了。

点评：在爱心提示的基础上谈疾病的预后与发展提示按疗程用药，对于大多数慢性病适用此类措辞。

案例B：您总吃阿司匹林这药，一定加点胃舒平，要不您的胃受不了的。

点评：在提示中，为降低药品带来的不良反应提示顾客应联合用药。

**5. 其他**

有关促销、收银台等的“一句话营销”已多有论述，在此不再赘述。

总之，不要把“一句话销售”单单停留在目标商品的销售结果达成上，我们的一句话营销更应是企业专业化品牌形象树立、顾客获得适合商品、获得最大化健康而忠诚于企业并口碑企业、转顾客介绍的持久性方法！

## 第五节　药店关联销售技术

**【关联销售技术的核心是联合用药】**

从目前药店服务的群体上可以看出，药店服务对象的绝大多数是患病群体。因此，药店关联销售的对象自然就是绝大多数的患病群体，而这决定了药店关联销售的核心应该是联合用药，即“关联销售＝联合用药＋药品以外与疾病、健康相关商品”。所以，今天的药店运营切入点是药品，而赢利点是药品以外的保健品等，这也诠释了药店的多元化发展，其实就是在以治疗常见病为前提（药品销售）下更好地发展“大健康”（治未病，销售药品以外关乎健康的商品）。

**【联合用药的重要基础】**

基础1：识药能力

在2014年5月份开始，笔者已经用了4个篇幅在《中国药店》杂志和药店一线的大家从药品成分差异化、药品剂型差异化、药品资源整合与发掘、药品卖点提炼等方面进行了详细的分享，在此不再重复。

基础2：识病能力

所谓的识病，其实就是对药店商圈内常见病的认识与理解，那么如何才能做到更好地认识常见病呢？笔者建议从以下几点着手：

**1. 常见病课程学习内容设置**

（在按系统设置的前提下）系统课程内容包括系统基本的解剖结构——在解剖结构的基础上药店商圈内有哪些常见病——常见病的病因、临床表现、发展及预后——常见病的药物治疗——西药有哪些，中成药有哪些。

（上述课程设置，一定要把该系统的中西医学习内容同步，才更有利于知识的理解与掌握。）

## 知识拓展

### 1. 课程设置案例（表 15－9）

**表 15－9　课程设置**

| 培训时间 | | 参训人员 | 课程名称 | 培训内容 |
|---|---|---|---|---|
| 2 月 | 第 1 天 | 店长以上管理层 | 会员多元化营销（早上） | |
| | | 新员工 | 职业化医药零售人（下午） | 职业定位、思想提升、自我管理 |
| | 第 2 天 | 新员工 | 职业化医药零售人 | |
| 3 月 | 第 1 天 | 新员工 | 门店呼吸系统常见病的中西医诊断及关联销售 | 中西医感冒、咽喉炎、扁桃体炎、咽结膜炎、支气管炎 |
| | 第 2 天 | | | |
| 4 月 | 第 1 天 | 全体员工 | 心脑血管疾病的中西医诊断及关联销售 | 高血压、低血压、冠心病（动脉硬化）、脑血管后遗症、高血脂、中医高血压、中风、贫血、头痛 |
| | 第 2 天 | | | |
| 5 月 | 第 1 天 | 全体员工 | 心脑血管疾病中西医诊断及关联销售 | |
| | 第 2 天 | | | |
| 6 月 | 第 1 天 | 新员工 | 门店消化系统常见病的中西医诊断及关联销售 | 反流性食管炎、浅表萎缩性胃炎、消化性溃疡、急性胃肠炎 |
| | 第 2 天 | | | |
| 7 月 | 第 1 天 | 新员工 | 泌尿系统常见病的中西医诊断及关联销售 | 前列腺炎、增生、尿路感染、肾结石、慢性肾炎、尿失禁 |
| | 第 2 天 | | | |
| | 第 3 天 | 全体员工 | 户外拓展训练 | 员工凝聚力和执行力 |
| 8 月 | 第 1 天 | 新员工 | 门店常见皮肤疾病中西医诊断及关联销售 | 接触性皮炎、湿疹、过敏性皮肤病（荨麻疹）、疱疹、痤疮、白癜风、疥疮、手足癣、灰指甲、毛囊炎、冻疮、银屑病、瘙痒症 |
| | 第 2 天 | | | |
| 9 月 | 第 1 天 | 全体员工 | 门店五官科常见病的中西医诊断及关联销售 | 结膜炎、麦粒肿、白内障、沙眼、迎风流泪、中耳炎、耳鸣、晕动病、鼻窦炎、口腔溃疡、牙周炎 |
| | 第 2 天 | | | |
| 10 月 | 第 1 天 | 新员工 | 门店风湿骨病中西医诊断及关联销售 | 风湿、类风湿、骨质增生、痛风、肩周炎、中医痹症 |
| | 第 2 天 | | | |
| 11 月 | 第 1 天 | 新员工 | 门店妇科常见病的中西医诊断及关联销售 | 西医阴道炎、宫颈炎、宫颈糜烂、盆腔炎、乳腺纤维瘤、小叶增生、子宫肌瘤、月经不调、痛经、更年期 |
| | 第 2 天 | | | |
| 12 月 | 第 1 天 | 新员工 | 门店妇科常见病的中西医诊断及关联销售 | |
| | 第 2 天 | | 糖尿病中西医诊断以及关联销售 | 糖尿病、肥胖症 |
| 次年 1 月 | 第 1 天 | 全体员工 | 肝胆系统常见病以及关联销售 | 胆结石、酒精性肝炎、脂肪肝、慢性肝炎 |
| | 第 2 天 | | | |

### 2. 专业知识的学习要化繁为简，善于归纳总结

例如：西医妇科四型阴道炎（表 15－10）

表 15－10　西医妇科四型阴道炎对比

| 类型 | 病因 | 白带表现＋自觉症状 | | | | | 治疗 |
|---|---|---|---|---|---|---|---|
| | | 色 | 质 | 量 | 味 | 瘙痒 | |
| 滴虫性 | | | | | | | |
| 霉菌性 | | | | | | | |
| 细菌性 | | | | | | | |
| 老年性 | | | | | | | |

例如：中医学的妇科痛经（表 15－11）

表 15－11　中医妇科痛经对比

| 中医痛经分型 | 病因 | 月经表现＋自觉症状 | | | | | | 药物 |
|---|---|---|---|---|---|---|---|---|
| | | 期 | 量 | 色 | 质 | 味 | 自觉症状 | |
| 气滞血瘀 | | | | | | | | |
| 寒凝血瘀 | | | | | | | | |
| 气血虚弱 | | | | | | | | |
| 湿热蕴结 | | | | | | | | |
| 肾气亏损 | | | | | | | | |

**3. 持续化与集中化、精细化**

拟定好全年的学习计划，安排大家在合理的时间分批次集中在一起学习。精细化之一体现在每个系统疾病学习之后，结合药店人群的实际需求以及该系统的中西成药以及保健品做适合自己企业或单店的联合用药方案。精细化之二体现在不同的员工学习专业知识的内容也不一样，比如新进公司员工，可以要求其在某段时间内必须掌握的常见疾病 24 种，老员工必须掌握常见疾病如 36 种，对于某类疾病已经很熟练者，可以不参加集中学习或者由其来讲述该类疾病。

**4. 知识巩固与线上、线下学习与跟踪考核**

利用每天早会、交接班等时间对学过的知识进行“药物＋疾病”或“一药、一病、一案例”的巩固及演练分享，同时在下一次新知识学习前，对上一次学习的知识进行笔试等考核。建立企业或门店内部微信专业知识学习群，例如星期日就把下周要学习的一种疾病（包括中西医病因、表现、诊断、联合用药及关联销售上传至群内）、一类药品（指的是和学习疾病相关的药品、保健品等）告知大家，大家在日常销售中每人每天最少传到学习群内一个销售成功或不成功的案例予以分享。试想，如果此种做法能够坚持 1 年，那么员工的专业化水平会如何（最起码每位员工会掌握 54 种常见疾病）。同时还可以利用群语音功能随机对群内成员学习情况予以随机抽查，做到了线上线下学习与互动。

**5. 积累案例，分享案例**

鼓励门店员工提交与收集接触的实际病患案例，利用门店员工接触的实际案例，进行案例讲解教学，效果比单纯理论说教更好。

## 【联合用药的指导思想及原则】

**1. 增加药物疗效，缩短病程**

（1）氟喹诺酮与氨基糖甙类（联合之后可协同杀菌，主要用于肠杆菌引起的感染）。

（2）蒙脱石散与诺氟沙星（联合之后治疗细菌感染性腹泻效果更明显）。

（3）胰酶与西咪替丁或等量的碳酸氢钠（联合使用之后，可增强胰酶的疗效）。

（4）乙酰螺旋霉素片与虎耳草素片（用于治疗支气管炎等呼吸道疾病，联合之后可以使螺旋霉素浓度增加，增加疗效并降低螺旋霉素的耐药性）。

**2. 降低或抵消药物不良反应**

（1）维生素 E 与避孕药（长时间服用避孕药，可以导致维生素 E 流失）。

（2）抑酸类药物与维生素 $B_{12}$（长期应用会导致维生素 $B_{12}$ 的缺乏，需要适量补充）。

（3）胃舒平或硫糖铝与阿司匹林（可以减少长时间服用阿司匹林带来的胃肠道的不良反应）。

（4）维生素 C 与含重金属成分中药（维生素 C 可以促进体内某些重金属排出体外）。

（5）奥美拉唑＋维生素 C 或维生素 E（长时间使用奥美拉唑，可导致胃内细菌总数增加，致使亚硝酸盐转化成致癌的亚硝酸，联合使用维生素 C 或维生素 E，可以限制亚硝酸化合物的形成）。

（6）多潘立酮＋维生素 $B_6$（维生素 $B_6$ 可以抑制催乳素分泌，减轻多潘立酮引起的泌乳反应）。

（7）山莨菪碱或阿托品＋维生素 C（可以减轻因为服用山莨菪碱或阿托品引起的口干表现）。

（8）硫糖铝＋维生素 $B_6$ 或胃肠舒或山莨菪碱（可以降低硫糖铝引起的便秘及胃部不舒服等不良反应）。

（9）甘草锌＋氢氯噻嗪和枸橼酸钾或小剂量螺内酯（联合应用后可以减轻胃溃疡因为长时间服用甘草锌引起的水肿的不良反应）。

（10）磺胺类药物与碳酸氢钠（可以降低因为服用磺胺类药物引起的尿路结晶等不良反应）。

**3. 促进药物吸收与利用**

（1）维生素 D 与钙制剂。

（2）维生素 C 与铁制剂。

（3）维生素 C 与避孕药（维生素 C 可以增强口服避孕药物的作用，使其生物利用度明显提高，如同时服用会影响维生素 C 吸收，可以分开服用）。

**4. 防止后遗症产生或并发症出现**

（1）维生素 E 与神经痛　（应用维生素 E 不仅仅可以减低带状疱疹的神经痛，还可以降低后遗神经痛发病率）

（2）碳酸氢钠与排尿酸药物　（服用排尿酸药物同时，加服碳酸氢钠，可以大大降低尿路结石产生）

**5. 对因+对症**

对于无并发症的单一性疾病，例如感冒、慢性胃炎、阴道炎等。

**6. 主症药+并发症药物**

对于有并发症的疾病，如高血压合并糖尿病，高血压合并高血脂，糖尿病合并冠心病等。

**7. 口服+外用**

针对妇科炎症、五官科多数疾病、皮肤科疾病等适用。

**【联合用药的指导思想及原则下的 a+b+c 联合用药法】**

**1. a、b、c 的含义**

a 代表针对疾病中相对比较难受的表现用药，b 代表针对疾病的病因用药，c 代表对疾病中危险的表现或防止疾病某种表现可能的远期发展危害或并发症的用药。

**2. a+b+c 的实践应用举例**

（1）滴虫性阴道炎

①针对滴虫性阴道炎最难受表现外阴及阴道瘙痒用药，如甲硝唑氯己定洗液。

②针对滴虫性阴道炎病因滴虫用药，如口服甲硝唑（可以是口服+外用）。

③针对滴虫性阴道炎的危险表现：对于已婚未育者，可能造成不孕不育，需要男女同治，增加了男性用药；对于已婚已育者，可造成性伴侣成为带虫者，甚至引起男性前列腺等方面疾病，需要男女同治或可能计生用品的使用。

（2）带状疱疹

①针对带状疱疹最难受表现疼痛的用药，如止痛药。

②针对带状疱疹病因带状疱疹病毒用药，如阿昔洛韦（可以是口服+外用）。

③针对带状疱疹最危险表现神经痛的后遗症用药，如维生素 E 与维生素 $B_1$。

说明 1：对于某些疾病，可能最危险或最难受表现不是很突出，此时就没有必要，完全按照 abc 来联合用药，可能会出现 a+b/b+c 等情况，此时应灵活处理。

说明 2：根据本企业实际情况，结合企业商品分类情况，利用上述 abc 联合用药法编纂企业自身系统性的联合用药手册

**【a+b+c 基础上的关联销售】**

在 a+b+c 基础上的关联销售，才真正体现决战切入点是联合用药，获利点是保健

品的大健康理念。

在 abc 基础上销售的关联商品一般多指的是保健食品、医疗器械等。经分析发现，能够产生这些商品销售的人群多为慢性病患者（而仔细想想，药店的常见病中，其实越来越多的是慢性病）或身体免疫力低者。从药店营销的角度来看，让患者相对容易接受推荐的关联商品要解决顾客情感信任的问题：一是要求员工在平时提高专业化服务水平，合理推荐药物切实解决因疾病给顾客带来的身体不适，而后把关联商品与该类顾客服务时潜移默化的渗透，二是平时上游供货商或企业自己不断地为顾客健康而开展的顾客教育。

## 第六节　药店常见疾病的保健品关联销售技术

### 一、药店营销识人技术篇

**【识人的核心】**

识人的核心是满足顾客需求，市场中的一切营销活动，均是围绕两个字“需求”展开，不能最大化满足顾客需求，就会在营销的某个环节中产生“瓶颈”（即制约营销发展的因素）。需求的通俗解释就是：需求 = 需要 + 评判标准。参透此公式，营销的问题就可以迎刃而解。试举例与大家探讨：

**1. 药店顾客购买商品时的便利需求**

顾客购买商品时，考虑不走很远的路程，就可以购买到商品，于是出现了所谓的社区便利店，目的是解决顾客购买商品是否便利的评判标准。而作为大型商超，如何解决这部分顾客的购物的便利要求呢？应运而生了诸如大润发、家乐福等开通的免费直通购物车，目的就是在一定程度上解决商圈不能辐射到的问题。在药店运营中，如河北新兴大药房的十年如一日的上门送药，在一定程度上也是解决门店商圈以外顾客不方便前来购买商品的不便利的心理需要。今天的医药零售企业对电商发展如此关注，在于部分年轻群体喜欢足不出户也可以购买心仪商品，其实很大程度上都是购物便利快捷的评判标准使然。

**2. 药店顾客购买商品时品种齐全的需求**

假设我们的门店有一万个品项，顾客会认为品种齐全么？答案一定是不一定。举个不恰当但能说明问题的例子：如果我们去购买西装，发现商场某层有一千余品牌西服在那里，初步给购买者似乎很丰富的感觉，但是如果我们购买西服的价格不超过 5000 元，便发现该商场的西服价格大多数均在 1 万元以上，此时您还认为西服商品丰富吗？道理很简单，因为不符合顾客购买西服时的价格评判标准。因此从药店品种齐全的角度，我们一定要基于门店商圈顾客，设置好不同品类商品的价格带，以满足商圈那些对商品价格有选择标准的顾客。当然顾客审视品种齐全的标准不仅仅于此单一要素。

**3. 药店顾客购买商品看好药店的服务**

评判服务标准一：专业化。

专业化体现在员工对门店商品、疾病、健康养生、联合用药的深入了解上。目前，很多药店都涌现出一批能够像医生一样为顾客的常见病进行问病售药的员工，从而建立了一批忠实顾客群。如果能够深入做到专业化，不仅仅是满足顾客需求，在很大程度上，会改变顾客的评判标准（从原有的目标商品的选择，变成听从专业化员工的推荐商品），改变顾客的评判标准就会同时满足员工自身的需求。

评判服务标准二：亲和力。

亲和力体现在热情周到的服务上，无论购买多少、买与不买均能笑脸相迎，一视同仁，并能对顾客日常生活中的一些琐事提供可能的建议与简单帮助。

亲和力的另外一种表现是与健康人群的情感联络。云南某区域连锁经常性支持广场舞的同时，也派员工加入广场舞群体中，随着药店员工与跳广场舞的人群彼此交流的加深，居然在平时的健康人群中产生了很大数量足浴盆的团购，值得各地借鉴，同时也拓展了对于健康人群商品销售的渠道。

评判服务标准三：卖场氛围与增值服务。

第一，卖场氛围让顾客赏心悦目，良好的陈列、精美的 POP 等（视觉营销）；悦耳的音乐、甜美的唱收唱付与迎送等（听觉营销）；浓香的中药味道（嗅觉营销）器械体验与免费服务等（触觉与合意营销）都会让顾客一次又一次的产生不断光顾的欲望。

第二，增值服务贴心到位，对于门店的慢性病患者，能够提供个体化的饮食方案，个体化的预防治疗措施，能够为慢性病顾客定期开展健康讲座（例如，云南一心堂 2014 年 10 月在昆明地区开展的第 12 届健康万里行中的 120 场健康讲座，就很深受社区百姓及会员的欢迎）及慢性病顾客间的联谊交流。

**4. 药店顾客购买商品看药店品牌**

所谓的品牌，其实应是品质 + 口碑的复合体。品质是员工的专业化、专注化的服务质量加上企业经营商品的质量塑造出的，口碑是上述品质而在服务人群中的良好传播。所以真正的品牌是员工、顾客与商品衍生出的企业综合实力的反映。

因篇幅所限各药店可以综合自身企业实际情况如下列表归纳分析，一定起到举一反三的效果（表 15 – 12）。

**表 15 – 12　顾客需求归纳表**

| 顾客的需求 | 需要 | 评判标准 | 达成工具 |
|---|---|---|---|
| 便利 | | | |
| 品种齐全 | | | |
| 服务 | | | |
| 营销氛围 | | | |
| 品牌 | | | |
| …… | | | |

以上的评判标准一定不是孤立的，综上所述，表面上营销是围绕顾客需求，按照顾客评判标准进行。而事实上，我们在满足了顾客评判标准同时也满足了自己的需求，甚至可以改变顾客原有的评判标准，最大化地满足了自己的需求，此即是成人达己。

**【识人的三个层次】**

**1. 第一层次识人（管意识）**

认识顾客，认识顾客绝不是简单的“脸熟”，而是能够知道顾客姓甚名谁，甚至知道顾客的生日、结婚纪念日、工作情况、家庭住址等，更甚于了解顾客重要亲属的生日等重要信息。当顾客走进店面的那一刻，我们从“您好，需要什么帮助”转化到“您好，王大爷，需要什么帮助”，给顾客的情感感觉效果是截然不同的。后边一种能够叫出顾客姓氏的方法，一定会让顾客有一种更受尊重、倍觉亲切、更加体贴的感觉，会进一步拉近员工与顾客情感距离，后边的销售沟通则会变得更加顺畅。笔者在全国各地走访门店过程中，都观察到很多连锁药店的员工在这一点上作的游刃有余。许多被我们员工很熟悉的顾客，经常会在平时去药店购买商品或闲逛时，给相熟识员工带上一些水果、小吃等，而一个大前提，员工对此类顾客个人很多信息，做到如数家珍；更有甚的顾客，有时候会急员工之所急：当与熟悉的员工聊到销售任务完成与否时，在员工告知估计本月保健品销售很可能达不成而影响销售收入时，这些顾客就会说道，莫急，我们小区某某也在服用保健品，但不是从你家购买，看看能否介绍过来，到你家来。设想：如果我们企业的所有一线销售员工每人手里均有如此上述一些顾客，整体带来销售上的提升又会如何呢?

**2. 第二层次识人（管能力）**

作为药店各岗位人员要认识在本职岗位上应该具备什么样的岗位素质与技能，诸如店员层面应该考虑是否具备基本的（识药 + 识病 + 识人 + 识未病）能力，如有欠缺的地方，就应该缺什么补什么。如店长层面应该考虑是否具备基本的（目标管理 + 人员管理 + 顾客管理 + 商品管理 + 财务管理）能力，如有不足仍然是缺什么，补什么。其他岗位亦如此。要让每一岗位员工知道做到某一岗位后绝不是一劳永逸，企业要跟上市场的发展，岗位员工要跟上企业的发展，企业的核心要素是人，人人都认识到本岗位可能需要完善的地方，企业发展指日可待。

**3. 第三层次识人（管思想）**

内省思想价值观层面，企业的一切行为都是企业文化的结果，人的一切行为都是思想意识的结果。如果大层面能够从企业文化建设，小层面能从个人思想建设的角度出发，认识到个人思想意识的短板、企业文化建设的缺陷，从而弥补与丰富，企业与个人发展一定会蓬勃向上的。中国传统文化中的“行有不得反求诸己”（做任何事情未有达到预期结果首先寻找自身的原因）最能说明不断自上而下的内省的重要性，戴明环（PDCA 循环中的 P 计划，D 执行，C 检查，A 处理）与之有异曲同工之妙。

### 【识人的工具】（理论到实践的落地）

**1. 数据化工具**

保证药店运营措施的执行就是数据化与流程化，行业内喜闻乐道的一句话：无数据不说话，无流程不伸手可谓经典。例如，如何分析顾客对某品类的价格带更有吸引力（表15－13）。

**表15－13　药店品类价格带分析表**

| 价格带/元 | | 动销品种数 | 动销品种数占比 | 销售额 | 销售额占比 |
|---|---|---|---|---|---|
| <1.00 | 低价格带 | | | | |
| >1 <5 | | | | | |
| >5 <10 | | | | | |
| >10 <15 | 中价格带 | | | | |
| >15 <25 | | | | | |
| >25 | 高价格带 | | | | |

说明：通过数据会得出，某价格带商品的销售额占比很大（例如70%左右）而该价格带商品动销数占比在约30%左右，此价格带商品可认为是顾客购买时评判价格标准的价格取向，诚然里面还会掺杂一些干扰因素，那就具体问题具体分析。

**2. 专业化工具**

有句话叫作“学好数理化，走遍全天下”，我们改变一下“员工专业化，走遍中国药店不在话下”。员工真的能够做到药品、保健品、器械知识、疾病知识（病因、表现、诊断、联合及关联治疗）等烂熟于胸，在接待顾客中一定会让顾客另眼相看，也会大大提高顾客接受推荐商品的依从性，很简单的道理就是顾客为什么几乎一点都不质疑医院的医生，就是医生的专业性使然。

**3. 案例化工具**

日常大家为了证明自己说的或做的事情是真的，大多数人喜欢说，“您不相信的话，问你认识的某某，看看到底真假”。在药店商品销售就是很多时候顾客会质疑是否确实是你说的那样，这个时候如果我们能够找出顾客熟悉的人亲自使用并成功的案例，顾客就会打消顾虑，最大化产生成交，这就要求我们能够在平时销售过程中积累一定的商圈内社区顾客成交案例用以关键时刻来佐证产品功效来促进成交。

## 二、药店保健品销售知识篇

### 【认识保健食品】

《保健食品注册管理办法（试行）》第2条保健食品是指声称具有特定保健功能或者以补充维生素、矿物质为目的的食品。即适宜于特定人群食用，具有调节机体功能、不以治疗疾病为目的，并且对人体不产生任何急性、亚急性或者慢性危害的食品。

**1. 普通食品和保健食品共性与区别**

①二者都能提供人体生存所必需的基本营养物质（即食品的第一功能），都具特定色、香、味、形（即食品第二功能）。②保健食品含有一定量的功效成分（即生理活性物质），能调节人体机能，具有特定的功能（食品的第三功能），而一般食品不强调特定功能（食品的第三功能）；保健食品一般有特定食用范围（特定人群），而一般食品没有。

**2. 保健食品与药品的区别**

①药品是用来治疗疾病的物质，而保健食品的本质仍然是食品，虽然具有调节人体某种功能的作用，但它不是人类赖以治疗疾病的物质。②保健食品不需要通过动物或人群实验来证实，而药品必须通过动物或人群实验来证实，有明显而且稳定的功能作用。③食品的批号是“卫食字”，虽食用安全，但没经过功能试验，不允许宣传功能。药品批号是“药准字”，具有很好的治疗作用，但同时也有副作用。

**3. 药店销售保健食品的功能**

辅助增强免疫力（辅酶 Q10、牛初乳片、螺旋藻、氨基酸口服液、蛋白质粉）、改善睡眠（褪黑素片、氨基酸口服液）、缓解体力疲劳（男用海狗人参丸、男女共用西洋参软胶囊）、提高缺氧耐受力（红景天胶囊）、对辐射危害有辅助保护功能（番茄红素软胶囊）、增加骨密度（氨基葡萄糖硫酸软骨素钙胶囊）、对化学性肝损伤有辅助保护功能（灵芝孢子粉胶囊、蜂胶）、缓解视疲劳（β－胡萝卜素、大豆卵磷脂、葡萄籽软胶囊）、祛痤疮（芦荟软胶囊、熊果酸软胶囊）、祛黄褐斑（胶原蛋白粉、羊胎盘软胶囊小麦胚芽油胶囊）、改善皮肤水分及油分（胶原蛋白大豆提取物软胶囊、芦荟排毒胶囊、天然 B 族维生素片）、减肥（左旋肉碱胶囊、果蔬膳食纤维素片）、辅助降血糖（蜂胶胶囊、大蒜精油胶囊）、抗氧化（天然虾青素软胶囊、番茄红素软胶囊、葡萄籽软胶囊、叶黄素软胶囊、β－胡萝卜素片、花青素、灵芝孢子粉、辅酶 Q10、维生素 E）、改善营养性贫血（血尔口服液、阿胶固元膏、铁质叶酸片）、辅助改善记忆（鱼油牛磺酸软胶囊、金枪鱼油软胶囊、银杏叶精华胶囊、蜂王浆胶囊）、改善胃肠功能（益生菌粉、猴头菇保健口服液、果蔬膳食纤维素片、天然 B 族维生素片、人参蜂王浆软胶囊）、促进排铅（维生素 C、β－胡萝卜素、氨基酸口服液、蛋白质粉）、清咽润喉（胖大海清咽糖）、促进泌乳（太太乐口服液、蛋白质粉、维生素 B 族）、辅助降血脂（小麦胚芽油胶囊、蜂胶、大豆卵磷脂、鱼油软胶囊、亚麻籽油软胶囊、果蔬膳食纤维素片、螺旋藻）等。

**【保健品基本销售技术】**

想销售好保健品很重要的前提要了解销售对象的身体疾病或亚健康情况（我们称之为“识健康”），还要了解我们要推荐的保健品的辅助功能、剂型、用法、可搭配使用的人群、价格等（我们称之为“识商品”）。还要了解顾客的购买能力、购买心理、是否了解商圈顾客姓甚名谁及住址（当我们能够以顾客姓氏作为称呼前缀，会更体现出与顾客亲和力，在推荐商品上相比不能叫出姓氏的时候达成成交比例更大一些，具体见《药店营销识人技术篇》）等（称之为“识人”）。如果能够做到上述三方面，销售保健品就应该变得轻松了，在这里我们主要从保健品本身给顾客疾病或亚健康状态带来的好处加上疾病用药方面予以举例阐述。

**1. 明确告诉顾客关联搭配保健品可以给其疾病带来的好处**

（1）使用保健品可以降低药物的不良反应：如服用阿司匹林来抗血小板聚集的患者（糖尿病、冠心病、高脂血症等）同时服用月见草油软胶囊1～2个月后，就可以减少阿司匹林的使用量，从而降低了阿司匹林带来的胃肠道不适、出血等不良反应。

（2）使用保健品可以加强治疗药物作用：如复发性念珠菌性阴道炎（口服伊曲康唑胶囊+外用小苏打洗液+咪康唑栓+蜂胶胶囊，在此关联方案中，伊曲康唑胶囊的作用是用来杀灭真菌的，而蜂胶胶囊是用来抑制真菌生长繁殖作用的）、灰指甲（口服氟康唑+蜂胶胶囊或大蒜精油胶囊）。

（3）使用保健品可以逐渐减少药物的使用剂量：如以三酰甘油升高为主的高脂血症（口服苯扎贝特片+深海鱼油软胶囊，经过1个月坚持联合使用后药物使用量可以酌减）。

（4）使用保健品可以减少药物的使用时间：如高脂血症者坚持服用亚麻籽油软胶囊或月见草油软胶囊或硫酸软骨素A就可以减少他挺类或贝特类药物的使用时间，同时也减少了服用药物带来的不良反应。

（5）使用保健品可以提高机体的抗病能力，缩短疾病病程。如反复感冒的儿童可以给予牛初乳片或氨基酸口服液，可提高机体抗病能力，降低疾病复发率。

（6）使用保健品可以最大化降低并发症的发生，减少未来的经济支出：如对于前列腺增生者，坚持服用番茄红素软胶囊可以最大化降低前列腺癌的发生率；高血压患者在使用降压药物同时，加用大豆卵磷脂或鱼油胶囊（血糖偏高者除外）或维生素C或亚麻籽油软胶囊可以最大化预防动脉硬化症的发生。脑血管后遗症患者加服银杏叶精华素软胶囊或鱼油牛磺酸软胶囊可以最大限度防止老年痴呆的发生。

（7）使用保健品可以降低疾病的不舒服表现：如骨质增生者加用氨基葡萄糖硫酸软骨素钙胶囊，可以降低骨质增生造成的疼痛及关节不灵活的表现。

**2. 保健品之间性价比对比法（又称价格分解法）**

参照药品销售技术中的六味地黄胶囊的价格分解法来使用。

**3. 佐证法**

对使用过保健品的顾客进行回访追踪，并予以登记造册，尤其对效果良好者，尽量记住姓名、住址以及使用种类及时间等，遇到相类似疾病及相同小区的顾客用以来佐证所推荐保健品对疾病的帮助，有助于最大化成交顾客。在社区健康讲座时邀请使用相应保健品小区内有一定影响力的顾客现身说法，用顾客影响顾客。

**4. 利用保健食品的成分差异化、剂型差异化等**

请参照药品销售技术中所讲的进行类比适用。

## 【常见慢性病部分保健品的关联性使用例表】

见表 15－14，表 5－15。

**表 15－14　针对药店常见慢性病的部分保健品的功效**

| 保健品 | 高血压及冠心病 | 高脂血症 | 糖尿病 |
|---|---|---|---|
| 维生素 C | 对于伴有高脂血症患者加用 | 可以降血脂（一定程度上减少降脂药使用剂量，降低降脂药物的不良反应） | 谨慎大剂量使用，可能加重糖尿病 |
| 维生素 E | 可以减轻动脉硬化及冠心病的表现即改变心电图，减少硝酸甘油等药物使用量；长期服用会引起血压增高 | 预防动脉硬化（动脉硬化前提是高脂血症） | |
| 蜂胶 | 长时间使用可以降低血脂，增加血管弹性，降低血压；减轻动脉硬化及冠心病的表现，已经被收录到《中国药典》 | 长时间使用可以降低血脂，减少西药降血脂药物使用量及带来的不良反应 | 用于中医中消，可降低西药降糖药物使用剂量；尤其对于有外伤愈合不好者更适用，可最大化促进伤口愈合 |
| 鱼油 | 因其扩血管作用，可以和血管扩张剂类的高血压药物（如地平类）关联，可以减少西药药物使用量；因其舒张血管及抗血小板聚集的作用可用于冠心病、脑血栓后遗症，而且对人体无副作用 | 可以降低血液中三酰甘油与胆固醇等脂类物质，升高高密度脂蛋白（对人体有利），进而预防动脉硬化，减少西药降脂药物使用剂量 | 因其热量大，对于糖尿病患者慎用 |
| 银杏叶 | 可以扩张冠状动脉及脑血管，用于冠心病、脑中风后遗症；可以抗血小板聚集，防止血栓形成，减少西药如阿司匹林的使用及副反应；单纯高血压者不建议使用 | 伴有动脉硬化及高血压者需要口服抗血小板聚集药物者可以使用 | 伴有动脉硬化及高血压者需要口服抗血小板聚集药物者可以使用 |
| 果蔬纤维素 | 长时间服用可以辅助降压；可以辅助调节血脂；适合肥胖型糖尿病人，满足热量需要还不增加体重，使血糖保持平稳 | | |

**表 15－15　保健品全病种功能性作用案例例表**

| 保健品 | 功能性作用 |
|---|---|
| 维生素 C | 增加机体抵抗力，美容祛斑，促进铁剂人体吸收，解毒作用，阻止致癌物质形成，过敏性疾病治疗，止血，降血脂，用于对各种慢性感染的治疗等 |
| 维生素 E | 提高免疫力，美容祛斑，用于动脉硬化、心绞痛、心功能不全，习惯性流产、先兆流产、月经过多、更年期、男女不育症、皮肤病等 |
| 蜂胶 | 美容（使皮肤光滑细腻）、胃溃疡、口腔溃疡、宫颈糜烂、带状疱疹、牛皮癣、鸡眼、烫伤、皮肤皲裂、手足癣、糖尿病、高脂血症、念珠菌阴道炎等 |
| 鱼油 | 降血脂、降血压、抗动脉硬化、预防冠心病、脑血管后遗症、预防脂肪肝等 |
| 银杏叶 | 头痛、头晕、耳聋、耳鸣、记忆力减退、老年痴呆预防、冠心病、防血栓形成、脑中风后遗症等 |

# 第十六章

# 连锁药店的五效管理之人效管理

**【药店经营的本质】**

药店经营的本质其实是投资者在商圈店铺中输入 A + B，输出 A + C 的过程（图 16 - 1）。从这个角度上，投资者先期做垫资行为，购买货架、电脑、商品、装修店铺、招聘员工等，后期通过员工以商品为媒介对顾客进行服务而产生销售获得利润，从而收回垫资并最大化的创造利润。犹如农村压水井先投进一瓢引水，从而产生若干瓢水的逻辑。上述是经营本质通俗说法，那么高档讲法就是投资者整合输入多方需求从而满足所整合的各方需求的综合过程，所谓的输入多方需求就是整合了员工通过该职业平台赚取一定金钱及职业发展的需求，加上供货商通过终端销售商品的需求、顾客购买商品获得健康的需求、政府搞活市场经济的需求、投资者赚取利润的需求。但是无论哪一种讲法在药店经营过程中自始至终离不开员工、商品、顾客、环境（商圈）、资金（利润）五大方面。换另外一种说法就是药店经营的本质就是如何更好地管理员工、商品、顾客、环境、资金，从而创造更好地财务结果，这五方面的管理我们称之为药店的五效管理。

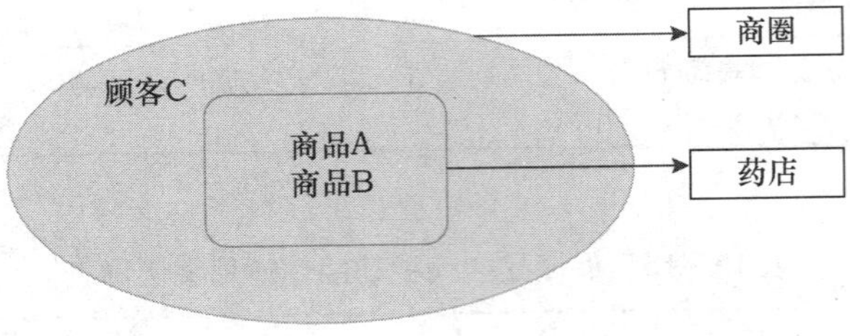


图 16 - 1　药店五效管理

**【药店经营的五效管理之人效管理解析】**

在药店的经营管理过程中，影响药店销售增长的要素主要是五个：员工、商品、顾客、环境、资金。员工要素是五种主要因素中最重要的根本因素，因为所有的因素最终都会归结到企业员工的身上。可见人效管理在药店经营中的重要性。从销售角度上，药店人效管理的最终实现是通过单位个体人销售结果而达成，但是反映药店销售水平的人效必须能代表销售整体水平，也就是销售人效 = 药店销售额/药店销售员工数。如果单纯从数学公式的角度看，药店经营者想增加人效，无非就是增加整体销售额和减少人力资源配置。而事实上，人效的概念是最典型的投入与产出的反映，也就是过程决定结果的典型表现。而获得更多产出，就意味着需要更多地投入，所以单纯地减少人力，并非是上策。因此，从这个逻辑出发，如果人效（结果）不好，我们需要反观的是创造人效的过程。

**1. 药店人效管理的困惑及可能原因**

（1）招不到员工　因为底薪很低，应聘者觉得没有保障，所以公司招不到人，更不必说是学医药毕业者。

（2）不敢辞退员工　因为药店担心辞退了人后又招不来人，药店就没人了，有个人在多少还有销售，所以不敢辞退人，做得不好的就走不了。

（3）留不住优秀员工　无论做得好坏，能力差别大小，工资差不多，感觉干多干少一个样，在绩效激励方面可能不完善。

**2. 药店人效管理提升的基本流程**

第一步，选对的人

选对的人从事适合的行业，今天药店销售岗位的从业人员在市场竞争中就更需要对口人员的使用，即学医药者。最起码的标准也是有过行业从业经验而且具有一定学习力的人。

选对的人进入行业，还要将之在合适的岗位上或合适的柜台。在大连某连锁企业中心店，在某月处方药柜台人员调整后，发现处方药心脑血管柜台每日销售出现下降，通过调取处方药柜台个人销售数据发现，新调入处方药柜台某员工和其他人相比销售有差距，亦达不到整个柜组平均人效水平，最终深入了解发现该员工在心脑血管处方药销售专业方面有欠缺，尽管在此之前该员工在其他门店是销售水平很高的员工。从而可见，最适合的才是最优秀的。

第二步，做对的、持续的训练

药店销售的是关乎百姓生命健康的产品，因此训练员工正确的认识疾病、正确的推荐药品很重要。训练的目的是弥补短板，因此对的训练就是让那些有共同短板的人集中一起学习训练，而不是课程制定好之后做的一哄而上的全员训练。对的训练就是向榜样型人效员工复制，复制是最好的最简洁的训练。

第三步，按销售流程做事，能够接受得了过程检视

过程检视的目的是为了获得最大化的人效结果，所以有必要要求员工按照销售流程，例如售前、售中、售后具体做和说什么，从应该的细节上予以规定，并成为检视的项目之一。因此绩效的设置不仅仅要的强化销售结果绩效，而应相对考虑过程绩效。

第四步，多角度考量，不断改善

人效也会随着商圈环境、顾客、商品等因素的改变而改变，因此没有最好的人效，只有不断改善的人效。

**3. 提高人效常见手段**

（1）减少人数，绝不是单纯的裁员（3 人可完成的，不用 4 人；可以按照相同的条件下与团队平均人效进行配置）。

（2）组织结构下重组人员（对于团队中不能互相促进，反而有彼此掣肘者重组，找出理想的人员匹配模型）。

（3）员工的分级（例如分为 A、B、C 级别员工）管理及基于过程与结果的绩效考核（细化达成结果的过程要素，保证结果最大化达成的考核措施）。

（4）增加可销售的商品品类（根据当地市场环境与政策，结合商圈消费者的多元化品类需求予以引进）。

（5）企业微信公众平台使用与个人微信营销渠道拓展。

（6）开展团购，增加设立医保刷卡（增加持有医保卡的消费人群），细化会员分类，按照顾客疾病及健康需求、消费能力等进行精准定位持续的营销，利用情感营销不断打造忠实顾客，形成顾客转介绍。药师与商圈顾客结对子的家庭用药与保健的长期指导。

（7）科学合理与稳定的薪资与福利待遇。

（8）平台上良好的职业发展规划。

（9）素质提升，离不开具体的、持续的学习培训，强化员工的目标管理意识。

（10）激励措施，按照达成结果予以 100% 具体奖励（目标激励措施一旦订立，绝不可以半途更改，要 100% 执行，不要担心员工拿到更多的激励）。

（11）简单的股权激励。

总之，人效管理是药店经营管理中的大根大本，没有良好的人效管理，其他的四项管理都是空中楼阁。人效管理是药店“做事（五项经营管理）先做人（良好人效）”的最好诠释。

# 第十七章

# 连锁药店的精益化管理

## 一、连锁药店精益化运营管理

**【药店精益化运营释义】**

本人认为，精益化 = 精细化 + 收益。精细化在药店运营中是过程，是因；收益是药店运营追求的目标，是果。此种结果是药店在精细化运营的基础上最大化满足了顾客的需求而获得的收益，所以笔者美之名曰“双赢收益”。从精益化的定义中可以清晰感知到与精细化的质的区别，从另外角度也可以认为药店的运营管理其实就是“因果循环”。

**【药店精益化运营要素】**

员工、商品、顾客，药店一年 365 天的运营是自始至终离不开上述三项要素，所以药店运营就是在三项要素的精细化管理基础上获得最大化收益。

**【药店精益化运营的思维】**

药店精益化运营是以结果为导向，强化运营过程的管理活动。那么药店获得精益化运营的结果用什么方式来体现？在笔者看来，就是药店销售市场份额的提升，也就是说药店精益化运营的流程就是以有质量市场份额的提升为导向，通过精细化的员工管理、商品管理、顾客管理的运营环节而达到 100% 的预定目标的过程。而在此过程中，管理者必须具备精益化的思维，就是从面到点的思维能力。

从图 17－1 可以看出，从面到点的思维其实就是剥洋葱似的层层分解的思维。市场份额的高低只是药店运营的一种表现而已（症状），最终决定市场份额的高低还要通过层层分析挖掘找到根本制约因素（病因）。市场份额代表药店在一定商圈内的阶段性时间的销售额占整个商圈同业销售额的占比，该占比的高低与药店在商圈中的对顾客的渗透能力以及顾客对药店的忠诚度决定。假设药店商圈中有 1000 住户，通过后台数据统计，发现阶段时间内来药店购买商品的住户 400 户，那么渗透率只是 40%，至于该百分比高还是低，还要看同商圈内其他几家竞争对手，如果只有一家对手，可想而知该渗透率是不如人意的。再假设如果顾客忠诚度没有问题，那么运营的思考点其实就是在提高商圈顾客的渗透率上面，进一步分解就是如何让来客数增加，最终细化到增加来客数具体的方式方法上面。

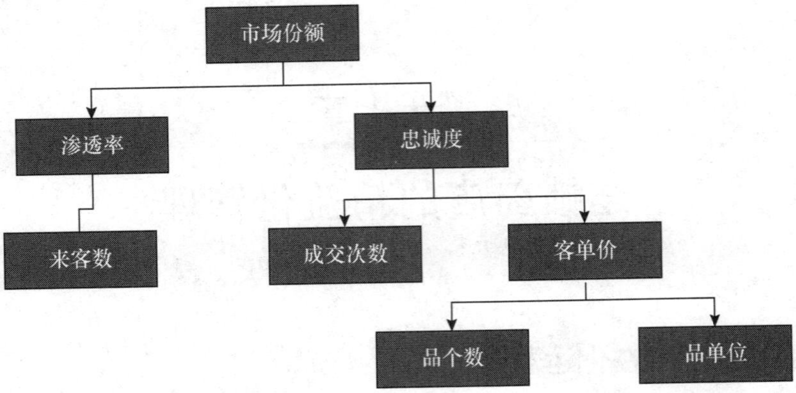


图 17－1　药店精益化运营精细化动作分解示意图

如果商圈渗透率没有问题，那么市场份额的占比低则与忠诚度有关，而顾客忠诚度再进一步分解分析则与顾客成交次数和每次成交客单价有关。如果通过市场调查得知商圈内竞争对手商品销售的平均客单价是 50 元，而自己的平时平均客单价只是 40 元，在一定程度说明商圈内顾客的消费潜力并没有挖掘好，此时就应寻找本身客单价为何低迷的原因了：①员工联合用药或关联销售能力意识欠缺；②商品价格带分布不良，不能满足顾客；③员工疗程用药能力差；④促销设计不合理，等等。

从上述精益化思维图中既可以看到药店运营过程的发力点的方向性（如是从渗透出发还是从忠诚度出发），还可以感知到在方向性指引下的改善目标点（是来客数，还是成交次数，还是客单价），以及以目标点为前提的用以达成的具体方法（如提高客单价是应该选用联合用药、疗程用药、大包装、高价格商品还是促销）。

## 【药店精益化运营的流程】

**1. 药店精益化运营流程**

在上述思维导图的指导下，第一步找出制约运营发展主要因素，第二步，基于该制约因素，能够解决该制约因素的方法有哪些；第三步，解决制约因素的方法需要的资源有哪些（例如员工、商品、会员、义诊医生、促销赠品等），谁那里有这些资源，用什么样子的手段可以获得第四步，制定目标并全力执行。

**2. 精益化运营中的精细化**

以员工服务顾客举例说明。

（1）员工能够记住主要核心顾客的姓氏、身上的重要日子（如结婚日、生日等），用姓氏开头加上礼节称谓接人待物，会给顾客更受尊重的感觉，有利于打造顾客忠诚度，以至于顾客转介绍产生。

（2）对腿脚不利索的顾客，不仅仅是出门相迎与搀扶，更要记住这一类顾客，承诺此类顾客可以送货上门。

（3）新品推荐给顾客后，不仅仅做售后爱心提示，更要根据顾客对新品使用阶段时间后进行新品用药疗效跟踪。

（4）员工精细化学习，针对商品、疾病、销售案例在每天晨会中坚持学习，每个员工都要有学习笔记，每天对销售中案例结合疾病、商品分析记录、分享。

**3. 精细化运营标准化**

在一些企业，有能力的员工（如品类分析专员）岗位调整之后，该岗位找替补的人难，其关键在于没有具备匹配该岗位能力的人。所以为避免出现上述情况，任何一个涉及岗位职业化的位置都需要该部门负责人把该项工作的流程、核心工作手段形成标准文件形式，以便该岗位的替补人员可以快速上手。

**【精益化运营贯穿整条药店经营价值链】**

（1）选择合适的供应商（图 17－2）。合适供应商带来的不仅仅是有利润或控销的商品，更应是行业先进的经营理念（大健康趋势发展、互联网下药店发展）与适合企业发展的增值服务（员工的专业化教育、科学合理的品类管理、基于药店的会员教育等），能够做到与药店企业共进退。因此对供应商在 28 理论指导下，进行 ABC 分类管理。

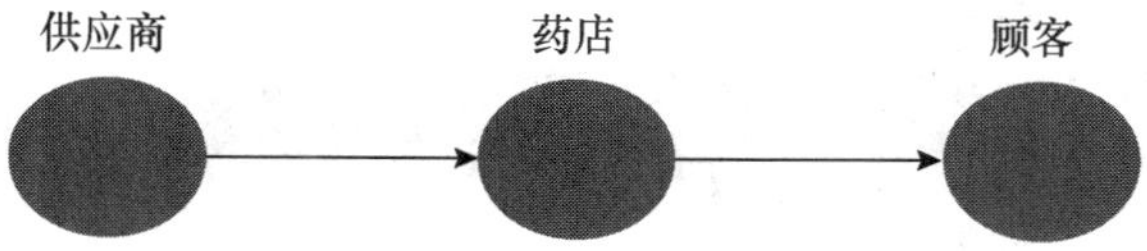


图 17－2　药店经营价值链条示意图

（2）药店本身从商品管理（商品分类、商品定位、商品评估与淘汰、商品补货与库存、商品陈列于促销）、员工管理（心态管理、执行力建设、技能打造与人效提升、职业规划等）、会员管理（会员政策与利益、会员开发、会员营销等）、环境管理（企业文化、工作营销氛围内环境建设、竞争对手调查、行业发展趋势与政策等）。

（3）从行业发展趋势来看，对价值链末端的顾客今后提供的不仅仅是商品，更多应该是对各种类型（从药店角度来看，就是根据健康与非健康划分，非健康再以疾病病种细分）顾客进行长期的健康教育宣讲与丰富多彩的定期区域性的有员工参与的顾客联谊活动。

（4）药店精益化运营不仅仅限于一条价值链，也可以是两条或多条价值链的整合后的共同发展（国内药店联盟可见一斑）。从行业竞争角度看，药店精益化运营其实是价值链与价值链的竞争而非单独一个企业环与另外一个企业环的竞争。

## 二、药店内部专业化内训师如何讲授专业课

一直以来，很多企业内部的专业内训师都认为专业讲解苦涩难懂，员工又不配合，所以不知道专业化学习内容如何开展。本章节从以下几点与企业专业内训师及励志成为

企业内部专业内训师者分享：

**【PPT 课件制作】**

（1）本人认为，专业课件的 PPT 制作不要花哨（弄出各种色彩、各种声音、卡通图片等），因为太花哨的 PPT 会让听众的注意力走神，而不能聚焦在演讲者身上。

（2）专业课件的 PPT 制作尽量简洁，如制作 PPT 者，不要把疾病的表现一字不落的全写在 PPT 上，一定是把表现中的重点分层次写上即可，而后演讲者按照个重点分别展开讲述，可以保证听众注意力最大化在讲者身上。

（3）专业课件 PPT 的内容，要涵盖疾病所在系统的解剖图，中西医角度的疾病的病因、表现、基本诊断与鉴别诊断、用药与联合以及关联销售方案。以上内容作为讲者一定不要自以为是地按照系统疾病或季节性常见病来设计，而应该在设计内容之前，向店长以及员工发放专业课学习调查问卷，听取一下受众对课程内容设置的意见并且予以参考使用（图 17－3）。

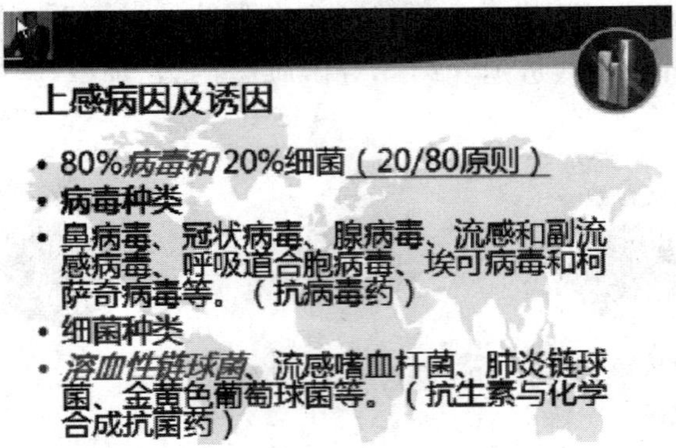


图 17－3　讲述专业课的 PPT 图示

**【PPT 的讲解】**

如何讲述专业，如对于疾病所在系统的系统解剖图的该部分内容讲述，要求演讲者能够结合解剖图讲述出该系统各器官的功能以及在人体大致位置以及该器官可能常见的疾病。对于疾病的具体内容的讲述我们以上面的呼吸系统疾病中上感的 PPT 截图为例阐述：

**1. 发散式思维教学**

如在此截图中伤感的病因是 80% 病毒与 20% 细菌。从发散的角度最起码第一要问学员你所了解的疾病那些与病毒感染有关；第二门店里面的抗病毒药物（西药及中药）有哪些，这些抗病毒药主要适用于哪些疾病？第三，如果在进一步发散的话，那么引申出 80/20 法则及该法则在门店销售、会员管理、商品管理日常生活中的运用。如在截图中细菌感染中的溶血性链球菌。从发散的逻辑来看，就应该告诉大家：第一，哪些疾病与溶血性链球菌感染有关；第二，感染了溶血性链球菌，应该首选的抗生素是什么？如果再进一步发散，就要与大家分享针对溶血性链球菌的这一类抗生素的特点及适应证等。

总之，只要是 PPT 中涉及的知识点，作为讲者一定要与受众分享到，只是分享的深浅不同而已，能够为一线销售将来用到的就要深入一些，只是简单涉及和门店销售关系不大的要简单提及即可。

**2. 疾病讲解案例化**

对于讲解的疾病一定要结合门店的案例进行分享，结合所学理论知识从接待的顾客的表现、病因、用药及推荐等几方面进行分析，来提高所学专业知识掌握程度。

**3. 现场一定要互动**

对于部分问题可以让学员先七嘴八舌，然后讲者在归纳总结予以解释。

**4. 要有奖惩**

可以是个人奖惩，也可以是分组形势 PK 奖惩，奖惩不一定以金钱的形式体现，也可以用简单的所谓“体罚”（如俯卧撑、打扫卫生、替班等形式）形式开展。

**5. 关联销售**

所讲的疾病知识，一定结合门店的商品来联合与关联销售。

**6. 课程总结**

课程最后的总结，由各组的学员来做，可以知道学员对知识的掌握程度以及讲者是否对知识点完全讲清楚。

### 【PPT 课程后工作】

（1）为保证下次课程的最大化授课效果，讲者要对本次及下次课程设置调查问卷，参考如下附表。

（2）评估与考核：请见第十五章第五节药店关联销售技术的精细化与跟踪考核部分内容。

（3）一段时间后，鼓励部分专业好的员工进行产品及相关疾病知识台上讲解。

## 学习拓展

**表 17－1　《药店专业化培训满意度调研表》**

| 评估项目 | | 请用“1 代表非常满意；2 代表一般；3 代表较差”标出你对每条评估项目的满意度 |
|---|---|---|
| 关于课程 | 课程目标的明确性 | |
| | 内容编排的合理性 | |
| | 理论知识的系统性 | |
| | 课程内容的适用性 | |
| | 课程的趣味性 | |
| | 互动性 | |

续表

| 评估项目 | | 请用"1 代表非常满意；2 代表一般；3 代表较差"标出你对每条评估项目的满意度 |
|---|---|---|
| 关于讲师 | 对课程内容的理解 | |
| | 表达能力 | |
| | 对学员反应的关注程度 | |
| | 鼓励学员参与的程度 | |
| | 对学员学习兴趣的激发 | |
| | 对学员提问所作出的指导 | |
| | 把握课程进度的能力 | |
| 本次学习对您：①帮助最大地方；②课程需改进地方；③老师需改进地方 | | |

附表 2：

**表 17－2　《药店专业化培训需求调研表》**

| 调研项目 | 请在您建议的选项内打"√"，可多选 |
|---|---|
| 您希望培训的频率? | 1 个月 2 次（　）1 个月 1 次（　）1 个季度 2 次（　）<br>其他（　）理由： |
| 您希望培训在周几进行? | 周一（　）　周二（　）　周三（　）　周四（　）<br>周五（　）　周六（　）　周日（　）　无所谓（　） |
| 您希望培训的时间多长? | 半天（　）1 天（　）2 天（　）其他（　）理由： |
| 您希望培训的时间安排? | 上午（　）下午（　）晚上（　）其他（　）理由： |
| 您更关注哪些专业化培训? | 病理知识（　）药品知识（　）销售技巧（　）　心态激励（　）<br>团队凝聚力（　）其他（　）理由： |
| 您更关注以下哪些内容?（两项） | 心脑血管知识（　）感冒消炎知识（　）胃肠肝胆知识（　）　补益剂知识（　）前列腺、泌尿知识（　）其他（　）理由： |
| 您希望培训内容以什么形式出现? | 病理学＋药品知识＋联合用药＋销售技巧结合起来培训（　）病理学知识、药品知识、销售技巧分开培训　（　）其他（　）理由： |

# 附录

## 张守明连锁药店原创公开课程介绍

### 《职业化的药店经理人》

**【课程大纲】**

**1. 解读职业化**

①职业化的非理论版定义。

②职业化的必备素质。

③职业化的五种必备能力。

**2. 解读药店经理人**

①药店经理必备的思维。

②药店经理必备的三大素质。

③药店经理的五效管理与实战。

**【课时】** 6 ~ 20 小时

**【课程收益】**

①从思维与能力两个层面打造真正适合企业发展的职业化店长。

②店长应该从哪些层面培养员工能力，真正完成企业员工之间的传帮带。

③修炼与提高店长的目标管理与实战落地能力，更有效地合力完成企业既定目标。

## 《目标管理提升药店业绩》

**【课程大纲】**

①目标管理的非理论性要素解读。

②企业或单店销售目标制定依据与方法。

③药店目标分解与检视及达成办法。

④目标管理现场实操。

**【课时】** 4 ~ 6 小时

**【课程收益】**

①学会科学合理制定企业或单店销售目标。

②学会科学合理地分解与检视目标达成的方法。

③养成在结果导向思维指导下 100% 达成目标。

## 《药店会员的精益化营销》

**【课程大纲】**

①会员开发前期准备的内容及步骤。

②会员开发的内容及步骤。

③会员营销的内容及步骤。

④会员数据化分析的内容及步骤。

**【课时】** 4 ~ 6 小时

**【课程收益】**

①认识会员管理与会员营销的重要性。

②打造会员的持久忠诚度。

③利用会员营销更好地树立企业区域品牌形象。

④明确会员分类办法与核心会员营销方法，提高区域单店销售业绩。

## 《工商共赢，连锁药店资源整合之4+3》

【课程大纲】

①药店运营两大思维转变。

②药店运营两大行为坚持。

③2016年药店运营的具体行为动作分解。

④药店销售方程式解读与企业营销DNA模板打造。

【课时】3~8小时

【课程收益】

①在新的市场环境下，为药店未来发展，指明方向。

②帮助药店寻找制约发展的瓶颈因素，保持企业的良性发展。

③在创新思维指导下，共享在联盟等合作基础上的整合带来的真正和合共赢与区域共赢发展带来最佳财务结果。

## 《药店商品销售实战技术》

【课程大纲】

①商品的成分差异化销售技术。

②商品的剂型差异化销售技术。

③商品的功能拓展法销售技术。

④商品资源整合法销售技术。

⑤商品隐性属性利用销售技术。

⑥商品的卖点提炼之NFABE法。

⑦肢体语言式销售技术。

【课时】3~6小时

【课程收益】

①引导与训练员工养成科学合理推荐目标商品的良好习惯。

②最大化为顾客提供有效商品，快速解决顾客健康问题，打造顾客忠诚度，从而达到员工、顾客、企业三赢之目的。

③针对门店任何商品都可以轻而易举提炼出商品卖点，针对顾客有的放矢地介绍，最大化满足顾客健康需求。

## 《药店实战客单价提升及关联销售技术》

【课程大纲】

**1. 药店提升客单价的要素解读**

**2. 关联销售技术的基础**

①识药（商品）能力建设。

②识病能力建设。

③识人能力建设。

④药店实战一句话销售能力建设。

**3. 药店联合用药 abc 法**

**4. 药店关联销售之 abcde 法**

**【课时】** 3～8 小时

**【课程收益】**

①提高员工问病售药及联合用药的专业化能力。

②获得在解决顾客真正健康需求及打造顾客忠诚度前提下的客单价有效提升能力。

③获得员工收入提升与良好企业财务结果的双赢局面。

④获得员工在企业平台上日常工作中觉悟能力的提升。

## 《连锁药店的专业化建设实操》

**【课程大纲】**

**1. 连锁药店专业化建设的现实意义**

①精英员工问病售药的实际需要。

②当下慢性病管理的事实需要。

③DTC 药房的事实需要。

④趋势性（大健康发展）的需要。

**2. 连锁药店专业化建设的务实内容**

①如何开展药店一线员工的专业化建设。

②连锁药店务实的慢性病管理。

③连锁药店顾客的专业化教育开展与实施。

④企业内部专业化建设学习手册的编撰。

**3. 连锁药店专业化建设流程**

①员工专业化建设/员工分类/分类教育开展/专业化落地实操及 115 措施及案例。

②专业化慢病管理/慢性病定位/慢性病专员培养/慢性病落地实操流程。

**【课时】** 3～7 小时

**【课程收益】**

①了解药店专业化建设的重要意义。

②掌握药店专业化建设的实战落地方法。

## 《连锁药店务实的品类管理》

**【课程大纲】**

①药店品类管理的前提－GSP 指导下的企业疾病谱的建立与完善。

②不同疾病谱下的分级小商品类别角色定位。

③疾病谱下的大中小商品类别分析（效益型+收益性+发展性指标；供应商分析）。

④疾病谱下的品类策略制定及具体落地实施及推进时间进度表（品类加减法，供应商加减法，小级别疾病谱下的品类促销及陈列，爆品在品类管理中的实施，品类管理中的培训开展）。

⑤药店品类管理的动态管理方法。

**【课时】** 4~8小时

**【课程收益】**

①了解药店品类管理的重要意义。

②掌握品类管理的基础分类办法。

③学会并运用如何实施品类管理给企业运营带来事实收益。

## 《连锁药店科学促销实操》

**【课程大纲】**

**1. 科学促销的目的**

①增加客流量。

②提高客单价。

③增加销售额。

④提高美誉度。

⑤打造顾客忠诚度。

**2. 系统化思考指导下的科学促销**

系统化思考能力建立与科学促销的思维导图。

**3. 科学促销的流程**

①促销切入点分析（商品+顾客+竞争对手+门店）。

②促销计划制定（品类确定；品种确定；价格带确定；供应商确定；促销手段确定；激励措施确定；培训）。

③促销实施（促销宣传；销售氛围营造；人员分工协作；实际促销执行环节）。

④促销评估与检讨。

**【课时】** 3~6小时

**【课程收益】**

①掌握如何科学合理的开展药店促销。

②学会药店促销的流程与数据化分析的方法建立药店促销模板。

# 参考文献


[1] 陆在英，钟南山．内科学·7版．北京：人民卫生出版社，2010.

[2] 张学军．皮肤性病学·7版．北京：人民卫生出版社，2010.

[3] 谢幸，苟文丽．妇产科学．北京：人民卫生出版社，2014.

[4] 程士德．程士德中医学基础讲稿．北京：人民卫生出版社，2008.

[5] 周仲瑛．中医内科学．北京：人民卫生出版社，2007.

[6] 马宝璋，齐聪．中医妇科学．北京：中国中医药出版社，2012.

[7] 王德鉴，王士贞，等．中医耳鼻喉科学·2版．北京：人民卫生出版社，2008.

[8] 彭清华．中医眼科学·9版．北京：中国中医药出版社，2012.

[9] 陈志强，蔡光先．中西医结合内科学·9版．北京：中国中医药出版社，2012.

[10] 王少华．专科医生合理用药系列·妇产科合理用药·2版．北京：中国中医药出版社，2009.

[11] 田勇泉．耳鼻咽喉头颈外科学·7版．北京：人民卫生出版社，2008.

[12] 张志愿．口腔科学·7版．北京：人民卫生出版社，2008.

[13] 赵堪兴．眼科学·7版．北京：人民卫生出版社，2010.

[14] 段文若．专科合理用药问答丛书·内分泌科合理用药问答．北京：人民卫生出版社，2012.

[15] 陆伦根．专科合理用药问答丛书·消化科合理用药问答．北京：人民卫生出版社，2011.

[16] 杨伟民．专科合理用药问答丛书·神经内科合理用药问答．北京：人民卫生出版社，2013.

[17] 靳培英．专科合理用药问答丛书·皮肤科合理用药问答．北京：人民卫生出版社，2010.

[18] 樊代明．临床常见疾病合理用药指南（第1册）．北京：人民卫生出版社，2013.

[19] 谢惠民．老年人合理用药与抗衰老药·2版．北京：人民卫生出版社，2012.

[20] 徐世军．中成药临床对证选用速查．北京：人民卫生出版社，2012.

[21] 梁茂植．专科医生合理用药系列·呼吸病合理用药·2版．北京：人民卫生出版社，2009.

[22] 赵志刚．临床安全合理用药案例分析500例．北京：人民卫生出版社，2009.

[23] 陈新谦，金有豫，汤光．新编药物学·17版．北京：人民卫生出版社，2011.

[24] 谢惠民．合理用药．北京：人民卫生出版社，2009.

[25] 宋文宣. 心血管内科合理用药问答. 北京：人民卫生出版社，2011.
[26] 刘绍贵，廖建萍. 中草药中成药选用指南. 长沙：中南大学出版社，2011.
[27] 王萍，张苍. 中医皮肤科主治医生748问. 北京：中国协和医科大学出版社，2010.
[28] 陈孝治，刘绍贵，朱运贵. 全科医师处方手册. 长沙：湖南科学技术出版社，2010.